H. Stopfkuchen
A. Queisser-Luft
G. Simbruner

Neonatologie

# Neonatologie

Ein Kompendium für Ärzte
und Pflegepersonal

**Univ.-Prof. Dr. Herwig Stopfkuchen**
**Dr. Annette Queisser-Luft**
Universitäts-Kinderklinik, Klinikum der
Johannes-Gutenberg-Universität, Mainz

**Univ.-Prof. Dr. Georg Simbruner**
Dr. von Haunersches Kinderspital, München

Mit 74 Abbildungen und 62 Tabellen

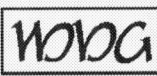

Wissenschaftliche Verlagsgesellschaft mbH Stuttgart 1995

**Anschrift der Autoren**
Univ.-Prof. Dr. Herwig Stopfkuchen
Dr. Annette Queisser-Luft
Universitäts-Kinderklinik der
Johannes-Gutenberg-Universität
Langenbeckstraße 1
55101 Mainz

Univ.-Prof. Dr. Georg Simbruner
Dr. von Haunersches Kinderspital
Lindwurmstraße 4
80337 München

> Die in diesem Buch aufgeführten Angaben zur Medikation wurden sorgfältig geprüft. Dennoch können Autoren und Verlag keine Gewähr für die Richtigkeit der Angaben übernehmen. Dem Leser wird empfohlen, sich vor einer Medikation in eigener Verantwortung anhand des Beipackzettels oder anderer Herstellerunterlagen kritisch zu informieren.

Die Deutsche Bibliothek – CIP-Einheitsaufnahme

**Neonatologie**: ein Kompendium für Ärzte und Pflegepersonal; mit
62 Tabellen/Herwig Stopfkuchen; Annette Queisser-Luft; Georg
Simbruner. – Stuttgart: Wiss. Verl. Ges., 1995
ISBN 3-8047-1370-X
NE: Stopfkuchen, Herwig; Queisser-Luft, Annette; Simbruner, Georg.

Ein Warenzeichen kann warenrechtlich geschützt sein, auch wenn ein Hinweis auf etwa bestehende Schutzrechte fehlt.

Jede Verwertung des Werkes außerhalb der Grenze des Urheberrechtsgesetzes ist unzulässig und strafbar. Dies gilt insbesondere für Übersetzung, Nachdruck, Mikroverfilmung oder vergleichbare Verfahren für die Speicherung in Datenverarbeitungsanlagen.

© 1995 Wissenschaftliche Verlagsgesellschaft mbH,
Birkenwaldstraße 44, 70191 Stuttgart
Printed in Germany
Druck: Rung-Druck, Göppingen
Umschlaggestaltung: Atelier Schäfer, Esslingen

# Vorwort

Die Neonatologie gewinnt in der klinischen Pädiatrie zunehmend an Bedeutung, was unter anderem auch an der kürzlich erfolgten Anerkennung als Schwerpunkt innerhalb des Faches Pädiatrie deutlich wird. Die in diesem sensiblen medizinischen Teilgebiet in den vergangenen Jahren erzielten Erfolge, die ihren Niederschlag nicht nur in deutlich zurückgegangenen Mortalitätszahlen, sondern auch in der verbesserten Lebensqualität der überlebenden Frühgeborenen und kranken Neugeborenen finden, sind dabei aber auch bemerkenswert. An dieser günstigen Entwicklung kausal beteiligt sind u. a. Geburtshelfer, Hebammen, neonatologisch tätige Pädiater und Kinderkrankenschwestern. Denen aus diesen Berufskreisen, die sich gerade anschicken, die Erfahrungen zu sammeln, die nötig sind, um diese Erfolge in Zukunft zu wahren bzw. weiter zu steigern, denen, die nur gelegentlich in die Situation kommen, kranke Neugeborene versorgen zu müssen, aber auch all den Arrivierten, die nochmals kurz „nachlesen" möchten, soll dieser Leitfaden eine Hilfe sein.

Im ersten Teil wird der Energiehaushalt des Neugeborenen behandelt, ein Thema, das in der gängigen Literatur üblicherweise wenig Beachtung findet. Im zweiten Teil werden die wichtigsten neonatologischen Krankheitsbilder nach einem gleichbleibenden Schema abgehandelt. Einer kurzen Einführung mit Angaben von Definitionen und ggf. mit einigen pathophysiologischen Erläuterungen folgt die Auflistung der wichtigsten Symptome des jeweiligen Krankheitsbildes. Den Darstellungen der diagnostischen Möglichkeiten und der möglichen differentialdiagnostischen Überlegungen schließt sich die Präsentation derzeit allgemein akzeptierter Behandlungsstrategien an. Therapeutische Maßnahmen machen den Inhalt des dritten Teils aus. Ein Schwerpunkt liegt dabei auf einer praxisnahen Darstellung der Durchführung der maschinellen Beatmung. Im Anhang findet sich schließlich eine umfangreiche Zusammenstellung von Normwerten im Neugeborenenalter.

Diese Art der Wissensvermittlung kann und will nicht das Lesen eines der vielen exzellenten, umfangreichen Lehrbücher der Neonatologie oder der vielfältigen Originalliteratur ersetzen. Im Gegenteil, sie soll – unterstützt durch das umfangreiche Literaturverzeichnis, das Übersichtsartikel und Originalarbeiten getrennt auflistet – gerade dazu anregen.

Der Wissenschaftlichen Verlagsgesellschaft haben wir für die vertrauensvolle Zusammenarbeit, für die sachkundige Beratung und für die enorme Geduld bei der Herstellung dieses Buches zu danken.

Mainz und München, Frühjahr 1995

H. Stopfkuchen,
Annette Queisser-Luft, G. Simbruner

# Inhaltsverzeichnis

Vorwort .................................................................... 5

## I Energiehaushalt

**1 Der Energiehaushalt beim Neugeborenen ... 15**
G. Simbruner

1.1 Die Energiebilanz ......... 15
1.2 Regelung des Energiehaushaltes ......... 16
1.2.1 Ziele bei der Regelung des Energiehaushaltes ..... 17
1.2.1.1 Positive Energiebilanz/ Wachstum ................. 17
1.2.1.2 Momentane Energieverlustrate ................. 18
1.3 Gestaltung des Wärmeenergiehaushaltes .......... 18
1.3.1 Thermische Umgebung .... 18
1.3.2 Manipulation des evaporativen Wasserverlustes ...... 19
1.4 Praktisches Vorgehen ...... 20
1.4.1 Neugeborene im Inkubator ................. 20
1.4.2 Neugeborene unter einem radiativen Wärmer ......... 20
1.4.3 Radiativer Wärmer versus Inkubator ........... 21

## II Krankheitsbilder

**1 Pulmonale Erkrankungen ........... 25**

1.1 Atemnotsyndrom .......... 25
    H. Stopfkuchen
1.2 Mekoniumaspiration ...... 29
    H. Stopfkuchen
1.3 Persistierender pulmonaler Hochdruck des Neugeborenen ............. 33
    H. Stopfkuchen
1.4 Pneumothorax ............. 39
    A. Queisser-Luft
1.5 Chylothorax ................ 41
    A. Queisser-Luft
1.6 Bronchopulmonale Dysplasie .................. 43
    H. Stopfkuchen

## 2 Herz-Kreislauf-Erkrankungen ........... 51

2.1 Angeborene Herzfehler ... 51
H. Stopfkuchen
2.2 Ductus arteriosus Botalli .. 55
A. Queisser-Luft,
H. Stopfkuchen
2.3 Rhythmusstörungen ....... 58
H. Stopfkuchen
2.4 Paroxysmale supraventrikuläre Tachykardie ......... 63
H. Stopfkuchen
2.5 Herzinsuffizienz ........... 66
H. Stopfkuchen
2.6 Hypotension ............... 69
H. Stopfkuchen
2.7 Schock ..................... 72
H. Stopfkuchen

## 3 Hämatologische Störungen ............... 79

3.1 Anämie .................... 79
A. Queisser-Luft,
H. Stopfkuchen
3.2 Polyzythämie ............. 87
H. Stopfkuchen
3.3 Thrombozytopenie ........ 89
A. Queisser-Luft
3.4 Hyperbilirubinämie/Icterus neonatorum ....... 92
A. Queisser-Luft

## 4 Hydrops fetalis ........ 101
H. Stopfkuchen

## 5 Infektionen ............ 105

5.1 Neugeborenensepsis ...... 105
H. Stopfkuchen
5.2 Konnatale Infektionen .... 112
A. Queisser-Luft
5.2.1 Toxoplasmose ............. 112
5.2.2 Gonorrhö ................. 115
5.2.3 Listeriose ................. 117
5.2.4 Chlamydien-Infektion .... 118
5.2.5 Syphilis .................... 119
5.2.6 Tuberkulose ............... 121
5.2.7 Varizella-Zoster-Infektion .................. 123
5.2.8 HIV-Infektion ............. 125
5.2.9 Röteln ..................... 127
5.2.10 Zytomegalie ............... 129
5.2.11 Herpes-simplex-Infektion. 131
5.2.12 Hepatitis B ................ 133
5.2.13 Hepatitis C ................ 135
5.3 Systemische Candida-Infektion .................. 135
A. Queisser-Luft

## 6 Neurologische Krankheitsbilder ....... 139
H. Stopfkuchen

6.1 Periventrikuläre/intraventrikuläre Blutung ...... 139
6.2 Schädigungen der Hirnsubstanz des Frühgeborenen ........... 143
6.2.1 Periventrikuläre Leukomalazie ............. 143
6.2.2 Periventrikulärer hämorrhagischer Infarkt ......... 145
6.3 Krampfanfälle ............. 146

## 7 Apnoe des Frühgeborenen ......... 153
H. Stopfkuchen

## 8 Retinopathia praematurorum ........ 159
H. Stopfkuchen

## 9 Metabolische Störungen/ Elektrolytstörungen ...163
H. Stopfkuchen

9.1 Hypoglykämie ............163
9.2 Hyperglykämie ............165
9.3 Hypokalzämie ............167

## 10 Angeborene Stoffwechseldefekte ...171
A. Queisser-Luft

## 11 Nekrotisierende Enterokolitis............179
H. Stopfkuchen

## 12 Spezielle Krankheitsbilder ....................183
H. Stopfkuchen

12.1 Meningomyelozele .......183
12.2 Ösophagusatresie .........185
12.3 Gastroschisis ..............187
12.4 Omphalozele ..............189
12.5 Kongenitale Zwerchfellhernie ......... 190

# III Therapeutische Maßnahmen

## 1 Erstversorgung/ Reanimation............197
H. Stopfkuchen

1.1 Basisausstattung .......... 197
1.2 Erstversorgung des Neugeborenen ............198
1.2.1 Praktische Durchführung . 198
1.2.2 Medikamente ..............202

## 2 Respiratorisches Versagen – Pathophysiologie, Diagnostik und therapeutische Maßnahmen............205
G. Simbruner

2.1 Physiologie und Pathophysiologie .................... 206
2.1.1 Gasaustausch ............ 206
2.1.1.1 Sauerstofftransport und -aufnahme, zelluläre Oxygenation ............. 206
2.1.1.2 Probleme des $O_2$- und $CO_2$-Gasaustausches im respiratorischen System.. 208
2.1.1.3 Probleme der Ventilation bzw. $CO_2$-Elimination ... 209
2.1.1.4 Probleme der Oxygenation bzw. Diffusion von Sauerstoff in das Lungenkapillarblut .......213
2.1.2 Lungenvolumen und Lungenmechanik .........214
2.1.2.1 Lungenvolumen ..........215
2.1.2.2 Lungenmechanik .........215
2.2 Beurteilung und Überwachung des respiratorischen Systems ....................217
2.2.1 Anamnese, Gestationsalter, Geburtsgewicht ...........217
2.2.2 Klinik ................218
2.2.3 Meßverfahren ............220

| | | |
|---|---|---|
| 2.2.4 | Thorax-Röntgen | 226 |
| 2.2.5 | Respiratorisches Versagen | 226 |
| 2.2.5.1 | Definition | 226 |
| 2.2.5.2 | Beurteilung des Schweregrades | 227 |
| 2.3 | Kriterien zur Anwendung von Atemhilfen und Beatmung | 228 |
| 2.3.1 | Entscheidung zum Einsatz von Atemhilfen oder Beatmung | 229 |
| 2.3.2 | Atemhilfe CPAP | 232 |
| 2.3.3 | Unterstützung bzw. Übernahme der Atemarbeit durch den Respirator | 232 |
| 2.3.4 | Entwöhnung vom Respirator mittels IMV | 234 |
| 2.3.4.1 | Beendigung von Beatmung und Intubation (Extubation) | 234 |
| 2.4 | Formen der Beatmung | 235 |
| 2.5 | Zielsetzung und Strategien der Beatmungsmaßnahmen | 237 |
| 2.5.1 | Beatmungsziele | 237 |
| 2.5.2 | Manipulation der Ventilation bzw. der $CO_2$-Elimination | 239 |
| 2.5.2.1 | Das Atemzugvolumen | 240 |
| 2.5.2.2 | Inspirations- und Exspirationszeit, Beatmungsfrequenz | 242 |
| 2.5.2.3 | Einstellung einer ausreichenden Ventilation und Effizienzprüfung | 246 |
| 2.5.3 | Oxygenierung | 247 |
| 2.5.3.1 | $FIO_2$ | 247 |
| 2.5.3.2 | Mittlerer Atemwegsdruck | 248 |
| 2.5.3.3 | PEEP | 249 |
| 2.5.3.4 | Inflationhold | 252 |
| 2.5.3.5 | Einstellung der Oxygenation zur Erzielung eines bestimmten $PO_2$ und Effizienzprüfung | 253 |

## 3 Surfactant-Substitutionstherapie ... 255
G. Simbruner

## 4 Ernährung von Früh- und Termingeborenen ... 261
A. Queisser-Luft, H. Stopfkuchen

| | | |
|---|---|---|
| 4.1 | Total parenterale Ernährung | 261 |
| 4.2 | Enterale Ernährung von Frühgeborenen | 269 |
| 4.2.1 | Ernährung mit Muttermilch | 269 |
| 4.2.2 | Enterale Formula-Ernährung | 271 |
| 4.3 | Schemata für die parenterale und enterale Ernährung (additive parenterale Ernährung) | 274 |

## 5 Blutaustauschtransfusion ... 277
A. Queisser-Luft

## 6 Peritonealdialyse beim Neugeborenen ... 281
A. Queisser-Luft

## 7 Lysetherapie thromboembolischer Gefäßverschlüsse ... 287
A. Queisser-Luft

# Anhang

Stillen bei medikamentöser Therapie der Mutter während der Laktationsperiode ........................... 295
A. Queisser-Luft

Normwerte ...................... 299
A. Queisser-Luft,
H. Stopfkuchen

Literaturverzeichnis ..................................................... 327

Quellen ..................................................... 331

Übersichtsliteratur ..................................................... 335

Stichwortverzeichnis ..................................................... 336

# I
# Energiehaushalt

# 1 Der Energiehaushalt beim Neugeborenen

G. Simbruner

## 1.1 Die Energiebilanz

Das Neugeborene ist vom physikalischen Standpunkt der Thermodynamik aus gesehen ein „offenes System in einem Fließgleichgewicht". Es nimmt Energie und Stoffe auf und gibt sie wieder ab. Die (Nähr-)Stoffe sind chemische Energieträger, deren Energie bei der Verstoffwechselung letztlich vollkommen in Wärme umgewandelt wird.

Die Energiebilanz [6] läßt sich durch folgende Gleichung beschreiben:

$EA = ES + EV + S$

$EA$ = Energieaufnahme, $ES$ = Energiespeicherung, $EV$ = Energieverlust, $S$ = Entropie; die Begriffe werden im folgenden näher erläutert.

$EA = E_{Nahrung} + E_{Wärme} + E_{Arbeit}$

Die Energieaufnahme erfolgt als chemische Energie in Form von Nahrungsmitteln, manchmal auch als physikalische Energie in Form von Wärme (Wärmelampe/Wärmestrahler, Matratze/Unterlage) und als mechanische Arbeit (Respiratortherapie!). Eine Netto-Energiezufuhr in Form von Wärme ist nur begrenzt möglich, meistens bei Hypothermie, da sonst eine Überwärmung und hohe Körpertemperaturen auftreten. Eine Energiezufuhr in Form von Arbeit erfolgt durch die Respiratortherapie (s. S. 228). Von der gesamten Nahrungsaufnahme wird ein Teil wieder im Stuhl ausgeschieden. Der resorbierte Energieanteil ist daher:

$E_{resorb} = EA_{ges} - E_{Stuhl}$
(macht etwa 10 bis 15% aus)

Von der resorbierten Energiemenge wird ein Teil mit dem Harn ausgeschieden; der metabolisierte Anteil ist daher:

$E_{met} = E_{resorb} - E_{Harn}$
(macht nur etwa 2% aus)

Man sollte sich daher im klaren sein, daß nur 85 bis 90% der zugeführten Nahrung für die Energiegewinnung zur Verfügung stehen.

Für die Änderung der Energiespeicherung gilt die Gleichung:

$\Delta ES = \Delta E_{Körpermasse} + \Delta E_{Wärme}$

Änderungen der $E_{Körpermasse}$ bedeuten Wachstum oder Abmagerung.
$\Delta E_{Wärme}$ ist definiert als zu- bzw. abnehmende Gesamtkörperwärme.

$EV = E_{Wärme} + E_{Arbeit}$

Der Energieverlust (EV) kommt durch den Wärmeverlust und nach außen verrichtete Arbeit (Beschleunigung von Masse) zustande. Die nach außen verrichtete Arbeit kann bei Neugeborenen vernachlässigt werden ($< 3\%$).
Wärmeenergieverluste werden durch folgende Faktoren bestimmt:
- Thermische Umgebung
- Zufuhr von Stoffen unter oder über der Körpertemperatur (Infusionen)
- Körperposition und Körperhaltung
- Körperliche Aktivität (kalorigener Effekt der Bewegung)
- Nahrungsaufnahme (kalorigener Effekt der Nahrung )
- Medikamente (kalorigener Effekt der Medikamente, z. B. biogene Amine wie Katecholamine, Aminophyllin, Coffein bzw. fiebersenkende Medikamente; geänderte Wärmeabgabe durch Medikamente, z. B. Anästhetika).

Die Entropie S (definiert als Wärmemenge, geteilt durch die Temperatur) ist ein Maß für die Unordnung eines abgeschlossenen Systems bzw. für die Unumkehrbarkeit eines Vorgangs. Alle Vorgänge laufen unter Entropiezunahme einem Gleichgewichtszustand entgegen. Die der Entropie entsprechenden Energiemengen sind klein und können deshalb vernachlässigt werden.

## 1.2 Regelung des Energiehaushaltes

Der Energiehaushalt soll positiv sein, d. h., die Energiezufuhr soll den Energieverlust überwiegen und eine Speicherung von chemischer Energie, also die Zunahme von Gewebe (d. h. Wachstum), ermöglichen. Ein vermindertes Wachstum, vor allem des Gehirns, bedeutet nicht nur ein quantitatives Defizit, das zu einem späteren Zeitpunkt wieder gut gemacht werden kann, sondern auch eine Schädigung in Form von neurologischen Schäden und Entwicklungsstörungen [2].

Um den Energiehaushalt positiv zu gestalten, muß die Energiezufuhr den Energieverlust um jene für das normale Wachstum benötigte Energiemenge überwiegen.

Die Energieverluste bestimmen, auf welchem Stoffwechselniveau das biologische System „Neugeborenes" läuft. Größere Energieverluste können zwar durch noch größere Energiezufuhr abgedeckt werden. Der erhöhte Stoffwechsel bedingt aber erhöhte Transporterfordernisse ($O_2$- und Nahrungstransport) und erhöhte Abfallversorgung ($CO_2$ und Harn). Wir nehmen derzeit an, daß ein hohes Stoffwechselniveau einen Nachteil darstellt und durch Erzielen eines möglichst geringen Wärmeenergieverlustes vermieden werden soll.

### 1.2.1 Ziele bei der Regelung des Energiehaushaltes

- Schäden (z. B. Wachstumsretardierung des Gehirns und deren Folgen) vermeiden – entsprechend positive Energiebilanzen erzielen.
- $O_2$-Transportreserven durch günstige Umgebungstemperatur erhöhen, um die Auswirkungen schädigender Ereignisse (z. B. $O_2$-Mangel) zu vermindern (siehe [4]).
- Hohe Gehirntemperaturen vermeiden, da das Ausmaß der neuronalen Schädigungen bei hypoxischen Insulten von der Gehirntemperatur abhängig zu sein scheint (siehe [1,5]).

#### 1.2.1.1 Positive Energiebilanz/Wachstum

Folgende Größen zur Regelung des Energiehaushaltes (i.e. „Regelgrößen") stehen zur Verfügung (siehe Energiebilanzgleichung):
- Die momentane Wachstumsrate
- Die momentane Differenz zwischen Energiezufuhr und Energieverlustrate.

Die Regelung des Energiehaushaltes beruht auf sehr vereinfachten Prinzipien: Die Energiezufuhr wird auf Grund von durchschnittlichen Sollwerten in der Annahme durchgeführt, daß sie die Energieverluste abdeckt und Energie für das Wachstum übrigbleibt. Die Beurteilung erfolgt retrospektiv: Das Wachstum bzw. das Wachstumsdefizit wird erst nach einem bestimmten Zeitraum diagnostiziert ("Sie erleiden seit einer Woche ein Wachstumsdefizit, aber vielleicht können wir es in der nächsten Woche vermeiden").

**Wachstumsrate des Gehirns bzw. Zunahme des Kopfumfangs**
- Vorteile:
  - Mißt für die Lebensqualität entscheidendes Wachstum
  - Kaum vom Wasserhaushalt abhängig.
- Nachteile:
  - Kleine Änderungen (2 mm/Tag)
  - Schwierigkeit der genauen Vermessung (ultrasonographische Messungen?).

**Körpergewicht**
- Vorteil:
  - Technisch relativ einfach und genau.
- Nachteile:
  - Kein Maß für Gewebszunahme, da stark beeinflußt durch Wasserbilanz, Ausmaß der Wassereinlagerung (Haut, Lunge, Abdomen, Ventrikelsystem)
  - Schwer abschätzbar, Trend erst nach 3 bis 7 Tagen deutlich.

**Körperlänge**
- Vorteil:
  - Geringe Abhängigkeit vom Wasserhaushalt
- Nachteil:
  - Schwierig exakt zu messen; Ausweg: Vermessung von Fußlänge (Ferse – Zehe) oder Unterschenkel (Ferse – Knie).

Bei allen Wachstumsbeurteilungen wird meistens außer acht gelassen, auf welchem Energieniveau der Stoffwechsel abläuft (z. B. hohes Energieniveau bei kühler Umgebungstemperatur oder Verabreichung stoffwechselanhebender biogener Amine) und in welchem Ausmaß die Organfunktionen (Atmung, Kreislauf, Niere) damit belastet werden.

### 1.2.1.2 Momentane Energieverlustrate

**Indirekte Kalorimetrie**
Es bestehen Schwierigkeiten bei der Umrechnung von $O_2$-Aufnahme und $CO_2$-Produktion in Kalorien. Kontinuierliche Messungen über Tage und Wochen sind schwer möglich; das Verfahren ist technisch aufwendig und bei beatmeten Kindern bzw. Kindern mit $>50\%$ FIO2 ungenau. Es erlaubt keine Aussagen über die Ursachen der hohen Verluste (ob trockener oder nasser Wärmeverlust).

**Direkte Kalorimetrie**
Sie ist in der jetzigen Form praktisch nicht durchführbar. Möglicher Ausweg: Oberflächenkalorimetrie und thermodynamische Modelle.

## 1.3 Gestaltung des Wärmeenergiehaushaltes

### 1.3.1 Thermische Umgebung

Die Manipulation der trockenen Wärmeverluste bedingt durch Radiation, Konvektion und Konduktion wird nachfolgend beschrieben.

**Radiationsverluste**
Sie machen etwa 60 % des trockenen Wärmeverlustes aus. Vermindern lassen sie sich durch möglichst warme Räume (an der Grenze des für das Personal Erträglichen: ca. 25 °C) und damit warme Wände mit gut isolierten Fenstern. Radiative Energieverluste erfolgen über Distanz und unabhängig von der Lufttemperatur des Raumes. (Näherungsformel für die Berechnung der tatsächlich wirksamen Umgebungstemperatur im einwandigen Inkubator = Lufttemperatur im Inkubator minus $1/7$ der Differenz Luft- zu Raumtemperatur.)

**Konvektionsverluste**
Konvektionsverluste machen etwa 40 % des trockenen Wärmeverlustes aus. Vermindern kann man sie durch eine hohe Lufttemperatur.

**Konduktionsverluste**
Sie sind von der Körperoberfläche zur Umgebungsluft vernachlässigbar gering und vom Rücken zur Unterlage gering.

**Mittel gegen Radiations- und Konvektionsverluste**
- Kopfbedeckung/isolierende Haube, da ein Drittel des Wärmeverlustes über den Kopf erfolgt und bei guter

Isolation bis zu 20 % des $O_2$-Verbrauches eingespart werden kann.
- Windel/Isolierung der unteren Torsohälfte.

Fuß- und Wadenbedeckung (Socken, Stutzen) sind dagegen weniger sinnvoll, da die Hautfläche klein und außerdem die Hauttemperatur nahe der Umgebungstemperatur ist.

### 1.3.2 Manipulation des evaporativen Wasserverlustes

Die Evaporation von Wasser an der Hautoberfläche konsumiert 0,6 kcal pro Gramm verdampften Wassers. Sie erfolgt beim insensiblen Wasserverlust (Wasser *diffundiert* durch die Haut bzw. die Lungenschleimhaut) und beim sensiblen Wasserverlust (Schwitzen: *Schweißwasser wird aktiv von Drüsen abgesondert*).

Der insensible Wasserverlust erfolgt zu etwa $2/3$ über die Haut und zu etwa $1/3$ über den Respirationstrakt. Der insensible Wasserverlust über die Haut (IWL Haut) wird vom Ausmaß der Hautoberfläche (A), der Differenz des Wasserdampfdruckes (P $H_2O$ unter und über der Haut) und der Wasserdurchlässigkeit bzw. Resistenz der Haut (k) bestimmt:

IWL = A · (P$H_2O$ unter der Haut − P$H_2O$ in der Umgebung) · k

**Verringern des IWL über die Haut**
Eine Verringerung der Differenz des Wasserdampfdruckes (P$H_2O$ unter der Haut − P$H_2O$ in der Umgebung) ist möglich durch:
- Wasserdampfdruck-Erhöhung über der Haut, in der Umgebung.

Dies erreicht man durch eine hohe Luftfeuchtigkeit bis zu 80 % im Inkubator (gerade daß es zu keiner Kondensation kommt), zumindest in den ersten 2 bis 4 Lebenstagen, bis die Haut eine geringere Durchlässigkeit für Wasser entwickelt.
Alternative: (aber auf jeden Fall eine der beiden Optionen!!!) Neugeborenes mit Plastikfolie zudecken, um dadurch den Wasserdampfdruck über der Haut stark zu erhöhen.
- Verringern der Wasserdurchlässigkeit der Haut [k].

Dies ist möglich durch Einölen/Eincremen oder durch Belegen mit Polyurethanfolien (nicht praktisch).

**Verringern des IWL über die Schleimhaut (Atemtrakt)**
Der insensible Wasserverlust über die Schleimhaut des Respirationstraktes läßt sich verringern durch:
- Hohe absolute Luftfeuchtigkeit in der Einatemluft (also im Tubus), d. h. 47 mg Wasser pro Liter; dieser Wert ist unabhängig von der Lufttemperatur.
- Hohe relative Luftfeuchtigkeit bei hoher Lufttemperatur (35-37 °C). Bei Absinken der Lufttemperatur nimmt die relative Feuchte, aber nicht der Wassergehalt zu (scheinbar gut befeuchtet).

Zur Luftbefeuchtung kommen eine aktive Befeuchtung (Ultraschall-, Konvektions- und Durchflußvernebler bzw. Verdampfer und Geräte zur Wasserdampferhöhung durch Diffusion über Membran) oder passive Befeuchter (wasserabsorbierende und -abgebende Filter im Atemsystem; kurzzeitig für Operation oder Transport einsetzbar) in Frage.

## 20  Der Energiehaushalt

**Schwitzen**
Neugeborene haben unterentwickelte Schweißdrüsen, die auf Acetylcholin weniger ansprechen als jene von Erwachsenen. Neugeborene schwitzen im allgemeinen erst bei Körpertemperaturen über 37,4 °C.

## 1.4 Praktisches Vorgehen

### 1.4.1 Neugeborene im Inkubator

Am Anfang wird man die Umgebungstemperatur im Inkubator nach standardisierten Richtwerten einstellen (Abb. 1) und die Körperkerntemperatur (am besten Ösophagus, nächstbeste Stellen: Rücken auf gut isolierender Unterlage, rektal, axillär) messen. Ist sie < 37 °C, dann wird die Umgebungstemperatur in Schritten von je 1 °C erhöht und eine halbe Stunde später erneut gemessen. Die Umgebungstemperatur ist so lange in Schritten von ca. 1 °C zu erhöhen, bis *entweder* eine Körpertemperatur von 37,2 °C erreicht ist *oder* sich Zeichen von erhöhtem evaporativem Wasserverlust (Schweißbildung zu beobachten oder mit Evaporimeter zu messen) einstellen. Tritt letzteres ein, dann soll die Umgebungstemperatur auf das vorherige Niveau zurückgeregelt werden.

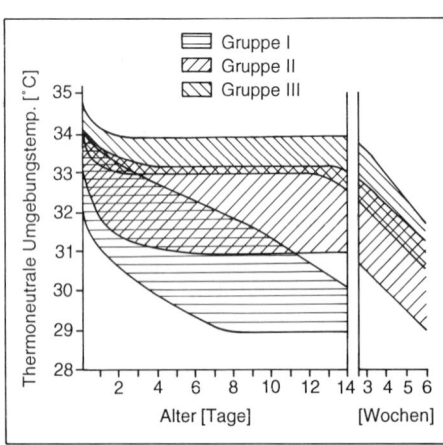

Abb. 1: Die Spannweite der thermoneutralen Umgebungstemperatur für Neugeborene > 36 Schwangerschaftswochen (SSW) [Gruppe I], für Neugeborene < 36 SSW, Geburtsgewicht > 1,5 kg [Gruppe II] und für Neugeborene < 36 SSW, aber Geburtsgewicht < 1,5 kg [Gruppe III] in Abhängigkeit vom postnatalen Alter [nach 3].

### 1.4.2 Neugeborene unter einem radiativen Wärmer

Die Haupttemperatursonde ist vor direkter Wärmeeinstrahlung durch spezielle Isolation bzw. Anbringen an der Körperseite zu schützen. Die Regelung der Heizleistung des Strahlers erfolgt auf einen eingestellten Sollwert der Hauttemperatur (36,0 °C oder 36,5 °C).

### 1.4.3 Radiativer Wärmer versus Inkubator

Ein radiativer Wärmer bedingt einen hohen Energie- und Wasserumsatz, vor allem bei Frühgeborenen < 32 Wochen. Wenn er für Frühgeborene eingesetzt wird, dann nur in den ersten Stunden nach der Aufnahme bzw. zu Zeiten mit vielen notwendigen Manipulationen (Nabelkatheter, perkutane Infusionsleitung, Intubation bzw. Umintubation, Surfactantverabreichung, Thoraxdrainage). Anschließend ist das Frühgeborene in den Inkubator zu legen!

**Energieverluste durch Aktivität**
Sie sollen durch Vermeiden von Belastungen, Stimulierungen, Schmerz und Diskomfort in Grenzen gehalten werden (erst nach Abklärung der Ursache Analgetika und Sedativa einsetzen!). Ein Komfortgefühl läßt sich durch Zudecken oder Einwickeln herbeiführen.

**Körperposition**
Die Bauchlage bedingt eine geringere Wärmeaustauschfläche und ist energetisch günstiger als andere Lagen (Energieverlust kann um 5 bis 10% reduziert werden).

**Zufuhr von Flüssigkeiten**
Nahrung und Infusionen sollen auf Körpertemperatur angewärmt werden.

**Nahrungsaufnahme**
Geringere Energieverluste erreicht man mit folgenden Maßnahmen:
- Das Neugeborene wird gefüttert, bevor es wegen Hunger unruhig zu werden beginnt (kaloriger Effekt der Nahrung wird durch Aktivität potenziert).
- Kontinuierliche Infusion (kaloriger Effekt von Bolusfütterung nach Fastenperiode besonders groß?).

**Medikamente**
- Fieber senken durch Medikamente wie Paracetamol, nicht durch direktes Abkühlen oder kühlere Umgebung! Letzteres führt zur vielfachen Erhöhung der Energieverluste!
- Restriktiver Einsatz von Medikamenten, welche die Stoffwechselrate erhöhen (biogene Amine).
- Bei Einsatz von Sedativa, Anästhetika und Relaxanzien, welche eine Zunahme der peripheren Perfusion bedingen, kommt es zum vermehrten Wärmeverlust in der Peripherie und zum Absinken der Körpertemperatur.

# II

# Krankheitsbilder

# 1 Pulmonale Erkrankungen

## 1.1 Atemnotsyndrom
### H. Stopfkuchen

Das Atemnotsyndrom (ANS) (Synonyma: Hyaline Membrankrankheit; Respiratory Distress Syndrome = RDS) ist ein durch eine respiratorische Insuffizienz charakterisiertes Krankheitsbild des Frühgeborenen, das bei der Geburt beginnt, nach 24 bis 48 Stunden seinen höchsten Ausprägungsgrad erreicht und (bei unkompliziertem Verlauf) innerhalb von 3 bis 5 Tagen wieder abklingt.

Das Auftreten eines ANS ist um so wahrscheinlicher, je jünger das Frühgeborene ist, d. h., je unreifer dessen Lungen sind. So sind nach heute vorliegenden Angaben etwa 40 bis 60% aller Frühgeborenen unter 30 Schwangerschaftswochen, aber nur etwa 5% aller Frühgeborenen über 34 Schwangerschaftswochen betroffen.

Außer der eine dominierende Rolle spielenden Frühgeburtlichkeit kommen als weitere prädisponierende Faktoren in Betracht:

- Kaiserschnittentbindung ohne Wehen
- Mütterlicher Diabetes mellitus
- Chorionamnionitis
- Perinatale Asphyxie.

Vorzeitiger Blasensprung senkt das Risiko für das Auftreten eines ANS.

Der klinische Verlauf des ANS hängt ab vom Gestationsalter des Frühgeborenen, von der Schwere der Erkrankung und von möglicherweise auftretenden Komplikationen (offener Ductus arteriosus Botalli; extraalveoläre Luftansammlung wie pulmonales interstitielles Emphysem, Pneumothorax und Pneumoperikard; intrakranielle Blutung).

Das ANS resultiert aus einem *primären*, unreifebedingten oder – sicherlich seltener – *sekundären* Mangel an funktionell verfügbarem oberflächenaktivem Material (Surfactant) an der Luft-Flüssigkeitsgrenze in der Lunge (s. S. 255). Der sekundäre Mangel steht u. a. im kausalen Zusammenhang mit einer ischämischen oder/und entzündlichen Schädigung.

Der Mangel an Surfactant bedingt am Ende jeder Exspiration einen Kollaps des strukturell intakten peripheren lufthaltigen Lungengewebes. Die mehr proximal gelegenen respiratorischen Bronchiolen und Ductus alveolares, die von einer Schicht aus nekrotischem Epithel in einer Proteinmatrix (= hyaline Membranen) ausgekleidet sind, können dabei überdehnt und mit proteinreicher Flüssigkeit angefüllt sein. Der interstitielle Raum weist, bedingt durch eine erhöhte Kapillar- und Epithelpermeabilität, ein Ödem auf. Die Kapillaren und Venen sind prall gefüllt.

Lungenvolumina (funktionelle Residualkapazität; thorakales Gasvolumen) und Lungencompliance (je nach Schweregrad 25 bis 10 % des Normalen) sind herabgesetzt, der Atemwegswiderstand ist leicht erhöht. Folglich ist die Atemarbeit erheblich gesteigert. Die globale Zeitkonstante beträgt weniger als 0,05 Sekunden.

Atelektasenbedingte intrapulmonale und extrapulmonale (offenes Foramen ovale) Rechts-links-Shunts, die sich in Größenordnungen von 50 bis 90 % des Herzzeitvolumens bewegen können, sind die Hauptursache für die z.T. ausgeprägte Hypoxämie beim Vorliegen eines ANS. Diese pathophysiologischen Verhältnisse sind auch die Erklärung dafür, daß Ventilationsprobleme beim Vorliegen eines ANS ohne weitere Komplikationen von geringerer klinischer Bedeutung sind.

**Klinische Symptome**
In den ersten vier Lebensstunden treten folgende für das ANS typische, aber nicht pathognomone Symptome auf:
- Tachypnoe (über 60 Atemzüge/min)/Dyspnoe
- Einziehungen
- Expiratorisches Stöhnen
- Nasenflügeln
- Zentrale Zyanose in Raumluft
- Feinblasige inspiratorische Rasselgeräusche
- Hypotension
- Periphere Ödeme.

**Diagnostik**
- Anamnese: Frühgeburtlichkeit; mütterlicher Diabetes mellitus; peripartale Asphyxie
- Ggf. chemische ANS-Vorhersage (L/S-Quotient) (s. S. 28)
- Klinisches Bild (s. oben, Symptome)
- Blutgasanalyse (arterielles Blut); kontinuierlich registrierte transkutan gemessene Sauerstoffsättigungswerte (Pulsoximetrie) und transkutane Sauerstoff- und Kohlendioxid-Partialdruckwerte: Hypoxämie in Raumluft (alveolo-arterielle $PO_2$-Differenz); (leichte) Hyperkapnie; leichte metabolische Azidose
- Röntgen-Thorax-Aufnahme: in Abhängigkeit vom Schweregrad der radiologischen Veränderungen erfolgt üblicherweise eine Einteilung in vier Stadien (vgl. Abb. 2,3).
 − Stadium 1: Nur schlecht erkennbares diffuses feingranuläres Grundmuster der Lungen; scharf begrenzte mediastinale Strukturen (Herz, Thymus); auf das Mediastinum begrenztes Luftbronchogramm.
 − Stadium 2: Deutlich erkennbare diffuse granuläre Zeichnung der Lungen; über die Grenzen von Herz und Thymus hinausreichendes Luftbronchogramm.
 − Stadium 3: Zunahme der Undurchsichtigkeit der Lungen durch Vergröberung des granulären Grundmusters; unscharfe Begrenzung von Thymus und Herz.
 − Stadium 4: „Weiße" Lunge ohne Luftbronchogramm und ohne Abgrenzung zu mediastinalen Organen oder zum Zwerchfell.

- Laborwerte: Hämoglobin, Hämatokrit, Blutzucker, Serumelektrolyte incl. ionisiertes Calcium
- Untersuchung auf Sepsis (s. S. 105)
- Ausschluß eines Vitium cordis (s. S. 51)

**Differentialdiagnostik**
- Pulmonale Erkrankungen/Fehlbildungen:
  - „Feuchte Lunge"/Pulmonale Anpassungsstörungen/Transitorische Tachypnoe des Neugeborenen
  - Konnatale Pneumonie
  - Lungenödem
  - Lungenblutung
  - Extraalveoläre Luftansammlung
  - Lungenhypoplasie
  - Pulmonale Insuffizienz des Frühgeborenen
  - Kongenitale Zwerchfellhernie

- Extrapulmonale Störungen/Fehlbildungen:
  - Zyanotischer Herzfehler
  - Anämie
  - Hypovolämie
  - Hypoglykämie
  - Sepsis

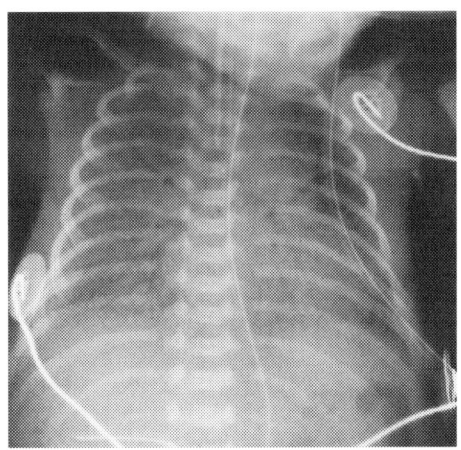

Abb. 2: Frühgeborenes (26 Schwangerschaftswochen): Atemnotsyndrom Stadium III.

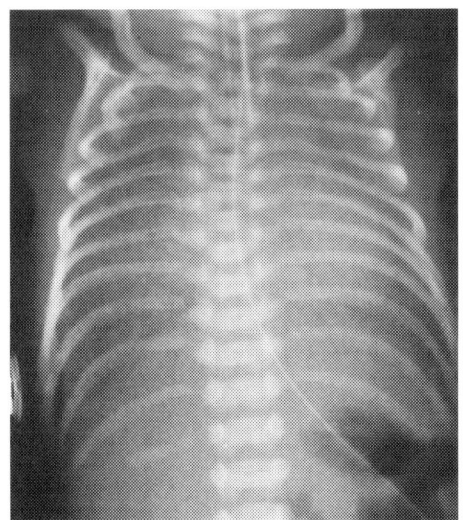

Abb. 3: Frühgeborenes (26 Schwangerschaftswochen): Atemnotsyndrom Stadium IV.

**Behandlungsmaßnahmen**
*1. Präventive Maßnahmen*
Da das ANS ein Problem des Frühgeborenen ist, kommt der Vermeidung der Frühgeburtlichkeit die entscheidende präventive Bedeutung zu.
Die bisher dafür zur Verfügung stehenden Möglichkeiten sind jedoch begrenzt und bestehen im wesentlichen
- in einer engmaschigen Überwachung von Schwangerer und Fet während der Schwangerschaft und unter der Geburt,
- im Einsatz tokolytisch wirksamer Medikamente.

Ist die zu frühe Geburt jedoch unvermeidbar, kann über die rein klinische Abschätzung hinaus auf chemischem Weg eine ANS-Vorhersage ge-

troffen und eine medikamentös induzierte Beschleunigung der Lungenreifung angestrebt werden:
- Feststellung der fetalen Lungenreife vor der Geburt: Verhältnis von Lecithin zu Sphingomyelin in der Amnionflüssigkeit (L/S-Quotient: bei Lungenreife > 2)
- Medikamentöse Stimulation der antenatalen Lungenreife:
  − Gabe von Glucocorticoiden (Schwangerschaftsdauer < 34 Wochen oder L/S-Quotient < 2) innerhalb von 1 bis 7 Tagen vor der Geburt, mindestens über 24 Stunden
  − Schilddrüsenhormone (experimentelles Stadium): $T_3$ hat einen synergistischen, evtl. sogar additiven Effekt zu den Glucocorticoiden auf die antenatale Lungenentwicklung. Da $T_3$ nicht plazentagängig ist, Behandlungsversuche mit TRH (stimuliert Schilddrüsenhormonproduktion beim Feten).

*2. Therapie*
- Optimal durchzuführende Reanimationsmaßnahmen
- Ausreichende Oxygenierung, d. h. Reduktion der venösen Beimischung: angestrebte Blutgaswerte: $PaO_2$ 50 bis 70 mmHg, 40 bis 50 mmHg bei Frühgeborenen unter 1000 g; arterielle Sättigung 88 bis 95 %.
  − Anheben des $FIO_2$ (erfolgreich bei intrapulmonalen Shunts von maximal 40 %)
  − Schaffen eines distendierenden Atemwegsdrucks: Bei ausreichender Spontanatmung (insbesondere bei Frühgeborenen > 1500 g): CPAP (z. B. 5 cm $H_2O$; Flow 5 bis 10 l/min) über nasalen/nasopharyngealen Tubus, Gesichtsmaske oder endotrachealen Tubus. Bei insuffizienter Atmung (insbesondere bei Frühgeborenen <1250 g) endotracheale Intubation und mechanische Beatmung mit positivem Inspirationsdruck und positivem endexspiratorischen Druck (denkbare initiale Einstellungsparameter: Beatmungsfrequenz 60 bis 80/min; Beatmungsdruck 20 bis 25 cm $H_2O$; PEEP 4 bis 5 cm $H_2O$; Verhältnis von Inspirationszeit zu Exspirationszeit 1:2; Ziel: $PaCO_2$ von 40 bis 55 mmHg. Grundsätzlich niedrigstmöglichen Beatmungsdruck (z. B. positiven Inspirationsdruck von 14 bis 15 cm $H_2O$) und niedrigstmögliche inspiratorische Sauerstoffkonzentration wählen!
- Surfactant-Gabe (s. S. 255)
- Überwachung von Blutgasen, Blutdruck und Blutzucker:
  − Invasiv über Nabelarterienkatheter
  − Nichtinvasiv
- Kreislaufstabilisierung
  − Kolloidaler Volumenersatz (ggf. Blut) (10 bis 20 ml/kgKG langsam i.v.)
  − Katecholamine (z. B. Dopamin 5 bis 10 bis 15 µg/kgKG/min)
- Sedierung (z. B. Phenobarbital) (ggf. Relaxierung) des beatmeten Frühgeborenen bei nicht synchroner Atemtätigkeit
- Schaffen einer neutralen Umgebungstemperatur
- Minimale Alterationen
- Flüssigkeitsrestriktion in den ersten 48 Stunden (z. B. 50 bis 60 ml/kgKG)

- Enteraler/parenteraler Nahrungsaufbau
- Verschluß eines symptomatischen offenen Ductus arteriosus Botalli (ab 3. Lebenstag) (s. S. 55)
- Frühzeitige (innerhalb der ersten 12 Lebensstunden) Gabe von Dexamethason zur Beschleunigung der Entwöhnung vom Respirator und zur Reduktion des Risikos des Auftretens einer chronischen Lungenerkrankung (experimentell).

**Prognose**
- Obwohl derzeit über 90 % der betroffenen Frühgeborenen überleben, ist das ANS immer noch für 20 % der Todesfälle im Neugeborenenalter verantwortlich. Die Mortalität korreliert dabei streng mit dem Geburtsgewicht.
- Bei etwa 20 % der überlebenden Frühgeborenen mit ANS entwickelt sich eine bronchopulmonale Dysplasie (s. S. 43) unterschiedlichen Ausmaßes.

## 1.2 Mekoniumaspiration
### H. Stopfkuchen

Bei 10 bis 20 % aller Schwangeren (weniger als 2 % bei einem Gestationsalter von unter 37 Schwangerschaftswochen; 44 % bei einem Gestationsalter von mehr als 42 Schwangerschaftswochen) findet sich mekoniumhaltiges Fruchtwasser. Die Inzidenz symptomatischer Mekoniumaspirationen wird heute mit 0,2 bis 0,5 % aller Lebendgeborenen bzw. mit 5 % der Neugeborenen mit mekoniumhaltigem Fruchtwasser angegeben. Dank der sich laufend verbessernden Schwangerschaftsvorsorge und Geburtsleitung sind diese Häufigkeitsangaben in der Bundesrepublik Deutschland weiter deutlich rückläufig! Betroffen sind also nahezu ausschließlich reife und überreife Neugeborene. Intrauterine Hypoxie führt zum vorzeitigen Absetzen von Mekonium. Wenn sich vor Einsetzen der Wehen, während der Wehen oder im Verlauf der Geburt zusätzlich eine Azidose einstellt, setzen tiefe Atemzüge ein, die die Aspiration des mekoniumhaltigen Fruchtwassers in den Tracheobronchialbaum bewirken. Wird dieses Mekonium nach der Geburt von dort nicht sofort entfernt, bewirkt die einsetzende Spontanatmung ein weiteres Verschleppen in die Lungenperipherie.

Die Folgen der Mekoniumaspiration sind eine unmittelbar wirksam werdende mechanische Atemwegsobstruktion sowie eine sich über 48 Stunden allmählich entwickelnde chemische Pneumonitis (Mekoniumaspirationspneumonie) mit Zellnekrosen (Alveolarepithel; Bronchialepithel) und polymorphkernigen Infiltrationen sowie einem interstitiellen Ödem.

Die totale mechanische Obstruktion von großen und/oder kleinen Atemwegen durch das zähe Mekonium führt zur Atelektasenbildung, die subtotale Verlegung der Atemwegslumina zur Überblähung („Air-

Trapping") mit der Gefahr des Auftretens von „Air-Leaks" [7]. Auch die Entzündungsreaktionen und das interstitielle Ödem, die vorwiegend die kleinen Atemwege betreffen, verursachen totale und partielle Atemwegsobstruktionen, was den Atemwegswiderstand zusätzlich erhöht. Die in schweren Fällen daraus resultierende pulmonale Globalinsuffizienz ($PaO_2$-Abfall, $PaCO_2$-Anstieg; paH-Abfall) bewirkt darüber hinaus – zusammen mit freigesetzten Mediatoren im Rahmen des ablaufenden Entzündungsprozesses – eine Vasokonstriktion im Bereich des meist durch die bereits intrauterin abgelaufenen Hypoxien morphologisch veränderten pulmonalen Gefäßsystems. Der so postpartal aufrechterhaltene pulmonale Hochdruck belastet den rechten Herzventrikel und kann zusätzlich zu den intrapulmonalen Shunts zu Rechts-links-Shunts über den Ductus arteriosus Botalli und/oder das Foramen ovale führen.

## Symptome

Die klinischen Symptome sind abhängig vom Ausmaß der der Mekoniumaspiration kausal zugrundeliegenden Asphyxie mit ihren weiteren Auswirkungen z.B. auf das Gehirn, das Myokard oder die Nieren sowie von der Menge und der Konsistenz des aspirierten mekoniumhaltigen Fruchtwassers:

- Veränderung von Farbe und Konsistenz des Fruchtwassers: grünlich; dünnflüssig bis erbsbreiartig
- Oft postmatures Mangelgeborenes mit grün-gelblicher Imprägnierung der sich abschilfernden Haut, der Nägel und der Nabelschnur

- Peripartale Asphyxie unterschiedlichen Schweregrades, die oft eine Reanimation erforderlich macht
- Postpartale respiratorische Insuffizienz, die gelegentlich auch erst nach 2 bis 4 Stunden auftritt:
  - Leichte Form: Leichte Zyanose; Tachypnoe (z. B. 100 Atemzüge pro Minute)
  - Schwere Form: Blasses bzw. tief zyanotisches Hautkolorit; Schnappatmung bzw. Tachypnoe; Einziehungen; faßartiger Thorax; Rasselgeräusche über der Lunge.

## Diagnostik

- Schwangerschaftsanamnese: Risikofaktoren wie z. B. mütterliche Hypertonie; Präeklampsie; Eklampsie; mütterlicher Diabetes mellitus; Übertragung; Mangelentwicklung oder pathologische Herztöne beim Kind
- Geburtsanamnese: Prä- und peripartale Asphyxie; mekoniumhaltiges Fruchtwasser
- Nachweis von Mekonium in der Trachea
- Klinische Symptome (s. oben) (nehmen oft nach 12 bis 24 Stunden zu)
- Laboruntersuchungen: Arterielle Blutgase: $PO_2$ erniedrigt; $PCO_2$ normal bzw. erniedrigt bei leichter Form, erhöht bei schwerer Form; pH erniedrigt bei schwerer Form
- Röntgen-Thorax (Abb. 4): Lobuläre oder lobäre Atelektasen sowie unregelmäßig verteilte, grobfleckige oder streifenförmige Infiltrate im Wechsel mit überblähten Lungenbezirken; abgeflachtes

# Mekoniumaspiration 31

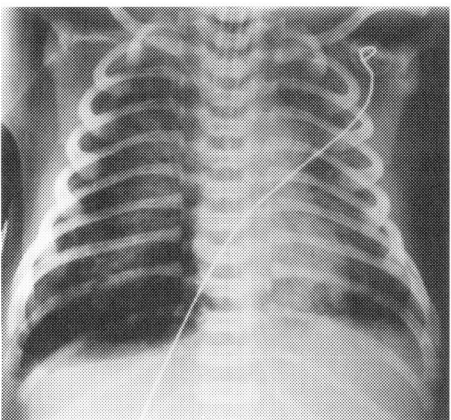

Abb. 4: Röntgen-Thorax-Aufnahme von einem Neugeborenen mit massiver Mekoniumaspiration am ersten Lebenstag: unregelmäßig geformte, zentral betonte großflächige Infiltrate im Bereich der Ober- und Mittelfelder beider Lungen; Überblähung im Bereich beider Unterfelder.

Zwerchfell; häufig auch Pleuraergüsse und „Air-Leaks"

**Differentialdiagnostik**

- Schwierigste differentialdiagnostische Entscheidung: „Nur" Vorliegen von mekoniumhaltigem Fruchtwasser (auch im Oropharynx) oder echte Aspiration von Mekonium in den Tracheobronchialbaum
- Kongenitale Pneumonie
- Sepsis
- Interstitielles Emphysem
- Feuchte Lunge („wet lung")
- Totale Lungenvenenfehlmündung.

**Therapie**

*Vermeiden einer Mekoniumaspiration:*
- Identifizierung einer Risikoschwangerschaft
- Engmaschige Geburtsüberwachung.

*Unmittelbare postpartale Versorgung:*
- Anwesenheit eines in der Versorgung von Risikogeburten erfahrenen Pädiaters.
- Beim Nachweis von mekoniumhaltigem Fruchtwasser sofortiges gründliches Absaugen des Pharynx und der Nase, sobald der Kopf, aber noch nicht die Schulter entwickelt ist, das heißt vor dem ersten Atemzug. Wiederholen dieses Absaugmanövers auf dem Reanimationstisch in leichter Kopftieflage (Cave: Wärmeverluste).
- Handelt es sich um dickes, erbsbreiartiges Fruchtwasser oder besteht beim Vorliegen mekoniumhaltigen Fruchtwassers die Notwendigkeit zur Beatmung, sollten – wenn es der Allgemeinzustand des Neugeborenen erlaubt – vor dem ersten Atemzug bzw. vor Beginn der Beatmung Rachen, Larynx und Trachea unter laryngoskopischer Kontrolle sorgfältig abgesaugt werden. Die Trachea wird am besten durch direkten Sog am endotrachealen Tubus abgesaugt, während dieser aus der Trachea herausgezogen wird. Dieses Manöver wird so oft durchgeführt, bis kein Mekonium mehr abgesaugt wird (ggf. bis zu 2 Minuten). Danach mit Sauerstoff beatmen. Später muß auch der Magen abgesaugt werden. Diese Maßnahmen sind bei vitalen Neugeborenen und beim Vorliegen dünnen, wässerigen Mekoniums in der Regel nicht erforderlich, obwohl von verschiedenen Autoren weiterhin gefordert [8, 9]. Bestehen auch nach diesem Absaugmanöver erhebliche Schwierigkeiten bei der Ventilation und Oxygenierung von Kindern mit Mekoniumaspiration, so müssen ggf. als Akutmaßnahmen

Beatmungsdruck und Beatmungsfrequenz gesteigert werden. Das Durchführen einer nochmaligen Lungenlavage durch Instillieren von Kochsalzlösung in das Tracheobronchialsystem ist nur dann gerechtfertigt, wenn damit wirklich Mekoniumreste entfernt werden.
- Jedes Neugeborene mit Mekoniumnachweis in der Trachea muß auf eine Neugeborenen-Intensivstation verlegt werden.

Weitere Versorgung beim Vorliegen bzw. Auftreten von Symptomen einer respiratorischen Insuffizienz nach Absaugen von Mekonium aus der Trachea ( das quantitativ und qualitativ sehr unterschiedliche Ausmaß der pulmonalen Veränderungen erfordert dabei ein individuelles therapeutisches Vorgehen!):
- Intensive kontinuierliche klinische und apparative Überwachung kardiorespiratorischer Parameter (z. B. Herzfrequenz; Blutdruck invasiv oder nichtinvasiv; Atemfrequenz; zentraler Venendruck)
- Engmaschige bzw. kontinuierliche Überwachung der arteriellen Blutgase und des arteriellen pH-Wertes (Entnahme von arteriellem Blut über Nabelarterienkatheter; transkutaner Sauerstoff- und Kohlendioxidpartialdruck; transkutan gemessene arterielle Sauerstoffsättigung)
- Bei akuter respiratorischer Verschlechterung Röntgen-Thorax-Kontrolle zum Ausschluß eines Pneumothorax
- Physiotherapie ggf. alle 30 bis 60 Minuten
- Kontrollierte Sauerstoffzufuhr (angestrebter $PaO_2$: nur 80 bis 90 mmHg)
- CPAP: Nasal oder endotracheal; 4 bis 7 cm $H_2O$ (ggf. Verschlechterung der Blutgaswerte beim Vorliegen von ausgedehntem „Air-Trapping")
- Beatmung: Möglichst vermeiden wegen der Gefahr des Auftretens von „Air-Leaks" und wegen der zusätzlichen Belastung des pulmonalen Kreislaufs. Eine Beatmung ist jedoch unumgänglich beim Vorliegen einer schweren postpartalen Asphyxie oder einer sich entwickelnden pulmonalen Globalinsuffizienz. Die anzustrebenden Beatmungsgrößen müssen letztlich immer auf den individuellen Patienten zugeschnitten sein (ggf. unter Relaxierung: z. B. Vecuronium: initial 0,05 bis 0,1 mg/kgKG i. v., danach 0,02 mg/kgKG i. v. nach Bedarf oder 0,1 mg/kgKG/h als Dauerinfusion; Pancuronium: initial 0,05 bis 0,1 mg/kgKG i. v.; danach 0,02 mg/kgKG etwa alle 45 Minuten i. v. oder 0,1 mg/kgKG/h als Dauerinfusion):
  - Hohe Beatmungsfrequenz (z. B. 60 Beatmungen pro Minute)
  - Kurze Inspirationszeit, lange Exspirationszeit (I : E-Verhältnis = 1 : 2) (um ein „Air-Trapping" zu vermeiden)
  - Geringstmögliche mittlere Beatmungsdrucke, die aber absolut gesehen immer hoch sind
  - PEEP (evtl. nachteilig beim Vorliegen eines ausgeprägten „Air-Trapping")
- Behandlung des beim Vorliegen einer schweren Mekoniumaspiration nahezu immer bestehenden persistierenden pulmonalen Hochdrucks (s. S. 33): Beim seltenen Versagen konventioneller Behandlungsstrategien kommt der Einsatz der Hochfrequenzoszillation bzw. der extrakor-

poralen Membranoxygenierung in Betracht
- Ggf. Surfactantgabe
- Ggf. Ausgleich einer metabolischen Azidose
- Blutzucker- und Elektrolytkontrollen
- Gabe von Antibiotika (Ampicillin und Gentamicin)
- Ggf. Unterstützung der Myokard- und peripheren Kreislauffunktion (Herzinsuffizienz s. S. 66).

**Prognose**
- Da das aspirierte Mekonium letztlich nur durch Phagozytose entfernt werden kann, kann der Krankheitsprozeß und damit die Notwendigkeit zur Therapie Tage bis Wochen dauern.
- Das „Air-Leak-Risiko" liegt bei 20 bis 50%.
- Bei Neugeborenen, die wegen einer Mekoniumaspiration mit hohen Sauerstoffkonzentrationen beatmet werden müssen, kommt es in einem hohen Prozentsatz zum Auftreten einer bronchopulmonalen Dysplasie.
- Die Mortalität ist in den vergangenen Jahren in der Bundesrepublik Deutschland deutlich zurückgegangen.
- Neurologische Spätschäden können infolge von hypoxischen Episoden auftreten.

## 1.3 Persistierender pulmonaler Hochdruck des Neugeborenen

### H. Stopfkuchen

**Definition**
Mit dem Terminus „Persistierender pulmonaler Hochdruck des Neugeborenen" (PPHN) beschreibt man die insgesamt selten auftretende Situation des nach der Geburt ausbleibenden Abfalls des intrauterin hohen pulmonalen Gefäßwiderstands und des daraus resultierenden postpartalen Fortbestehens eines hohen Pulmonalarteriendruckes [10, 11].
Dies kann zum Fortbestehen bzw. zum Wiederauftreten eines extrapulmonalen Rechts-links-Shunts über das Foramen ovale und/oder über den Ductus arteriosus Botalli, zu einer Mehrbelastung des rechten Herzventrikels (Erhöhung der „Nachlast"), zu einer Minderdurchblutung des rechten Ventrikels und Teilen des linken Ventrikels sowie zu einer Umformung der Herzkammerstrukturen führen. Letztendlich kann daraus eine Abnahme des Herzzeitvolumens resultieren.

Das Persistieren des pulmonalen Hochdrucks (überwiegend präkapillar, widerstandsbedingt) kann - wenn auch etwas vereinfacht dargestellt - in folgenden Fällen eintreten:
- Beim Vorliegen von Krankheitsbildern, die sich durch eine Verkleinerung des Querschnitts des pulmonalen Gefäßbettes (z. B. kongenitale Zwerchfellhernie; Lungenhypoplasie) auszeichnen
- Bei Krankheitsbildern mit einer Zu-

nahme der pulmonalen Gefäßmuskulatur (z. B. chronische fetale Hypoxie, pränataler Verschluß des Ductus arteriosus Botalli)
- Beim Vorliegen eines normal entwickelten pulmonalen Gefäßbettes infolge einer Vasokonstriktion (z. B. hypoxisch bedingte oder sepsisinduzierte Vasokonstriktion), einer Polyzythämie oder einer Gefäßobstruktion (z. B. Thromben).

Zahlenmäßig am häufigsten und damit klinisch am bedeutsamsten sind sicherlich die Situationen, in denen eine Vasokonstriktion zu einer Persistenz des pulmonalen Hochdrucks führt.

**Klinische Symptome**
- Reife oder übertragene Neugeborene
- Permanente oder nur unter Belastung auftretende zentrale Zyanose (ggf. Abfall der trankutanen Sauerstoffpartialdruck- bzw. Sauerstoffsättigungswerte)
- Tachypnoe
- Großer antero-posteriorer Thoraxdurchmesser
- Gelegentlich Einziehungen, Stöhnen, Nasenflügeln
- Lauter zweiter Herzton
- Ggf. systolisches Herzgeräusch im 3. bis 4. Interkostalraum (ICR) links parasternal (Trikuspidalinsuffizienz)
- Niedrige Blutdruckwerte

**Diagnostik**
- Anamnese:
  - „Risikoschwangerschaft"
  - Oligohydramnion
  - Präpartale Asphyxie
  - Einnahme von Aspirin oder anderen Prostaglandinsynthetasehemmern während der Schwangerschaft
  - Kurzes, symptomfreies Intervall nach der Geburt
- Assoziierte Grundkrankheiten:
  - Mekoniumaspiration
  - Sepsis
  - Polyzythämie
  - Enterothorax
  - Potter-Sequenz
  - Hypokalzämie/Hypoglykämie
  - Herzfehler
- Klinische Symptomatik (s. oben)
- Blutgasanalyse:
  - Hypoxämie, $PaO_2 < 40$ mmHg
  - $PaCO_2$ normal oder erhöht
  - Beim Vorliegen eines Rechts-links-Shunts über den Ductus arteriosus Botalli: transkutane Sauerstoffpartialdruckdifferenz zwischen rechter oberer Thoraxwand und unterer Bauchwand von über 20 mmHg (bzw. Sauerstoffpartialdruckdifferenz zwischen Arteria radialis rechts und Arteria umbilicalis)
  - Alveolo-arterielle Sauerstoffdifferenz ($AaDO_2$) deutlich erhöht (ggf. bis auf 250 bis 650 mmHg) (normal $< 20$ mmHg)
- Tests (zum Ausschluß eines zyanotischen Herzfehlers):
  - Hyperoxietest: Anstieg des $PaO_2$ um über 20 mmHg nach Gabe von 100% Sauerstoff über 10 Minuten
  - Hyperventilationstest: Anstieg des $PaO_2$ auf über 100 Torr bei einem paH von über 7,5 (Hyperventilation und/oder Gabe von Bicarbonat)
- Laboruntersuchungen:
  - Säure-Basen-Status
  - Blutbild und Differentialblutbild
  - Ionisiertes Calcium

- Blutzucker
- Lactat
- Blutkulturen
■ Echokardiographie bzw. Dopplerechokardiographie:
  - Ausschluß eines zyanotischen Herzfehlers
  - Überprüfung der myokardialen Funktion
  - Nachweis von Rechts-links-Shunts (Foramen ovale bzw. Ductus arteriosus Botalli)
  - Bestimmung des rechtsventrikulären Druckes bzw. Pulmonalarteriendruckes (Trikuspidalinsuffizienz-Gradient; systolische Flußmessungen im Ausflußtrakt des rechten Ventrikels)
■ Röntgen-Thorax (s. Abb. 5)
  - Ggf. Kardiomegalie (in 50 % der Fälle)
  - Unauffälliger bzw. gering auffälliger Lungenbefund oder spezifische Zeichen einer pulmonalen Grundkrankheit

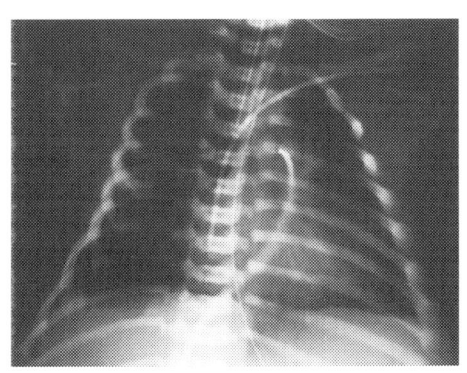

Abb. 5: Röntgen-Thorax-Aufnahme von einem 5900 g schweren relaxiert hyperventilierten reifen Neugeborenen einer diabetischen Mutter mit persistierendem pulmonalem Hochdruck (PPHN) „schwarze", überblähte Lungenfelder; (Subklaviakatheter links; Pulmonalarterienkatheter).

■ Pulmonalarterienkatheter:
Einzig „korrekte" Methode zum Erfassen des erhöhten Pulmonalarteriendrucks; nur im Rahmen wissenschaftlicher Studien.

**Differentialdiagnostik**
■ Angeborener zyanotischer Herzfehler
■ Pulmonale Parenchymerkrankung (z. B. Pneumothorax; Pneumonie; „wet lung")
■ Sepsis
■ Obstruktion der oberen Luftwege
■ Erkrankung des zentralen Nervensystems (z. B. Apnoe).

**Therapie**
Die therapeutischen Maßnahmen zielen ab
■ auf die Beseitigung bzw. Besserung einer ggf. assoziierten Grundkrankheit,
■ auf die Verbesserung der respiratorischen Partial- oder Globalinsuffizienz
■ sowie auf eine Stützung des Herz-Kreislauf-Systems.
 Zu den Möglichkeiten der Beeinflussung einer evtl. vorliegenden Grundkrankheit gehören:
■ Beseitigung von Atemwegsobstruktionen und Atelektasen
■ Einsatz der mechanischen Beatmung
■ Behandlung einer Sepsis
■ Ausgleich einer Hypokalzämie bzw. einer Hypokaliämie
■ Korrektur hämatologischer Auffälligkeiten
■ Operative Korrektur eines Herzfehlers.
 Die respiratorische Insuffizienz im Rahmen des Krankheitsbildes des PPHN kann in den meisten Fällen

unter Einsatz konservativer Behandlungsstrategien erfolgreich behandelt werden. Dazu gehören:
1. Vermeiden bzw. Korrektur von Faktoren, die eine Zunahme des pulmonalen Gefäßwiderstandes bewirken:
- Vermeiden einer alveolären Hypoxie durch hohen $FiO_2$ (1,0).
- Ausgleich einer metabolischen Azidose mit Natrium-bicarbonat (pH 7,4 bis 7,5).
- Vermeiden von zu hohen Atemwegsdrucken (niedrigstmöglichen Atemwegsmitteldruck anstreben!) ($PaO_2$ >50 mmHg; $PaCO_2$ 25 bis 30 mmHg).

Die Durchführung einer Beutelbeatmung hilft bei der Entscheidung, welche Form der Beatmung am erfolgreichsten ist.
- Vermeidung von Unruhezuständen beim Kind (z. B. „Kampf gegen die Beatmung"): Sedierung mit Fentanyl: 1 bis 2 µg/kgKG alle 1 bis 2 Stunden i.v. als Bolus; als Dauerinfusion 1 bis 3 µ/kgKG/h.

Relaxierung mit Vecuronium: Initial 0,05 bis 0,1 mg/kgKG i.v.; danach 0,02 mg/kgKG i.v. nach Bedarf oder 0,1 mg/kgKG/h als Dauerinfusion.

Die Relaxierung kann aber wegen einer Verschlechterung des Ventilations-/Perfusionsverhältnisses auch zu einer Verschlechterung der Blutgase führen.
- Minimale taktile Stimulation im Rahmen der Pflege; (rasches) Absaugen nur wenn unbedingt nötig.
2. Unterstützen der Myokardfunktion sowie Optimieren des systemischen Kreislaufs unter der Vorstellung, daß das Ausmaß eines Rechts-links-Shunts durch das Foramen ovale und/oder über den Ductus arteriosus Botalli von den Widerständen im Pulmonal- und Systemkreislauf abhängt und daß eine gute Koronarperfusion Voraussetzung für eine ausreichende Herzventrikelfunktion, insbesondere auch des stark belasteten rechten Ventrikels, ist.
- Mäßige Volumenzufuhr in Form von kolloidalen Lösungen bzw. Blut bei Anämie
- Einsatz von Katecholaminen, die über eine positiv-inotrope und/oder über eine peripher- vasokonstriktorische Wirkung verfügen.

Dabei wäre es wünschenswert, daß das verwendete Katecholamin den pulmonalen Gefäßwiderstand nicht weiter anhebt. Von den Effekten der verschiedenen Katecholamine auf pulmonale Gefäßmuskulatur ist jedoch wenig bekannt.

Häufig benutzte Katecholamine sind in dieser Situation Dopamin (5 bis 15 bis 20 µg/kg/min) und Dobutamin (10 bis 15 µg/kg/min). Die Dosierungen müssen sich nach den hämodynamischen Folgen richten. In der Regel sind systemische Blutdruckwerte anzustreben, die oberhalb der für das Lebensalter als „normal" angegebenen Werte liegen.

Dobutamin steigert auch die Herzfrequenz und hat einen eher geringen Effekt auf den systemarteriellen Druck.

Gelegentlich ist auch der Einsatz eines Alpha-Rezeptor-Agonisten wie Noradrenalin erforderlich, um die auf andere Maßnahmen nicht ansprechende systemische Hypotension zu behandeln. Insbesondere beim Einsatz von Noradrenalin ist ein Austitrieren der erforderlichen

Dosis absolut notwendig (0,05 bis 1 µg/kg/min). Zusätzlich zum Noradrenalin sollte Dopamin in niedriger Dosis (1,25 bis 2 µg/kg/min) verabreicht werden.
3. Maßnahmen zur Senkung des Pulmonalarteriendruckes durch Beeinflussung der pulmonalen Gefäßmuskulatur.
Diese Maßnahmen können nur dort effektiv sein, wo der erhöhte pulmonale Gefäßwiderstand ausschließlich oder zumindest partiell auf eine pulmonale Vasokonstriktion zurückzuführen ist.
- Gabe von Sauerstoff (sauerstoffinduzierte pulmonale Vasodilatation):
  Die Patienten sollten so lange 100 % Sauerstoff erhalten, bis sie als absolut stabil zu betrachten sind. Die Reduktion der Sauerstoffzufuhr darf auch dann nur in kleinen Schritten (1 bis 3 %) erfolgen. Leider führt die 100 % Sauerstoffzufuhr nur sehr selten zu einer pulmonalen Vasodilatation.
- Alkalisierung (alkaloseinduzierte pulmonale Vasodilatation):
  Erreichen eines paH von über 7,55 entweder durch Hyperventilation (Hochfrequenzbeatmung) (respiratorische Alkalose) und/oder durch die intravenöse Gabe von Natrium-Bicarbonat (metabolische Alkalose). Eine ausgeprägte Hyperventilation ist beim Vorliegen einer schweren pulmonalen Grundkrankheit (wie z. B. Mekoniumaspiration) in der Regel nicht zu erzielen. Nebenwirkungen einer Alkalose sind systemische Hypotension sowie erhöhter koronarer und zerebraler Gefäßwiderstand.
- Pharmaka (medikamentöse Vasodilatation):
  Eine Vielzahl von Medikamenten wurde bereits eingesetzt, um damit eine pulmonale Gefäßdilatation zu erzielen. Ein selektiver, d. h. nur bzw. überwiegend das pulmonale Gefäßbett beeinflussender Vasodilatator (bei offenem Ductus arteriosus Botalli!) wurde aber bis in die jüngste Vergangenheit nicht gefunden. Darüber hinaus muß aber selbst eine erfolgreiche pulmonale Vasodilatation nicht gleichbedeutend sein mit einer erfolgreichen Behandlung des PPHN. So könnten eventuell dilatierte Pulmonalgefäße die Perfusions-/Ventilationsverhältnisse in einer erkrankten Lunge sogar eher ungünstig beeinflussen.
  Die bisher am häufigsten verwendete Substanz ist das Tolazolin. 30 bis 60 % der Neugeborenen mit einem pulmonalen Vasospasmus zeigten nach Tolazolingabe einen zumindest vorübergehenden und manchmal deutlichen $PaO_2$- Anstieg.
  Übliche Dosierung: 1 bis 2 mg/kg Körpergewicht als Kurzinfusion über 5 bis 10 Minuten als Testdosis.
  Falls daraufhin ein $PaO_2$-Anstieg um über 10 bis 20 Torr eintritt, Beginn einer Dauerinfusion mit 1 bis 2 mg/kg/h. Nebenwirkungen sind häufig (in 30 bis 80 %), insbesondere gastrointestinale Blutungen. Darüber hinaus überwiegt die periphere Vasodilatation häufig die pulmonale. Aus diesem Grunde wird häufig die Tolazolingabe mit Dopamin kombiniert bzw. müssen Kolloide und Kate-

cholamine bereitgehalten werden.
In jüngster Vergangenheit konnte nun aber gezeigt werden, daß dem per inhalationem zugeführten Gas Stickstoffmonoxid (NO) ein vasodilatierender Effekt selektiv am pulmonalen Gefäßbett zukommt. Inhaliertes NO, das identisch ist mit dem EDRF (endothelium-derived relaxing factor), der physiologischerweise bei der Regulation des Gefäßtonus eine entscheidende Rolle spielt, gelangt per diffusionem von den Alveolen in die glatten Gefäßmuskelzellen. Dort bewirkt es über eine Freisetzung von zyklischem GMP infolge einer Stimulation der löslichen Guanylatcyclase eine Vasodilatation. Der selektive Effekt des inhalierten NO als pulmonaler Vasodilatator ist darauf zurückzuführen, daß aus den Muskelzellen diffundiertes NO sehr rasch von Hämoglobin unter Bildung von Methämoglobin inaktiviert wird. Nach vielversprechenden ersten experimentellen Untersuchungen und klinischen Einsätzen [12,13] [Dosierungen von (1) bis 5 bis 80 ppm (parts per million)] werden derzeit klinische Studien durchgeführt, die zeigen sollen, ob durch die Inhalation von NO der Ausgang von Krankheitszuständen mit erhöhtem Pulmonalarteriendruck verbessert werden kann, ohne daß gefährliche Nebenwirkungen auftreten (z. B. Bildung hoher Konzentrationen von Methämoglobin, von Sauerstoffradikalen oder von Stickstoffdioxid).

Ein Indikationskriterium könnte ein Oxygenierungsindex (OI) von über 20 sein

$$(OI = \frac{MAP \times FiO_2 \cdot 100}{PaO_2};$$
MAP=mittlerer Atemwegsdruck).

In vielen Fällen kommt es nach etwa drei Tagen zu einer deutlichen Verbesserung der durch den pulmonalen Hochdruck bedingten Hypoxie. Dieser Zeitpunkt darf nicht verpaßt werden, da z. B. eine darüber hinaus fortgeführte Hyperventilationstherapie zu erheblichen zusätzlichen Lungenschädigungen führen kann.
In dieser Entwöhnungsphase dürfen die Sauerstoffzufuhr und die Beatmungsdrucke nur sehr langsam (1 %-Schritte) reduziert werden.

**Aufwendige Behandlungsstrategien**
Wenn sich konventionelle Behandlungsstrategien als unzureichend erweisen, Hypoxie und pulmonalen Hochdruck günstig zu beeinflussen, und die Überlebenschancen des Neugeborenen gering werden, besteht bei reifen Neugeborenen die Möglichkeit des Einsatzes der extrakorporalen Membranoxygenierung (ECMO).
Die Indikationskriterien dafür werden unterschiedlich gehandhabt, liegen aber in etwa in folgendem Bereich:
- $PaO_2 < 50$ mmHg (bei $FIO_2 = 1,0$)
- $P(A-a)O_2 \geq 610$ mmHg (bei $FIO_2 = 1,0$) über 8 Stunden
  [$P(A-a)O_2$ in mmHg = Barometerdruck in mmHg $- 47$ mmHg $- PO_2$ in mmHg $- PCO_2$ in mmHg]

- Oxygenierungsindex (OI) > 40;

$$OI = \frac{MAP\ (cmH_2O) \cdot FiO_2\ (\%)}{PaO_2\ (mmHg)}$$

Vor Einsatz der ECMO sollte heute allerdings ein oft als erfolgreich beschriebener Versuch mit der Hochfrequenzoszillation stehen.

## 1.4 Pneumothorax
### A. Queisser-Luft

Die Häufigkeit des Auftretens eines Pneumothorax, d. h. einer Luftansammlung in der Pleurahöhle, wird in der Literatur mit 1 bis 2 % bei Neugeborenen angegeben. Dieser Prozentsatz liegt bei Frühgeborenen, die wegen eines Atemnotsyndroms mit positivem Druck (einschließlich PEEP) beatmet werden müssen, deutlich höher. Am höchsten ist die Rate beim Vorliegen einer Mekoniumaspiration. Pneumothoraces können die Folgen unsachgemäßer Handlungen sein (z. B. Beatmung mit zu hohem Druck, Perforation der Atemwege beim Absaugen) oder aber „spontan" auftreten. Große transpulmonale Druckgradienten können zur Alveolarruptur führen. Luft kann dann entlang von bindegeweblichen Septen und Gefäßscheiden bis zur Pleura und in den Pleuraraum gelangen. Ein- und beidseitiges Auftreten eines Pneumothorax ist möglich. Die rechte Seite wird jedoch deutlich bevorzugt.

**Symptome**
Das klinische Bild wird vom Ausprägungsgrad des Pneumothorax bestimmt. Es kann zwischen fast völlig fehlender Symptomatik bis hin zum lebensbedrohlichen Zustand variieren. Die Symptome können sich langsam über Stunden entwickeln oder perakut auftreten.
- Schmaler Pneumothorax ohne Spannung:
  - Geringe Tachypnoe
  - Leichte thorakale Einziehungen
  - Stöhnende Atmung
  - Unruhe
  - Ggf. leichte bis mäßiggradige Blutgasveränderungen
- Spannungspneumothorax:
  - Plötzliche respiratorische Zustandsveränderungen mit ggf. dramatischer Veränderung der kontinuierlich gemessenen Blutgase
  - Hypersonorer Klopfschall auf der betroffenen Seite (meist rechts)
  - Abgeschwächtes Atemgeräusch
  - Schwere Dyspnoe/Tachypnoe
  - Zyanose/Blässe
  - Bradykardie
  - Blutdruckabfall/Schock
  - Vorwölbung der betroffenen Thoraxhälfte
  - Vorwölbung der Bauchdecken.

Jede respiratorische Verschlechterung bei einem beatmeten Neugeborenen muß an die Möglichkeit des Vorliegens eines Pneumothorax denken lassen!

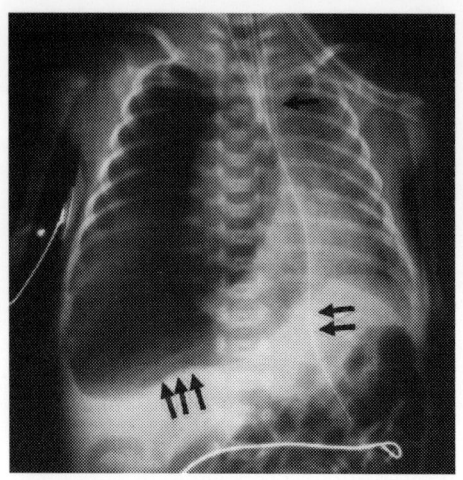

**Abb. 6: Spannungspneumothorax rechts bei einem 14 Tage alten beatmeten Frühgeborenen (26 SSW):** Verschiebung des oberen und unteren Mediastinums (1 Pfeil: Trachea/Tubus, 2 Pfeile: Ösophagus/Magensonde) nach links und Abflachung des rechten Zwerchfellschenkels (3 Pfeile).

## Diagnostik
- Klinische Befunderhebung (Auskultation)
- Kaltlichtdiaphanoskopie
- Röntgen-Thoraxaufnahme (sofern dies der Zustand des Kindes zuläßt) (s. Abb. 6)
- Probepunktion in Höhe des 2. Interkostalraumes (ICR) in der Medioklavikularlinie (MCL) mit einer 19er oder 21er G-Kanüle mit Dreiwegehahn und 20-ml-Spritze.

## Differentialdiagnostik
- Spontanextubation
- Tubusobstruktion
- Zerebrale Apnoe
- Zerebraler Krampfanfall
- Sepsis.

## Therapie
- Besteht der dringende Verdacht auf das Vorliegen eines Pneumothorax, sollten alle notwendigen therapeutischen Hilfsmittel unverzüglich vorbereitet werden.
- Beim Vorliegen eines schmalen, mit wenig Symptomatik einhergehenden Pneumothorax kann unter entsprechender Beobachtung (Atmung, Kreislauf, Blutgase) eine abwartende Haltung eingenommen werden.
- Wird in dieser Situation aus therapeutischen Gründen Sauerstoff zugeführt, muß eine kontinuierliche Sauerstoffpartialdruckmessung ($PaO_2$) erfolgen.
- Liegt eine schwere Lungenerkrankung zugrunde, muß in der Regel eine Pleuradrainage gelegt werden.
- Besteht ein Spannungspneumothorax, muß dieser so schnell wie möglich drainiert werden.

Im äußersten Notfall führt eine 19 oder 21 G starke, in Höhe des 2. ICR in der MCL eingeführte Kanüle zur akuten Druckentlastung. Damit wird Zeit gewonnen, um in Ruhe eine passende Pleuradrainage legen zu können. Letzteres erfolgt immer dann als Erstmaßnahme, wenn der Zustand des Kindes noch nicht unmittelbar lebensbedrohlich ist.
Verwendet wird eine 10 oder 12 Fr. Pleuradrainage, die unter sterilen Bedingungen (ggf. in Lokalanästhesie) in Höhe des 4. ICR in der vorderen Axillarlinie eingeführt wird.
Die funktionell richtige Lage der Drainage ergibt sich aus dem Nachweis von Luftblasen im Absaugsystem sowie aus der sofortigen klinischen Besserung des Kindes. In jedem Fall muß die korrekte Lage der Drainage mit Hilfe einer Röntgen-Thoraxaufnahme kontrolliert und dokumentiert werden.
Der Drainage-Dauersog wird übli-

cherweise auf 10 (bis 15) cm $H_2O$ eingestellt
- Liegt die Lunge im Röntgenbild der Thoraxwand wieder an und wird auch keine Luft mehr gefördert, dann kann die Pleuradrainage für 12 bis 24 Stunden abgeklemmt werden.

Bleibt der Röntgenbefund nach dieser Zeit unverändert, wird die Drainage entfernt. Die Punktionsstelle wird mit einem Dachziegelverband verschlossen. 2 bis 4 Stunden später wird nochmals eine Röntgenaufnahme zur Kontrolle durchgeführt.

## 1.5 Chylothorax
### A. Queisser-Luft

Unter einem Chylothorax versteht man eine Ansammlung von Chylus in der Pleurahöhle. Der Chylus entleert sich aus einem Defekt des Ductus thoracicus in den Pleuraspalt. Insgesamt handelt es sich beim Chylothorax um ein sehr seltenes Krankheitsbild. Die Inzidenz des spontanen Chylothorax wird mit etwa 1 auf 20 000 Lebendgeborene angegeben. Ein Chylothorax kann rechts-, links- oder beidseitig auftreten. Liegt der Defekt des Ductus thoracicus unterhalb der Ebene von BWK 5/6, entsteht in den meisten Fällen ein rechtsseitiger und bei einem Defekt oberhalb BWK 5/6 ein linksseitiger Chylothorax. Ein beidseits vorhandener Chylothorax wird extrem selten beobachtet.

Ein Chylothorax resultiert entweder aus einer Obstruktion oder aus einer Verletzung des Ductus thoracicus. Man unterscheidet kongenitale, traumatische und nicht traumatische Ursachen als ätiologische Faktoren. Kongenitale Ursachen sind zum Beispiel angeborene Fehlbildungen der Lymphbahnen. Zu den traumatischen Ursachen zählen u.a. iatrogene Verletzungen durch chirurgische Eingriffe, Geburtstraumata, intravasale Katheter (z. B. linke Vena subclavia) und Reanimationen. Zu den nicht traumatischen Ursachen werden u.a. Mediastinalmalignome, Infektionen (z. B. Tuberkulose), Thrombosen (z. B. linke Vena subclavia) und respiratorische Obstruktionen gerechnet [14, 15].

Charakteristische Beschaffenheit des Chylus bei oraler Nahrungszufuhr:
- Milchiges Aussehen
- pH-Wert: 7,4 bis 7,8
- Spezifisches Gewicht: 1012 bis 1025
- Fettglobuli (Nachweis mittels Sudan-III- Färbung)
- Lymphozyten: 400 bis 6800/$mm^3$
- Erythrozyten: 50 bis 600 $mm^3$.

Zusammensetzung des Chylus:
- Gesamtprotein: 21 bis 59 g/l (Albumin 12 bis 41,6 g/l, Globulin 11 bis 30,8 g/l
- Fibrinogen 160 bis 240 mg/l)
- Gesamtfett: 4 bis 60 g/l
- Triglyceride: höher als Plasmawerte

## Pulmonale Erkrankungen

- Cholesterol: wie Plasmawerte oder geringer
- Cholesterol-Triglycerid-Verhältnis < 1
- Lipoproteinelektrophorese: Nachweis von Chylomikronen
- Zucker 2,7 bis 11,1 mmol/l
- Elektrolyte gleichen den Serumelektrolytwerten
- Nachweis von exokrinen Pankreasenzymen.

### Klinische Symptome
Das klinische Bild ist abhängig vom Ausprägungsgrad des Chylothorax. Die Symptome können sich sowohl akut als auch langsam über mehrere Stunden entwickeln:
- Dyspnoe, sternale und thorakale Einziehungen
- Tachypnoe
- Stöhnende Atmung
- Zyanose
- Abgeschwächtes Atemgeräusch auf der betroffenen Seite
- Bradykardie
- Ggf. respiratorische Azidose
- Ggf. Blutdruckabfall, Schocksymptomatik.

### Diagnostik
- Klinische Befunderhebung, Auskultation
- Röntgen-Thorax-Aufnahme (s. Abb. 7)
- Ultraschalluntersuchung (Pleuraerguß)
- Probepunktion und Aspiration von Chylus (milchige, geruchlose, sterile, alkalische Flüssigkeit; Zusammensetzung s.o.)
- Durchführung der Pleurapunktion siehe Kapitel Pneumothorax
- Ggf. Lymphangiogramm
- Ggf. enterale Gabe von Methylenblau über eine liegende Magensonde; nach ca. 1 Stunde befindet sich der Farbstoff in der Lymphbahn und der Verdacht auf einen Defekt des Ductus thoracicus kann bestätigt (Blauverfärbung des Chylus) oder entkräftet werden.

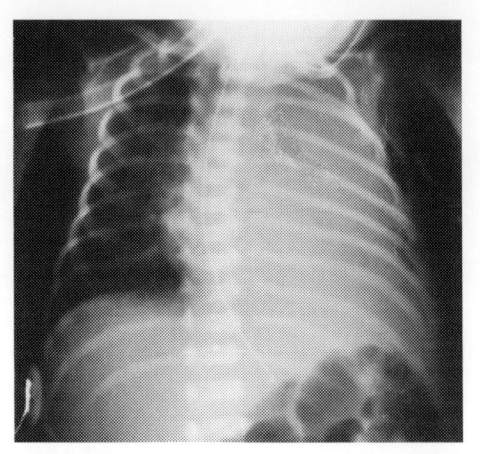

**Abb. 7: Chylothorax links nach Ligatur eines Ductus arteriosus Botalli bei einem 740 g schweren, 14 Tage alten weiblichen Frühgeborenen.**

### Labordiagnostik
- Blutbild mit Differentialblutbild (Lymphozyten!)
- Serumelektrolyte
- Gesamteiweiß mit Elektrophorese
- Blutzucker
- Fettstatus
- CRP
- Blutgasanalyse
- Blutkultur
- Laborchemische Analysen des Chylus (Zusammensetzung s.o.)
- Mikrobiologische Kultur des Chylus.

### Differentialdiagnose
- Respiratory-Distress-Syndrom
- Pneumothorax

- Pleuraerguß
- Hämatothorax
- Tubusobstruktion
- Spontanextubation
- Sepsis.

**Therapie**
- Legen einer suffizienten Pleuradrainage auf der betroffenen Seite (Durchführung s. S. 40).
- Häufige mikrobiologische Untersuchungen des Chylus sind erforderlich.
- Enterale Zufuhr einer proteinreichen, fettarmen Diät (keine langkettigen Fettsäuren; Anreicherung mit mittelkettigen Triglyceriden; Fettgehalt < 1 g/l).
  Begründung: Milchen, die langkettige Fettsäuren enthalten, sollen den Lymphfluß steigern und somit eine Persistenz des „Pleuraergusses" bewirken. Mittel- und kurzkettige Fettsäuren umgehen die intestinalen Lymphgefäße und werden direkt vom Portalvenensystem absorbiert (ohne Chylomikronen zu bilden). Dadurch reduzieren sich Volumen und Fettkonzentration des „Pleuraergusses".
- Persistiert das Ausmaß des Chylothorax trotz der oben genannten Maßnahmen und/oder treten Kalorien-, Elektrolyt- bzw. Proteinimbalanzen auf, erfolgt eine totale parenterale Ernährung (TPE) des Neugeborenen. Die TPE sollte, wenn möglich, über periphere Venen durchgeführt werden.
- Die konservative Behandlung des Chylothorax führt in fast allen Fällen zum Erfolg. Wenn die Menge der Chylusproduktion nach drei Wochen (Diät und/oder TPE) weiterhin unverändert anhält oder zunimmt bzw. wenn der Chylothorax nach Lockerung der restriktiven, enteralen Fettzufuhr wieder verstärkt auftritt, sollte man auch eine chirurgische Ligatur des Ductus thoracicus in Betracht ziehen.

## 1.6 Bronchopulmonale Dysplasie
### H. Stopfkuchen

Unter einer bronchopulmonalen Dysplasie (BPD) versteht man eine chronische Lungenerkrankung unterschiedlichen Schweregrades, die sich ganz überwiegend bei Frühgeborenen entwickelt, die meist wegen des Vorliegens eines Atemnotsyndroms bei gleichzeitiger Sauerstoffzufuhr über längere Zeit beatmet werden mußten.
Es handelt sich dabei um eine der am häufigsten auftretenden Komplikationen der neonatologischen Intensivtherapie [16].

Mehr vor der Notwendigkeit zu einer praktikablen Übereinkunft stehend als wissenschaftlich begründet, werden derzeit üblicherweise folgende Definitionen für das Vorliegen einer BPD gewählt:
- Notwendigkeit zur positiven Druckbeatmung in der ersten Lebenswoche sowie klinische Zeichen einer

respiratorischen Erkrankung, Sauerstoffabhängigkeit und radiologische Zeichen chronischer Lungenveränderungen (Stadium II und III nach Northway) am 28. Lebenstag
Oder: Sauerstoffbedarf nach 36 postkonzeptionellen Schwangerschaftswochen.

Dementsprechend sind auch diese Definitionen nur zwei unter vielen und unterliegen sicherlich wieder bal-

Tab. 1: BPD-Stadien nach Northway [213].

| Stadien | Zeit [Tage] | Morphologische Veränderungen | Radiologische Veränderungen |
|---|---|---|---|
| I | 2–3 (akutes Atemnotsyndrom) | Alveoläres und interstitielles Ödem; hyaline Membranen; Atelektasen; Nekrosen der Bronchialschleimhaut | Generalisiert granuläres Muster und Dichtezunahme der Lungenstrukturen mit Luftbronchogramm (s. Abb. 8) |
| II | 4–10 (Regeneration des ANS) | Persistierende hyaline Membranen; Zunahme der Atelektasen; alveoläres Emphysem; ausgedehnte Nekrose der Bronchiolarschleimhaut mit Heilung | Milchige Eintrübung mit verwaschenen Herzgrenzen mit Luftbronchogramm; interstitielles Emphysem (s. Abb. 9) |
| III | 11–20 | Geschädigte alveoläre Epithelzellen; Metaplasien und Hyperplasien im Bereich der Bronchien/Bronchiolen; ausgedehnte Schleimbildung in den Atemwegen; Emphysembezirke umgeben von Atelektasen; interstitielles Ödem | Zystische Veränderungen im Wechsel mit unregelmäßigen Verdichtungen („Schwamm") (s. Abb. 10) |
| IV | Über 30 | Emphysematöse Alveolarbezirke; massive Fibrose mit Zerstörung von Alveolen und Atemwegen; Hypertrophie der glatten Bronchialmuskulatur; Verlust von Kapillaren und Arteriolen; Mediahypertrophie der verbleibenden Gefäße | Massive Fibrose und Ödem mit Überblähungen und strangartigen Verdichtungen (s. Abb. 11) |

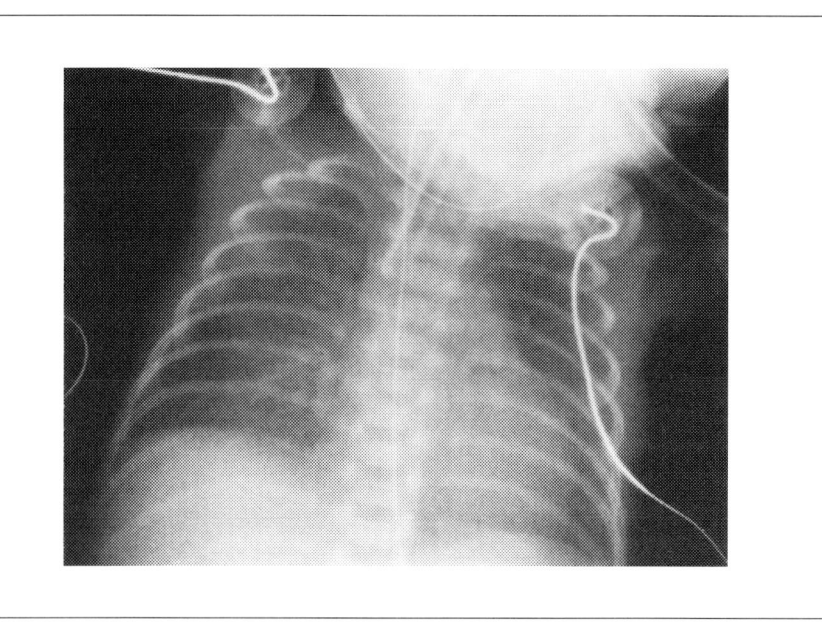

Abb. 8: Bronchopulmonale Dysplasie, Stadium I nach Northway (24 SSW: 2. Lebenstag).

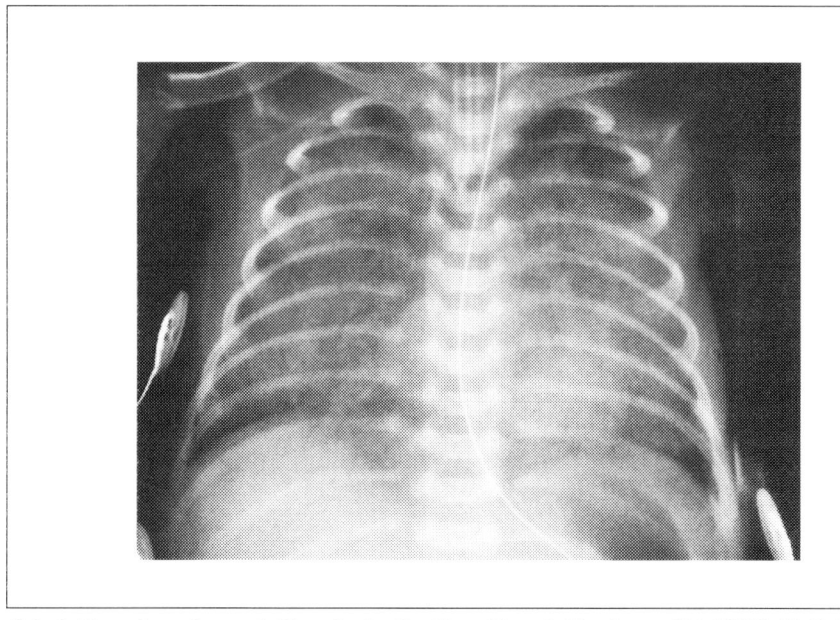

Abb. 9: Bronchopulmonale Dysplasie, Stadium II nach Northway (24 SSW: 10. Lebenstag).

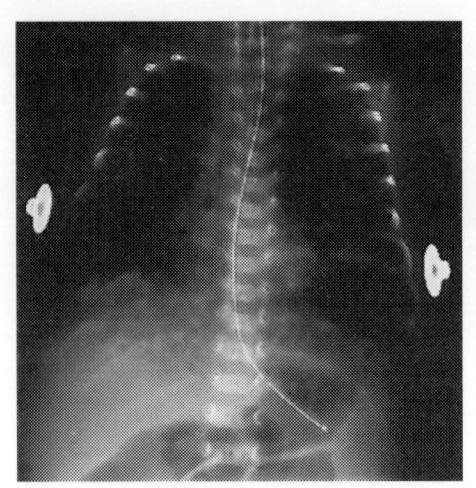

**Abb. 10:** Bronchopulmonale Dysplasie, Stadium III nach Northway (4 Wochen altes, ehemals 600 g schweres Frühgeborenes).

diger Veränderung. Letztlich hängen jedoch Angaben über die Häufigkeit des Auftretens einer BPD auf einer neonatologischen Station (Angaben schwanken zwischen 3 und 40%) vorwiegend von der verwendeten Definition ab. Davon unberührt gilt allerdings die Feststellung, daß die Häufig-

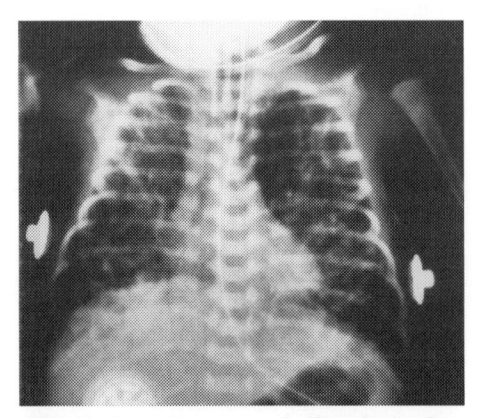

**Abb. 11:** Bronchopulmonale Dysplasie, Stadium IV nach Northway (6 Wochen alter Säugling).

keit der Entwicklung einer BPD mit abnehmendem Gestationsalter zunimmt.

Northway, der den Begriff der BPD prägte, beschrieb 1967 erstmals bei beatmeten Früh- und Termingeborenen der 23. bis 39. Schwangerschaftswoche eine prozeßhafte Entwicklung (4 Stadien) von klinischen, radiologischen und morphologischen Lungenveränderungen, ausgehend von einem schweren Atemnotsyndrom bis hin zur chronischen pulmonalen Insuffizienz (s. Tab. 1; Abb. 8, 9, 10, 11) [213].

Diese Stadieneinteilung ist allerdings inzwischen unter Berücksichtigung des heute zu behandelnden neonatologischen Patientengutes mit den vielen sehr kleinen Frühgeborenen und den derzeit üblichen Behandlungsmethoden als historisch zu betrachten, d. h. in den meisten Fällen entwickelt sich eine BPD nicht analog den von Northway angegebenen Stadien.

Letztlich ist die BPD als uniformes Reaktionsmuster (Abwehrmechanismus; Reparationsvorgänge) einer unreifen Lunge auf ganz unterschiedliche schädigende Einflüsse anzusehen.

Zu den wichtigsten Faktoren, die nach heutigen Gesichtspunkten in der Pathogenese der BPD direkt oder indirekt eine Rolle spielen, gehören:
- Beatmung (Barotrauma bzw. „Volotrauma")
- Zufuhr von Sauerstoff in einer Konzentration von über 60% (Sauerstofftoxizität; Entzündungsreaktion?)
- Infektion
- Lungenödem.

Unter den aufgelisteten Faktoren kommt wahrscheinlich der positiven

Druckbeatmung die größte Bedeutung zu.

Die morphologischen Veränderungen hängen von dem jeweiligen Entwicklungsstadium der Krankheit ab. Dabei wird das Initialstadium von der jeweiligen Grundkrankheit (z. B. Atemnotsyndrom oder idiopathische Apnoe des Frühgeborenen) bestimmt, während mit zunehmender Krankheitsdauer die morphologischen Veränderungen immer uncharakteristischer und uniformer werden:

- Als *frühe* Veränderungen imponieren überblähte Bezirke umgeben von Atelektasen; Schädigungen des Bronchial- und Bronchiolarepithels bis hin zur stenosierenden nekrotisierenden Tracheobronchitis; ausgeprägte Schleimproduktion; Hypertrophie der peribronchialen glatten Muskulatur.
- *Späte* Veränderungen bestehen neben Zysten und Atelektasen in interstitieller Fibrose, interstitiellem Ödem, Lymphgefäßerweiterungen und Mediahypertrophie der Pulmonalgefäße.

## Symptome
- Tachykardie, Tachypnoe, Einziehungen, Nasenflügeln (unter Raumluft nehmen diese Symptome zu, ggf. tritt sogar eine Zyanose auf)
- Faßartig konfigurierter Thorax, verlängerte Exspirationszeit, diffuse Rasselgeräusche und/oder exspiratorisches Pfeifen über den Lungen („Bronchospasmus")
- Hepatomegalie infolge einer Rechtsherzinsuffizienz oder infolge einer kaudalen Verlagerung der Leber bei pulmonaler Überblähung
- Ggf. betonter zweiter Herzton und vermehrte Aktionen über dem rechten Herzen
- Gedeihstörungen, verminderte Belastbarkeit.

## Diagnostik
- Anamnese:
  - Frühgeburtlichkeit (weniger als 2000 g bzw. weniger als 34 Schwangerschaftswochen)
  - Grunderkrankung (meist Atemnotsyndrom, aber auch idiopathische Apnoe des Frühgeborenen, Ductus arteriosus Botalli apertus, Mekoniumaspiration, Pneumonie)
  - Beatmung mit Sauerstoffzusatz ohne Möglichkeit der raschen Entwöhnung
  - Anhaltende Sauerstoffabhängigkeit nach 28 Lebenstagen bzw. nach Erreichen der 36. postkonzeptionellen Woche
- Laborwerte:
  - Hypoxie in Raumluft
  - Häufig chronische Hyperkapnie
  - Ggf. Elektrolytstörungen (Hyponatriämie, Hypokaliämie, Hypochlorämie)
- Röntgen-Thorax-Aufnahme: sehr variabel !
  - Diffuse Eintrübung und verminderte Belüftung oder geringe Überblähung mit feingranulären Verdichtungen (bei sehr kleinen Frühgeborenen)
  - Interstitielle Streifenzeichnung, Atelektasen, Zysten und Überblähungen (eher den ursprünglich von Northway beschriebenen Veränderungen entsprechend)
- Farbdoppler-Echokardiographie:
  - Zeichen einer rechtsventrikulären Belastung (Größe und Form des rechten Ventrikels, Dicke der

rechtsventrikulären Muskulatur, abnorme rechtsventrikuläre systolische Zeitintervalle)
- Nachweis und Quantifizierung eines erhöhten Pulmonalarteriendruckes (s.S. 34)
■ Elektrokardiogramm
■ Zeichen der rechtsventrikulären Hypertrophie
■ Lungenfunktionsuntersuchungen:
- Zeichen einer chronischen obstruktiven Lungenerkrankung (kleine Atemwege: erhöhter Atemwegswiderstand; normale oder erhöhte funktionelle Residualkapazität; herabgesetztes Atemzugvolumen; Tachypnoe)
- Herabgesetzte dynamische Compliance.

**Differentialdiagnostik**
■ Chronische Lungenerkrankungen:
- Wilson-Mikity-Syndrom
- Interstitielles Lungenemphysem
- Pneumonia (z. B. Zytomegalie)
- Rezidivierende Aspiration
■ Sepsis
■ Totale Lungenvenenfehlmündung
■ Links-Rechts-Shunt-Vitien (z. B. offener Ductus arteriosus Botalli)
■ Lungenödem kardialer Ursache.

Grundsätzlich sind röntgenologisch akute pulmonale Veränderungen ohne Vorbefunde schwer von vorbestehenden chronischen Veränderungen abzugrenzen.

**Behandlung**
*1. Präventive Maßnahmen*
■ Vermeiden einer Frühgeburt (z. B. Tokolyse, pränatale Vorsorge) bzw. eines Atemnotsyndroms (z. B. pränatale Gabe von Corticosteroiden)
■ Vermeiden der Entwicklung einer BPD:

*Übliche Maßnahmen:*
- Beatmung:
Niedrige Beatmungsspitzendrukke (weniger als 25 cm $H_2O$), Inspirationszeit 0,3 bis 0,5 Sekunden, Flow 5 bis 10 Liter pro Minute, rasche Entwöhnung
- Niedrigste Sauerstoffkonzentration, um einen $PaO_2$ von über 50 mmHg zu erzielen
- Restriktive Flüssigkeitszufuhr (100 bis 110 ml/kgKG/d in den ersten 5 Lebenstagen)
- Rasche Beseitigung eines hämodynamisch wirksamen offenen Ductus ateriosus Botalli (Indometacin, chirurgische Intervention)
- Adäquate Ernährung trotz restriktiver Flüssigkeitszufuhr

*Experimentell:*
- Einsatz hochfrequenter Beatmungstechniken (z. B. Oszillation; die Ergebnisse entsprechender Studien sind bislang noch widersprüchlich)
- Frühe (z. B. 2. Lebenswoche) Gabe von Corticosteroiden zur Beeinflussung von pulmonalen Entzündungsreaktionen:
Bisher liegen dazu nur die Ergebnisse weniger Studien vor. Dabei wurden zum Teil erheblich unterschiedliche Dosierungen (z. B. 0,5 bzw. 0,3 mg/kgKG/d Dexamethason intravenös in den ersten 3 bzw. 4 bis 6 Tagen; dann in 3-Tage-Intervallen mit jeweils 10 % weniger Dexamethason ausschleichend bis zu einer Dosis von 0,1 mg/kgKG/d an den Tagen 34 bis 36; danach Verabreichen dieser Dosis an alternierenden Tagen über 1 Woche) und Therapiedauern (z. B. 3 Tage bis 42 Tage)

gewählt. Auch hinsichtlich des Behandlungsziels weisen die vorliegenden Studien Unterschiede auf: kurzfristige Verbesserung der Lungenfunktion versus Langzeiteffekt. Dem erwünschten Glucocorticoideffekt stehen dabei eine Reihe von z. T. auch in den Studien nachgewiesenen Komplikationen gegenüber: Sepsis, Hyperglykämie, Hypertonie, Nebennierenrindendepression, Pneumothorax, Retinopathia praematurorum, Osteopenie. Solange also die Fragen nach der therapeutischen Effizienz, nach dem geeignetsten Glucocorticoid, nach der Dosierung und Therapiedauer sowie der Sicherheit nicht besser beantwortet werden können, ist der Einsatz von Dexamethason bei Frühgeborenen mit dem Ziel der Vermeidung einer BPD weiterhin als experimentell zu betrachten.

*2. Therapie*
Behandlungsziele beim Vorliegen einer BPD sind Vermeidung einer weiteren Lungenschädigung, Besserung der Lungenfunktion, Vermeidung eines Cor pulmonale und Förderung von Wachstum und allgemeiner Entwicklung. Zentrales Anliegen ist dabei die Entwöhnung von der Beatmung und/oder Sauerstoffzufuhr unter Aufrechterhaltung „ausreichender" Blutgaswerte.
- Beatmung:
Möglichst rasche Reduktion der Beatmungsfrequenz bzw. Verlängerung der Exspirationszeit; Akzeptanz eines $PaCO_2$-Wertes von etwa 50 bis 60 mmHg; nasaler CPAP nach Extubation
- Oxygenierung:
Anstreben eines $PaO_2$-Wertes von 55 bis 70 mmHg bzw. eines Sättigungswertes von über 95 %
- Physiotherapie (z. B. „elektrische Zahnbürste")
- Flüssigkeitsrestriktion:
Weniger als 150 ml/kgKG/d
- Furosemid (Lasix):
Ziel ist die Reduktion des interstitiellen Lungenödems. In entsprechenden Studien verwendete Dosierungen schwanken zwischen 1 und 2 mg/kgKG/d intravenös oder (bis zu 4 mg/kgKG/d) per os. Insgesamt inkonstante Effekte auf die Lungenmechanik und/oder den Gasaustausch bei länger dauernder Anwendung. Zu beachten sind Nebenwirkungen bzw. Komplikationen (z. B. Elektrolytstörungen, Nephrokalzinose, Schwerhörigkeit)
- Adäquate Ernährung:
120 bis 150 Kalorien/kgKG/d unter Vermeidung großer Flüssigkeitsmengen
- Broncholytika:
Zu den morphologischen Charakteristika der BPD gehört die Hypertrophie der bronchiolaren glatten Muskulatur, die den therapeutischen Einsatz von Broncholytika nahelegt.
  – Theophyllin:
  6 mg/kgKG per os als Initialdosis; nach 12 Stunden Erhaltungsdosis mit 2 x 3 mg/kgKG/d (Spiegel: 10 bis 15 µg/ml)
  – Terbutalin (Bricanyl®):
  0,1 bis 0,3 mg/kgKG alle 2 bis 8 Stunden per inhalationem.
- Glucocorticoide:
Eine Reihe von Studien mit Dexamethason in unterschiedlichen Dosierungen (z. B. 0,5 mg/kgKG/d intravenös in 2 Dosen an den Tagen

1 bis 3; 0,3 mg/kgKG/d an den Tagen 4 bis 6; danach alle 3 Tage Dosisreduktion um jeweils 10 % bis zu einer Tagesdosis von 0,1 mg/kgKG; danach 0,1 mg/kgKG/d an alternierenden Tagen über 1 Woche) kommen zu ähnlichen Ergebnissen: Akute Besserung der Lungenfunktion sowie raschere Entwöhnung vom Respirator, aber unveränderte Dauer der Sauerstoffabhängigkeit und des Krankheitsverlaufes sowie gleichbleibende Mortalität. Auch hier sind ähnlich wie bei der prophylaktischen Anwendung von Glucocorticoiden noch viele Fragen nicht endgültig geklärt, insbesondere auch die nach den Nebenwirkungen bzw. Komplikationen. Weitere Studien sind jedenfalls erforderlich, ehe die Behandlung mit Corticosteroiden bedenkenlos empfohlen werden kann.

**Prognose**
Die Prognose ist abhängig vom Ausmaß der Lungenschädigung!
- Langdauernde Beatmung und/oder Sauerstoffzufuhr über Wochen und Monate (ggf. Heimtherapie)
- Langsame Besserung der Lungenfunktion und Entwöhnung vom Respirator bzw. vom Sauerstoff in unterschiedlich langen Zeitabständen
- Schlechtes Gedeihen auch bei ausreichender Kalorienzufuhr
- Nach Extubation meist Einziehungen, Tachypnoe, Rasselgeräusche über beiden Lungen; häufiges Auftreten von Atelektasen
- Gefahr der rezidivierenden Pneumonien und Bronchiolitiden, insbesondere im ersten Lebensjahr (häufige stationäre Aufenthalte)
- Hyperreaktive Atemwege
- Aufholwachstum parallel zur Besserung der Lungenfunktion
- Tod infolge fortschreitender respiratorischer Insuffizienz
- Rechtsherzversagen wegen Vorliegens eines pulmonalen Hochdrucks (sehr selten).

**Zukünftige Entwicklung**
Therapeutischer Einsatz von:
- Antioxidanzien (z. B. Superoxid-Dismutase)
- Vitamin A
- Alpha-1-Antiproteasen; Pentoxifyllin.

# 2 Herz-Kreislauf-Erkrankungen

## 2.1 Angeborene Herzfehler
H. Stopfkuchen

Etwa 1,2 % aller Neugeborenen haben einen Herzfehler: Vom 1 mm großen Ventrikelseptumdefekt bis hin zum akut lebensbedrohenden hypoplastischen Linksherz [17].

Wurde der Herzfehler – was meistens der Fall ist – intrauterin nicht diagnostiziert, so kommt in den ersten Lebensstunden, -tagen bzw. -wochen der Verdacht auf das Vorliegen eines Herzfehlers in der Regel aufgrund der klinischen Symptome Zyanose und/ oder Herzinsuffizienz und/oder aufgrund des Nachweises einer Arrhythmie oder eines Herzgeräusches auf. Letzteres erfolgt ganz überwiegend im Rahmen der bundesweit üblichen Vorsorgeuntersuchungen (U2; U3).

Das Vorliegen einer sonst nicht zu erklärenden Zyanose (z. B. Vorliegen eines Spannungspneumothorax) und/ oder Zeichen der Herzinsuffizienz oder der Nachweis eines über 24 Stunden fortbestehenden Herzgeräusches, insbesondere mit Begleitsymptomen oder einer Arrhythmie muß im Neugeborenenalter zu einer umgehenden, im Regelfalle diagnostischen echokardiographischen Untersuchung Veranlassung geben.

Aus „praktischen" Erwägungen heraus unterscheidet man üblicherweise *zyanotische* und *nicht zyanotische* angeborene Herzfehler. Erstere sind zwar insgesamt zahlenmäßig sehr viel seltener, es kommt ihnen aber in der Neugeborenenperiode eine besondere Bedeutung zu: Beim Vorliegen einiger dieser zyanotischen Herzfehler ist nämlich ein extrauterines Überleben von der Persistenz eines offenen Ductus arteriosus Botalli abhängig. Die kardial bedingte zentrale Zyanose (untersättigtes arterielles Blut) ist dabei das Ergebnis eines fixierten intrakardialen (einschließlich duktalen) Rechts-links-Shunts.

Zu den in der Neugeborenenzeit praktisch wichtigsten zyanotischen Herzfehlern gehören:
- Transposition der großen Arterien (häufigste Ursache für eine kardial bedingte Zyanose im ersten Lebensjahr)
- Fallotsche Tetralogie
- Trikuspidalatresie
- Pulmonalatresie mit und ohne Ventrikelseptumdefekt
- Totale Lungenvenenfehlmündung

- Truncus arteriosus communis
- Ebsteinsche Anomalie.

Zu den in der Neugeborenenzeit praktisch bedeutsamen azyanotischen angeborenen Herzfehlern gehören:
- Obstruktionen im Bereich des linken Ventrikels wie
  - Aortenisthmusstenose vom präduktalen Typ mit und ohne weitere Defekte
  - Unterbrochener Aortenbogen; meist mit einem großen Ventrikelseptumdefekt
  - Kritische Aortenstenose
- Große Links-rechts-Shunts wie Ventrikelseptumdefekt (häufigster angeborener Herzfehler überhaupt); Atrioventrikularkanal; offener Ductus arteriosus Botalli (s. S. 55).

Das hypoplastische Linksherz, das 25 % aller kardialen Todesfälle in der ersten Lebenswoche ausmacht, kann mit und ohne Zyanose auftreten. Letzteres ist allerdings deutlich häufiger der Fall.

Klinisch bedeutsam ist weiterhin die Tatsache, daß angeborene Herzfehler häufig (in bis zu 25 % der Fälle) mit zusätzlichen Fehlbildungen (z. B. auch im Rahmen von Syndromen und gelegentlich auch mit abnormen Situsrelationen) assoziiert sind. Aus diesem Grunde ist beim Vorliegen bestimmter Fehlbildungskombinationen (z. B. Vater-Assoziation) bzw. Syndromen (z. B. Down-Syndrom) eine kardiologische Abklärung zwingend.

**Mögliche klinische Symptome**
- Hydrops fetalis
- Zyanose (zentral, peripher); (Menge des reduzierten Hämoglobins über 4 g/dl)
- Auskultationsbefund: Herzgeräusch; auffällige Herztöne (z. B. zweiter Herzton: singulär und/oder betont; alle Herztöne rechts lauter als links)
- Palpationsbefund: präkordiales Schwirren; vermehrte Herzaktion
- Nicht zu tastende periphere Pulse
- Zeichen der Herzinsuffizienz:
  - Tachykardie (anhaltend mehr als 175 Schläge pro Minute)
  - Tachypnoe (mehr als 50 Atemzüge pro Minute)
  - Hepatomegalie (Leberrand 3 bis 5 cm unterhalb des rechten Rippenbogens)
  - Grau-blasses Hautkolorit
  - Trinkschwäche
  - Intensives Schwitzen beim Trinken (vorrangig im Bereich des Hinterkopfes)
- Zeichen des manifesten Schocks, die gelegentlich einige Tage (Verschluß des Ductus arteriosus Botalli) oder Wochen nach der Geburt innerhalb kurzer Zeit bei Neugeborenen auftreten, bei denen bis zu diesem Zeitpunkt noch kein Verdacht auf das Vorliegen eines Herzfehlers bestand. Dies betrifft meist Neugeborene mit duktusabhängigen schweren linksventrikulären Ausflußtraktstenosen.
  - Zunahme der Herzinsuffizienzzeichen
  - Blaßmarmorierte, kalte Haut
  - Schlecht zu tastende Pulse
  - Verzögerte kapillare Füllungszeit (> 2 bis 3 Sekunden)
  - Zunehmende Ateminsuffizienz
  - Bewußtseinstrübung.

**Diagnostik**
In Abhängigkeit vom klinischen Schweregrad einer ggf. vorliegenden Zyanose und/oder Herzinsuffizienz

(z. B. Vorliegen eines kardiogenen Schocks) haben initiale Stabilisierungsmaßnahmen ggf. Vorrang vor ausgedehnten, auch eingreifenden diagnostischen Untersuchungen!
Folgende diagnostische Maßnahmen sind in der Initialphase aber sinnvoll bzw. absolut notwendig:
- Klinischer Untersuchungsbefund einschließlich Blutdruckmessung (Beurteilung des Allgemeinzustands)
- Echokardiographie (B-Bild, M-Mode, Dopplerechokardiographie, Farbdopplerechokardiographie); (Morphologie, Myokardfunktion).
- Elektrokardiogramm (Herzrhythmus, Hypertrophie)
- Röntgen-Thorax-Aufnahme (Herzgröße, Lungengefäßzeichnung, Ausschluß einer primär pulmonalen Erkrankung)
- Arterielle Blutgase, arterieller pH-Wert
- Laborwerte: Hämoglobin, Hämatokrit, Serumelektrolyte, Blutzucker, Harnstoff, Kreatinin, Lactat.

Weitere diagnostische Maßnahmen:
- Intrauterine Farbdopplerechokardiographie (in der 18. bis 23. Schwangerschaftswoche):
   *Indikationen:*
   – Oligo- oder Polyhydramnion, Diabetes mellitus bzw. Kollagenose der Mutter, anamnestischer Verdacht auf eine Exposition der Mutter mit Teratogenen
   – Intrauteriner Nachweis eines Hydrops fetalis, eines Pleuraergusses, eines Perikardergusses, von Ödemen, von Herzrhythmusstörungen, insbesondere Bradykardien, einer Lageanomalie des Herzens, einer Wachstumsretardierung oder anderer Fehlbildungen
   – Bekannte Chromosomenstörungen in der Familie, vorausgegangene Schwangerschaft mit einem Kind mit Herzfehler
- Hyperoxietest (Ausschluß nicht kardialer Ursachen einer zentralen Zyanose; nicht bei Frühgeborenen!): Zufuhr von 100% Sauerstoff über 10 Minuten; PaO2 unter 100 mmHg bzw $PaO_2$-Anstieg von weniger als 30 mmHg beim Vorliegen eines zyanotischen Herzfehlers, das heißt eines intrakardialen Rechts-links-Shunts
- Herzkatheter-Untersuchung
- Digitale Subtraktionsangiographie
- Kernspintomographie.

**Differentialdiagnose**
- Zyanose anderer Ursache:
   – Asphyxie
   – Primäre Lungenerkrankung (z. B. Spannungspneumothorax)
   – Persistierender pulmonaler Hochdruck des Neugeborenen
   – Methämoglobinämie
   – Neurologische Störung (z. B. Apnoe)
- Angeborene Stoffwechselerkrankungen (z. B. Fructoseintoleranz)
- Sepsis
- Schockformen nicht kardiogener Ursache (Sepsis, Volumenmangel, Perikardtamponade)
- Neurologische Erkrankungen
- Primäre Herzrhythmusstörungen
- Kardiomyopathie
- Myokarditis
- Hydrops fetalis nicht kardialer Ursache
- AV-Fistel (z. B. Gehirn, Leber)
- Polyzythämie
- Anämie.

## Therapie

- Der Nachweis eines hämodynamisch wenig oder allenfalls mäßiggradig wirksamen angeborenen Herzfehlers – dies gilt natürlich auch beim Vorliegen eines akzidentellen Herzgeräusches – erfordert im Neugeborenenalter, abgesehen von einer möglicherweise indizierten Endokarditisprophylaxe, keine spezifische Therapie. Erforderlich sind aber eine eingehende Information der Eltern sowie eine weitergehende Betreuung durch einen Kinderkardiologen, wobei sich die Intensität dieser Betreuung an der Art und dem Schweregrad des Herzfehlers sowie an dem Alter des Kindes orientiert.

- Beim Vorliegen einer Herzinsuffizienz s. S 66.

- Beim Vorliegen einer ausgeprägten zentralen Zyanose oder schlechter peripherer Perfusion aufgrund eines Ductus-arteriosus-Botalli-abhängigen angeborenen Herzfehlers (Zyanotische Herzfehler: Pulmonalatresie mit Ventrikelseptumdefekt, Pulmonalatresie ohne Ventrikelseptumdefekt, Trikuspidalatresie, Transposition der großen Arterien ohne Ventrikelseptumdefekt und mit restriktivem Vorhofseptumdefekt. Nicht zyanotische Herzfehler: hochgradige Aortenisthmusstenose vom präduktalen Typ, unterbrochener Aortenbogen, kritische Aortenstenose, hypoplastisches Linksherz) ist der notfallmäßige Einsatz von *Prostaglandin E₁* (Minprog®Päd.: 1 Ampulle = 1 ml, entspricht 500 µg) indiziert, um den Ductus arteriosus Botalli wieder zu öffnen bzw. offen zu halten. Die Prostaglandin-$E_1$-Infusion verbessert die systemische Oxygenierung, verhindert die Entwicklung einer metabolischen Azidose oder unterstützt die periphere Zirkulation bis zur Durchführung eines palliativen oder korrigierenden operativen Eingriffs, z. B. aortopulmonaler Shunt; Ballonatrioseptostomie; arterielle Switch-Operation; Resektion der Aortenisthmusstenose.

  - Initialdosis:
    0,05 µg/kgKG/min intravenös (z. B. 1 ml auf 50 ml 5%ige Glucose aufziehen; bei einer Infusionsgeschwindigkeit von 1 ml pro Stunde werden etwa 0,15 µg/min, das heißt bei einem Körpergewicht von 3 kg 0,05µg/kgKG/min zugeführt)
  - Bei Ansprechen auf diese Dosis (Rosigwerden, Sauerstoffsättigungsanstieg; $PaO_2$-Anstieg, paH-Anstieg) allmähliche Dosisreduktion bis zur niedrigsten wirksamen Dosis (meist zwischen 0,005 und 0,03 µg/kgKG/min)
  - Maximale Verbesserung des $PaO_2$ beim Vorliegen eines zyanotischen Herzfehlers meist innerhalb von 30 Minuten, beim Vorliegen eines azyanotischen Herzfehlers innerhalb von 1,5 bis 3 Stunden
  - Bei ausbleibendem Erfolg Steigern der Initialdosis bis auf 0,4 µg/kgKG/min
  - Während der Zufuhr von Prostaglandin $E_1$ strenge Überwachung von Atmung und Kreislauf wegen der Gefahr des Auftretens von Apnoe und Hypotension
  - Vor dem Transport in ein kardiologisches Zentrum prophylaktische Intubation. Der intravenöse Zugang, über den Prostaglandin

E₁ infundiert wird, muß absolut sicher sein!
- Ausgleich einer metabolischen Azidose bei einem arteriellen pH-Wert unter 7,25
- Möglichst baldige Ballonatrioseptostomie (Rashkind-Prozedur) beim Vorliegen einer Transposition der großen Arterien ohne Ventrikelseptumdefekt und mit restriktivem Vorhofseptumdefekt oder einer Trikuspidalatresie mit restriktivem Vorhofseptumdefekt. Auch dieser Eingriff kann heute unter einer Prostaglandin-Therapie bei stabileren Kindern geplant und (evtl. auch auf der Intensivstation) unter Ultraschallkontrolle durchgeführt werden.
- Frühzeitige Durchführung palliativer oder korrigierender operativer kardiochirurgischer Eingriffe:
  - Palliativ:
    Z. B. aortopulmonaler Shunt (Blalock-Taussig-Anastomose oder eine Variante davon) bei Pulmonalatresie oder Fallotscher Tetralogie mit hypoplastischen Pulmonalarterien; Norwood-Operation bei hypoplastischem Linksherz
  - Korrigierend:
    Totale Lungenvenenfehlmündung; Resektion der Aortenisthmusstenose; arterielle Switch-Operation auch ohne vorhergehende Herzkatheter-Untersuchung und Ballonatrioseptostomie oder atriale Switch-Operation (Methode nach Mustard oder Senning) bei Transposition der großen Arterien.

**Prognose**
- Innerhalb der ersten Lebenswoche verschließt sich physiologischerweise der Ductus arteriosus Botalli; eine transiente Trikuspidalinsuffizienz oder eine physiologische periphere Pulmonalstenose verschwindet.
- 40% aller kleinen Ventrikelseptumdefekte schließen sich im ersten Lebensjahr spontan. Spontanverschlüsse werden auch — wenn auch seltener — bei Vorliegen eines Vorhofseptumdefekts oder eines überdehnten Foramen ovale beobachtet.
- Von wenigen Ausnahmen abgesehen (z. B. bestimmte Formen des hypoplastischen Linksherzens) liegen die Einjahres-Überlebensraten selbst bei schwerwiegenden, komplexen angeborenen Herzfehlern wie Transposition der großen Arterien — wenn andere schwere Begleitfehlbildungen fehlen — bei über 90%.

## 2.2 Ductus arteriosus Botalli
### A. Queisser-Luft, H. Stopfkuchen

Bezüglich des Zeitpunktes des spontanen funktionellen Verschlusses des Ductus arteriosus Botalli (D.a.B.) werden in der Literatur – vor allem bedingt durch die unterschiedlichen Untersuchungsmethoden – verschiedene Angaben gefunden. Bei Verwendung der Farbdopplerechokardiographie konnte festgestellt werden, daß der Ductus arteriosus Botalli bei gesunden, reifen Neugeborenen am 4. Lebenstag funktionell verschlossen ist. Frühgeborene, insbesondere solche mit einem Atemnotsyndrom, haben ein deutlich höheres Risiko für das Persistieren eines Links-rechts-Shunts durch den D.a.B. Dies resultiert aus einer noch unvollständigen Entwicklung der kontraktilen Faserelemente im D.a.B., aus einer noch geringen Reaktion des Duktusgewebes auf Sauerstoff sowie aus den erhöhten Spiegeln vasodilatatorisch wirkender Prostaglandine und deren Metaboliten. Für Frühgeborene ohne Atemnotsyndrom ab der 30. Schwangerschaftswoche (SSW) konnte allerdings gezeigt werden, daß der funktionelle Duktusverschluß ebenfalls am 4. Lebenstag eingetreten ist. In der gleichen Altersgruppe (Frühgeborene > der 30. SSW) mit Atemnotsyndrom ist der D.a.B. am 4. Lebenstag dagegen noch in ca. 10 % der Fälle funktionell offen. Vor der 30. SSW (meist Frühgeborene mit Atemnotsyndrom) muß jedoch in einem deutlich höheren Prozentsatz mit dem Vorliegen eines hämodynamisch wirksamen offenen D.a.B. gerechnet werden ( bei Frühgeborenen unter 1000 g in bis zu 40 %).

Postpartal geht der intrauterine Rechts-links-Shunt auf Duktusebene infolge eines Anstiegs des Systemwiderstandes und Abfalls des pulmonalen Gefäßwiderstandes in einen Links-rechts-Shunt über. Die hämodynamischen Folgen sind eine erhebliche Volumenbelastung des linken Vorhofs und der linken Herzkammer, eine Überflutung der Lungenstrombahn (Hyperämie) und eine Beeinträchtigung der peripheren Zirkulation (z. B. Zerebrum, Intestinum). Diese Volumenbelastung des linken Herzens wird vom Myokard erstaunlicherweise relativ lange gut toleriert. Die Beeinträchtigung der peripheren Zirkulation kann jedoch z. B. zum Auftreten einer nekrotisierenden Enterokolitis beitragen. Das Überfluten der Lungenstrombahn führt fast immer zu einer Verschlechterung der respiratorischen Situation [18, 19].

**Symptome**
- Systolisches bzw. systolisch-diastolisches Herzgeräusch („silent duct" in ca. 10 %)
- Hyperaktives Präkordium
- Pulsus celer et altus.

Bei zunehmender hämodynamischer Wirksamkeit:
- Hepatomegalie
- Respiratorische Verschlechterung bzw. stagnierende Verbesserung:
  - Tachypnoe
  - Notwendigkeit zur Erhöhung der Beatmungsparameter.

**Diagnostik**
- Echokardiographie:
  - Nachweis des Shunts über den offenen D.a.B. mittels Doppler- bzw. Farbdopplertechnik. (Mit diesen Methoden kann man auch einen hämodynamisch nicht wirksamen offenen D.a.B. erkennen.)
  - Morphologische Darstellung des D.a.B. im 2D-Bild
  - Morphometrische Angaben über die Größe des linken Vorhofs (LA), der Aortenwurzel (AO) und

## Ductus arteriosus Botalli   57

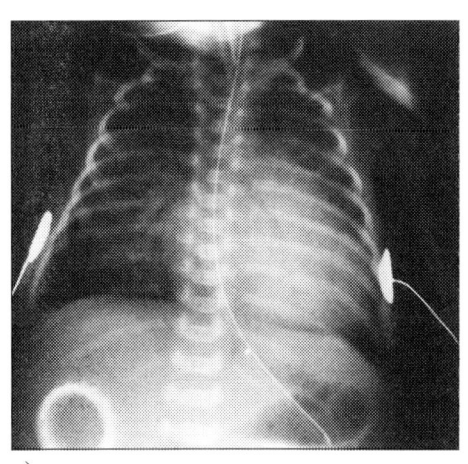

a)

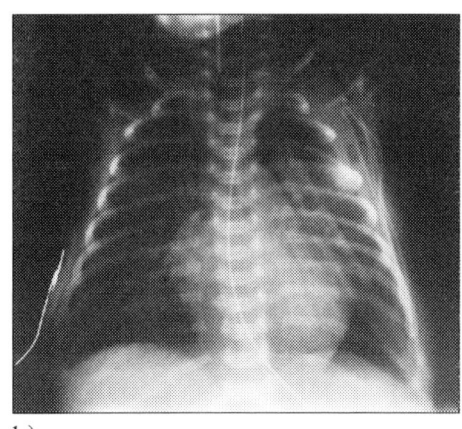

b)

Abb. 12: Röntgen-Thorax-Aufnahmen eines 25 Wochen alten Frühgeborenen (560 g) mit offenem Ductus arteriosus Botalli vor und nach operativem Verschluß.
a) Präoperativ am 9. Lebenstag: deutlich vergrößertes Herz, vermehrte Lungendurchblutung.
b) Ein Tag postoperativ: Herz deutlich kleiner, Lungendurchblutung geringer bei allerdings etwas überblähten Lungen (Pleuradrainage links postoperativ).

des linken Ventrikels (LV) mittels M-Mode (ggf. LA/AO-Ratio größer 1,15)
  – Funktionsanalyse des LV mittels M-Mode
- Klinische Untersuchungsbefunde (s. Symptome)
- Röntgen-Thorax (s. Abb. 12)
  – Kardiomegalie
  – Vermehrte Lungengefäßzeichnung
  – Ausschluß anderer pulmonaler Erkrankungen.

**Differentialdiagnostik**
- Atelektase
- Pneumothorax
- Pneumonie
- Sepsis
- Vitium cordis (z. B. VSD)
- ZNS-Depressionen
- Fehlerhafte Beatmungstechnik
- Überinfusion.

**Therapie**
- Allgemeine Maßnahmen:
  – Flüssigkeitsrestriktion (80 bis 100 ml/kgKG/d), sofern Hydratationszustand und Urinausscheidung ausreichend sind. (Steigerung der Flüssigkeitszufuhr, sobald Hinweise für den Verschluß des D.a.B. vorliegen.) [20]
  – Korrektur von Hypoxie, Azidose, Anämie
  – Ausgleich von Elektrolytstörungen (z. B. Hypokaliämie, Hyponatriämie)
- Gegebenenfalls nach 24 Stunden Einsatz eines Prostaglandinsynthetasehemmers:
  Gabe von Indometacin:
  – Dosierung: 0,2 mg/kgKG p. o. alle 12 Stunden, 2 Wiederholungen
  – Kontraindikationen: Kreatinin > 1,8 mg/dl, Urinausscheidung unter 0,6 ml/kgKG/h, Thrombo-

zytopenie < 60 000/m³, intrazerebrale Blutung, V. a. nekrotisierende Enterokolitis
- Nebenwirkungen: vorübergehende Oligurie, gastrointestinale Blutung [21,22]
- Einige Autoren empfehlen auch eine prophylaktische Gabe von Indometacin [23].

- Operativer Verschluß des Ductus arteriosus Botalli:
Eine Indikation besteht, falls obige Maßnahmen versagen bzw. nicht angewandt werden können und der Links-rechts-Shunt weitere hämodynamische Auswirkungen hat.

## 2.3 Rhythmusstörungen
### H. Stopfkuchen

Herzrhythmusstörungen können intrauterin oder postpartal auftreten. Man unterscheidet unter praktischen Gesichtspunkten:
- Extraschläge
  - Vorhof- bzw. Kammerextrasystolen
- Tachyarrhythmien
  - Paroxysmale supraventrikuläre Tachykardie (unter praktischen Gesichtspunkten wichtigste Herzrhythmusstörung intrauterin und/oder im Neugeborenenalter; s. S. 63)
  - Vorhofflattern/Vorhofflimmern
  - Ventrikeltachykardie (sehr selten!)
- Bradyarrhythmien
  - AV-Block I. Grades
  - AV-Block II. Grades (Typ Mobitz; Typ Wenckebach)
  - AV-Block III. Grades (kompletter AV-Block).

**Symptome**
Klinische Symptome treten nur dann auf, wenn die Herzrhythmusstörung funktionell so bedeutsam ist, daß daraus eine Herzinsuffizienz resultiert.
- Intrauterin:
  - Ultraschallbefund: Hydrops fetalis mit generalisiertem Ödem und/oder Aszites und/oder Pleuraerguß und/oder Perikarderguß
- Postpartal:
  - Ggf. Hydrops fetalis
  - Tachypnoe/Dyspnoe
  - Blaß-graues Hautkolorit
  - Hepatomegalie
  - Periphere Zyanose
  - Rasselgeräusche über den Lungen
- Unter EKG- Überwachung:
Auftreten von Tachykardie, Bradykardie, Arrhythmie.

**Diagnostik**
*1. Pränatal*

Intrauterin wird eine Herzrhythmusstörung entweder anhand eines Kardiotokogramms oder häufiger im Verlauf einer Ultraschalluntersuchung des Feten diagnostiziert. Der Nachweis einer Herzrhythmusstörung muß dabei immer Anlaß zu einer gründlichen morphologischen Untersuchung des Herzens sein, um einen begleitenden Herzfehler nachzuweisen oder auszuschließen. Andererseits muß der Nachweis eines Hydrops fetalis immer an die Möglichkeit einer zugrundeliegenden Herzrhythmusstörung denken lassen.

*2. Postpartal*

- Klinische Untersuchung:
  - Auskultationsbefund (Tachykardie, Bradykardie, Arrhythmie, ggf. Herzgeräusch)
  - Nachweis oder Ausschluß einer Herzinsuffizienz (s. S. 66)
  - (Ggf. Erbrechen bei Digitalisintoxikation)
- Laboruntersuchungen:
  - Blutbild mit Differentialblutbild
  - Säure-Basen-Haushalt
  - Arterielle Blutgase
  - Serumelektrolyte (einschließlich Calcium, Magnesium)
  - Ggf. Medikamentenspiegel (z. B. Digitalis, normal 0,5 bis 2,0 ng/ml; Theophyllin, normal 4 bis 12 µg/ml)
- Echokardiographie zum Ausschluß

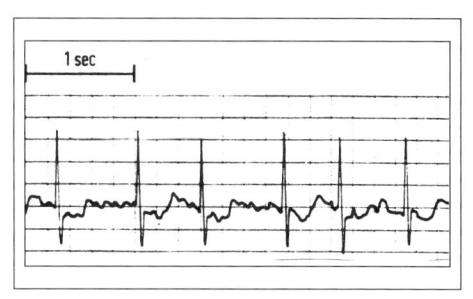

**Abb. 14: Vorhofflimmern.**

eines zugrundeliegenden Herzfehlers
- Röntgenaufnahme des Thorax
- Elektrokardiogramm: Vollständiges (12 Ableitungen) EKG sowie kontinuierliche EKG-Überwachung
  - Paroxysmale supraventrikuläre Tachykardie (s. S. 63):
    Stabile Herzfrequenz 220 bis 320/min
    Abnorme P-Wellen oder PQ-Zeit
    Festes RR-Intervall
  - Vorhofflattern (s. Abb. 13):
    Vorhoffrequenz von 300 bis 320/min
    Sägezahnartige Konfiguration der P-Wellen
    Meist normaler QRS-Komplex
  - Vorhofflimmern (Abb. 14):
    Vorhoffrequenz 350 bis 600/min
    In Form und Größe unregelmäßige P-Wellen
    QRS-Komplex normal konfigu-

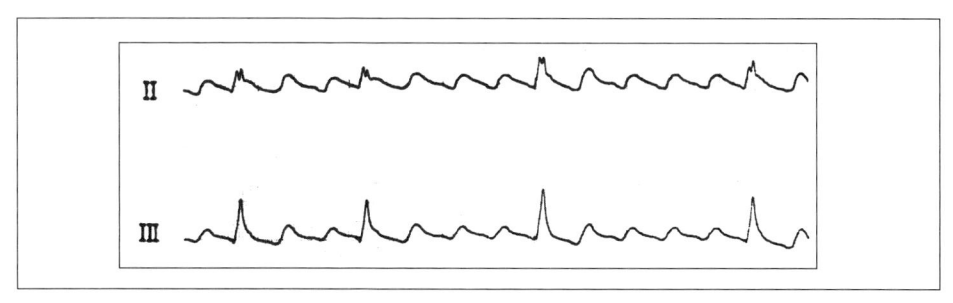

**Abb. 13: Vorhofflattern** — Wechsel zwischen 2:1- und 4:1-Flattern.

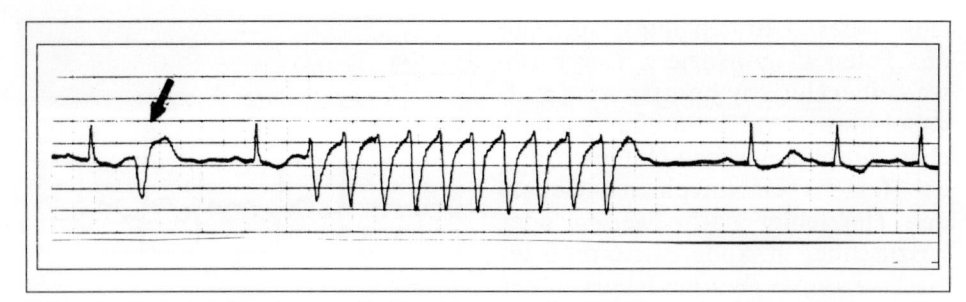

Abb. 15: Früheinfallende ventrikuläre Extrasystole (Pfeil) sowie kurze Kammertachykardie.

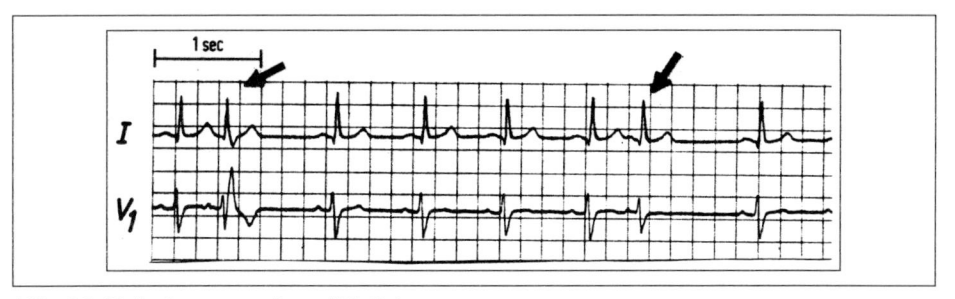

Abb. 16: Vorhofextrasystolen (Pfeile).

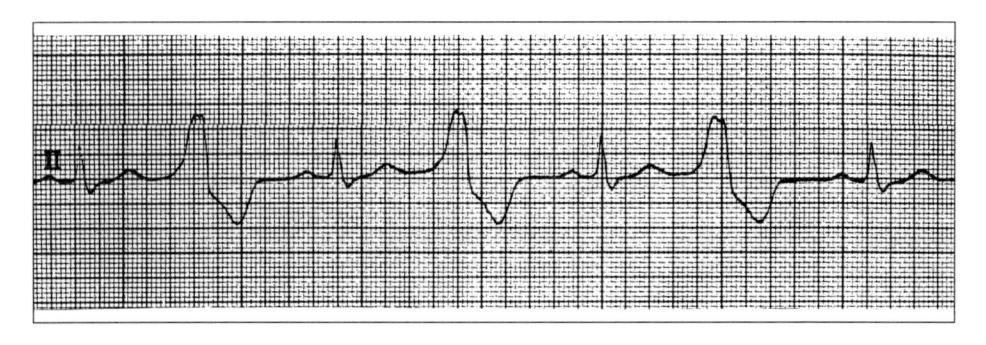

Abb. 17: Ventrikuläre Extrasystolen in Form eines Bigeminus (ventrikuläre Extrasystole nach jedem normalen Kammerkomplex).

riert, aber unregelmäßig auftretend
- Ventrikuläre Tachykardie (3 oder mehr Kammerextrasystolen in Serie) (Abb. 15):
Ventrikuläre Extrasystolen mit einer Frequenz von 120 bis 200/min
Breiter QRS-Komplex
- Vorhofextrasystolen (Abb. 16):

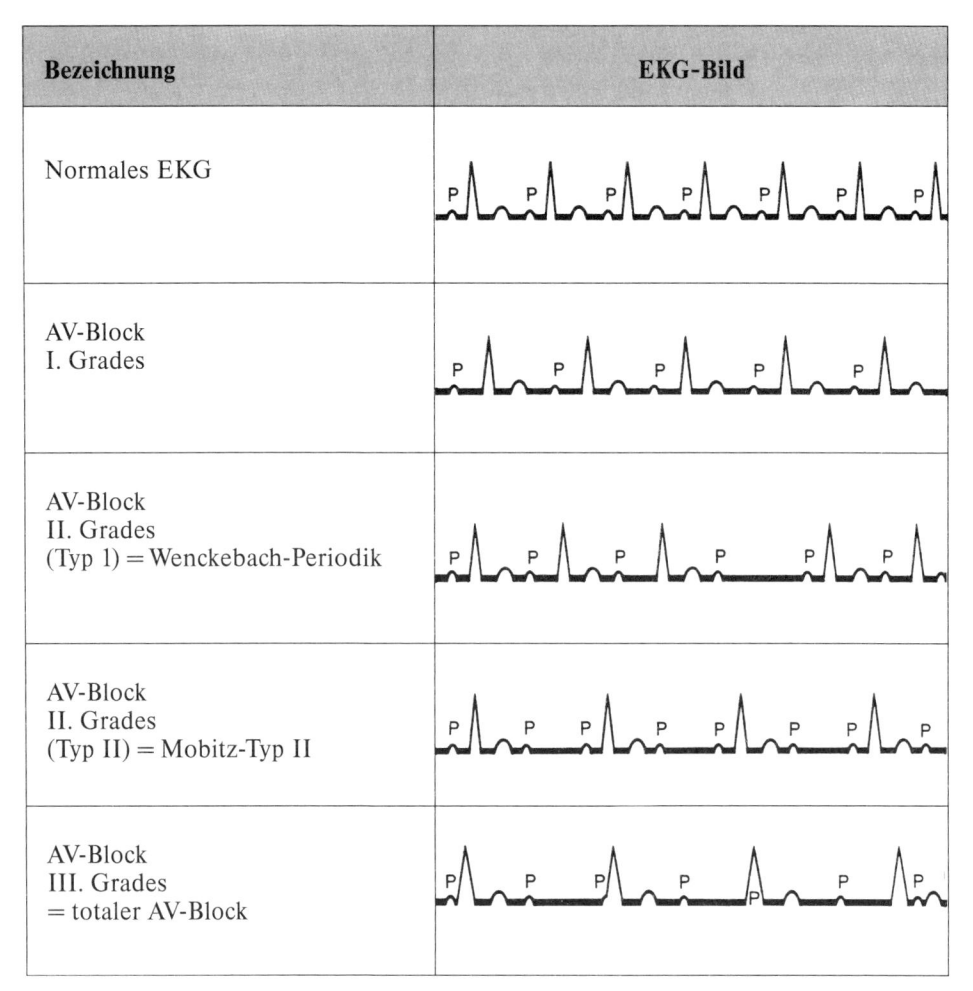

| Bezeichnung | EKG-Bild |
|---|---|
| Normales EKG | |
| AV-Block I. Grades | |
| AV-Block II. Grades (Typ 1) = Wenckebach-Periodik | |
| AV-Block II. Grades (Typ II) = Mobitz-Typ II | |
| AV-Block III. Grades = totaler AV-Block | |

Abb. 18: Schematische Darstellung und klinische Deutung des AV-Blocks.

Vorzeitiger Einfall einer P-Welle
P-Welle meist deformiert
Normal breiter QRS-Komplex
- Kammerextrasystolen (Abb.17):
Vorzeitiger Einfall eines QRS-Komplexes
Abnorme P- Welle
Breiter QRS-Komplex
- AV-Block I. Grades (Abb. 18):
Verlängerte PQ-Zeit (normal: 0,08 bis 0,12 s)

Normaler Sinusrhythmus
Normaler QRS-Komplex
- AV-Block II. Grades (Abb. 18):
Typ Wenckebach: Systematische periodische Verlängerungen der PQ-Zeit bis zum Leitungsausfall.
Normaler QRS-Komplex
Typ Mobitz: Konstante PQ-Zeit mit ausfallenden QRS-Komplexen
- AV-Block III. Grades (Abb. 18):

Völlige Dissoziation von P-Wellen und QRS-Komplexen
Regelmäßige P-Wellen
Langsamere, regelmäßige Kammerfrequenz
- Sekundäre EKG-Veränderungen:
  - Hyperkaliämie und Hypomagnesiämie:
    Zeltförmige T-Wellen
    Breite und kleine P-Wellen
    Breiter QRS-Komplex
    Kammerflimmern
    Asystolie
  - Hypokaliämie:
    Lange QT- (bzw. QTU)-Zeit
    ST-Senkung
    Flache T-Wellen
  - Hypokalzämie:
    Lange QT-Zeit
  - Hyperkalzämie:
    Verkürzte QT-Dauer
  - Digitalisintoxikation:
    Sinuatrialer Block
    AV-Block II. und III. Grades
    Extrasystolen
    Bradykardie.

**Differentialdiagnostik**
- Sinustachykardie (Herzfrequenz mehr als die doppelte Standardabweichung **über** dem Altersmittelwert):
  - Unmittelbar postpartal
  - Kälteeinwirkung oder Überwärmung
  - Schmerzreize
  - Medikamente (z. B. Atropin, Theophyllin, Katecholamine, Tolazolin, Pancuronium)
  - Fieber, Schock, Hypoxie, Anämie, Sepsis, Herzinsuffizienz
- Sinusbradykardie (Herzfrequenz mehr als die doppelte Standardabweichung **unter** dem Altersmittelwert):

- Erbrechen, Füttern über eine Sonde, Saugen, Medikamente (Digitalispräparat, Propranolol, Calcium)
- Apnoe, Hypoxie, Krampfanfälle, Herzinsuffizienz, intrakranielle Blutung, schwere Azidose, schwere Hypothermie, Hyperkaliämie, Hydrozephalus.

**Behandlung**
- Eine mit einer Herzrhythmusstörung möglicherweise im Zusammenhang stehende Grundkrankheit muß diagnostiziert und ggf. behandelt werden. Dazu gehören:
  - Nachweis einer strukturellen Herzerkrankung
  - Ausgleich einer Störung des Säure-Basen-Haushaltes
  - Beseitigung einer Hypoxie
  - Korrektur einer Elektrolytstörung
  - Behandlung einer Intoxikation [24] (z. B. Digitalis: Digitalis-Antidot BM beim Vorliegen bedrohlicher Rhythmusstörungen wie Kammerflimmern, ventrikuläre Tachykardie oder AV-Block II. und III. Grades oder beim Vorliegen einer Hyperkaliämie.
    Kurzinfusion von Digitalis-Antidot BM über 30 Minuten, aufgelöst in physiologischer Kochsalzlösung.
    80 mg Digitalis-Antidot BM binden 1 mg Digoxin.
    Dosierung: Fab Dosis (mg) = 64 x aufgenommene Digoxinmenge in mg.
    Aufgenommene Digoxinmenge = (mg Digoxin · 0,8) +
    $$\frac{\text{SDK ng/ml} \cdot 5{,}6 \cdot \text{kg}}{1000}$$

- Eine spezifische antiarrythmische Behandlung ist dann nicht indiziert, wenn die vorliegende Rhythmusstörung akut und auch bei Fortbestehen zu keiner hämodynamischen Beeinträchtigung führt oder führen wird. Dazu gehören:
  - Vereinzelte Vorhof- und Kammerextrasystolen
  - AV-Block I. und II. Grades
  - Vorliegen eines WPW-Syndroms ohne paroxysmale supraventrikuläre Tachykardie
- Eine spezifische antiarrhythmische Behandlung ist dann erforderlich, wenn eine durch die Herzrhythmusstörung bedingte kritische Verminderung des Herzzeitvolumens bereits vorliegt oder in Kürze zu erwarten ist.
  - Paroxysmale supraventrikuläre Tachykardie (s. unten)
  - Vorhofflattern: bei stabilen Kreislaufverhältnissen (z. B. bei 2:1- oder 4:1-Überleitung) Digitalisierung s. Herzinsuffizienz, S. 66. Falls dies nicht erfolgreich ist, kann Chinidin hinzugefügt werden.
  Beim Vorliegen einer Herzinsuffizienz: elektrische Kardioversion und anschließend Digitalisierung.
  - Vorhofflimmern: gleiches Vorgehen wie beim Vorhofflattern
  - Ventrikuläre Tachykardie: Kardioversion mit anschließender Xylocain®-Behandlung (Dosierung: 20 bis 50 µg/kgKG/min)
  - AV-Block III. Grades: Bei asymptomatischen Neugeborenen zunächst nur Beobachtung. Beim Vorliegen bzw. Auftreten einer Herzinsuffizienz (meist Herzfrequenz unter 50 Schläge pro Minute) Indikation zum Legen eines epikardialen Herzschrittmachers (ggf. zunächst vorübergehend transvenös); ggf. Überbrückung der Zeit bis zum Legen des Schrittmachers mittels Alupent® (Dosierung: 0,05 bis 0,5 µg/kgKG/min).

## 2.4 Paroxysmale supraventrikuläre Tachykardie
H. Stopfkuchen

Unter paroxysmaler supraventrikulärer Tachykardie (PSVT) versteht man das anfallsweise Auftreten einer regelmäßigen, hochfrequenten Herztätigkeit, die ihren Erregungsursprung unterhalb des Sinusknotens, aber oberhalb des His-Bündels hat und die Minuten, Stunden oder Tage fortbestehen kann. Sie gehört zu den Rhythmusstörungen, die beim Feten und beim Neugeborenen mit am häufigsten zu einer lebensbedrohenden Situation führen können.

Auch bei der Mehrzahl der Feten und Neugeborenen sind ektope Foci Auslöser der PSVT, oder die Rhythmusstörung beruht auf einer kreisenden Erregung (Reentry-Mechanismus). In einem höheren Prozentsatz liegt ein sogar im EKG nachweisbares akzessorisches Bündel vor (Wolff-Parkinson-White-Syndrom = WPW-Syndrom; kurze PQ-Zeit, breiter QRS-Komplex mit Deltawelle). Kardiale (Kardiomyopathie, Myokarditis, intramyokardialer Tumor, Ebstein-Anomalie, korrigierte (L-) Transposition der großen Arterien, Ventrikelseptumdefekt, Vorhofseptumdefekt) und nicht kardiale Grundkrankheiten kommen zwar prinzipiell als prädisponierende Faktoren in Betracht, fehlen aber bei der Mehrzahl (95%) der betroffenen Kinder.

**Symptome**
*1. Pränatal in utero (Sonographie)*
- Nachweis einer supraventrikulären Tachykardie
- Zeichen der Herzinsuffizienz: Hydrops fetalis mit generalisiertem Ödem und/oder Aszites und/oder Pleuraerguß und/oder Perikarderguß
- (Ggf. intrauteriner Fruchttod).

*2. Postpartal*
Zunächst uncharakteristische Krankheitssymptome wie:
- Unruhe
- Anhaltendes Schreien
- Trinkunlust
- Erbrechen.

Zeichen der akuten Herzinsuffizienz, deren Schweregrad von der vorausgegangenen Dauer der Tachykardie abhängt (gelegentlich wohl bis zu 24 bis 48 Stunden!):
- Dyspnoe
- Tachypnoe (mehr als 50 Atemzüge pro Minute)
- Blaß-graues Hautkolorit

- Somnolenz
- Hepatomegalie
- Schlecht zu tastende periphere Pulse
- Herzfrequenz 220 bis 320 Schläge pro Minute
- Ggf. Herzgeräusch.

**Diagnostik**
Jeder Tachykardieanfall sollte, wenn praktisch möglich, elektrokardiographisch registriert werden.
- **EKG-Befunde** (Abb. 19):
  - Frequenz: meist 220 bis 320 Schläge pro Minute
  - Rhythmus: fast immer regelmäßig
  - P-Wellen: meist negativ; folgen dem Kammerkomplex; sind aber oft mit der T-Welle verschmolzen und dann nicht erkennbar
  - QRS-Breite: meist schmal; verbreitert bei antegrader Leitung über ein akzessorisches Bündel
  - ST-Strecke: eventuell gesenkt
- **Röntgen-Thorax:**
  Kardiomegalie mit Lungenödem
- **Echokardiographie:**
  Ausschluß oder Nachweis einer strukturellen Herzerkrankung.

**Differentialdiagnostik**
- Intrauterin: Hydrops fetalis nicht Tachykardie-bedingter Ursache.
- Postpartal:
  - Sinustachykardie: Unruhige, schreiende Neugeborene können eine Sinustachykardie von über 200 Schlägen pro Minute haben (dabei aber keine Zeichen von Herzinsuffizienz! Herzfrequenz von 200 bis 220 Schlägen pro Minute bei Vorliegen einer Herzinsuffizienz ist als Hinweis für die

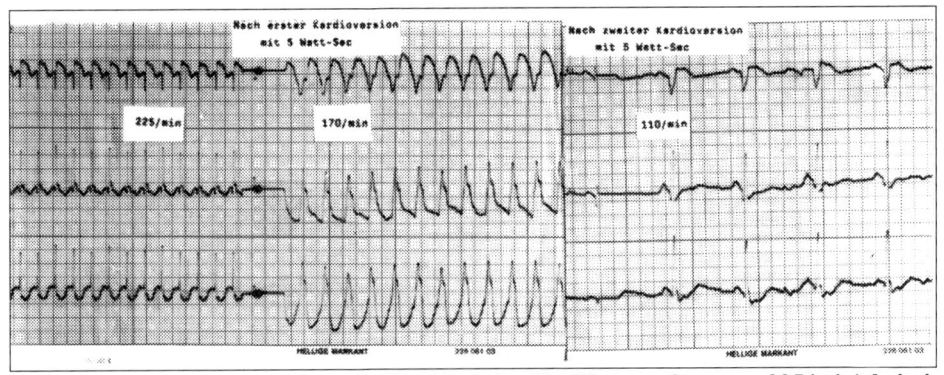

**Abb. 19:** Paroxysmale supraventrikuläre Tachykardie (Kammerfrequenz 225/min) bei einem 3 Wochen alten Neugeborenen mit komplexem Herzfehler. Elektrische Kardioversion (Kammerfrequenz 110/min).

zugrundeliegende Herzerkrankung zu werten)
- Vorhofflattern: meist mit einer Vorhoffrequenz von 300 bis 320 pro Minute sowie sägezahnartigen P-Wellen
- Sepsis
- Pneumonie
- Stoffwechselstörungen (z. B. Fructoseintoleranz).

**Behandlung**
Beim intrauterinen Auftreten einer PSVT besteht die Möglichkeit der transplazentaren Therapie des Feten durch die Zufuhr antiarrhythmischer Medikamente, die die Plazenta passieren können, an die Mutter. Am effektivsten sind Digitalispräparate.

Neugeborene mit einer Erstmanifestation einer PSVT oder mit Zeichen einer Herzinsuffizienz müssen immer sofort in eine Kinderklinik mit intensivmedizinischer Versorgungsmöglichkeit eingewiesen werden. Versuche der Vagusstimulation sind in diesem Lebensalter nicht effektiv und müssen unterbleiben.

Alle folgenden Behandlungsmaßnahmen müssen im Bereich einer Intensivstation unter laufender EKG-Kontrolle erfolgen. Die endotracheale Intubation des Säuglings muß immer ohne zeitliche Verzögerung möglich sein!

Die spezifischen Behandlungsmaßnahmen beim Vorliegen einer PSVT werden zum Teil sehr unterschiedlich empfohlen. Dies hängt unter anderem mit der unterschiedlichen Verfügbarkeit neuerer Medikamente diesseits und jenseits des Atlantiks zusammen, beruht aber auch auf den unterschiedlichen individuellen praktischen Erfahrungen mit einer Methode sowie auf dem Fehlen exakter elektrophysiologischer Befunde in der Notfallsituation.

■ Bei Neugeborenen mit den Zeichen einer schweren Herzinsuffizienz, eventuell sogar mit dem Bild des kardiogenen Schocks:

- Synchronisierte elektrische Kardioversion: Unter einer leichten Sedierung mit Diazepam (0,1 mg/kgKG intravenös) oder Morphium (0,1 mg/kgKG intravenös bzw. subkutan) wird eine initiale Energiedosis von $\frac{1}{2}$ Wattsekunde/kgKG (!) R-Zacken-getriggert verabreicht. Bei Erfolglosigkeit kann mit einer höheren Dosis wiederholt werden.
Im Anschluß an diese elektrische Kardioversion sollte die Digitalisierung erfolgen (s. Herzinsuffizienz, unten).
- Alternativ zur Kardioversion: Gabe von Adenosin (Adrekar®, 6 mg/2ml) : 0,05 mg/kgKG als rascher intravenöser Bolus; ggf. Steigerung der Dosis um jeweils 0,05 mg/kgKG nach jeweils 60 Sekunden [214–216] oder Gabe von Adenosintriphosphat (Arteriotonin®; 1 Amp. = 20 mg in 20 bis 50 ml 0,9% NaCl auflösen) : 0,1 mg/kgKG als rascher intravenöser Bolus.

■ Bei wenig beeinträchtigten Neugeborenen bietet sich als erster Therapieversuch das Auslösen des Diving-Reflexes an: Für 6 bis 7 Sekunden wird Eis in einem kleinen Plastikbeutel auf die Stirn gelegt.
Bei Erfolglosigkeit dieser Maßnahme kommen als nächstes die Gabe von Adenosin oder Adenosintriphosphat (Dosierung s. o.), die Digitalisierung (Schnellsättigung; s. Herzinsuffizienz S. 69), die Gabe von Propafenon (Rytmonorm®: 0,5 bis 1,0 mg/kgKG intravenös innerhalb von 3 bis 5 Minuten) sowie die elektrische Kardioversion in Betracht.
Neugeborene sollten nach erfolgreicher Behandlung einer PSVT prophylaktisch bis zum Ende des ersten Lebensjahres mit Digitalis behandelt werden.

**Prognose**
Die Langzeitprognose ist gut. Rezidive treten in etwa 25% auf, sind aber im Regelfall gut medikamentös behandelbar.

## 2.5 Herzinsuffizienz
### H. Stopfkuchen

Unter Herzinsuffizienz versteht man einen Zustand, in dem das Herz nicht in der Lage ist, die peripheren Gewebe bedarfsgerecht zu perfundieren.
In den meisten Fällen steht die Herzinsuffizienz im Zusammenhang mit einem angeborenen Herzfehler.

Sie resultiert entweder
■ aus einer übermäßigen Vorlaststeigerung (hohes ventrikuläres Füllungsvolumen),
■ aus einer übermäßigen Nachlasterhöhung (erhöhte systolische Wandspannung),

- aus einer beeinträchtigten Kontraktilität (Myokarddysfunktion),
- oder aus dem Vorliegen einer Herzrhythmusstörung.

Diese Faktoren können einzeln oder in Kombination wirksam werden; sie werden im folgenden näher erläutert.

**Ursachen für das Auftreten einer Herzinsuffizienz**

*1. Vorlasterhöhung*
- Herzfehler mit Links-rechts-Shunt:
  - Ventrikelseptumdefekt
  - Offener Ductus arteriosus Botalli
  - Aorto-pulmonales Fenster
  - AV-Kanal
  - Truncus arteriosus communis
- Herzklappeninsuffizienz
- Transposition der großen Arterien mit Ventrikelseptumdefekt
- Single ventricle
- Arterio-venöse Fistel (Gehirn/Leber)
- Exzessive Flüssigkeitszufuhr.

*2. Nachlasterhöhung*
Linker Ventrikel:
- Herzfehler mit linksventrikulärer Ausflußobstruktion:
  - Kritische Aortenstenose
  - Aortenisthmusstenose

Rechter Ventrikel:
- Totale Lungenvenenfehlmündung
- Hypoplastisches Linksherz
- Herzfehler mit Obstruktion im Bereich der Lungenvenen
- Pulmonale Gefäßobstruktion.

*3. Myokarddysfunktion*
- Kardiomyopathie/Endokardfibroelastose
- Myokarditis
- Myokardischämie/Hypoxie:
  - Transiente Myokardischämie
  - Koronararterien-Fehlabgang
  - Schwere Anämie
  - Asphyxie
- Metabolische Störungen:
  - Hypoglykämie
  - Azidose
- Elektrolytstörungen:
  - Hypokalzämie
  - Hypomagnesiämie
- Hormonale Störungen:
  - Hypothyreose
- Sepsis.

*4. Rhythmusstörungen*
- Tachyarrhythmie:
  - Paroxysmale supraventrikuläre Tachykardie
  - Vorhofflattern
- Bradyarrhythmie:
  - Angeborener kompletter AV-Block.

**Symptome**
- Rasches Ermüden beim Trinken
- Intensives Schwitzen insbesondere beim Trinken (vorrangig im Bereich des Hinterkopfes)
- Unruhe/Reizbarkeit
- Blaß-zyanotisches Hautkolorit
- Gelegentlich Ödeme im Bereich der Handrücken und Füße
- Hepatomegalie (Leberrand 3 bis 5 cm unterhalb des rechten Rippenbogens)
- Tachypnoe (mehr als 50 Atemzüge pro Minute)/Dyspnoe
- Schlecht zu tastende periphere Pulse
- Tachykardie (anhaltend mehr als 175 Schläge pro Minute)
- Ggf. Arrhythmie
- Gelegentlich feuchte Rasselgeräusche über den Lungenbasen

- Herzgeräusch bzw. veränderte Herztöne insuffizienzbedingt (z. B. Trikuspidalinsuffizienz) bzw. in Abhängigkeit von evtl. zugrundeliegendem Herzfehler
- Bewußseinstrübung.

**Diagnostik**
In Abhängigkeit vom klinischen Schweregrad der Herzinsuffizienz (z. B. Vorliegen eines kardiogenen Schocks) haben die initialen Stabilisierungsmaßnahmen ggf. Vorrang vor ausgedehnten und eingreifenden diagnostischen Untersuchungen!
  Folgende diagnostische Maßnahmen sind in der Initialphase aber sinnvoll bzw. absolut notwendig:

- Echokardiographie (Morphologie, Myokardfunktion)
- Elektrokardiogramm (Herzrhythmus)
- Röntgen-Thorax (Herzgröße, Lungengefäßzeichnung)
- Arterielle Blutgase
- Laborwerte (Hämoglobin, Hämatokrit, Elektrolyte, Blutzucker, Kreatinin, Harnstoff).

**Differentialdiagnostik**
Siehe Seite 51 (angeborene Herzfehler).

**Therapie**
Initiales Behandlungsziel beim Vorliegen einer Herzinsuffizienz ist entweder die gelegentlich mögliche rasche Beseitigung oder die Abschwächung der Symptome des Herzversagens.
  Eine rasche Beseitigung der Symptome ist z. B. möglich beim Zugrundeliegen einer akut behandelbaren Herzrhythmusstörung (z. B. paroxysmale supraventrikuläre Tachykardie).
  Behandlungsmaßnahmen zur Besserung der bestehenden Herzinsuffizienz (Einsatz erfolgt in Abhängigkeit vom Schweregrad; s. a. S. 76, Therapie des Schocks):

- Oberkörper-Hochlagerung um 25 bis 45 Grad
- Kontrolle der Umgebungstemperatur
- Sauerstoffzufuhr
- Häufige kleine Mahlzeiten (45 bis 75 ml; evtl. Sondennahrung)
- Legen eines intravenösen Zugangs
- Flüssigkeits- und Kochsalzrestriktion (50 bis 90 ml/kgKG/d bzw. 800 bis 1200 ml/m$^2$ Körperoberfläche/d; z. B. 5% Glucose + 0,2 N NaCl)
- Diuretika:
  Furosemid (Lasix®) 0,5 bis 1 mg/kgKG intravenös sofort und dann bis zu 4mal täglich
- Ausgleich von Elektrolytveränderungen (Zufuhr von Kaliumchlorid nur nach Sicherstellen einer ausreichenden Nierenfunktion)
- Ggf. Behandlung einer zugrundeliegenden Infektion
- Ggf. Behandlung einer zugrundeliegenden Anämie durch langsame Zufuhr von Erythroyztenkonzentrat (bei Hämoglobin unter 11 bis 13 g/dl bzw. bei einem Hämatokrit von unter 35 Vol%; therapeutisches Ziel: Hämatokrit über 45 bis 55 Vol%)
- Sedierung mit Morphiumsulfat (0,05 bis 0,1 mg/kgKG intravenös alle 4 bis 6 Stunden)
- Ggf. Beatmung mit PEEP (4 bis 6 cm Wasser) und mit Relaxierung
- Inotropika [217]:
  - Dobutamin:
    7,5 bis 10 (bis 20) µg/kgKG/min. Mittel der ersten Wahl bei nicht zu niedrigem Systemdruck.

Tab. 2: Dosierungsschema für Schnellsättigung mit Digoxin.

| Alter | Vollsättigungsdosis (i. v.) [µg/kgKG] | Erhaltungsdosis (i. v.) [µg/kgKG/Tag] |
|---|---|---|
| Frühgeborene (unter 1 Monat) | 15 bis 25 | 4 bis 6 |
| Neugeborene | 20 bis 30 | 4 bis 8 |

Verabreichung der Vollsättigungsdosis (VSD):
    1/2 der VSD sofort;
    nach 8 Stunden 1/4 der VSD;
    nach weiteren 8 Stunden letztes 1/4 der VSD.

Erhaltungsdosis:
    Beginn 8 Stunden nach der VSD, und zwar in 2 Dosen pro Tag.

- Dopamin:
  1 bis 2 µg/kgKG/min. Zur Verbesserung der Nierenfunktion.
  7,5 bis 10 (bis 20) µg/kgKG/min. Bei Nichtansprechen auf Dobutamin, insbesondere bei fortbestehender Hypotonie (evtl. primär bei sehr kleinen Frühgeborenen).
- Adrenalin (Suprarenin®):
  0,05 bis 1,0 µg/kgKG/min. Bei Nichtansprechen auf Dobutamin, insbesondere bei fortbestehender Hypotension.
- Noradrenalin:
  0,05 bis 1,0 µg/kgKG/min. Beim Vorliegen einer schweren, auf sonstige Inotropika nicht ansprechenden Hypotension.
- In minderschweren Situationen Digitalisierung (s. Tab. 2):
  (Wirkungseintritt nach 5 bis 30 Minuten; Wirkungsmaximun innerhalb von 2 Stunden)
- Vasodilatatoren:
  Sorgfältige Überwachung des arteriellen Blutdrucks und möglicherweise auch des atrialen Drucks.
  - Glyceroltrinitrat:
    0,5 bis 5 (bis 20) µg/kgKG/min als Dauerinfusion.

## 2.6 Hypotension
### H. Stopfkuchen

Gestützt auf die Ergebnisse einiger Studien kann man davon ausgehen, daß auch gesunde Früh- und Termingeborene über eine Autoregulation im Bereich der zerebralen Zirkulation verfügen (s. Abb. 20). Auffallend ist dabei

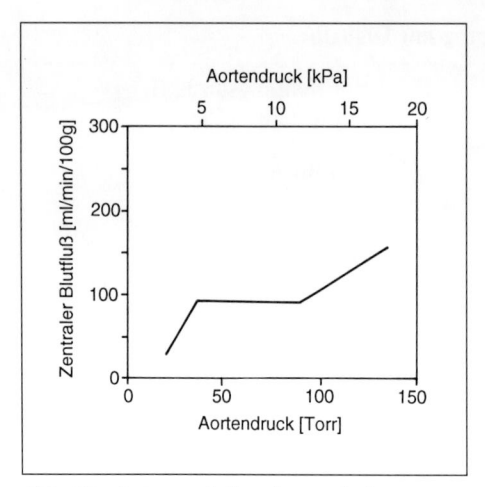

Abb. 20: Autoregulationskurve beim neugeborenen Lamm (nach [25]).

jedoch, daß die physiologischerweise in dieser Altersgruppe vorkommenden systemischen Blutdruckwerte etwa in dem Bereich liegen, in dem das Plateau der Autoregulationskurve gerade eben beginnt. Schon ein geringes Absinken des Blutdruckes kann also die zerebrale Durchblutung außerhalb des Bereiches der Autoregulation bringen, das heißt, in den Bereich, in dem der zerebrale Perfusionsdruck direkt vom systemischen Blutdruck abhängig ist. Aber auch nach „oben" gibt es Unterschiede im Vergleich mit Älteren: Bereits ab Werten um 80 mmHg mittlerer arterieller Blutdruck wird der Autoregulationsbereich schon wieder verlassen. Höhere Druckwerte führen dann zu einer erheblichen Steigerung des zerebralen Blutflusses.

Niedrige Blutdrücke, wie sie bei asphyktischen Neugeborenen oft in den ersten Stunden nach der Geburt, beim Auftreten eines Pneumothorax, beim Vorliegen eines Atemnotsyndroms insbesondere unter Beatmung oder beim Vorliegen eines offenen Ductus arteriosus Botalli auftreten bzw. auftreten können, müssen deshalb als Ursache für kreislaufbedingte neurologische Störungen in Betracht gezogen werden.

Auch bei der Entstehung der nekrotisierenden Enterokolitis wird der Hypotonie eine kausale Bedeutung zugesprochen.

Unter diesen Gesichtspunkten gewinnt also die Kreislaufgröße „Blutdruck" bei Frühgeborenen, aber auch bei Termingeborenen eine ganz besondere Bedeutung.

„Symptomatik"/Befund

Die systemischen Blutdruckwerte bei beeinträchtigten Früh- und Termingeborenen liegen zwei Standardabweichungen unterhalb des altersentsprechenden Normbereiches (s. Tab. 3 und Anhang/Tab. 8, 9).

Hierbei gilt es jedoch zu berücksichtigen, daß die Erhebung der diversen in der Literatur mitgeteilten „Normalwerte", insbesondere bei Frühgeborenen, mit zum Teil erheblichen methodischen Mängeln bzw. Besonderheiten behaftet war:

- Die Probandengruppen waren zum Teil sehr klein.
- Es handelte sich fast immer um intraarterielle Messungen.
- Die Probanden wiesen zumindest zum Teil (vorwiegend pulmonale) Erkrankungen auf.
- Meist wurden nur die ersten 12 bis 48 Lebensstunden erfaßt.
- Im Probandenkollektiv wurden oft Neugeborene mit deutlich unterschiedlichem Gestationsalter bzw. Gewicht zusammengefaßt.

Tab. 3: Systolische und diastolische Blutdruckwerte (Mittelwerte ± SD in mmHg) bei reifen Neugeborenen während der ersten 28 Lebenstage [219].

| Alter | n | Systolisch | Diastolisch |
|---|---|---|---|
| 1– 2 d | 127 | 69,7 ± 7,3 | 52,7 ± 7,5 |
| 3 d | 382 | 71,4 ± 8,6 | 53,0 ± 7,3 |
| 4 d | 155 | 75,7 ± 8,1 | 55,9 ± 7,7 |
| 5– 7 d | 90 | 76,1 ± 9,7 | 54,8 ± 10,7 |
| 8–14 d | 566 | 77,5 ± 9,9 | 49,8 ± 9,0 |
| 15–21 d | 77 | 79,3 ± 8,3 | 49,3 ± 8,2 |
| 1 Monat | 642 | 84,9 ± 10,2 | 46,2 ± 8,9 |

**Diagnostik**
Messen des arteriellen Blutdrucks mit folgenden Blutdruckmeßmethoden:
- Nichtinvasiv/intermittierend (bevorzugte Methode):
Oszillometrische Methode (Dinamap®).
Breite des aufblasbaren Cuff-Anteils: sollte 75 % des Oberarms bedecken oder der Hälfte des Oberarmumfangs entsprechen.
*Cave:*
Insbesondere bei sehr unreifen Frühgeborenen werden so gemessene niedrige Blutdruckwerte oft überschätzt!
- Invasiv/kontinuierlich:
  – Aorta descendens (mittels Nabelarterien-Katheter; Lage der Katheterspitze in Höhe des 3. bis 4. LWK).
  – Periphere Arterie (Arteria radialis, Arteria tibialis posterior, Arteria femoralis) (mittels Dünnwandkanüle 24 G).

**Differentialdiagnostik**
Hypotension im Rahmen eines Schockgeschehens (s. S. 74, 75).

**Therapie**
Aufgrund theoretischer Überlegungen, klinischer Erfahrungen und der Ergebnisse einiger klinischer Studien, in denen speziell der Frage des Einflusses konstant niedriger Blutdruckwerte oder großer Blutdruckschwankungen auf das Gehirn des Frühgeborenen nachgegangen wurde, werden Anhaltswerte hinsichtlich der Höhe des arteriellen Mindestdruckes angegeben, mit der der Perfusionsdruck des Gehirns, aber auch anderer vitaler Organe bei unreifen Frühgeborenen (≤ 31 Schwangerschaftswochen) aufrechterhalten werden kann: zum Beispiel arterieller Mitteldruck von ≥ 30 mmHg bzw. systolischer Druck von über 40 mmHg.

Zum Erreichen bzw. zum Aufrechterhalten derartiger (oder auch anderer) „Mindestdrücke" stehen folgende therapeutischen Möglichkeiten zur Verfügung:
- Volumentherapie:
Da in der Mehrzahl der Fälle der Hypotension ein oft klinisch schwer zu erkennender intravasaler Volumenmangel zugrunde liegt, bietet sich als erste therapeutische Maßnahme die Zufuhr von Infusionslösungen an: (5) bis 10 ml pro Kilogramm Kör-

pergewicht einer kolloidalen Lösung (z. B. FFP; Humanalbumin 5%; Biseko®; ggf. auch Erythrozytenkonzentrat bei Blutverlust) als Kurzinfusion (z. B. innerhalb von 15 bis 20 Minuten).
- Führt diese Maßnahme der Volumenzufuhr, ggf. auch deren Wiederholung, nicht zum anhaltenden gewünschten therapeutischen Erfolg, so kommt der Einsatz von vasoaktiven Katecholaminen in Betracht:
  - Bei weniger unreifen Frühgeborenen (über 31 Schwangerschaftswochen?) und bei reifen Neugeborenen (insbesondere beim Vorliegen einer niedrigen Herzfrequenz) kann zunächst Dobutamin in einer Dosierung von 7,5 bis 10 (bis 15) µg/kgKG/min eingesetzt werden.
  - Bleibt der Einsatz von Dobutamin erfolglos (15- bis 20minütige Beobachtungszeit), kann Dopamin in einer Dosierung von 7,5 bis 10 (bis 15)µg/kgKG/min verwendet werden.

Letzteres sollte bei sehr unreifen Frühgeborenen ($\leq$ 31 Schwangerschaftswochen?) sogar als erstes eingesetzt werden.
- In seltenen Fällen, in denen auch mit ausreichend dosiertem Dopamin die gewünschte Blutdrucksteigerung nicht erreicht wird, kann auch der Einsatz von Adrenalin (Suprarenin®) oder Noradrenalin (Arterenol®) in Betracht gezogen werden (Dosierung: s. Schocktherapie, S. 76).

*Cave:*
Bei der Durchführung dieser therapeutischen Maßnahmen muß jedoch immer darauf geachtet werden, daß es nicht zu ausgeprägten Blutdruckanstiegen mit der daraus resultierenden Gefahr des Auftretens von intraventrikulären Blutungen kommt. Es gilt nämlich dabei zu berücksichtigen, daß gerade bei sehr kleinen Frühgeborenen bereits eine geringgradige Asphyxie die Fähigkeit zur Autoregulation wieder aufheben kann.

## 2.7 Schock
### H. Stopfkuchen

Unter Schock versteht man eine akut bis subakut einsetzende Störung der Hämodynamik, die durch eine Verminderung der Gewebsdurchblutung, vor allem der lebenswichtigen Organe Gehirn, Herz, Lungen, Nieren und Leber, Störungen des Zellstoffwechsels hervorruft, die bis zum Zelltod führen können.

Eine ausreichende Durchblutung des Gewebes setzt die Intaktheit aller drei Regelgrößen des Herz-Kreislauf-Systems voraus, nämlich:
- Ausreichend großes Blutvolumen

- Funktionstüchtiges Herz als Pumpe
- Normaler Gefäßtonus.

Daraus läßt sich eine gängige Einteilung verschiedener Schockformen ableiten [26]:
- Akuter Volumenmangel (Blut-, Plasma-, Wasser- und Salzverlust): hypovolämischer Schock
- Akute Minderung der Herzleistung: kardiogener Schock
- Akute Beeinträchtigung der Strombahn (bei meist gleichzeitig vorliegendem Volumenmangel und vorliegender Minderung der Herzleistung): septischer Schock.

**Ursachen der verschiedenen Schockformen**

*1. Hypovolämischer Schock*
Akuter Volumenmangel kann bedingt sein
- durch einen akuten Blutverlust:
  - Vor der Geburt (z. B. vorzeitige Plazentalösung, Placenta praevia)
  - Nach der Geburt (Gerinnungsstörungen, Geburtstrauma mit inneren und äußeren Blutverlusten, gastrointestinale Blutung; iatrogen, z. B. durch Arterienkatheterdekonnektion)
- durch überwiegenden Plasmaverlust (z. B. Verbrühung, Verbrennung, Nekrose, Peritonitis)
- durch Wasser- und Elektrolytverluste (z. B. Salzverlustsyndrom, Dyspepsie, Diabetes insipidus).

*2. Kardiogener Schock*
Ein kardiogener Schock kann bedingt sein
- durch eine übermäßige Belastung des Herzens:
  - Herzfehler mit Links-rechts-Shunt (z. B. Ventrikelseptumdefekt)
  - Schwere Anämie
  - Niereninsuffizienz
  - Exzessive Flüssigkeitszufuhr
  - Herzfehler mit linksventrikulärer Ausflußtraktobstruktion (z. B. kritische Aortenstenose, präduktale Aortenisthmusstenose, hypoplastisches Linksherz)
  - Pulmonale Gefäßobstruktion
- durch eine Myokarddysfunktion
  - Kardiomyopathie
  - Myokarditis
  - Myokardischämie/Hypoxie (z. B. schwere Anämie, Asphyxie-induziert)
  - metabolische Störung (z. B. Hypoglykämie, Azidose)
  - Elektrolytstörung (z. B. Hypokalzämie)
  - Sepsis
- durch Rhythmusstörungen (z. B. paroxysmale supraventrikuläre Tachykardie, angeborener kompletter AV-Block) (s. S. 58, 63)
- durch einen Spannungspneumothorax
- durch einen Perikarderguß.

*3. Septischer Schock*
Ein septischer Schock wird vorrangig durch Infektionen mit Bakterien hervorgerufen. Bei Früh- und Termingeborenen sind es derzeit vorrangig grampositive Keime (Staph. epidermidis; B-Streptokokken); ansonsten gramnegative Bakterien, insbesondere E. coli und Klebsiella.

*Klinische Symptomatik*
Obwohl sich die klinischen Symptome beim Vorliegen verschiedener Schockformen sehr ähneln, erfolgt dennoch die Darstellung der einzelnen Symptome in Zuordnung zu den wichtigsten Schockformen.

**Tab. 4: Anamnestische und klinische Schlüsselsymptome zur Differenzierung der verschiedenen Schockformen.**

|  | Hypovolämischer Schock | Kardiogener Schock | Septischer Schock |
| --- | --- | --- | --- |
| **Anamnese** | z. B. Blutverlust | z. B. Asphyxie | z. B. Fieber bei der Mutter/vorzeitiger Blasensprung |
| **Galopprhythmus** | Nein | Ja | Nein/Ja |
| **1. Herzton** | Laut | Leise | Laut |
| **Zentraler Venendruck** | Niedrig (weniger als 4 mmHg) | Hoch (über 6 mmHg) | Niedrig (weniger als 4 mmHg) |
| **Kapillare Füllung** | Schlecht | Schlecht | Schlecht |
| **Lunge** | Klar | Feucht | Klar |
| **Herz** | Klein | Groß | Klein |

*1. Symptome des hypovolämischen Schocks*
**In der Phase der Kompensation:**
- Periphere Vasokonstriktion:
  - feucht-kalte, blasse oder marmorierte Haut (insbesondere an den unteren Extremitäten)
  - Verzögerte kapillare Füllung (> 2 bis 3 Sekunden)
- Tachykardie (über 175 Schläge pro Minute)
- Oligurie
- Normale Bewußtseinslage
- Niedriger zentraler Venendruck
- Altersentsprechende Blutdruckwerte.

**In der Phase der Dekompensation:**
- Blutdruckabfall
- Beeinträchtigte Bewußtseinslage
- Anurie
- Azidose.

*2. Symptome des kardiogenen Schocks*
- Unruhe
- Ausgeprägtes Schwitzen
- Blaß-zyanotisches Hautkolorit
- Tachypnoe
- Kalte Extremitäten
- Verlängerte kapillare Füllungszeit (> 2 bis 3 Sekunden)
- Schlecht zu tastende periphere Pulse
- Niedrige Blutdruckamplitude
- Hepatomegalie
- Oligurie
- Tachykardie (über 175 Schläge pro Minute)
- Beeinträchtigung des Bewußtseinszustandes
- Galopprhythmus
- Gelegentlich feuchte Rasselgeräusche über den Lungenbasen
- Herzgeräusche bzw. veränderte Herztöne in Abhängigkeit von evtl. zugrundeliegendem Herzfehler
- Niedrige Blutdruckwerte.

*3. Symptome des septischen Schocks*
Klinische Erfahrung sowie die Ergebnisse einiger entsprechender tierexperimenteller Untersuchungen sprechen

dafür, daß sich beim Neugeborenen – im Gegensatz zum älteren Kind und Erwachsenen – infolge einer begrenzten kardialen Reserve auch die Initialphase eines septischen Schocks unter dem klinischen Bild eines sogenannten „kalten Schocks" präsentiert:
- Hypothermie
- Kalte, blaß-marmorierte Haut
- Schwacher, fadenförmiger Puls
- Verlängerte kapillare Füllungszeit (> 2 bis 3 Sekunden)
- Blutdruckabfall
- Tachykardie (über 175 Schläge pro Minute)
- Bradypnoe
- Hepatomegalie
- Oligurie/Anurie
- Hypoxie
- Starke Bewußtseinsbeeinträchtigung, eventuell Koma.

**Diagnostik**
Schock ist eine klinische Diagnose, die frühzeitig gestellt werden muß!
Anamnestische Daten können wichtige Hinweise für die Ursache des Schockgeschehens liefern (z. B. vorzeitige Plazentalösung oder schwere Dyspepsie als Ursachen für eine Hypovolämie; vorzeitiger Fruchtblasensprung und/oder Infektion der Mutter als Hinweise für eine Sepsis; schwere Geburtsasphyxie oder Trinkschwierigkeiten bei einem Kind mit bekanntem Herzfehler als Hinweise für einen kardiogenen Schock).
Die initial rasch durchzuführende klinische Untersuchung hat insbesondere folgende Punkte zu berücksichtigen:
- Aussehen der Haut als wichtigster klinischer Hinweis für das Vorliegen einer Perfusionsstörung

- Bestimmung der Herzfrequenz, der Atemfrequenz, des Blutdrucks und der Blutdruckamplitude. Es gilt jedoch zu berücksichtigen, daß der Blutdruck in der Phase der Kompensation nur schlecht mit dem Grad einer Hypovolämie korreliert.
- Überprüfung des Bewußtseinszustandes
- Auskultation von Herz und Lunge.

Die folgenden Zusatzuntersuchungen dienen vor allem der weiteren differentialdiagnostischen Abklärung nach initialer Stabilisierung:
- Laboruntersuchungen: arterielle Blutgasanalyse, pH-Wert, Lactat, Blutbild mit Differentialblutbild, Hämoglobin/Hämatokrit, CRP, Leukozytenelastase, Elektrolyte, Kreatinin, Harnstoff, Blutzucker, Gerinnungsstatus, Urinanalyse, ggf. Blut- und Urinkultur, ggf. Lumbalpunktion
- Röntgenaufnahme des Thorax (Herzgröße, Lungendurchblutung, Air-leaks)
- EKG (Herzrhythmusstörungen)
- Echokardiographie (Myokardfunktion, Herzgröße, strukturelle und funktionelle Auffälligkeiten)
- Zentraler Venendruck (Nabelvenenkatheter bei Neugeborenen): Normalwert: 4 bis 6 mmHg
- Ultraschall des Schädels (intrakranielle Blutung).

**Differentialdiagnostik**
- Verschiedene Schockformen: Einige anamnestische bzw. klinische Schlüsselsymptome bzw. Hinweise für die bzgl. der Therapie wichtige Differenzierung der verschiedenen Schockformen sind in Tabelle 4 dargestellt. Besonders wichtig ist das Erkennen oder der Ausschluß eines

kardiogenen Schocks, da dies die einzige Schockform ist, bei der eine initiale, rasche Flüssigkeitszufuhr zu einer klinischen Verschlechterung führen würde!
- Weitere differentialdiagnostische Überlegungen, insbesondere in der frühen Neonatalzeit:
  - Schweres Atemnotsyndrom
  - Air-leaks (s. S. 39)
  - Persistierender pulmonaler Hochdruck des Neugeborenen
  - Massive Trikuspidalinsuffizienz aufgrund einer Papillarmuskelnekrose
  - Neurogener Schock/intrakranielle Blutung (s. S. 139)
  - Stoffwechselstörung (z. B. Fructoseintoleranz).

**Therapie und Sofortmaßnahmen**
Sobald die Diagnose „Schock" gestellt ist, müssen sofort intensive Behandlungsmaßnahmen einsetzen!

Befindet sich das Kind in der Phase des dekompensierten Schocks mit arterieller Hypotonie und damit in der Gefahr einer Minderdurchblutung auch der vital wichtigsten Organe, so muß zunächst der arterielle Mitteldruck angehoben werden!

An die erfolgreiche Reanimation und Stabilisierung schließen sich dann die von der den Schockzustand auslösenden Ursache abhängigen spezifischen Maßnahmen an.

Das therapeutische Vorgehen läßt sich dabei vereinfacht mit den drei Buchstaben „VIP" umschreiben. Diese drei Buchstaben stehen dabei für:
- Ventilation
- Infusionsbehandlung und
- Unterstützung der „**P**umpe" (des Herzens).

Im einzelnen sind folgende Maßnahmen indiziert:
- Endotracheale Intubation und Beatmung mit adäquaten Sauerstoffkonzentrationen auch beim (noch) spontan atmenden Kind. Dies dient dem Freihalten der Atemwege, der optimalen Ventilation und Sauerstoffversorgung sowie der Reduktion der Energie verbrauchenden Atemarbeit.
- Lagerung: flach bei hypovolämischem und septischem Schock; Oberkörperhochlagerung bei kardiogenem Schock.
- Vermeidung bzw. Beseitigung einer Hypothermie.
- Legen von wenigstens zwei möglichst großkalibrigen venösen Verweilkanülen (ggf. auch Nabelvenenkatheter und Nabelarterienkatheter).
- Beim Vorliegen eines *nicht kardiogenen* Schocks:
Infusion von 10 ml/kgKG einer kolloidalen Lösung (z. B. Biseko®, Fresh frozen plasma, Humanalbumin 5%) oder einer kristalloiden Lösung (z. B. Ringer-Lactat) als Bolus über 5 bis 10 Minuten.
Beim Persistieren der Schocksymptomatik (unter anderem ausbleibender Blutdruckanstieg) Wiederholung des Flüssigkeitsbolus. Danach an den vermuteten bzw. an den weitergehenden Verlusten orientierte Erhaltungsinfusion.
Fortsetzen der intensiven Volumenzufuhr bis zur Besserung der Perfusionsverhältnisse (Ingangkommen bzw. Zunahme der Urinausscheidung; Besserung der Bewußtseinslage).
Bei einem Hämatokrit von weniger als 40%: Gabe von 10 ml/kgKG Ery-

throzytenkonzentrat über 30 bis 40 Minuten.
Bei einem Hämatokrit zwischen 40 und 50%: alternierende Gabe von Erythrozytenkonzentrat und kolloidalen Lösungen.
- Im Falle des Nichtansprechens auf ausreichende Volumenzufuhr (ein- bis zweimalige Gabe eines Bolus von 10 ml pro kg Körpergewicht) werden sowohl beim Vorliegen eines hypovovolämischen als auch insbesondere beim Vorliegen eines septischen Schocks positiv inotrop wirkende Katecholamine verabreicht. Dazu kommen einzeln oder in Kombination in Frage:
  - Dobutamin:
    7,5 bis 10 (bis 20) µg/kgKG/min. Mittel der ersten Wahl bei nicht zu niedrigem Systemdruck.
  - Dopamin:
    7,5 bis 10 (bis 20) µg/kgKG/min. Bei Nichtansprechen auf Dobutamin, insbesondere bei fortbestehender Hypotonie (eventuell primär bei sehr kleinen Frühgeborenen). Dosierung von 1,5 bis 2 µg/kgKG/min zur Förderung der Diurese.
  - Adrenalin (Suprarenin®):
    0,05 bis 1,0 µg/kgKG/min. Bei Nichtansprechen auf Dobutamin, insbesondere bei Fortbestehen der Hypotonie.
  - Noradrenalin:
    0,05 bis 1,0 µg/kgKG/min. Beim Vorliegen einer schweren, auf sonstige Inotropika nicht ansprechenden Hypotonie.

Insbesondere beim Vorliegen einer Sepsis sind zum Teil sehr hohe Katecholamindosen erforderlich.
Initiale Dosierungsangaben können dabei nur als ungefährer Anhalt betrachtet werden. Gestützt auf eine kontinuierliche Beobachtung und Überwachung des Kindes muß die „richtige" Dosierung am Erfolg orientiert austitriert werden!
Primäre therapeutische Ziele sind dabei das Beheben einer Hypotonie, das Verbessern der peripheren Perfusion und das Ingangkommen der Diurese.
- Allein beim Vorliegen eines *kardiogenen Schocks* darf die bei allen sonstigen Schockformen indizierte großzügige initiale Infusionstherapie nicht erfolgen!
Der intravenöse Zugang dient hier als Zugangsweg für die als wichtigste therapeutische Maßnahme geltende Zufuhr von Herzkraft-steigernden Katecholaminen.
Auch hier erfolgt die Dosierung in Abhängigkeit vom klinischen Erfolg (Medikamente siehe oben).
- Sobald organisatorisch möglich, sollten Überwachungsmöglichkeiten geschaffen werden.
Dazu gehören u. a.:
  - Messen der Körpertemperatur
  - Kontinuierliches Ableiten eines EKG
  - Kontrolle der Sauerstoffsättigung mit Hilfe eines Pulsoximeters
  - Arterielle Blutgasanalysen
  - Legen eines Blasenkatheters zur Überwachung der Urinproduktion
  - Häufiges (Dinamap®) oder kontinuierliches (invasives) Messen des Blutdrucks
  - Messen des zentralen Venendrucks
  - Kontrollieren des Lactatspiegels.
- Weitere wichtige frühe therapeutische Maßnahmen sind:
  - Legen einer Magensonde

- Verabreichen von Analgetika
  Morphin: 0,05 bis 0,1 mg/kgKG intravenös als Bolus; als Dauerinfusion: 0,01 bis 0,015 mg/kgKG/h.
  Fentanyl: 1 bis 2 µg/kgKG alle 1 bis 2 Stunden intravenös als Bolus (bei Nichtintubierten: 0,5 µg/kgKG); als Dauerinfusion: 1 bis 3 µg/kgKG/h (titrieren!);
  (bei Frühgeborenen < 34. SSW: 0,65 µg/kgKG/h; bei Frühgeborenen > 34 SSW: 0,75 µg/kgKG/h).
- Verabreichen von Antibiotika beim Vorliegen einer Sepsis nach Blutabnahme für Kulturen (z. B. Ampicillin plus Gentamicin; Vancomycin plus Gentamicin; Cefotaxim plus Vancomycin) (s. S. 105)
- Einsatz von nachlastsenkenden Medikamenten beim Vorliegen eines katecholaminresistenten kardiogenen Schocks (z. B. Glyceroltrinitrat: 0,5 bis 5 (bis 20) µg/kgKG/min intravenös).

# 3 Hämatologische Störungen

## 3.1 Anämie
A. Queisser-Luft, H. Stopfkuchen

Der Normwert für das zentralvenöse Hämoglobin (Hb) liegt bei reifen Neugeborenen in den ersten 24 Stunden zwischen 14 und 20 g/dl (Mittelwert: 16,9 g/dl) und bei Frühgeborenen zwischen 13 und 18 g/dl (Mittelwert: 15,9 g/dl).

Vom 2. bis 7. Lebenstag liegt der mittlere Normbereich des Hämoglobins bei reifen Neugeborenen zwischen 19,5 und 13,5 g/dl sowie zwischen 18,5 und 12,5 g/dl bei Frühgeborenen.

Nach der ersten Lebenswoche (bis zur 4. Lebenswoche) müssen Werte unter 12 g/dl (Reifgeborene) bzw. unter 10 g/dl (Frühgeborene) als Anämie interpretiert werden.

Bei reifen Neugeborenen ist nach ca. 8 bis 12 Wochen (Hb 11,4 ± 0,9 g/dl) und bei Frühgeborenen nach ca. 6 Wochen (Hb 8,5 ± 1,0 g/dl) mit einer „physiologischen Anämie" zu rechnen.

Bei den Frühgeborenen liegt dieser „physiologischen Anämie" eine Abnahme bzw. ein unzureichender Anstieg der Erythropoetinproduktion zugrunde (Frühgeborenenanämie). Das hängt möglicherweise mit der fetalen Umstellung des Produktionsortes des Erythropoetins von der Leber in die Niere zusammen. Da die Frühgeborenenanämie häufig mit Symptomen wie Apnoe, Tachykardie, Bradykardie sowie Wachstumsretardierung einhergeht und gezeigt werden konnte, daß das Knochenmark (auch bei Frühgeborenen) auf die Gabe von rekombinantem Erythropoetin reagiert, ist es überhaupt zweifelhaft, von der Frühgeborenenanämie als einer „physiologischen Anämie" zu sprechen [27, 28].

Die Blutentnahmen zur Bestimmung des Hämoglobins sollte am besten venös oder (nicht so gut, aber möglich) kapillär nach Vorwärmen der Ferse durchgeführt werden.

**Ursachen für das Auftreten einer Neugeborenenanämie**
Pathophysiologisch läßt sich die Neugeborenenanämie drei Hauptgruppen (Differentialdiagnose) zuordnen:
- Blutverlust
- Erhöhter „Zerfall" von Erythrozyten (Hämolyse)

- Verminderte Produktion von Erythrozyten
  Die ursächlichen Faktoren dieser drei Gruppen werden im folgenden näher erläutert.

*1. Blutverlust (hämorrhagische Anämie)*
- Pränatale Blutungen (z. B.):
  - Fetomaternale Transfusion
  - Amniozentese
  - Fetofetale Transfusion
- Geburtskomplikationen (z. B.):
  - Nabelschnurruptur
  - Hämatom der Nabelschnur
  - Plazentahämatom
  - Ruptur einer Fehlbildung der Nabelschnur (z. B. Aneurysma)
  - Ruptur ungewöhnlicher Gefäße (z. B. Placenta velamentosa)
  - Vorzeitige Plazentalösung
  - Placenta praevia
  - Inzision der Plazenta bei der Sectio caesarea
- Interne Blutungen beim Kind (z. B.):
  - Intrakranielle Blutung
  - Retroperitoneale Blutung (z. B. Nebennierenblutungen)
  - Kephalhämatom, Caput succedaneum
- Iatrogene Anämie (z. B.):
  - Häufige Blutentnahmen (die Entnahme von 1 ml Blut bei einem Frühgeborenen mit einem Geburtsgewicht von 1000 g entspricht einer Blutentnahme von 70 ml bei einem Erwachsenen; 7 ml Blutentnahme bei einem 1000 g schweren Frühgeborenen entspricht etwa der Abnahme von 10 % des gesamten Blutvolumens!!).

*2. Hämolytische Anämie*
Extrakorpuskuläre Ursachen (z. B.):
- Isoimmunhämolytische Anämien:
  - Rh- Unverträglichkeit
  - Blutgruppenunverträglichkeit
- Autoimmunhämolytische Anämien:
  - Wärmeantikörper
  - Kälteantikörper
  - Donath-Landsteiner-Antikörper
  - Anti-T-Antikörper
- Intrauterine Infektionen (TORCH)
- Medikamentös induzierte immunhämolytische Anämien
- Physikalisch-chemische Schädigungen der Erythrozyten.

Korpuskuläre Ursachen (z. B.):
- Hereditäre Membrandefekte:
  - Hereditäre Sphärozytose (1:5000 Neugeborene)
  - Hereditäre Elliptozytose (1:2500 Neugeborene)
  - Hereditäre Pyropoikilozytose
  - Hereditäre Stomatozytose
- Enzymdefekte der Erythrozyten:
  - Glucose-6-phosphat-Dehydrogenase-Mangel
  - Phosphoglyceratkinase-Mangel
  - Pyruvatkinase-Mangel
  - Glucosephosphatisomerase-Mangel
  - Pyrimidin-5'-Nucleotidase-Mangel.

Schädigung der Hämoglobinsynthese, z. B.:
- Thalassämie-Erkrankungen
- Erhöhte Hb-Aggregation (z. B. Hb C)
- Erhöhte Präzipitation (z. B. Hb Zürich)
- Veränderte Hb-Funktion (z. B. Hb Tübingen).

*3. Hypoplastische Anämien/Verminderte Produktion von Erythrozyten*

- Kongenitale, hypoplastische Anämie (Blackfan-Diamond-Syndrom)
- Frühgeborenenanämie (Erythropoetinmangel)
- Eisenmangel
- Vitamin-E-Mangel
- Aplastische Anämie.

Die häufigsten Ursachen von Neugeborenenanämien sind Blutabnahmen sowie interne oder externe Blutungen und/oder ausgeprägte Isoimmunisation. Anämien, die in den ersten 2 Lebenstagen auftreten, sind meistens Blutungsfolgen, bei Manifestationen nach 48 Stunden handelt es sich gewöhnlich um Hämolysen.

Die Sauerstoffsättigung des Hämoglobins steigt bei Geburt von 50% auf 95% an. Durch den erhöhten Sauerstoffgehalt fällt bei reifen Neugeborenen die Stimulation der Erythropoese weg. Die abgebauten Erythrozyten werden nicht mehr ersetzt, das freigewordene Eisen wird im retikuloendothelialen System gespeichert. Die Erythropoese kommt spontan erst wieder in Gang, wenn das Hämoglobin unter 10 g/dl abgesunken ist.

Besonderheiten bei Frühgeborenen:

In den ersten 6 bis 10 Wochen kann sich bei Frühgeborenen zusätzlich eine Vitamin-E-Mangel-Anämie (hämolytische Anämie) ausbilden. Vitamin E stabilisiert durch die antioxidative Wirkung die Membranen der Erythrozyten, indem es die Umwandlung von ungesättigten Fettsäuren zu Lipid-Peroxid-Verbindungen hemmt. Dieser Vorgang wird durch Sauerstoff katalysiert. Frühgeborene verfügen nur über geringe Mengen an Vitamin E. Die intestinale Absorption von Vitamin E ist ebenfalls sehr gering. Die Zeichen des Vitamin-E-Mangels sind neben der Anämie eine Retikulozytose, Thrombozytose und Ödemneigung.

Eine *Eisenmangelanämie* tritt bei Frühgeborenen besonders häufig auf, in der Regel aber erst nach dem 3. Lebensmonat. Das Speichereisen, das für die Erythropoese freigesetzt wird, reicht bei Frühgeborenen meistens bis zur 10. (bei Termingeborenen bis zur 12.) Lebenswoche aus. Frühzeitig zugeführtes Eisen wird im retikulohistiozytären System gespeichert und verhindert somit ein Anregen der Erythropoese, kann jedoch die Hämolyse bei Vitamin-E-Mangel verstärken. Eine Eisensubstitution ist deshalb erst nach der 6. bis 8. Lebenswoche sinnvoll.

Die inadäquate Erythropoetinproduktion ist ein wichtiger Grund für die Entwicklung einer Anämie bei Frühgeborenen. Frühgeborene haben (s.o.) einen niedrigen Serum-Erythropoetin-Spiegel und somit eine verminderte Stimulation der endogenen Erythropoese.

**Symptome**

- Akuter Blutverlust
  - Blässe ohne Ikterus und ohne positive Beeinflussung durch Sauerstoffgabe
  - Tachypnoe, respiratorische Beeinträchtigung
  - Tachykardie, periphere Pulse schwach zu palpieren
  - Muskelhypotonie
  - Arterielle Hypotension
  - Zentralisation, Schocksymptomatik (s. S. 74)
  - Niedriger zentraler Venendruck

- Keine Hepatomegalie
- Niedriger Hb-Wert
- Normochrome und normozytäre Erythrozyten
■ Chronischer „Blutverlust", Hämolyse
- Blässe ohne positive Beeinflussung durch Sauerstoffgabe
- Relative Unbeeinträchtigung, geringe respiratorische Beeinträchtigung
- Hepatomegalie, ggf. Herzinsuffizienz
- Auffällige Erythrozytenmorphologie (hypochrome und mikrozytäre Erythrozyten)
- Abfall des Hb-Wertes
■ Zusätzlich bei Hämolyse
- Ikterus (gravis, praecox, prolongatus)
- Ggf. Hepatosplenomegalie
- Ggf. Hydrops fetalis
- Hämoglobinurie
- Deutlicher Abfall des Hb-Wertes – kein Nachweis einer Blutung
- Erhöhte Produktion der „roten Reihe", deutlich erhöhte Retikulozytenzahl im Serum.

- Direkter Coombs-Test
- Serumeisen
- Bilirubin (gesamt, direkt, indirekt)
- Leberenzyme
- Gerinnungsstatus
- CRP
- TORCH-Serologie
- Blutkultur (aerob und anaerob)
- Blutgruppen-, Rh-Bestimmung
- Urin auf Hämoglobinurie
- Ggf. Haptoglobin, Transferrin, Ferritin
- Ggf. Hb-Elektrophorese, Erythrozytenenzyme
- Ggf. Vitamin-$B_{12}$-Bestimmung, Folsäurebestimmung
- Ggf. Autohämolyse-Diagnostik
- Ggf. osmotische Resistenzbestimmung der Erythrozyten
- Ggf. Knochenmarkpunktion
- Ggf. Vitaminbestimmung
- Ggf. Erythropoetinbestimmung
■ Technische Untersuchungen:
- Ultraschalluntersuchung des Schädels
- Ultraschalluntersuchung des Abdomens.

## Diagnostik

■ Anamnese, familiäre Risikofaktoren
■ Klinische Symptomatik (s. o.)
■ Laboruntersuchungen:
- Blutbild mit Differentialblutbild einschließlich Thrombozyten und Retikulozyten
- Hämatokrit, mittleres Erythrozytenvolumen (MCV), mittlerer Hb-Gehalt des einzelnen Erythrozyten (MCH), mittlere Hb-Konzentration der Erythrozyten (MCHC)
- Blutausstrich (Beurteilung der Erythrozytenmorphologie)

## Differentialdiagnostik

*Asphyxia pallida*
Besserung der Symptomatik durch Sauerstoffgabe und/oder Beatmung.

*Anämie*
Die differentialdiagnostischen Möglichkeiten sind der oben genannten Auflistung (Differentialdiagnose) zu entnehmen.

Liegt beim Neugeborenen eine Anämie vor, dann muß zunächst diagnostisch eine akute Blutung (Blutung durch Geburtskomplikation, interne Blutung beim Kind) ausgeschlossen

```
                            ┌─────────┐
                            │ Anämie  │
                            └─────────┘
                           ↙           ↘
              Akute Blutung              Kein Hinweis
                                         für Blutung
                                              ↓
                                      Retikulozytenzahl
                                         ↙         ↘
                      Niedrig                       Normal/hoch
                         ↓                               ↓
        ■ Angeborene hypoplastische Anämie
        ■ Frühgeborenenanämie              Coombs-Test
                                           ↙          ↘
                                    Positiv            Negativ
                                      ↓
                            Immunhämolytische Anämie
                                  (z. B.
                             Rh-Inkompatibilität)
                                         ↙              ↓
                            Niedriges MCV        Normales/hohes MCV
                                  ↓
                    ■ Chronischer intrauteriner Blutverlust
                    ■ Thalassämie
                                         ↓              ↓
                          Pathologischer Blutausstrich   Normaler Blutausstrich
                                  ↓                              ↓
                         ■ Membrandefekte            ■ Blutentnahme
                         ■ Enzymdefekte              ■ Feto-fetale,
                                                       Feto-maternale
                                                       Transfusion
                                                     ■ Interne Blutung
                                                     ■ Infektionen
                                                     ■ Raritäten
                                                       (z. B. Hexokinase-
                                                       mangel)
```

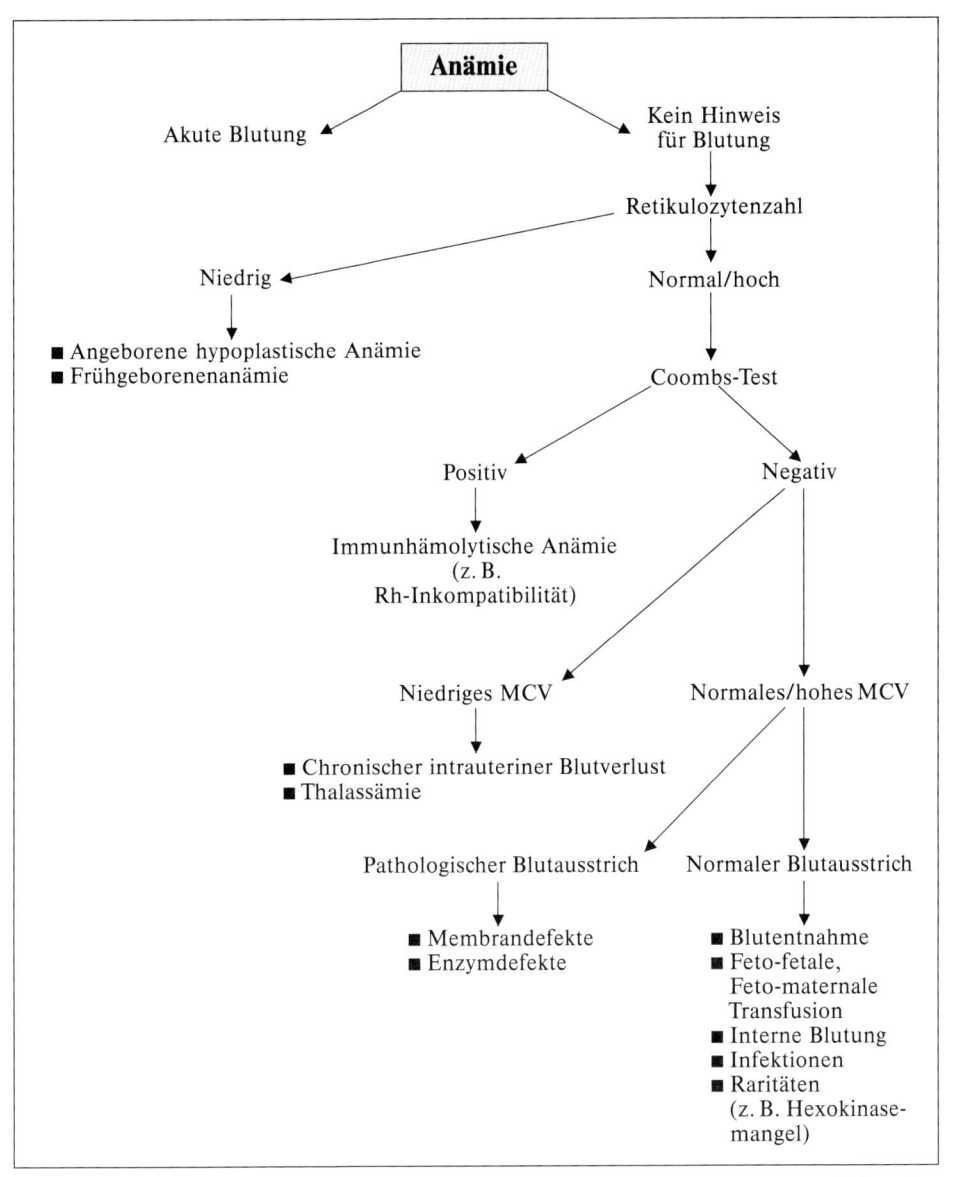

**Abb. 21: Differentialdiagnose der Anämie des Früh- und Termingeborenen (MCV = mittleres korpuskuläres Volumen).**

werden. Ist keine Blutungsursache als Grund für die vorliegende Anämie festzustellen, dann kommt der Bestimmung der Retikulozytenzahl eine entscheidende Bedeutung zu.

Ist die Retikulozytenkonzentration niedrig, handelt es sich wahrscheinlich um eine der angeborenen hypoplastischen Anämien oder um eine Frühgeborenenanämie. Ist die Anzahl der Retikulozyten im peripheren Blut normal bzw. hoch, dann ist die weiterführende Laboruntersuchung der Coombs-Test.

Bei positivem Ausfall des Coombs-Tests muß man von der Diagnose einer immunhämolytischen Anämie (z. B. AB0-Inkompatibilität, Rh-Inkompatibilität) ausgehen.

Negativer Coombs-Test und niedriges mittleres Erythrozytenvolumen (MCV) weisen auf chronischen, intrauterinen Blutverlust oder Thalassämie-Erkrankungen hin.

Negativer Coombs-Test, normales (erhöhtes) mittleres Erythrozytenvolumen (MCV) und pathologischer peripherer Blutaustrich sind Hinweise für die Membrandefekte, Enzymdefekte des Erythrozyten (z. B. hereditäre Sphärozytose, hereditäre Elliptozytose, Glucose-6-phosphat-Dehydrogenase-Mangel, Pyruvat-Kinase-Mangel etc.).

Negativer Coombs-Test, normales (erhöhtes) mittleres Erythrozytenvolumen (MCV) und normaler peripherer Blutaustrich weisen auf einen möglichen Blutverlust (Blutabnahmen!, fetomaternale, fetofetale, fetoplazentare Transfusionen und stattgefundene interne Blutungen), Infektionen und extrem seltene Ursachen (z. B. Hexokinasemangel) hin.

Die Differentialdiagnose der Anämie des Früh- und Neugeborenen ist in Abbildung 21 zusammenfassend dargestellt.

**Therapie**
Die Behandlung der Anämie ist abhängig vom Ausmaß und der Ursache sowie der Akuität eines Blutverlustes und besteht als Einzelmaßnahme oder als Kombinationstherapie
- im Blutersatz
- in der Durchführung einer Austauschtherapie
- in der Substitution von „Aufbaustoffen"
- und/oder im Ergreifen von Maßnahmen zur Behebung einer Grundkrankheit.

*1. Blutersatz*
Neugeborene, insbesondere Frühgeborene gehören zu den am häufigsten transfundierten Patienten überhaupt! So erhalten etwa 80 % aller Frühgeborenen unter 1500 g multiple Bluttransfusionen von zum Teil mehreren Spendern. Die Indikation zur Durchführung einer Bluttransfusion muß deshalb immer besonders streng gestellt werden [29, 30, 31]. Allerdings existieren derzeit keine allgemein akzeptierten, festgelegten, auf wissenschaftlichen Erkenntnissen beruhenden Normen zur Durchführung einer Transfusion. So werden heute folgende mehr oder weniger strenge (meist wissenschaftlich aber unbewiesene) Indikationen angewandt:
Klinische Indikationen bzw Kriterien:
- Akute hämorrhagische Anämie (hämorrhagischer Schock) (s. S. 73, Schock, Hydrops fetalis)
- Substitution nach größeren Blutentnahmen für Laboruntersuchungen in kurzer Zeit (in 24 bis 48 Stunden über 5 bis 10 % des gesamten Blutvolumens) in den ersten Lebenstagen, insbesondere bei kritisch kranken bzw. beatmeten Frühgeborenen
- Hämatokrit $\leq$ 40 % bzw. Hämoglobin $\leq$ 13 g/dl bei Neugeborenen mit respiratorischer Insuffizienz (Beatmung und/oder Sauerstoffzufuhr)
- Hämatokrit $\leq$ 40 % bzw. Hämoglobin $\leq$ 13 g/dl bei Neugeborenen mit

Tab. 5: Veränderungen des Hämoglobingehalts und des Hämatokrits während der ersten 3 Lebensmonate bei untergewichtigen Frühgeborenen (nach [27]).

|  | Hb [mg/dl] | Hk [%] |
|---|---|---|
| **Gruppe I (≤ 1000 g)** | | |
| 2. Woche | 17,2 | 47,0 |
| 4. Woche | 8,5 | 26,0 |
| 9. Woche | 7,2 | 22,0 |
| 11. Woche | 7,7 | 22,5 |
| **Gruppe II (1001–1500 g)** | | |
| 1.– 2. Tag | 15,1 (± 1,3) | 45,7 (± 3,7) |
| 5.– 8. Tag | 13,4 (± 1,1) | 41,4 (± 3,2) |
| 2.– 3. Woche | 12,6 (± 3,1) | 33,6 (± 6,0) |
| 4.– 5. Woche | 8,8 (± 0,9) | 25,3 (± 1,8) |
| 6.– 9. Woche | 9,1 (± 1,7) | 24,5 (± 5,8) |
| 9.–10. Woche | 8,2 | 14,5 |
| **Gruppe III (1501–2000 g)** | | |
| 1.– 2. Tag | 16,1 (± 0,9) | 47,8 (± 1,9) |
| 5.– 8. Tag | 16,8 (± 3,3) | 48,5 (± 10,0) |
| 2.– 3. Woche | 13,6 (± 3,0) | 40,4 (± 9,8) |
| 4.– 5. Woche | 11,2 (± 2,8) | 31,9 (± 9,9) |
| 6.– 9. Woche | 8,0 (± 0,7) | 22,1 (± 1,7) |
| **Gruppe IV (2001–2500 g)** | | |
| 1.– 2. Tag | 15,9 (± 0,9) | 46,2 (± 5,8) |
| 5.– 8. Tag | 15,6 (± 1,7) | 47,0 (± 5,0) |
| 2.– 3. Woche | 12,3 (± 1,1) | 35,1 (± 3,2) |
| 6.– 9. Woche | 14,0 | 44,0 |

Herzinsuffizienz oder mit angeborenem zyanotischen Herzfehler
- Hämatokrit ≤ 30% bzw. Hämoglobin ≤ 10 g/dl bei Neugeborenen mit respiratorischen Störungen (Tachypnoe, Dyspnoe, Tachykardie)
- Hämatokrit ≤ 30% bzw. Hämoglobin ≤ 10 g/dl bei Neugeborenen mit Gedeihstörungen trotz ausreichender Kalorienzufuhr (mehr als 110 Kalorien pro Kilogramm Körpergewicht) und zusätzlichen Symptomen wie Tachykardie, respiratorischen Auffälligkeiten, Trinkschwäche, reduzierter motorischer Aktivität (z. B. bronchopulmonale Dysplasie).

Physiologische Kriterien:
- Plasmalactat-Anstieg im arteriellen Blut (absolute Indikation!)
- Gemischt-venöser Sauerstoffpartialdruck ($PvO_2$) ≤ 35 mmHg
- Erythrozytenmasse ≤ 25 ml/kgKG

Besonderheiten bei Frühgeborenen:
- Hämoglobin- bzw. Hämatokritwerte im unteren Normbereich bzw. dar-

unter (Tab. 5; Zeitpunkt meist in der 4. bis 12. Lebenswoche) bei gleichzeitigem Auftreten von Symptomen – ohne sonstige erkennbare Ursachen – wie Tachykardie, Tachypnoe und Gedeihstörung, evtl. auch Apnoe, Bradykardie, Blässe und verminderte Aktivität, die auf das Vorliegen einer „echten" Anämie hinweisen. („Echte" Anämie: Ungleichgewicht zwischen Sauerstoffangebot und Sauerstoffbedarf aufgrund eines niedrigen Hämoglobinwertes.)
- Eine weitere Transfusionsindikation liegt vor, wenn der „verfügbare Sauerstoff" $\leq$ 7 ml/dl Blut ist.

Verfügbarer Sauerstoff = (0,54 + [0,005 · postkonzeptionelle Schwangerschaftswoche]) · Hämoglobin in g/dl

*Beispiel:*
Frühgeborenes der 28. SSW postkonzeptionell; Hb-Wert 9,8 g/dl
Formel:
(0,54 + [0,005 · 28]) · 9,8 g/dl
= (0,54 + 0,14) · 9,8 g/dl
= 0,68 · 9,8 g/dl
= 6,66 ml/dl Blut
Da dieser Wert kleiner als 7 ml/dl Blut ist (s. o.), liegt eine Indikation zur Transfusion vor.

Durchführung der Transfusion:
- Dosierung:
10 bis 15 (bis 20) ml/kgKG Erythrozytenkonzentrat in einer Transfusionszeit von 3 bis 6 Stunden.
3 ml Erythrozytenkonzentrat bzw. 6 ml Vollblut pro Kilogramm Körpergewicht erhöhen die Konzentration des Hämoglobins um etwa 1 g/dl.
- Verwandtes Blut:
CMV-negatives, bestrahltes (1500 Gy) Erythrozytenkonzentrat (Hämotokrit 65 bis 80 %), das nicht älter als 5 bis 7 Tage ist.
- Bei gleichzeitigem Volumenmangel:
Vollblut bzw. Erythrozytenkonzentrat und kolloidale Lösung wie Humanalbumin 5 % oder Plasmaproteinlösung oder Biseko®.

Abgesehen von wenigen Notfallsituationen setzt eine Bluttransfusion immer die Aufklärung über mögliche Risiken und die Einwilligungserklärung der Eltern bzw. Erziehungsberechtigten voraus.

Zu den Infektionsrisiken zählen: HIV-Infektion 1 : 500 000 bis 1 : 1 Million, Hepatitis B 1 : 50 000 bis 1 : 100 000, Hepatitis C 1 : 4000, CMV-Infektion 1 : 1000 und Infektion mit Epstein-Barr-Virus (Deutschland 1993).

Zu den nicht infektiösen Risiken gehören: Graft-versus-Host-Reaktion, Eisenüberladung, Störung des Elektrolyt- und Säure-Basen-Haushaltes (z. B. Hyperkaliämie und Hypokalzämie), Hämolyse, Volumenüberladung, Alloimunisation, Immunsuppression, erhöhtes Risiko für Schädigungen durch Oxidantien und Unterdrückung der Erythopoetinsynthese.

Von Blutbank zu Blutbank unterschiedlich wird derzeit die Möglichkeit der Eigenblutspende gehandhabt. Die Mutter wird als Spender meist abgelehnt.

*2. Blutaustauschtransfusion*
siehe hierzu S. 277

*3. Substitution von „Ersatzstoffen"*
- Vitamin E bei Frühgeborenen:
25 IU-Alpha-Tocopherol pro Tag per os über 6 Wochen
- Eisen bei Frühgeborenen:
1 bis 2 mg Eisensulfat pro Kilogramm Körpergewicht pro Tag per os ab 2. Lebensmonat bis zum Ende des ersten Lebensjahres
- Folsäure:
35 bis 60 µg/d bei Termingeborenen bzw. 50 µg/d bei Frühgeborenen nach voller Nahrungsaufnahme.

*4. Therapie der Grundkrankheit*
- Ausschalten einer „Blutungsquelle" (z. B. Verzicht auf Blutentnahmen)
- Adäquate Sepsistherapie.

*5. Zukünftige therapeutische Möglichkeiten*
Behandlung von Frühgeborenen mit Erythropoetin; z. B. subkutane Gabe von 500 bis 1200 Einheiten pro Kilogramm Körpergewicht über 5 Tage. Zusätzliche tägliche Verabreichung von 6 mg/kgKG Eisen [32, 33, 34].

## 3.2 Polyzythämie
### H. Stopfkuchen

Von einer Polyzythämie spricht man beim Vorliegen eines venösen Hämatokritwertes von über 65 %. Oberhalb dieses Wertes erweist sich das Blut eines Neugeborenen als hyperviskös. Kapilläre Werte (z. B. aus der Ferse) liegen dabei ggf. um 5 bis 15 % höher.

Als Ursachen für das Vorliegen einer Polyzythämie kommen nach Ausschluß einer inkorrekten Blutabnahme und einer Dehydratation in Betracht:
- Vermehrte Produktion von Erythrozyten durch den Feten
- „Transfusion" von Erythrozyten in den Feten.

Ersteres erfolgt meist als Antwort auf folgende Faktoren:
- Intrauterine Hypoxie infolge Plazentainsuffizienz (Mangelgeborene, Übertragene, Präklampsie, schwere Herzerkrankung der Mutter, Zigarettenkonsum der Mutter)
- Mütterlicher Diabetes mellitus
- Neonatale Thyreotoxikose
- Kongenitale Nebennierenhyperplasie oder
- Chromosomenabnormität.

Bei der „Transfusion" von Erythrozyten kann es sich um eine Mutter-zu-Kind- oder Zwilling-zu-Zwilling-Transfusion sowie – und das ist bei reifen Neugeborenen am häufigsten – um einen Zustand nach verzögertem Abklemmen der Nabelschnur handeln.

### Klinische Symptome

Klinische Symptome treten meist innerhalb der ersten 24 Lebensstunden (seltener nach 48 Stunden) auf, wenn infolge einer Abnahme des Plasmavolumens eine weitere Hämokonzentration eintritt:
- Plethora der Haut

- Lethargie
- Hypotonie
- Saugschwäche/Trinkschwäche
- Erbrechen
- Reizbarkeit
- Zittrigkeit
- Krampfanfälle
- Tachypnoe
- Tachykardie
- Zyanose.

**Diagnostik**
- Anamnese/Risikoneugeborene
  Dazu gehören insbesondere:
  - Mangelgeborene
  - Übertragene
  - Neugeborene diabetischer Mütter
  - Neugeborene von Müttern mit Eklampsie oder anderen Ursachen für eine Plazentainsuffizienz und
  - Zwillingsneugeborene.
- Klinischer Untersuchungsbefund (s. Symptome)
- Laboruntersuchungen:
  - Venöser Hämatokrit (höchster Wert meist 2 bis 4 Stunden nach Geburt)
  - Blutzucker (Hypoglykämie)
  - Serum-Calcium (Hypokalzämie)
  - Blutbild mit Differentialblutbild und Thrombozyten
  - Bilirubin (Hyperbilirubinämie nach 3 bis 4 Tagen)
  - Blutgaswerte.

**Differentialdiagnostik**

- Erkrankung im Bereich des zentralen Nervensystems (z.B. Unreife, Blutung, Fehlbildung, Infektion)
- Metabolische Störungen
- Kongenitale Herzfehler

- Hypokalzämie/Hypoglykämie anderer Ursache
- Pulmonale Erkrankung.

**Therapie**

- Kontrolle des Hämatokrits bei allen anamnestischen Risikoneugeborenen, am günstigsten in der 8. Lebensstunde. Ist der kapilläre Hämatokrit auf über 65% erhöht, muß zur Kontrolle ein venöser Hämatokritwert ermittelt werden.
- Venöser Hämatokrit über 65%, aber unter 70%; keine oder nur geringe klinische Symptome:
  Eine bislang ungeklärte Frage ist, ob prophylaktischen Maßnahmen bei symptomlosen Neugeborenen ein günstiger Effekt hinsichtlich des Vermeidens von später auftretenden Komplikationen zukommt!
  - Warmhalten
  - Ausreichende Flüssigkeitszufuhr (z.B. 130 bis 150 ml/kgKG/Tag)
  - Überwachen des Neugeborenen
  - Kontrolle des venösen Hämatokrits alle 6 Stunden.
- Venöser Hämatokrit über 70%; keine oder nur geringgradige klinische Symptome:
  Variable Einstellung hinsichtlich einer partiellen Austauschtransfusion
- Venöser Hämatokrit über 65%; klinische Symptome:
  Partielle Austauschtransfusion, um die akuten Symptome abzustellen und Folgeschäden zu vermeiden.
  *Partielle Austauschtransfusion:*
  Entnahme von Vollblut und gleichvolumiger Ersatz mit FFP (oder 5%igem Humanalbumin) bis zu einem Hämatokrit von 55% (Formel s. S. 89 oben).

$$\text{Austauschvolumen} = \text{Blutvolumen} \cdot \frac{\text{Gemessener Hämatokrit} - \text{Angestrebter Hämatokrit}}{\text{Gemessener Hämatokrit}}$$

(Blutvolumen = 85 ml/kg)

Der Austausch erfolgt in 10-ml-Schritten über einen zentral oder peripher, aber nicht in der Leber gelegenen Nabelvenenkatheter. Weitere Hämatokritwerte zur Kontrolle nach der Austauschtransfusion.

**Komplikationen**
*Akute Komplikationen* sind auf
- das zum Teil erhöhte Blutvolumen (Herzinsuffizienz)
- den gesteigerten Blutabbau (Hyperbilirubinämie)
- die verschlechterten intravasalen Strömungsverhältnisse (Krampfanfälle, Nierenvenenthrombose/Nierenversagen, Hodeninfarkt, Priapismus, nekrotisierende Enterokolitis, Thrombozytopenie) zurückzuführen.

*Spätkomplikationen* betreffen insbesondere das zentrale Nervensystem, sind aber bei fehlender initialer klinischer Symptomatik eher selten:
- Motorische und sprachliche Defekte
- Spastische Diplegie
- Neurologische Entwicklungsverzögerung.

## 3.3 Thrombozytopenie
### A. Queisser-Luft

Der Normbereich der Thrombozyten liegt bei Neugeborenen zwischen 150 000 und 400 000/mm$^3$. Liegen die Thrombozytenwerte unter 100 000/mm$^3$, spricht man von einer Thrombozytopenie. Eine ausgeprägte, schwere Thrombozytopenie liegt dann vor, wenn die Werte 50 000/mm$^3$ unterschreiten.

Eine therapiebedürftige Thrombozytopenie besteht bei akuter Blutung, erhöhter Blutungsneigung oder einer Thrombozytenzahl unter 20 000/mm$^3$.

Frühgeborene können in den ersten Lebenstagen leicht erniedrigte Thrombozytenwerte aufweisen. Die Werte können zwischen 100 000 und 200 000/mm$^3$ liegen. Eine signifikante Abhängigkeit vom Gestationsalter besteht jedoch nicht.

Chirurgische Eingriffe können bei Thrombozytenwerten > 50 000/mm$^3$ in der Regel problemlos durchgeführt werden.

Die Erfassung von Thrombozytopenien bei Neugeborenen ist auch deshalb wichtig, da sich daraus Hinweise auf vorliegende und/oder sich entwikkelnde Grunderkrankungen ableiten lassen.

**Ursachen für das Auftreten einer Neugeborenen-Thrombozytopenie**
Pathogenetisch läßt sich die Neugeborenen-Thrombozytopenie drei Gruppen zuordnen: Entweder handelt es sich um eine verminderte Produktion der Blutplättchen, um eine verkürzte Überlebenszeit der Thrombozyten oder um eine Kombination beider Möglichkeiten. Von klinischer Relevanz ist vor allem die durch eine verkürzte Lebenszeit bedingte Thrombozytopenie. Die größte praktische Bedeutung kommt hierbei den infektiös bedingten und immunologisch verursachten Thrombozytopenien zu [35, 36]. Die ursächlichen Faktoren der o. g. drei Hauptgruppen werden im folgenden beschrieben:

*1. Verminderte Thrombozytenproduktion*
- Angeborene Thrombozytopenie mit Radiusaplasie
- Angeborene symptomatische Thrombozytopenie (z. B. Trisomie 21, Methylmalonazidurie)
- Malignome (z. B. konnatale Leukämie, Neuroblastom)
- Toxisch verursachte Thrombozytopenien (z. B. peripartale Medikamentenapplikation [Thiazide, Tolbutamid etc.], Fettinfusionen bei der TPE).

*2. Verkürzte Thrombozytenüberlebenszeit*
- Familiäre Thrombozytopenien
- Wiskott-Aldrich-Syndrom
- Immunologisch verursachte Thrombozytopenien:
  - Isoimmunisation der Mutter
  - Autoimmunisation der Mutter
  - Schwere Rh-Inkompatibilität
- Disseminierte intravasale Gerinnung (z. B. Schock, Nierenvenenthrombose, Kasabach-Merritt-Syndrom, schwere RH-Inkompatibilität, Polyglobulie, Asphyxie, Austauschtransfusion).

*3. Verminderte Produktion und verkürzte Thrombozytenüberlebenszeit*
- Sepsis (mit und ohne Verbrauchskoagulopathie)
- TORCH- Infektionen.

**Symptome**

- Evtl. fehlende klinische Symptome
- Petechien, Purpura
- Blutungsneigung
- Manifeste Blutungen:
  - Intrakranielle Blutung
  - Meläna, Hämatemesis
  - Nabelblutung
  - Großes Kephalhämatom
  - Hämaturie
  - Nebennierenblutung
  - Augenhintergrundsblutung
- Evtl. klinische Zeichen der Sepsis
- Evtl. kongenitale Anomalien.

**Diagnostik**

- Anamnese, Risikofaktoren (Mutter, Kind)
- Klinische Symptomatik (s. o.)
- Laboruntersuchungen:
  - Blutbild mit Differentialblutbild
  - Thrombozyten bei Mutter, Kind und Vater
  - CRP
  - Gerinnungsstatus
  - Blutkultur
  - Intrauterine Infektionen (TORCH)
  - Bilirubin (gesamt und direkt)

- Thrombozytenantikörper (Plättchenradioimmun-Antiglobin- und Immunfluorenzenz-Test)/ Nachweis von Antikörpern gegen Plättchenantigene (z. B. PL-Al) bei Eltern und Kind
- HLA-Typisierung (B8, DR3)
- Urinstatus
- Test auf okkultes Blut im Stuhl
- Ggf. Knochenmarkpunktion
- Ggf. Chromosomenanalyse
- Technische Untersuchungen:
  - Ultraschalluntersuchung des Schädels
  - Ultraschalluntersuchung des Abdomens
  - Augenhintergrunduntersuchung
  - Ggf. Röntgen- Skelettaufnahmen
- Intrauterine Diagnostik (2. Kind) zur Vermeidung thrombozytopenisch bedingter Blutungen.

**Differentialdiagnostik**

Die differentialdiagnostischen Möglichkeiten sind dem vorangegangenen Text zu entnehmen.

Liegt beim Neugeborenen eine Thrombozytopenie vor, so ist die mütterliche Thrombozytenzahl von wesentlicher Bedeutung.

Hat die *Mutter des Kindes ebenfalls erniedrigte Thrombozytenwerte*, kann es sich um eine Autoimmunisation (Mutter bildet Antikörper gegen die eigenen Thrombozyten; z. B. Morbus Werlhof) handeln. Ähnliche Krankheitsbilder werden beobachtet, wenn die Mutter an einem Lupus erythematodes disseminatus leidet, eine Thrombozytopenie aufgrund einer Medikamentenallergie entwickelt hat oder eine genetisch bedingte Thrombozytopenie vorliegt.

Hat das *Neugeborene erniedrigte und die Mutter normale Thrombozytenzahlen*, dann kommen folgende Differentialdiagnosen in Betracht:
- Krankes Neugeborenes, Hepatosplenomegalie:
  - Generalisierte Infektion (Sepsis, TORCH-Infektion)
  - Konnatales Malignom (z. B. Leukämie)
- Unbeeinträchtigtes Neugeborenes:
  - Isoimmunisation (Mutter bildet Antikörper gegen kindliche Thrombozyten)
  - Medikamenteninduzierte Thrombozytopenie (z. B. Thiazide)
  - Genetisch bedingte Thrombozytopenie
  - Angeborene aplastische Anämie
  - Stoffwechselstörung (z. B. Methylmalonazidurie)
- Neugeborenes mit angeborenen Anomalien:
  - Kasabach-Merritt-Syndrom
  - Rötelnembryopathie
  - Chromosomenaberrationen
  - Radiusasplasie.

**Therapie**

Grundsätzlich existieren die beiden folgenden Therapiestrategien:

*1. Therapie der Grunderkrankung* (Falls möglich, z. B. bei Sepsis)

*2. Therapie der Thrombozytopenie*
- Akute Blutung und Thrombozytenzahl $< 50\,000/mm^3$
- Blutungsrisiko und Blutungsneigung sowie Thrombozytenzahl $< 50\,000/mm^3$
- Thrombozytenzahl $< 20\,000/mm^3$

Immun-induzierte neonatale Thrombozytopenie [220]:

- Gabe eines hochdosierten, intravenösen Gammaglobulins:
  - Dosierung: 400 mg/kgKG/Tag als KI über 3 Stunden
  - Therapiedauer: 5 Tage
- Thrombozytentransfusion (gewaschene mütterliche Thrombozyten bei vorliegender Isoimmunisation oder Spenderthrombozyten, die mit dem mütterlichen Serum kompatibel sind):
  - Dosierung: 10 ml/kgKG als KI (Einlaufgeschwindigkeit: 10 ml/Stunde)
- Steroidgabe (Prednison) bleibt ohne überzeugendes Resultat:
  - Dosierung 2-3 mg/kgKG in 3 ED/d
  - Therapiedauer: 4 Wochen
- Austauschtransfusion mit frischem Heparinblut zur Antikörperelimination wird diskutiert, erzielt aber ebenfalls keine überzeugenden Resultate.

Nicht immunologisch verursachte Thrombozytopenien
- Transfusion von Thrombozytenkonzentrat
  Richtlinien s. o.
- Steroidtherapie (Prednison)
  Richtlinien s. o.

**Prophylaxe**

Bei Isoimmunisation wird eine antenatale Behandlung der Mutter mit hochdosiertem Gammaglobulin (mit und ohne Corticoidapplikation) zur Vermeidung der kindlichen Thrombozytopenie diskutiert. Evtl. intrauterin Thrombozyten transfundieren [37, 38].

## 3.4 Hyperbilirubinämie/Icterus neonatorum
A. Queisser-Luft

Als Icterus neonatorum bezeichnet man den physiologischen Ikterus des Neugeborenen. Es handelt sich dabei um eine passagere, in der ersten Lebenswoche ablaufende, unkonjugierte Hyperbilirubinämie des gesunden Neugeborenen.

In der Fetalzeit wird unkonjugiertes, indirektes Bilirubin über die Plazenta eliminiert. Nach der Geburt kommt es wegen des Wegfalls der Ausscheidung und des erhöhten Abbaus von Hämoglobin (verkürzte Lebensdauer der fetalen Erythrozyten, Enzymmangel der Bilirubin-Uridyl-Diphosphat-Glucuronyl-Transferase in der Leber, Mangel an Carrierproteinen, enterohepatischer Shunt des Bilirubins) zu einem Anstieg des unkonjugierten Bilirubins im Plasma. Der tägliche Abbau von Hämoglobin liegt bei einem reifen Neugeborenen bei ca. 0,5 g. Beim Abbau eines Gramms Hämoglobin werden 35 mg Bilirubin freigesetzt. Das heißt, jedes reife Neugeborene produziert etwa 6 bis 8 mg Bilirubin/kgKG/d. Dieses unkonjugierte Bilirubin ist im Plasma an Albumin gebunden, und zwar bindet 1 g Albumin/dl 8,8 mg Bilirubin/dl. Einige

Medikamente (z. B. Natriumbenzoat, Antibiotika wie Penicillin oder Ampicillin, Furosemid, Digoxin) können das unkonjugierte Bilirubin aus dieser Albuminbindung verdrängen.

Der unkonjugierte, *physiologische* Ikterus des Neugeborenen ist bei ca. 60 % der Neugeborenen zu beobachten. Die klinischen Symptome treten meist nach ca. 24 Stunden auf und dauern etwa eine Woche an. Bei Frühgeborenen ist der physiologische Icterus neonatorum stärker ausgeprägt und auch meist bis zum Ende der zweiten Lebenswoche festzustellen. Der physiologische Ikterus selbst erfordert keinerlei Therapie, es sei denn, die „sogenannten oberen Grenzwerte" werden überschritten [39–43].

*Pathologischer*, unkonjugierter Ikterus des Neugeborenen: Werden altersentsprechende Grenzwerte überschritten, so kann die gleichzeitige Erhöhung des freien (unkonjugierten) Bilirubins zur Neurotoxität und/oder zur Entwicklung eines Kernikterus [44] oder einer Bilirubin- Enzephalopathie führen. Der Übergang von der physiologischen zur pathologischen Hyperbilirubinämie ist fließend.

Neben der „pathologischen Verlaufsform" des physiologischen Ikterus kommen bei der Hyperbilirubinämie des Neugeborenen noch folgende *Differentialdiagnosen* in Betracht:
- Beispiele vermehrter Produktion:
  - Rh-Inkompatibilität
  - AB0-Inkompatibilität
  - Weitere hämolytische Krankheitsbilder
  - Geburtstraumatische Blutungen
  - Materno- und feto-fetale Transfusionen
  - Polyglobulie
  - Hypoglykämie
  - Vitamin-E-Mangel
  - Medikamente (s. o.)
  - Neonatale Infektionen
- Beispiele eines gestörten Transports zur Leberzelle:
  - Asphyxie, Hypoxie, Azidose
  - Hypalbuminämie
- Beispiele einer verminderten Aufnahme in die Leberzelle:
  - Gilbert-Syndrom
  - Medikamente
  - Verminderte Perfusion der Leber (z. B. Schock)
- Beispiele eines gestörten Transports in der Leberzelle:
  - Hypothyreose
  - Medikamente
  - Magnesiummangel
- Beispiele für verminderte Konjugation:
  - Muttermilchikterus
  - Crigler-Najjar-Syndrom
  - Hypothyreose
  - Hypoglykämie
  - Gilbert-Syndrom
- Beispiele für die vermehrte enterale Rückresorption:
  - Muttermilchikterus
  - Verzögerte Mekoniumpassage
  - Intestinale Obstruktion.

Bei der Erhöhung des direkten, konjugierten Bilirubins muß von einem cholestatischen Ikterus ausgegangen werden.

Eine indirekte, unkonjungierte Hyperbilirubinämie liegt dann vor, wenn der indirekte Anteil des Bilirubins über 85 % und der direkte Anteil unter 15 % liegt.

Von einer direkten Hyperbilirubinämie spricht man, wenn der Anteil des direkten Bilirubins mehr als 30 % des Gesamtbilirubins ausmacht.

Als Ursache der direkten, konjugierten Hyperbilirubinämie kommen hepatozelluläre Schädigungen (Infektionen, metabolische Erkrankungen, toxische Substanzen), Cholestasen, intestinale Obstruktionen, Infektionen und andere Erkrankungen der intra- und extrahepatischen Gallenwege (z. T. familiär bedingte Erkrankungen) in Betracht.

**Symptome der Hyperbilirubinämie**

- Hauterscheinungen:
  - Hautikterus (Bilirubin > 6 mg/dl) besonders an Kopf und Thorax ausgeprägt; Sklerenikterus; Schleimhautikterus
  - Blässe bei begleitender Anämie
  - Polyzythämie nach materno- oder feto-fetaler Transfusion oder später Abnabelung
- Hepatomegalie, Hepatosplenomegalie
- Ggf. Blutungen:
  - Kephalhämatom, ausgeprägte Geburtsgeschwulst
  - Intrakranielle Blutung
  - Intestinale Blutung
- Ggf. neurologische Symptome:
  - Apathie, Trinkschwäche
  - Muskelhypotonie
  - Krampfanfälle
  - Hyperexzitabilität, Hyperreflexie, Opisthotonus
- Ggf. acholische Stühle und bräunliche Verfärbung des Urins.

**Diagnostik**

- Anamnese: familiäre Risikofaktoren, Frühgeburtlichkeit, Geburtskomplikationen etc.
- Klinische Symptomatik (s. o.)
- Laboruntersuchungen:
  - Blutbild mit Differentialblutbild (Hämoglobin, Hämatokrit, Erythrozyten, Retikulozyten)
  - Bilirubin (gesamt, direkt und indirekt)
  - Blutgruppenbestimmung bei Mutter (Eltern) und Kind
  - Coombs-Test (direkter und indirekter)
  - Spezifischer AK-Nachweis bei der Mutter (z. B. Rh-Antikörper)
  - Gesamteiweiß (Albumin, Elektrophorese)
  - CRP
  - Leberenzyme
  - Blutkulturen (aerob und anaerob)
  - TORCH-Serologie incl. Hepatitisserologie
  - Guthrie-Test
  - Ggf. weiterführende Untersuchungen auf virale Infektionen
  - Ggf. Gerinnungsstatus
  - Ggf. weiterführende Stoffwechseluntersuchungen (s. S. 171, neonatale Stoffwechselstörungen)
  - Ggf. Alpha-1-Antitrypsin
  - Ggf. Immunreaktives Trypsin im Serum (v. a. zystische Fibrose)
- Technische Untersuchungen:
  - Sonographie des Abdomens
  - Sonographie des Schädels
  - Ggf. Leberbiopsie
  - Ggf. EEG-Ableitung.

**Differentialdiagnose**

Die differentialdiagnostischen Möglichkeiten des indirekten Bilirubins sind der oben angegebenen Aufstellung zu entnehmen.

Liegt beim Neugeborenen eine Hyperbilirubinämie vor, dann werden zunächst indirektes und Gesamt-Bilirubin im Serum bestimmt.

Liegt ein therapiebedürftiger Ikterus vor, folgen Durchführung des Coombs-Tests (Mutter und Kind), Bestimmung der Blutgruppen (Mutter

```
                    ┌─────────────────────────────┐
                    │ Erhöhtes indirektes Bilirubin │
                    └─────────────────────────────┘
                       ↙                    ↘
     Positiver Coombs-Test              Negativer Coombs-Test
              ↓
   Rh-, AB0- oder Iso-Immunisation
```

Erhöhter Hämatokrit
- Feto-fetale, materno-fetale Transfusion
- Mangelgeborenes
- Späte Abnabelung

Normaler/erniedrigter Hämatokrit

Unauffällige Erythrozytenmorphologie, Normale Retikulozytenzahl

Pathologische Erythrozytenmorphologie und/oder pathologische Retikulozytenzahl

- Extravasales Blut
- Frühgeborene
- Fetopathia diabetica
- Erhöhte enterohepatische Rückresorption
- Medikamente/Hormone
- Metabolisch/endokrin

- Erythrozytenenzymdefekte
- Hämoglobinopathien
- Morphologische Fehlbildungen der Erythrozyten

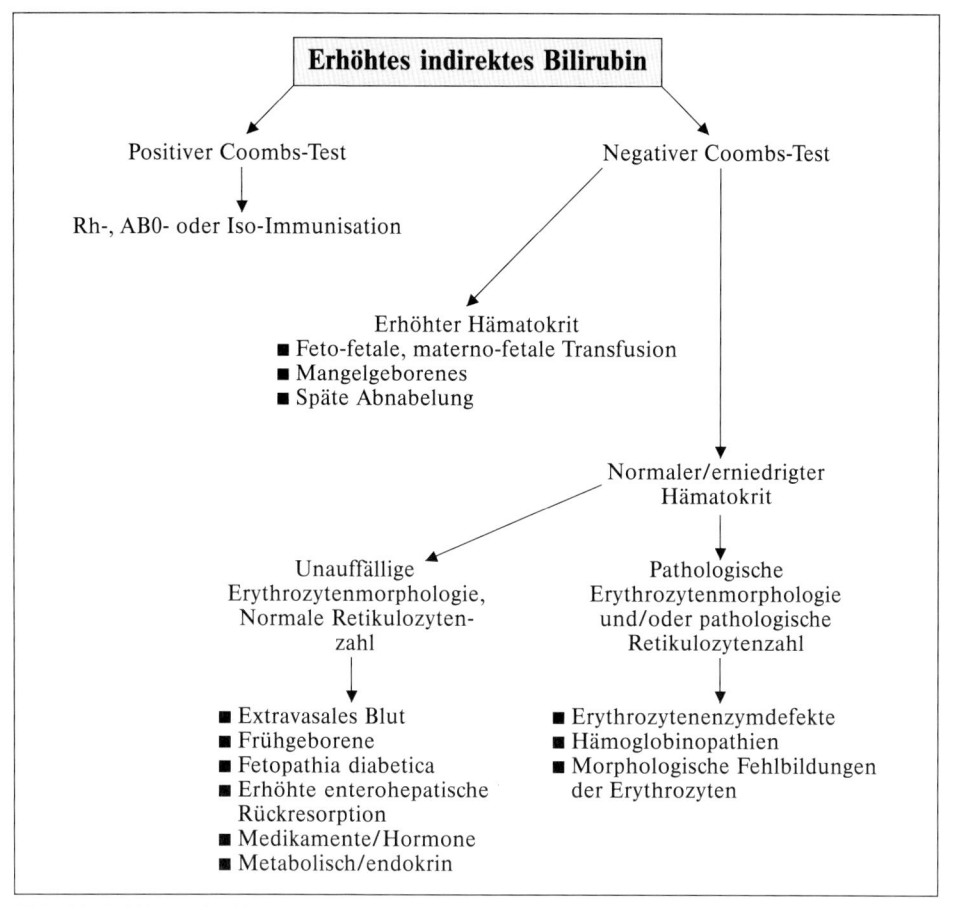

Abb. 22: Differentialdiagnose bei erhöhtem indirektem Bilirubin.

und Kind), des Hämoglobins, des Hämatokrits, der Retikulozytenzahl und der Erythrozytenmorphologie sowie ggf. die Durchführung weiterer Laboruntersuchungen.

*Erhöhtes indirektes Bilirubin*
- Positiver Coombs-Test:
  Rh-, AB0- oder Iso-Immunisation gegen seltenere Blutgruppenfaktoren
- Negativer Coombs-Test:
  Bei erhöhtem Hämatokrit kann es sich um eine feto-fetale bzw. materno-fetale Transfusion, ein Mangelgeborenes, eine späte Abnabelung etc. handeln.
  Bei normalem/erniedrigtem Hämatokrit und unauffälliger Erythrozyenmorphologie sowie normaler Retikulozytenzahl kommen u. a. differentialdiagnostisch folgende Ursachen in Betracht:
  – Extravasales Blut (z. B. Kephalhämatom)
  – Frühgeburtlichkeit (z. B. Asphyxie, Atemnotsyndrom, inadäquate Kalorienzufuhr)

- Fetopathia diabetica
- Erhöhte enterohepatische Rückresorption (z. B. Pylorusstenose, Darmatresien und -stenosen)
- Medikamente/Hormone (z. B. Pregnandiol, Muttermilchikterus, Lucey-Driscoll-Syndrom)
- Metabolische/endokrine Ursachen (z. B. Galaktosämie, Hypothyreose, Crigler-Najjar-Syndrom).

Bei normalem/erniedrigtem Hämatokrit und pathologischer Erythrozytenmorphologie und/oder erhöhter Retikulozytenzahl sind folgende Krankheitsbilder möglich:
- Erythrozytenenzymdefekte (z. B. Glucose-6-phosphat-Dehydrogenase-Defekt)
- Hämoglobinopathien
- Morphologische Fehlbildungen der Erythrozyten (z. B. Sphärozytose, Elliptozytose).

Das differentialdiagnostische Vorgehen bei erhöhtem indirektem Bilirubin ist in Abbildung 22 zusammengefaßt.

*Erhöhtes direktes, konjugiertes Bilirubin*
Ursächlich kommen u.a. folgende Krankheitsbilder in Betracht:
- Sepsis
- „Toxine" (z. B. im Rahmen der parenteralen Ernährung)
- Intrauterine Infektionen (TORCH)
- Gallengangsatresie (intra-, extrahepatisch)
- Riesenzellhepatitis
- Syndrom der eingedickten Galle
- Mukoviszidose
- Galaktosämie
- Alpha-1-Antitrypsin-Mangel
- Tyrosinose.

**Therapie**
Da es verständlicherweise zur Beantwortung der Frage, ab welcher Höhe des Bilirubinwertes mit neurologischen Schädigungen zu rechnen ist, keine doppelblinden, randomisierten, prospektiven Studien geben kann, kann es auch keine wissenschaftlich fundierten Bilirubin-Grenzwerte für den Einsatz prophylaktischer bzw. therapeutischer Maßnahmen geben. Dementsprechend unterschiedlich sind deshalb auch die entsprechenden Empfehlungen in der Literatur. Folgende Richtlinien werden derzeit weltweit anerkannt:

1. *Therapie einer Grunderkrankung*, falls möglich (z. B. Sepsis, Hypothyreose).

2. *Vermeidung zusätzlicher Risikofaktoren* (z. B. Hypothermie, Hypoglykämie, Asphyxie, Azidose, Hypoproteinanämie, Hirnblutung).

3. Bei Bestehen eines „Muttermilchikterus" (verursacht durch Inhibitoren der Glucuronyltransferase, z. B. 3-Alpha-20-Betapregnandiol und/oder ungesättigte Fettsäuren) *Muttermilchpause* für zwei Tage; Bilirubinspiegel fällt in diesem Zeitraum deutlich ab (meistens um ca. die Hälfte des Ausgangswertes).

4. *Phototherapie*
Eine Indikation zur Durchführung der Phototherapie ist im allgemeinen dann gegeben, wenn die Bilirubinkonzentration etwa 2 bis 4 mg/dl unterhalb der Austauschgrenze liegt (s. .Tab. 6). Diese Grenzziehung entbehrt allerdings nicht eines gewissen Maßes an Willkür!

Tab. 6: Therapiegrenzen beim Icterus neonatorum.

| Geburtsgewicht | Phototherapie Bilirubinwert [mg/dl] | Austauschtransfusion Bilirubinwert [mg/dl] |
|---|---|---|
| > 2500 g: | | |
|   Ohne Hämolyse | 18–20 | 25 |
|   Mit Hämolyse | 13–17,5 | > 20 |
| 1501–2500 g: | | |
|   Ohne Hämolyse | 14–18 | 16–20 |
|   Mit Hämolyse | 9–14 | > 16 |
| 1000–1500 g: | | |
|   Ohne Hämolyse | 10–14 | 12–16 |
|   Mit Hämolyse | 7–10 | > 12 |
| < 1000 g: | | |
|   Ohne Hämolyse | 9–10*) | 12–13 |
|   Mit Hämolyse | 6– 7*) | > 12 |

*) Einige Autoren empfehlen eine sofortige Phototherapie.
Die niedrigeren Grenzwerte in den einzelnen Gewichtsgruppen entsprechen dem jeweils niedrigeren Körpergewicht.

Bei der Phototherapie (Photoisomerisierung) werden in der Haut und den Hauptkapillaren unter Einwirkung von Blaulicht (Wellenlänge: 450 bis 470 nm) wasserunlösliche Bilirubinmoleküle in wasserlösliches Bilirubin umgewandelt. Dieses sogenannte Photobilirubin soll nicht neurotoxisch sein und wird sowohl in der Galle als auch im Urin ausgeschieden.

Das Neugeborene wird nackt (Verwendung kleiner Windeln) im Inkubator/Wärmebett der Lichttherapie unterzogen. Alle 3 bis 4 Stunden erfolgt ein Lagewechsel (Bauchlage/Rückenlage). Die Augen des Kindes werden üblicherweise mit einer Schutzbrille abgedeckt. Bei steigendem und nach oben grenzwertigem Bilirubin wird die Phototherapie kontinuierlich durchgeführt. Ansonsten erfolgt die Phototherapie alternierend: 12 Stunden Therapie und anschließend 8 Stunden Pause bis zum deutlichen Abfall des indirekten Bilirubins (ca. 3 mg/dl unter die Therapiegrenze). Während der Phototherapie muß dem Neugeborenen zusätzlich Flüssigkeit (plus 10 % zum altersentsprechenden Tagesbedarf) angeboten werden.

*Nebenwirkungen* der Phototherapie:
- Augenschädigung (Retina)
- Hautausschlag
- Erhöhter Wasserverlust (Haut und Darm)
- Diarrhöe
- Bronze-Baby-Syndrom
- Erhöhter Kalorienbedarf
- Störung der Mutter-Kind-Interaktionen

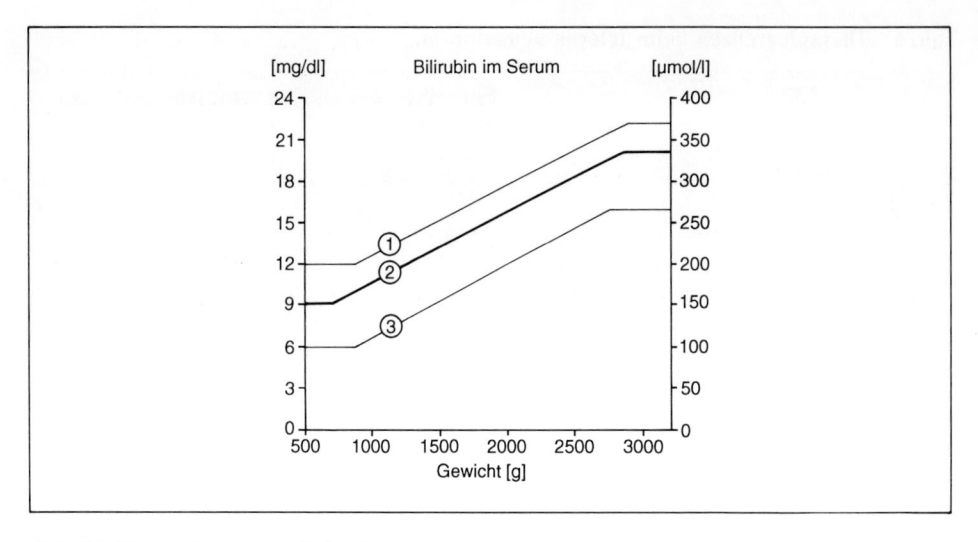

**Abb. 23: Therapiegrenzen beim Icterus neonatorum.**
① Blutaustauschgrenze bei Hyperbilirubinämie (trotz Phototherapie) und transfusionspflichtiger Anämie infolge verstärkter Hämolyse (z. B. Rh-Inkompatibilität). Bei einem Ikterus anderer Ursache ist eine Austauschtransfusion bei suffizient durchgeführter Phototherapie heute kaum mehr indiziert.
② Phototherapiegrenzen bei klinisch unauffälligen Früh- und Termingeborenen.
③ Phototherapiegrenzen bei Risikokindern (z. B. Blutgruppeninkompatibilität, Hypoxie, Azidose, Schock, Sepsis, Hirnblutung) und einem sehr schnellen Bilirubinanstieg (über 6 mg/12 Stunden) an den ersten beiden Lebenstagen.

- Verzögerter Verschluß des Ductus arteriosus Botalli.

### 5. Austauschtransfusion (ATT)
Bilirubinelimination aus dem Blut sowie Korrektur einer evtl. vorhandenen Anämie und/oder von Gerinnungsstörungen sowie ggf. Beseitigung sensibilisierter Erythrozyten [45].
Siehe hierzu auch S. 277.

Für den Einsatz von Phototherapie und Blutaustauschtransfusion werden in der Literatur folgende Richtlinien beschrieben:
Neben dem absoluten Wert des Bilirubinspiegels im Serum des Neugeborenen werden die Anstiegsrate des Bilirubins, bestehende Hämolyse, Frühgeburtlichkeit und andere Risikofaktoren (s. o.) berücksichtigt

Die entsprechenden Therapiegrenzen für beide therapeutischen Maßnahmen sind in Tabelle 6 und Abbildung 23 zusammengefaßt.

Bei Bilirubin-Anstiegsraten von 0,2 bis 0,5 mg/dl/h sollte ebenfalls mit einer Phototherapie begonnen werden. Die Anstiegsrate für eine Austauschtransfusion liegt bei > 0,5 mg/dl/h.

Beim Vorliegen zusätzlicher Risikofaktoren (Hypoxie, Azidose, Schock, Sepsis, neurologische Symptome etc.) gelten die Phototherapiegrenzen wie beim Vorliegen einer Hämolyse; die Austauschgrenzen sind um 2 bis 3 mg/dl herabzusetzen.

6. *Hochdosiertes intravenöses Gammaglobulin*
Beim Vorliegen eines Rh-bedingten immunhämolytischen Ikterus bietet sich eine Behandlung mit hochdosiertem Immunglobulin an [46]. Durch spezielle Rezeptorblockade des retikuloendothelialen Systems wird die Destruktion der antikörpertragenden Erythrozyten reduziert. Die Elimination des Bilirubins wird durch hochdosiertes Gammaglobulin nicht verbessert, so daß simultan eine Phototherapie erfolgen muß. Kommt es trotz Durchführung der oben genannten Behandlung nicht zum Abfall des Bilirubinspiegels im Serum, so muß eine Austauschtransfusion begonnen werden.

Dosierung des intravenösen Gammaglobulins:
Einzeldosis von 500 mg Polyglobin® N (Gammaglobulin)/kgKG als Kurzinfusion über 2 Stunden.

7. *Albuminsubstitution*
Die intravenöse Gabe von Albumin (Humanalbumin 5%, Biseko®) verstärkt die Plasmabindungskapazität für Bilirubin. Dieser Effekt ist besonders wichtig bei Frühgeborenen und kranken Neugeborenen mit einer Hypalbuminämie.

8. *Enzyminduktionstherapie*
Durch einige Medikamente kann eine Beschleunigung der Glucuronisierung und Ausscheidung des Bilirubins bewirkt werden. Dazu gehört die Verabreichung von Phenobarbital. Etwa 48 bis 72 Stunden nach Gabe dieses Arzneimittels ist ein therapeutischer Effekt (geringerer Anstieg des Serumbilirubins in der ersten Lebenswoche) zu beobachten.

# 4 Hydrops fetalis

### H. Stopfkuchen

Unter einem Hydrops fetalis versteht man eine übermäßige Flüssigkeitsansammlung im Feten, die zum Auftreten eines generalisierten subkutanen Ödems, meist kombiniert mit Aszites und/oder Pleuraerguß und/oder Perikarderguß, führt und fast immer mit einer vergrößerten ödematösen Plazenta kombiniert ist. Der Ausprägungsgrad eines Hydrops fetalis kann dabei sehr variieren.

Prinzipiell unterscheidet man einen immunologischen und einen nichtimmunologischen Hydrops fetalis, wobei letztere Form derzeit zahlenmäßig überwiegt.

Die Pathogenese des immunologischen Hydrops fetalis ist eine Alloimmunisation der Mutter gegen vom Vater vererbte Blutgruppenantigene des Fetus. Diese mütterlichen Alloantikörper sind plazentadurchgängig und bilden Immunkomplexe mit den fetalen Erythrozyten, die im fetalen RES phagozytiert werden. Die Alloantikörper zeigen meistens Rh-Spezifität (Anti-D, Anti-C), treten aber auch gegen seltene Blutgruppenantigene auf (Anti-Kell, Anti-Duffy etc).

Dem nichtimmunologischen Hydrops fetalis kann eine Vielzahl von Ursachen (z. B. Anämien, Herzrhythmusstörungen, Infektionen, strukturelle Herzerkrankungen, Gefäßfehlbildungen, genetische Ursachen) zugrunde liegen bzw. auch eine Reihe von assoziierten Anomalien mit ihm einhergehen.

**Symptome**
*Intrauterin* (Ultraschall):
- Generalisiertes subkutanes Ödem (insbesondere im Skalpbereich nachweisbar) mit Pleuraerguß und/oder Aszites und/oder Perikarderguß (Ort der ersten Flüssigkeitsansammlung)
- Polyhydramnion
- Wenig Kindsbewegungen.

*Postpartal:*
- Schwere peripartale Asphyxie
- Generalisiertes subkutanes Ödem in unterschiedlicher Ausprägung
- Aszites
- Zeichen der Herzinsuffizienz (s. S. 67)
- Spezifische Zeichen in Abhängigkeit von der zugrundeliegenden Ursache (z. B. Blässe und Hepatosplenomegalie beim Vorliegen eines immunologischen Hydrops fetalis; Herzrhythmusstörungen).

**Diagnostik**
Die Diagnose eines nichtimmunologischen Hydrops fetalis (ggf. einschließlich der Art der begleitenden Anomalie) wie natürlich auch die des immunologischen Hydrops fetalis sollte heute pränatal mit Hilfe der Ultraschalldiagnostik gestellt werden.

*Intrauterin:*
- Ultraschalluntersuchung zum Nachweis eines Hydrops fetalis
- Ultraschalluntersuchung des Feten, der Plazenta und der Nabelschnurgefäße zum Nachweis bzw. Ausschluß von Fehlbildungen bzw. Anomalien
- Echokardiographie zum Nachweis bzw. Ausschluß einer strukturellen Herzerkrankung und/oder von Herzrhythmusstörungen
- CTG zum Nachweis bzw. Ausschluß von Herzrhythmusstörungen
- Entnahme von fetalem Blut durch Punktion der Nabelschnurvene für hämatologische Untersuchungen und Chromosomenanalyse.

*Postpartal:*
- Blutgaswerte
- Säure-Basen-Haushalt
- Laborwerte (Blutbild mit Thrombozyten und Retikulozyten, Hämoglobin/Hämatokrit, Elektrolyte, Kreatin, Bilirubin, Eiweiß/Albumin, Leberenzyme, Gerinnungsstatus, Blutgruppenbestimmung, Coombs-Test)
- Röntgen-Thorax (Pleuraerguß, Herzgröße, Lungenödem, hypoplastische Lungen) (s. Abb. 24)
- Ultraschalldiagnostik (Pleuraerguß, Aszites, Fehlbildung)
- Echokardiographie (Perikarderguß, strukturelle Herzerkrankung)
- EKG (Herzrhythmusstörungen)
- Chromosomenanalyse (z. B. Turner-Syndrom)
- Serologische Untersuchungen auf konnatale Infektionen.

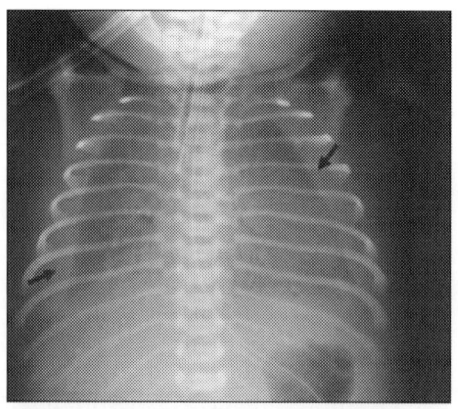

Abb. 24: Röntgen-Thorax-Aufnahme bei einem reifen Neugeborenen mit nichtimmunologischem Hydrops fetalis unmittelbar nach primärer Reanimation bei vorausgegangener intrauteriner Punktion und partieller Entleerung beider Pleurahöhlen: Rest – Hydrothoraces beidseits (Pfeile).

**Differentialdiagnostik**
Einen Hydrops fetalis verursachende bzw. mit einem Hydrops fetalis assoziierte Krankheitsbilder:
- Hämolytische Anämien:
  - Alloimmunhämolytische Anämien
  - Erythrozytenenzymdefekte
- Andere Anämien:
  - Feto-maternale Transfusion
  - Spenderzwilling bei Zwilling-zu-Zwilling-Transfusion
- Herzrhythmusstörungen:
  - Supraventrikuläre Tachykardie
  - Kompletter AV-Block
- Infektionen:
  - Virale Infektionen
  - Toxoplasmose
- Strukturelle Herzerkrankungen:
  - Präpartaler Verschluß des Foramen ovale
  - Trikuspidalinsuffizienz
  - Hypoplastisches Linksherz
  - Subaortenstenose mit Fibroelastose
  - Kardiomyopathie

- Tuberöse Sklerose mit kardialen Rhabdomyomen
- Gefäßfehlbildungen:
  - Chorionangiom der Plazenta, der Choriongefäße oder der Nabelschnurgefäße
  - Hämangiom der Leber
  - Zerebrale arterio-venöse Malformation
- Lymphgefäßanomalien:
  - Lymphangiektasie
- Zerebrale Defekte:
  - Enzephalozele
  - Intrakranielle Blutung
  - Holoprosenzephalie
- Raumforderungen im Thorax:
  - Adenomatoide Malformation der Lunge
  - Mediastinalteratom
- Teratome:
  - Steißbeinteratom
- Invasive Prozesse und Speicherkrankheiten:
  - Neuroblastom
  - Morbus Gaucher
  - Mukopolysaccharidosen
- Chromosomenstörungen:
  - Trisomie 18
  - Trisomie 21
  - Turner-Syndrom
- Knochenerkrankungen:
  - Osteogenesis imperfecta
- Andere:
  - Darmobstruktion mit Perforation und Mekoniumperitonitis
  - Volvulus
  - Prune-Belly-Syndrom
  - Kongenitale Nephrose
  - Kind diabetischer Mutter
  - Myotone Dystrophie
  - Mütterliche Behandlung mit Indometacin
- Idiopathisch: in 50% des nichtimmunologischen Hydrops fetalis.

**Therapie**

*Intrauterin:*
Besonders intensive intrauterine Überwachung des Feten!
- Immunologischer Hydrops fetalis:
  Wird der Hydrops fetalis zu einem Zeitpunkt diagnostiziert, an dem der Fet für eine Geburt noch zu unreif ist, besteht die einzige Behandlungsmöglichkeit in meist zu wiederholenden Bluttransfusionen direkt in die Nabelvene.
  Ist der Fet so weit entwickelt, daß er auch ex utero lebensfähig wäre, sind die beiden Behandlungsmöglichkeiten intrauterine intravasale Transfusion und sofortige Geburt mittels Kaiserschnitt mit nachfolgendem Blutaustausch gegeneinander abzuwägen.
- Nichtimmunologischer Hydrops fetalis:
  Eine intrauterin auftretende paroxysmale supraventrikuläre Tachykardie als Ursache eines Hydrops fetalis kann durch die Behandlung der Mutter mit einem Digitalispräparat sehr häufig erfolgreich beseitigt werden.

*Postpartal:*
Geburt sollte mittels Kaiserschnitt erfolgen!
  Die Erstversorgung eines Neugeborenen mit Hydrops fetalis hat nur dann Aussicht auf Erfolg, wenn sie gut vorbereitet ist! Zwei in der Neonatologie erfahrene Pädiater sollten bei der Geburt präsent sein.
  Eine enge Kooperation mit der zuständigen Bluttransfusionszentrale ist unabdingbar!
  Beim Vorliegen eines immunologischen Hydrops fetalis muß zum Zeit-

punkt der Geburt Blut zur sofortigen Verwendung vorbereitet sein:
- 250 ml (bzw. 50 ml) Buffy-Coat-freies frisches Erythrozytenkonzentrat der Blutgruppe 0, Rhesusfaktor und Kell-Faktor je nach Antikörperstatus der Mutter
- 250 ml (bzw. 50 ml) Buffy-Coat-freies frisches Erythrozytenkonzentrat der Blutgruppe 0, Rhesusfaktor und Kell-Faktor je nach Antikörperstatus der Mutter in 250 ml (bzw 50 ml) AB-Plasma.

Das vorbereitete Blut sollte gegen mütterliches Serum gekreuzt werden. Um eine „Graft-versus-Host"-Reaktion zu vermeiden, müssen die Blutpräparate bestrahlt werden. Nach der Bestrahlung wird das Blut innerhalb von 6 Stunden transfundiert.

Neugeborene mit einem Hydrops fetalis weisen meist eine schwere Asphyxie auf, die intensive Reanimationsmaßnahmen erforderlich macht:
- Primäre Intubation:
  Beatmung mit 100 % Sauerstoff und mit hohen Beatmungsdrücken (einschließlich hohem PEEP)
- Ggf. sofortiges Legen von Pleuradrainagen
- Ggf. Aszitespunktion
- Legen eines Nabelarterien- und Nabelvenen-Katheters:
  Überwachung des zentralen Venendrucks, des systemarteriellen Drucks, der arteriellen Blutgase
- Volumentherapie (5 bis 10 ml/kgKG Erythrozytenkonzentrat oder Freshfrozen-Plasma) wegen der häufig vorliegenden Hypovolämie (niedriger zentraler Venendruck!) unter kontinuierlicher Beobachtung des zentralen Venendrucks und des systemarteriellen Drucks

- Säure-Basen-Ausgleich
- Einsatz von Inotropika (s. S. 77)
- Das Vorliegen einer schweren Anämie bzw. eines immunologischen Hydrops fetalis erfordert den sofortigen Beginn einer Austauschtransfusion (zur Korrektur der Anämie, des Blutvolumens und der Hyperbilirubinämie; zum Auswaschen von mütterlichen IgG-Alloantikörpern). Die Austauschtransfusion erfolgt (ggf. gleichzeitig über beide Nabelkatheter) mit Erythrozytenkonzentrat in Portionen von 2 bis 3 ml/kgKG bis zu einem Hämatokrit von über 35 Vol%
- Gezielte Behandlung einer zugrundeliegenden paroxysmalen supraventrikulären Tachykardie (s. S. 63).

*Nach initialer Stabilisierung:*
- Fortführen der Beatmung mit hohen Beatmungsdrücken einschließlich hohem PEEP (auf kardiale Depression achten!)
- Gabe von Furosemid
- Restriktive Flüssigkeitszufuhr (60 bis 80 ml/kgKG/d) mit dem Ziel des „Ausschwemmens"
- Achten auf das Auftreten einer disseminierten intravasalen Gerinnung.

**Prognose**

Während die Prognose des *nichtimmunologischen* Hydrops fetalis insgesamt sehr ungünstig ist und vor allem von den Begleitfehlbildungen abhängt, hat sich die Prognose des *immunologischen* Hydrops fetalis in den vergangenen Jahren dank der Erweiterung der intrauterinen therapeutischen Maßnahmen deutlich verbessert.

# 5 Infektionen

## 5.1 Neugeborenensepsis
### H. Stopfkuchen

Vom Vorliegen einer Neugeborenensepsis spricht man dann, wenn in den ersten vier Lebenswochen systemische Infektionszeichen auftreten, die mit einer Bakteriämie einhergehen [47].

Klinisch unterscheidet man dabei zwei Formen:
- Eine früh beginnende (early onset) Form und
- eine spät beginnende (late onset) Form.

Bei der früh beginnenden Neugeborenensepsis handelt es sich um ein häufig Frühgeborene betreffendes, fulminantes, multisystemisches Krankheitsbild während der ersten vier Lebenstage. Die Erreger stammen aus dem Geburtskanal und werden während des Geburtsvorganges erworben.

Die spät beginnende Form tritt frühestens am fünften Lebenstag, meist aber später auf. Die dafür verantwortlichen Erreger können noch aus dem Geburtskanal stammen oder werden postpartal durch menschlichen Kontakt oder durch Kontakt mit kontaminiertem Material erworben.

Die Häufigkeit einer Neugeborenensepsis wird mit 0,1 bis 0,8 % aller Lebendgeborenen angegeben.

Als Risikofaktoren gelten:
- Niedriges Geburtsgewicht/Frühgeburtlichkeit
- Beeinträchtigte respiratorische Funktion des Neugeborenen bei der Geburt
- Mütterliche peripartale Infektion
- Vorzeitiger Fruchtblasensprung (über 18 Stunden).

Ein besonderes Problem stellen heute mit einer Bakteriämie einhergehende systemische Infektionen bei Früh- und Termingeborenen auf neonatologischen Intensivstationen dar. Bis zu 14 % aller aufgenommenen Kinder können davon betroffen sein. Eine wesentliche Rolle spielen dabei zentrale Venenkatheter.

Das Erregerspektrum der Neugeborenensepsis variiert zum Teil erheblich von Abteilung zu Abteilung. Generell kommt den beta-hämolysierenden Streptokokken der Gruppe B, E. coli, Staphylococcus epidermidis, Staphylococcus aureus, Listeria monocytogenes, Enterobacter, Klebsiella, Haemophilus und Enterokokken die größte Bedeutung zu.

Beta-hämolysierende Streptokokken der Gruppe B, E. coli und Listeria monocytogenes kommen dabei als Verursacher sowohl der frühen als auch der späten Form der Neugeborenensepsis in Betracht, während Staphylokokken und Pseudomonas meist mit der spät auftretenden Form assoziiert sind.

**Symptomatik**

Viele Neugeborene mit früh beginnender Sepsis bieten bereits zum Zeitpunkt der Klinikaufnahme klinische Sepsiszeichen oder entwickeln diese kurze Zeit später.

Die ersten Zeichen einer Neugeborenensepsis können dabei insbesondere bei reifen Neugeborenen außerordentlich diskret sein und unterscheiden sich nicht von den klinischen Zeichen nichtinfektiöser Krankheitsprozesse. Dazu zählen:
- Geringere Aktivität
- Blasses Hautkolorit
- Schlechtes Trinkverhalten
- Spucken von Nahrung.

Kurze Zeit (eventuell einige Stunden) später treten dann markantere Symptome auf. Dazu zählen insbesondere:
- Temperaturinstabilität
  - Hyperthermie/Hypothermie (ggf. Notwendigkeit zur Wärmeregulierung im Inkubator)
- Zentrales Nervensystem
  - Hypotonie
  - Apathie
  - Zittrigkeit
  - Krämpfe
- Gastrointestinale/abdominale Symptome
  - Erbrechen
  - Diarrhö
  - Aufgetriebenes und druckempfindliches Abdomen
- Atmung
  - Apnoe/Tachypnoe
  - Zyanose
  - Interkostale Einziehungen
- Kardiovaskuläres System [26, 48]
  - Blasse, marmorierte Haut
  - Kalte, feuchte Haut
  - Tachykardie/Bradykardie
  - Hypotonie
  - Verlängerte kapillare Füllungszeit (länger als 2 bis 3 Sekunden).

Je weiter die Sepsis fortschreitet, desto deutlicher und charakteristischer werden natürlich auch die auftretenden Symptome.

**Diagnostik**

Die Diagnose „Neugeborenensepsis" stützt sich
- auf anamnestisch zu erhebende Risikofaktoren
- auf die klinischen Zeichen und klinischen Befunde (s. o.)
- auf die Ergebnisse von Laboruntersuchungen.

Risikofaktoren für die *früh* beginnende Form der Neugeborenensepsis sind:
- Vorzeitiger Wehenbeginn
- Vorzeitiger Fruchtblasensprung (mehr als 18 Stunden)
- Chorioamnionitis
- Mütterliche peripartale Infektion (peripartales Fieber)
- Niedriges Geburtsgewicht/Frühgeburtlichkeit
- Mekoniumhaltiges Fruchtwasser.

Risikofaktoren für die *spät* beginnende Form der Neugeborenensepsis sind:
- Frühgeburtlichkeit
- Intravasale Katheter

- Venenverweilkanülen
- Tuben im Bereich der oberen Luftwege
- Invasive Eingriffe
- Fettinfusion
- Umgebungsexposition.

**Laboruntersuchungen**

Abgesehen vom Ergebnis kultureller Untersuchungen gibt es keinen Test, der für sich allein genommen eine klare Unterscheidung zwischen einem infizierten und einem nichtinfizierten Neugeborenen erlaubt.

*Mikrobiologische Untersuchungen*
Das wichtigste Kriterium für die Diagnose einer bakteriellen Sepsis ist der Nachweis eines Erregers in einer signifikanten Quelle wie Blut, Liquor und ggf. Urin. Der Erregernachweis im Bereich der Nasen-Rachen-Schleimhaut, der Haut und des Nabels weist lediglich auf eine Keimbesiedlung hin.

- Blutkultur
  1 ml Blut; nach der ersten Lebensstunde nicht aus Nabelschnurgefäßen; positiver Nachweis meist innerhalb von 24 bis 48 Stunden
- Liquorkultur
  Sofern der Allgemeinzustand des Kindes dies erlaubt
- Kulturen aus Magensaft und äußerem Gehörgang
- Antigennachweis:
  Eine sensitive und rasche Methode zum Nachweis von Streptokokken der Gruppe B – auch nach bereits begonnener antimikrobieller Therapie – stellt der Latex-Agglutinations-Schnelltest zum qualitativen Nachweis von gruppenspezifischen Zellwandantigenen im Liquor und im konzentrierten Urin dar [49].

*Laborchemische Untersuchungen*
- Leukozyten
  - Gesamtzahl der neutrophilen Granulozyten: Unter- oder Überschreiten von altersabhängigen Normalwerten (s. Abb. 25)
  - Gesamtzahl der unreifen Granulozyten: Überschreiten des altersabhängigen Normalwertes.
  - Erhöhter Neutrophilenquotient: Unreife (Stabkernige, Promyelozyten, Myelozyten)/Gesamtneutrophile: Normal kleiner 0,16 in den ersten 24 Lebensstunden, kleiner 0,13 nach 60 Lebensstunden.
- Akute Phasenproteine:
  - C-reaktives Protein: Normal kleiner 1 mg/dl; Anstieg frühestens 12 bis 24 Stunden nach Infektionsbeginn!
  - Erhöhung der Granulozyten-Elastase: Sehr sensitive Methode.

Das Nichtausreichen eines einzelnen Labortests zu einem schnellen,

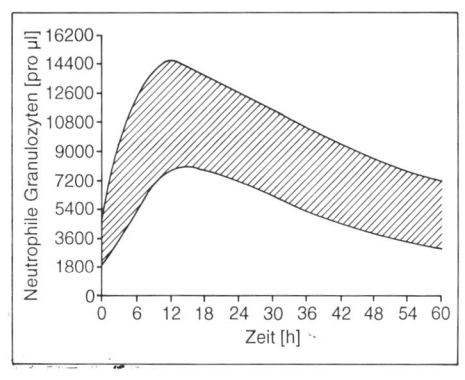

Abb. 25: Bereich der Gesamtzahl der neutrophilen Granulozyten in den ersten 60 Lebensstunden bei gesunden Neugeborenen und bei Neugeborenen mit Geburtskomplikationen, 26.–44. SSW [218].

frühen und verläßlichen Nachweis einer bakteriellen Sepsis beim Neugeborenen hat dazu geführt, die Ergebnisse von verschiedenen Tests zusammenzufassen, um so die Voraussagegenauigkeit zu verbessern. So werden unter anderem das Verhältnis von Stabkernigen zu Gesamtneutrophilen, die Gesamtzahl der neutrophilen Granulozyten, das C-reaktive Protein, die Blutkörperchen-Senkungsgeschwindigkeit usw. bestimmt und das Vorliegen einer Sepsis nur angenommen, wenn wenigstens zwei der untersuchten Parameter abnorme Werte aufweisen. Dieses Vorgehen hat nicht zur Etablierung eines absolut sicheren Testverfahrens geführt, aber insgesamt doch sowohl die positive als auch vor allem die negative Voraussagegenauigkeit der akuten Phasenproteine verbessert. Dies kann mit dazu beitragen, daß die Zahl der Neugeborenen, die unnötigerweise antibiotisch behandelt werden, reduziert bzw. daß die Dauer der Antibiotikatherapie verkürzt werden kann. Allerdings ändert dies grundsätzlich nichts daran, daß die klinische Beurteilung des Neugeborenen hinsichtlich der Möglichkeit des Vorliegens einer systemischen Infektion erste Priorität genießt.

Labortests dienen nur zur Unterstützung und Erweiterung der anamnestischen Hinweise und des klinischen Eindrucks. Im Zweifelsfall sollte immer mit einer Antibiotikatherapie begonnen werden!

**Behandlung**
*1. Antimikrobielle Therapie [50, 51]*
Wenn Anamnese und/oder klinische Symptome den geringsten Verdacht auf das Vorliegen einer Neugeborenensepsis aufkommen lassen, sollten

- Blut-, Urin- und ggf. Liquorkulturen angelegt
- spezifische Laboruntersuchungen veranlaßt (Blutbild, Differentialblutbild, CRP, Elastase)
- das Anfertigen einer Röntgenaufnahme des Thorax in Betracht gezogen und
- mit einer antibiotischen Therapie begonnen werden.

Dieses Vorgehen ist deshalb dringend erforderlich, weil die ersten klinischen Zeichen einer Neugeborenensepsis sehr diskret sein können, die Krankheit aber ggf. foudroyant innerhalb weniger Stunden fortschreiten kann (kurze Latenzzeit zwischen bakterieller Invasion und Manifestation eines septischen Schocks!) und dann immer noch mit einer recht hohen Letalität belastet ist.

Dementsprechend muß auch akzeptiert werden, daß relativ viele Neugeborene wegen des Verdachts auf eine Sepsis behandelt werden, daß aber der sichere Nachweis einer Sepsis (positive Blut-, Urin- oder Liquorkultur) nur bei wenigen gelingt.

Das heißt, derzeit müssen relativ viele Neugeborene behandelt werden, um die wenigen mit einer wirklichen Sepsis zu erfassen.

Initiale Chemotherapie
Die Wahl des Antibiotikums oder der Antibiotika für die Initialbehandlung einer anamnestisch/klinisch vermuteten Neugeborenensepsis hängt ab von dem bekannten Erregerspektrum einer Neugeborenensepsis und der antimikrobiellen Empfindlichkeit der Erreger:
- Übliches Erregerspektrum einer *früh* beginnenden Neugeborenensepsis:

- Grampositive Kokken, insbesondere Streptokokken der Gruppe B (ggf. Staphylokokken, Enterokokken)
- Gramnegative enterale Organismen, insbesondere E. coli
- Listeria monocytogenes
∎ Übliches Erregerspektrum einer *spät* beginnenden Neugeborenensepsis:
- Grampositive Kokken, insbesondere Staphylococcus aureus, Staphylococcus epidermidis, Streptokokken der Gruppe B
- Gramnegative Enterobazillen wie Pseudomonas aeruginosa, Klebsiella, Serratia, Proteus, E. coli.

Entsprechend dem Erregerspektrum erfolgt die initiale Chemotherapie wie folgt:
∎ Initialbehandlung einer *früh* beginnenden Neugeborenensepsis:
- Ampicillin plus Aminoglykosid (z. B. Gentamicin/Netilmicin)
∎ Initialbehandlung einer *spät* beginnenden Neugeborenensepsis:
- Neugeborene jünger als zwei Wochen: Ampicillin plus Aminoglykosid
- Frühgeborene während der ersten zwei Lebenswochen: Ampicillin plus Aminoglykosid oder Cefotaxim
- Reife Neugeborene älter als zwei Wochen: Ampicillin plus Cephalosporin

Kommt aufgrund der Anamnese zusätzlich eine Staphylokokkeninfektion in Betracht: Vancomycin zusätzlich.
Bei Verdacht bzw. Hinweis auf zusätzliches Vorliegen einer Meningitis:
- Ampicillin plus Cefotaxim/Ceftazidin.

Die Therapieschemata zur Behandlung einer Sepsis oder einer Meningitis sind in Tabelle 7 zusammengestellt.

Dauertherapie
Sobald die Ergebnisse der kulturellen Untersuchungen und der Resistenzprüfung bekannt sind, wird die Initialtherapie dem neuen Kenntnisstand ggf. angepaßt. Die Therapiedauer sollte bei fehlender fokaler Infektion 7 bis 10 Tage betragen. Beim Vorliegen einer Meningitis (Streptokokken B, gramnegative Keime) muß die antibiotische Behandlung auf mindestens 21 Tage ausgedehnt werden. Wichtig sind Blutspiegelkontrollen von Aminoglykosiden und von Vancomycin.

Bleiben die angelegten bakteriellen Kulturen negativ, muß das weitere therapeutische Vorgehen von der klinischen Gesamtsituation abhängig gemacht werden. Diese Entscheidung sollte drei Tage nach Anlegen der Kulturen erfolgen. Hat sich der Allgemeinzustand des Neugeborenen zwischenzeitlich wieder völlig normalisiert und sind auch die zusätzlichen Laboruntersuchungen unauffällig geblieben bzw. haben die initialen klinischen Verdachtszeichen für das Vorliegen einer Sepsis eine andere Erklärung gefunden, so kann und sollte die antibiotische Behandlung beendet werden. Dies ist deshalb so wichtig, da derzeit zahlenmäßig noch sehr viele Neugeborene eine antibiotische Initialtherapie erhalten.

Ist das Neugeborene jedoch weiterhin beeinträchtigt und kann eine Sepsis auch weiterhin nicht ausgeschlossen werden, so sollte die Applikation der Antibiotika trotz negativer Kulturen fortgesetzt werden.

**Tab. 7: Antibiotikadosierung beim Vorliegen einer Sepsis oder einer Meningitis.**

| Antibiotikum | Sepsis | Meningitis |
|---|---|---|
| Ampicillin | 50–75 mg/kgKG/d in 2–3 Dosen in der ersten Woche<br>Danach:<br>75–100 mg/kgKG/d in 3 Dosen | 200 mg/kgKG/d in 2–3 Dosen in der ersten Woche<br>Danach:<br>200–300 mg/kgKG/d in 3–4 Dosen |
| Benzyl-penicillin | > 2000 g<br>1. Woche:<br>50 000 E/kgKG/d in 3 Dosen<br>Nach 1. Woche:<br>100 000 E/kgKG/d in 4 Dosen<br><br>< 2000 g<br>1. Woche:<br>50 000 E/kgKG/d in 2 Dosen<br>Nach 1. Woche:<br>75 000 E/kgKG/d in 3 Dosen<br>(in 2–4 Dosen) | > 2000 g<br>1. Woche:<br>150 000 E/kgKG/d in 3 Dosen<br>Nach 1. Woche:<br>200 000 E/kgKG/d in 4 Dosen<br><br>< 2000 g<br>1. Woche:<br>100 000 E/kgKG/d in 2 Dosen<br>Nach 1. Woche:<br>150 000 E/kgKG/d in 3 Dosen<br>(in 2–4 Dosen) |
| Gentamicin | **Reife Neugeborene**<br>5 mg/kgKG/d in 2 Dosen in der ersten Woche<br>Danach:<br>7,5 mg/kgKG/d in 3 Dosen<br><br>**1000–1500 g**<br>2,5 mg/kgKG/d in 2 Dosen<br><br>**< 1000 g**<br>2,5 mg/kgKG/d in 1 Dosis<br>Spitzenspiegel: 6–10 µg/ml (wichtig!)<br>Talspiegel: < 2 µg/ml | Wie Sepsis |
| Netilmicin | **Reife Neugeborene**<br>5 mg/kgKG/d in 2 Dosen in der ersten Woche<br>Danach:<br>7,5 mg/kgKG/d in 3 Dosen<br><br>**< 2500 g**<br>3 mg/kgKG/d in 2 Dosen<br>Spitzenspiegel: 5–8 µg/ml (wichtig!)<br>Talspiegel: < 1–5 µg/ml | Wie Sepsis |

Tab. 7 (Fortsetzung): Antibiotikadosierung beim Vorliegen einer Sepsis oder einer Meningitis.

| Antibiotikum | Sepsis | Meningitis |
|---|---|---|
| Vancomycin | > 2000 g<br>45 mg/kgKG/d in 2 Dosen<br>(Infusion über 30 min)<br><br>1200–2000 g<br>36 mg/kgKG/d in 2 Dosen<br><br>800–1200 g<br>24 mg/kgKG/d in 1 Dosis<br><br>< 800 g<br>18 mg/kgKG/d Injektion nur alle 36 Stunden<br>Spitzenspiegel: 15–30 µg/ml<br>Talspiegel: < 5–10 µg/ml | Wie Sepsis |
| Cefotaxim | 100 mg/kgKG/d in 2 Dosen in der ersten Woche<br>Danach:<br>150 mg/kgKG/d in 3 Dosen | Wie Sepsis |
| Ceftazidim | 100 mg/kgKG/d in 2 Dosen (< 2000 g) oder in 3 Dosen (> 2000 g) in der ersten Woche<br>Danach:<br>150 mg/kgKG/d in 3 Dosen | Wie Sepsis |

*2. Supportive Maßnahmen*
Im Hinblick auf eine erfolgreiche Behandlung einer Neugeborenensepsis kommt außer einer rationalen antimikrobiellen Therapie dem frühzeitigen, wohlüberlegten Einsatz von Maßnahmen zur Stabilisierung des kardiopulmonalen Systems eine entscheidende Bedeutung zu. Dies gilt in besonderem Maße beim Auftreten bzw. beim Vorliegen eines septischen Schocks (s. S. 72):
- Sauerstoffzufuhr sowie ggf. frühzeitiger Einsatz einer Beatmungstherapie
- Ausreichende Volumenzufuhr (z. B. 10 bis 20 ml/kgKG Biseko®/Albumin 5 %/Blut)
- Frühzeitiger, situationsgerechter Einsatz von Katecholaminen (Dopamin/Dobutamin/Noradrenalin).

*3. Zusätzliche therapeutische Maßnahmen*
Zusätzliche therapeutische Maßnahmen über die antimikrobielle Thera-

pie und die supportiven Maßnahmen hinaus bestehen
- in der Förderung von Abwehrmechanismen (z. B. Zufuhr von FFP; intravenöses Immunglobulin 500 mg/kgKG, z. B. Pentaglobin®) [52–55]
- in der Beeinflussung humoraler Mediatoren
- und in der Neutralisierung bzw. Beseitigung von Endotoxinen (z. B. FFP).

Der therapeutische Nutzen derartiger Maßnahmen ist jedoch noch längst nicht zweifelsfrei nachgewiesen!

**Prävention**
- Maßnahmen zur Vermeidung von Frühgeburten
- Chemoprophylaxe (z. B. mit Ampicillin i. v.) bei Risikopatientinnen während der Geburt
- Prophylaktische Gabe von intravenös zu verabreichenden Immunglobulinen (umstritten) (z. B. wiederholte Gabe von 500 mg/kgKG) [55–58]
- Strenge Indikationsstellung für das Legen von zentralen Gefäßkathetern
- Beachtung hygienischer Grundregeln (z. B. Händewaschen!)

## 5.2 Konnatale Infektionen
A. Queisser-Luft

Die Gruppe der konnatalen Infektionen kann unter dem Akronym „TORCH" vereinfachend zusammengefaßt werden:
**T**oxoplasmose
**O**thers (Gonorrhö, Listeriose, Chlamydien, Syphilis, TBC, Varizellen, AIDS)
**R**öteln
**C**ytomegalie
**H**erpes simplex, Hepatitis B/C

### 5.2.1 Toxoplasmose

**Erreger**
Toxoplasma gondii.

**Infektion der Mutter**
Orale Infektion (Essen von ungekochtem Fleisch, Gemüse); selten durch Bluttransfusion, Organtransplantation; Übertragung durch Katzenkot möglich.

**Infektion des Neugeborenen**
Die Infektion erfolgt hämatogentransplazentar.

**Epidemiologie**
Lediglich bei Erstinfektion der Mutter in der Schwangerschaft ist eine konnatale Toxoplasmose des Kindes möglich. Die Zahl der konnatalen Toxoplasmosefälle kann mit ca. 2 von 1000 Lebendgeborenen angenommen werden.

## Klinische Leitsymptome

Bei der intrauterinen Infektion hängen Auftreten und Schweregrad der klinischen Symptome vom Zeitpunkt der Infektion ab:
1. Schwangerschaftsdrittel: Etwa 25 % der Kinder haben eine konnatale Toxoplasmose. Dabei werden Spontanaborte und Totgeburten sowie schwere Erkrankungen der Neugeborenen festgestellt.
2. Schwangerschaftsdrittel: Ungefähr die Hälfte der Neugeborenen weist eine konnatale Infektion auf, etwa 30 % haben klinische Symptome.
3. Schwangerschaftsdrittel: Ungefähr 65 % der Kinder haben eine konnatale Infektion, davon zeigen lediglich etwa 10 % klinische Zeichen bei der Geburt.

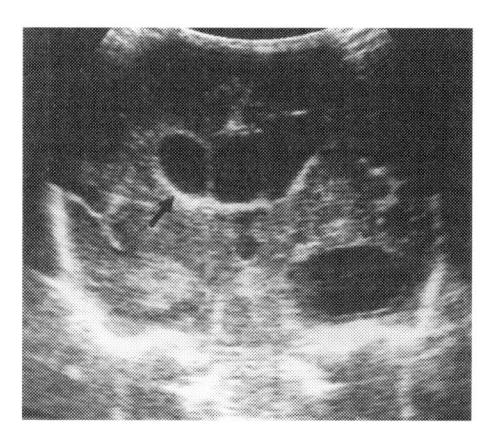

Abb. 26: Ultraschalluntersuchung des Schädels (Frontalschnitt) bei einem 14 Tage alten männlichen Neugeborenen mit konnataler Toxoplasmose: Nachweis von zerebralen Verkalkungen (Pfeil).

## Klinische Zeichen
- Mikrozephalie
- Hydrozephalus
- Intrazerebrale Verkalkungen (Abb. 26), Enzephalitis
- Icterus prolongatus
- Exanthem
- Chorioretinitis, Blindheit
- Epilepsie
- Psychomotorische und geistige Retardierung.

*Beachte:*
Die okuläre Toxoplasmose (Chorioretinitis) tritt häufig erst im zweiten oder dritten Lebensjahrzehnt auf. Sie ist aber als Folge einer konnatalen Erkrankung anzusehen.

## Laborchemische Leitsymptome
- Nachweis von Anti-Toxoplasma-IgM im Serum beim Kind
- IgG-Titer sind etwa 4 bis 6 Wochen nach einer Infektion nachzuweisen, positive Titer können lebenslang persistieren
- Nachweis von spezifischem IgA
- Nachweis von Toxoplasma-spezifischer DNS mit Polymerase-Ketten-Reaktion (PCR)
- Nachweis von zirkulierenden Antikörpern (ELISA-System)
- Anämie
- Thrombozytopenie
- Hohes Liquoreiweiß (evtl. Pleozytose), Nachweis von Anti-Toxoplasma-IgM im Liquor
- Nachweis von Anti-Toxoplasma-IgM im Serum bei der Mutter des Neugeborenen während der Schwangerschaft
- Pränatale Diagnose der fetalen Infektion durch Choriozentese möglich.

*Beachte:*
Bei Verdacht auf das Vorliegen einer konnatalen Toxoplasmose ist sowohl beim Kind als auch bei der Mutter die Diagnose serologisch zu sichern.

## Diagnostik
- Erhebung der Vorgeschichte
- Klinische Befunderhebung
- Labordiagnostik (Serum und Liquor)
- Ultraschalluntersuchung des Schädels (s. Abb. 26)
- Röntgenaufnahme des Schädels
- Augenärztliche Untersuchung (Spaltlampe)
- EEG-Ableitung bei nachgewiesenem Liquor-IgM.

## Differentialdiagnose
- Andere konnatale Infektionen (z. B. Rötelninfektion, Zytomegalie, Herpes-simplex-Infektion, Syphilis, Listeriose)
- Bakterielle Infektionen
- Zerebrale Fehlbildungen
- Zerebrales Anfallsleiden.

## Therapie
Bezüglich der Therapie einer konnatalen Toxoplasmose existieren bis heute keine kontrollierten, randomisierten, prospektiven Studien. Wegen der Schwere der klinischen Symptome bzw. Erkrankungen der Neugeborenen sollte (nach vorliegenden Studienergebnissen) eine entsprechende medikamentöse Behandlung dennoch durchgeführt werden. Durch adäquate Behandlung der Mutter (bei Erstinfektion) in der Schwangerschaft läßt sich für das Kind das Risiko einer konnatalen Infektion um ca. 60 % reduzieren, aber keinesfalls gänzlich ausschalten [59].

1. Vorgehen bei einem Neugeborenen mit *geringem Verdacht auf konnatale Toxoplasmose*
- Die mütterliche Anamnese ist positiv (Toxoplasma-IgG bei der Mutter > 200 IE/ml, keine Serokonversion in der Schwangerschaft bzw. IgG < 200 IE/ml und Toxoplasmosebehandlung der Mutter in der Schwangerschaft). Klinische Symptome beim Kind bestehen nicht.
- Keine Therapie
- Überwachung:
  Laborchemische Kontrollen des Kindes (alle 3 Monate), bis das Kind seronegativ ist (Abfall der Leihtiter). Steigt der IgG-Titer an, sollte die komplette Diagnostik durchgeführt werden (Serum, Liquor, Augenhintergrunduntersuchung und Ultraschall des Schädels).

2. Vorgehen bei einem Neugeborenen mit *Verdacht auf konnatale Toxoplasmose*
- Die mütterliche Anamnese ist positiv (Toxoplasma-IgG > 200 IE/ml und Serokonversion in der Schwangerschaft) bzw. Toxoplasma-IgG beim Neugeborenen > 200 IE/ml (in den ersten drei Lebensmonaten) und unklare mütterliche Anamnese. Klinische Symptome beim Kind bestehen nicht.
- Therapie:
  - Spiramycin 100 mg/kgKG/d in 2 Einzeldosen (ED) p. o. über 2 Wochen
  Dann:
  - Pyrimethamin 1 mg/kgKG/Woche als ED p. o.
  plus
  - Sulfadiazin 20 mg/kgKG/Woche als ED p. o.
- Therapiedauer:
  Bis zum Ausschluß der Infektion oder für 1 Jahr
- Überwachung:
  Klinische und laborchemische Kontrollen alle 3 Monate (Entwicklungsstand, Augenhintergrund, Sonogra-

phie des Schädels, Serologie, ggf. Liquor) bis zur Seronegativierung. Bei Bestätigung der Diagnose bzw. Auftreten von klinischen Symptomen Therapie nach Punkt 3b (s. u.).

3. Vorgehen bei einem Neugeborenen mit *nachgewiesener Toxoplasmose*
(a) Neugeborene mit positivem IgM und/oder positiver pränataler Diagnostik ohne klinische Symptomatik (Liquorbefund, Schädelsonographie, Augenhintergrund und klinischer Befund sind unauffällig):
- Therapie:
  - Spiramycin 100 mg/kgKG/d in 2 ED p. o. über 2 Wochen
  Dann:
  - Pyrimethamin 1 mg/kgKG/Woche als ED p. o.
  plus
  - Sulfadiazin 20 mg/kgKG/Woche als ED p. o.
- Therapiedauer: 1 Jahr
- Überwachung:
  Monatliche Blutbild- und Titerkontrollen. Regelmäßige Kontrolluntersuchungen (Augenhintergrund, US-Schädel, Entwicklungsstand).
(b) Neugeborene mit positivem IgM und klinischer Symptomatik (pathologischer klinischer Status und/oder pathologischer Liquorbefund und/oder pathologischer Augenhintergrund und/oder pathologischer Schädelsonographiebefund):
- Therapie:
  - Spiramycin 100 mg/kgKG/d in 2 ED per os über 2 Wochen
  Dann:
  - Pyrimethamin 1 mg/kgKG/d in 1 ED p. o.
  - Sulfadiazin 100 mg/kgKG/d in 2 ED p. o.
  plus

  - Folsäure 15 mg/kgKG/Woche p. o.
- Therapiedauer: mindestens 1 Jahr
- Überwachung:
  Regelmäßige klinische, laborchemische, sonographische und augenärztliche Kontrollen (ca. alle 4 Wochen).

4. Bei aktiver Chorioretinitis mit Makulabeteiligung wird zusätzlich zur unter Punkt 3b beschriebenen Therapie Prednison (1 bis 2 mg/kgKG/d) verabreicht.

**Prognose**
Die Prognose hängt vom Ausmaß der klinischen Symptome ab.

**Prophylaxe**
Schwangere, die noch keine Antikörper gegen Toxoplasmose entwickelt haben, sollten folgende Dinge beachten:
- Kein rohes Fleisch verzehren
- Waschen von Obst und Gemüse
- Nahrungsmittel vor Ungezieferkontakt schützen
- Desinfektion von „Katzentoiletten"
- Tragen von Schutzhandschuhen bei der Gartenarbeit
- Serologische Kontrollen in der Schwangerschaft.
  Literatur: [60, 61, 62]

## 5.2.2 Gonorrhö

**Erreger**
Neisseria gonorrhoeae.

**Infektion der Mutter**
Die Gonorrhö wird fast immer durch Geschlechtsverkehr übertragen.

## Infektion des Neugeborenen
Infektion im Geburtskanal (Kontaktinfektion und/oder Aspiration von infektiösem Material).

## Epidemiologie
Bei etwa 70% der schwangeren Frauen, die an einer Gonorrhö erkrankt sind, verläuft die Infektion der Mutter asymptomatisch. Im ersten Schwangerschaftsdrittel werden akute Salpingitiden und Peritonitiden sowie damit verbundene Fehlgeburten beobachtet. Im dritten Trimenon kann es aufgrund der vorliegenden Gonorrhö-Infektion zum vorzeitigen Blasensprung und zur Amnioninfektion kommen. Insgesamt geht man davon aus, daß weltweit ca. 6 bis 9 von 100 000 Neugeborenen an einer purulenten Gonokokken-Konjunktivitis erkranken. Vor der Einführung der Credéschen Prophylaxe war die Gonokokkenophthalmie die häufigste eitrige Konjunktivitis im Neugeborenenalter.

## Klinische Leitsymptome
- Eitrige Konjunktivitis, Hornhautulzerationen, Hornhautperforationen, Hornhautfibrose, Erblindung
- Kopfhautabszesse
- Arthritis
- Sepsis
- Meningitis
- Endokarditis
- Makulopapulöser Hautausschlag

## Laborchemische Leitsymptome
- Infektionszeichen im Differentialblutbild
- CRP-Anstieg
- Direkter Erregernachweis aus Blut, Eiter, Liquor, Synovialflüssigkeit.

## Diagnostik
- Anamnese
- Klinische Befunde
- Labordiagnostik/Direktnachweis des Erregers
- Augenärztliche Untersuchung
- Ggf. EKG, Echokardiographie
- Ggf. orthopädische Untersuchung.

## Differentialdiagnose
- Konnatale Syphilis
- Chlamydieninfektion
- Sepsis anderer Ursache
- Andere bakterielle Infektionen.

## Therapie
Sowohl bei lokaler Erkrankung (Ophthalmie, Abszeß) als auch bei disseminierter Erkrankung:
- Benzylpenicillin 100 000 E/kgKG/d in 3 ED i.v.

oder nach Resistenztestung
- Cefotaxim 100 mg/kgKG/d in 3 ED i.v.

Die Therapiedauer beträgt 7 Tage.

Bei gonorrhöischer Meningitis wird die oben genannte Therapie 10 bis 14 Tage lang durchgeführt.

Bei gonorrhöischer Konjunktivitis müssen die Augen initial stündlich und nach Ende der eitrigen Sekretion 3mal täglich mit steriler Kochsalzlösung gespült werden.

Die Mutter und der entsprechende Sexualpartner sollten ebenfalls nach der durchgeführten Diagnostik eine adäquate Therapie erhalten.

## Prognose
Bei entsprechender rechtzeitiger Diagnose und Therapie gut.

## Prophylaxe
Als Prophylaxe der neonatalen, ophthalmologischen Gonokokkeninfek-

tion wird postpartal 1%iges Silbernitrat (Credésche Prophylaxe) in den Konjunktivalsack gegeben. Literatur: [63, 64, 65].

### 5.2.3 Listeriose

**Erreger**
Listeria monocytogenes.

**Infektion der Mutter**
Orale Infektion (Milch, Milchprodukte, rohes Gemüse) und Tierkontakt.

**Infektion des Neugeborenen**
Hämatogen-diaplazentar sowie im Geburtskanal.

**Epidemiologie**
Lediglich bei einer Erstinfektion der Mutter in der Schwangerschaft ist eine konnatale Listeriose möglich. Zahlenmäßige Angaben über dieses Krankheitsbild liegen nicht vor. Listeriose-Erkrankungen treten meist in Form von Epidemien auf. Aspekt des „Daran-Denkens"!

**Klinische Leitsymptome**
Aufgrund des Infektionsweges unterscheidet man zwei verschiedene Gruppen:
- „Early-onset"-Listeriose = hämatogene, intrauterine Infektion. Infolge der Chorioamnionitis kann es zu septischen Aborten, Totgeburten und Geburten konnatal infizierter Neugeborener (häufig Frühgeborene) kommen:
  - Frühgeburtlichkeit
  - Septisches Bild
  - Pneumonie
  - Abszesse und Granulome in Lunge, Leber, Milz, Niere, ZNS und Haut möglich
  - Meningoenzephalitis
- „Late-onset"-Listeriose = Infektion im Geburtskanal.
Tage bis Wochen nach der Entbindung kann eine Meningitis auftreten. Meist werden reife Neugeborene betroffen. Als Folgeschäden können ein Hydrozephalus und/oder psychomotorische Retardierung beobachtet werden.

**Laborzytochemische Leitsymptome**
- Leukopenie/Leukozytose
- Thrombozytopenie
- Positives CRP
- Liquorstatus (Pleozytose)
- Erregernachweis in Blut, Liquor, Magensaft
- Komplementbindungsreaktion möglich, aber nicht sehr geeignet, da häufig falsch negatives Ergebnis
- Nachweis eines entsprechenden Serumtiters bei der Mutter des Kindes.

**Diagnostik**
- Anamnese („Daran-Denken"!)
- Klinischer Befund
- Labordiagnostik (Blut und Liquor)
- Labordiagnostik bei der Mutter
- Röntgen-Thorax-Aufnahme
- Ultraschalluntersuchung des Schädels
- Ultraschalluntersuchung des Abdomens (Abzesse?)
- EEG-Ableitung.

**Differentialdiagnose**
- Andere konnatale Infektionen
- Neugeboreneninfektion mit anderen Erregern (Sepsis, Meningitis)

- Atemnotsyndrom
- Zerebrales Anfallsleiden.

**Therapie**
- Ampicillin-Gabe (150 mg/kgKG/d in 3 ED) über 10 Tage (bei bestehender Meningitis muß 1 Woche länger behandelt werden). Zusätzlich:
- Gentamicin (5 mg/kgKG/d in 2 ED) über 5 Tage (wird von manchen Autoren als Kombination empfohlen).

**Prognose**
Die Prognose hängt vom Ausmaß der Organschädigung und vom Zeitpunkt der Infektion ab. Bei den „Early-on-set"-Infektionen wird eine Letalität von bis zu 40% angegeben. Die „Late-onset"-Infektionen haben hinsichtlich der Letalität eine bessere Prognose.

**Prophylaxe**
Schwangere sollten folgendes beachten:
- Rohe Milch und Milchprodukte meiden
- Kein rohes, ungewaschenes Gemüse verzehren
- Tierkontakt vermeiden
- Schutzhandschuhe bei der Gartenarbeit.

Literatur: [65, 66]

### 5.2.4 Chlamydien-Infektion

**Erreger**
Chlamydia trachomatis.

**Infektion der Mutter**
Die Chlamydien leben auf Schleimhäuten und werden beim Erwachsenen fast ausnahmslos durch Geschlechtsverkehr übertragen.

**Infektion des Neugeborenen**
Die Infektion erfolgt über den Geburtskanal der Mutter.

**Epidemiologie**
Der Urogenitaltrakt ist bei ca. 20% aller schwangeren Frauen mit Chlamydia trachomatis infiziert. Die Hälfte der Neugeborenen, deren Mütter mit Chlamydien kolonisiert sind, werden bei der Geburt infiziert. Die Erkrankungshäufigkeit dieser Kinder ist nicht bekannt.

**Klinische Leitsymptome**
- Eitrige Konjunktivitis
- Pneumonie (bis 6. Lebensmonat möglich)
- Otitis media
- Gastroenteritis.

**Laborchemische Leitsymptome**
- Positive Zellkultur/Direktnachweisverfahren (Spezialnährböden, Spezialröhrchen erforderlich)
- Leukozytopenie/Leukozytose
- Positives CRP
- Serologische Verfahren nicht brauchbar.

**Diagnostik**
- Klinische Symptome
- Labordiagnostik beim Neugeborenen/Direktnachweis im Epithelabstrich
- Labordiagnostik bei der Mutter/Direktnachweis im Epithelabstrich
- Röntgen-Thorax-Aufnahme.

## Therapie
Erythromycin (50 mg/kgKG/d in 4 ED) über 14 Tage.
  Bei ausschließlich lokaler Therapie (z. B. bei Konjunktivitis) kommen häufig Therapieversager vor. Eine spätere Erkrankung mit möglichen Langzeitschäden (z. B. Pneumonie mit nachfolgendem Asthma bronchiale) kann nur durch systemische Therapie verhindert werden.

## Prognose
Bei adäquater systemischer Behandlung mit Erythromycin gut.

### 5.2.5 Syphilis

## Erreger
Treponema pallidum.

## Infektion der Mutter
Übertragung fast ausschließlich über den Geschlechtsverkehr, selten über Haut- und Schleimhautläsionen.

## Infektion des Neugeborenen
Hämatogen-plazentar (nach dem 4. Schwangerschaftsmonat).

## Epidemiologie
Bei einer Mutter mit primärer oder sekundärer Syphilis beträgt die Wahrscheinlichkeit, daß das Kind sich in utero infiziert, etwa 50%.

## Klinische Leitsymptome
- Neugeborene bei Geburt meist asymptomatisch (Symptome oft erst in der zweiten Lebenswoche, manchmal erst nach Monaten/Jahren)
- Frühsyphilis:
  – Syphilitisches Pemphigoid (bullöser, vesikulärer Hautausschlag) besonders an Handinnenflächen und Fußsohlen

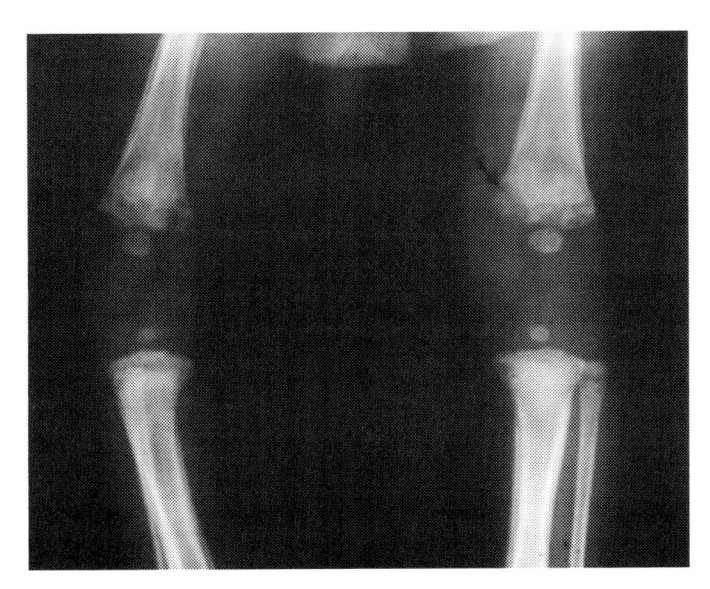

Abb. 27: Röntgenaufnahme der Kniegelenke von einem Neugeborenen mit konnataler Syphilis: Metaphysäre schollige Auflockerung im Bereich der distalen Femurenden (Pfeil).

- Makulopapulöses Syphilid (Gesicht und Streckseiten der Extremitäten)
- Luische Koryza (eitrig-blutige Rhinitis)
- Osteochondritis luica
- Symmetrische Periostitis (Abb. 27)
- Ikterus/Hepatosplenomegalie
- Generalisierte Lymphknotenschwellungen
- Meningitis
- Nephrose, Nephritis (Ödeme).

**Laborchemische Leitsymptome**
- Hämolytische Anämie mit Erythroblastose
- Thrombozytopenie
- Gerinnungsstörung
- Hyperbilirubinämie
- Leberenzymanstieg
- Nachweis spezifischer, gegen Treponema pallidum gerichteter IgG- bzw. IgM-Antikörper: TPHA-(Treponema-pallidum-Hämagglutinations-)Test und als Bestätigungstest der FTA-ABS-Test (Fluoreszenz-Treponema-pallidum-Antikörper-Absorbtions-Test) sowie VDRL-Test.
  *Beachte:* Falsch positive Ergebnisse können sowohl aufgrund zu schwacher Trennung von IgG und IgM als auch bei Vorhandensein eines Rheumafaktors bzw. u. a. beim Vorliegen einer Autoimmunerkrankung vorkommen.
- Liquorstatus und Liquorserologie (spezifisch).

**Diagnostik**
- Anamnese
- Klinische Leitsymptome
- Laborchemische Leitsymptome
- Augenhintergrunduntersuchungen
- Röntgenaufnahmen des Skeletts.

**Differentialdiagnose**
- Toxoplasmose, Zytomegalie, Röteln, generalisierte Herpesinfektion
- Bakterielle Sepsis
- Angeborene Stoffwechselerkrankungen
- Blutgruppeninkompatibilität (Hämolyse)
- Kindesmißhandlung.

**Therapie**
- Konnatale Lues ohne ZNS-Beteiligung, Mutter adäquat behandelt:
  Einzeldosis: Benzylpenicillin (50000 E/kgKG) i. m.
- Konnatale Lues ohne ZNS-Beteiligung, Mutter nicht oder nicht sicher adäquat behandelt:
  1. Lebenswoche: Benzylpenicillin (100000 E/kgKG) i. v. in 2 ED
  2. Lebenswoche: Benzylpenicillin (150000 E/kgKG) i. v. in 3 ED
- Konnatale Lues mit ZNS-Beteiligung:
  Therapie wie bei Lues ohne ZNS-Beteiligung, aber 3 Wochen lang.
  *Beachte:* Innerhalb der ersten 24 Stunden nach Therapiebeginn kann es zum Auftreten einer Jarisch-Herxheimer-Reaktion kommen!

**Prognose**
Die Letalität der konnatalen Syphilis ist seit Einführung der Penicillintherapie auf etwa 5 % gesunken.

**Prophylaxe**
Durch die entsprechende Serodiagnostik zwischen der 16. und 20. Schwangerschaftwoche sowie in den letzten 3 Monaten der Schwangerschaft ist die konnatale Lues zu einer vermeidbaren Krankheit geworden.

Aus epidemiologischen Gründen sind die Eltern des Neugeborenen

(mögliche Sexualpartner der Eltern) sowie die Geschwister des erkrankten Kindes entsprechend zu untersuchen und ggf. zu behandeln.
Literatur: [67, 68, 69]

## 5.2.6 Tuberkulose

**Erreger**
Mycobacterium tuberculosis.

**Infektion der Mutter**
Meist Inhalationsinfektion.

**Infektion des Neugeborenen**
Meist hämatogene Infektion und/oder über Infektion der Plazenta (z. B. Primärherd in der Leber), selten durch Aspiration von infektiösem Material unter der Geburt und Ingestion von infiziertem Fruchtwasser (Primärherd in der Lunge). Die postnatale Infektion ist durch Tröpfcheninhalation und beim Stillen durch Ingestion von infizierter Milch möglich.

**Epidemiologie**
Extrem selten, aber etwa 50 % der Neugeborenen von Müttern mit Tuberkulose erkranken ohne präventive Chemotherapie.

**Klinische Leitsymptome**
- Allgemeine Zeichen der Neugeboreneninfektion (kein Ansprechen auf die übliche antibiotische Behandlung)
- Lymphknotenschwellungen
- Hepatosplenomegalie

- Geringe respiratorische Probleme (selten schwere)
- Leichte Anämie
- Schlechtes Gedeihen
- Fieberzacken
- Meningitis.

**Laborchemische Leitsymptome**
- Linksverschiebung im Differentialblutbild
- Leicht erhöhtes CRP
- Anämie
- Nachweis der Tuberkulosebakterien im Magensaft und ggf. Bronchialsekret (Direktpräparat, Kultur, BACTEC-Test, in Einzelfällen noch Tierversuch)
- Tuberkulose-Hauttest (frühestens positiv nach 3 Monaten)
- Lumbalpunktion (Direktpräparat).

**Diagnostik**
- Anamnese der Mutter!
- Klinischer Befund
- Labordiagnostik (Magensaft, Liquor, Blut, Trachealsekret)
- Röntgen-Thorax-Aufnahme (Abb. 28)
- Ultraschalluntersuchung (vergrößerte Lymphknoten)
- Ggf. EEG-Ableitung.

**Differentialdiagnose**
- Neugeboreneninfektion anderer Ursache
- Stoffwechselstörung.

**Therapie**
Kinder von Müttern, die an einer Tuberkulose erkrankt sind, sollten isoliert werden. Stillen ist kontraindiziert.
- Präventive Chemotherapie (Kind tuberkulosekranker Mutter): Isoniazid (INH): 10 mg/kgKG/d als Einzeldosis p. o.

## Infektionen

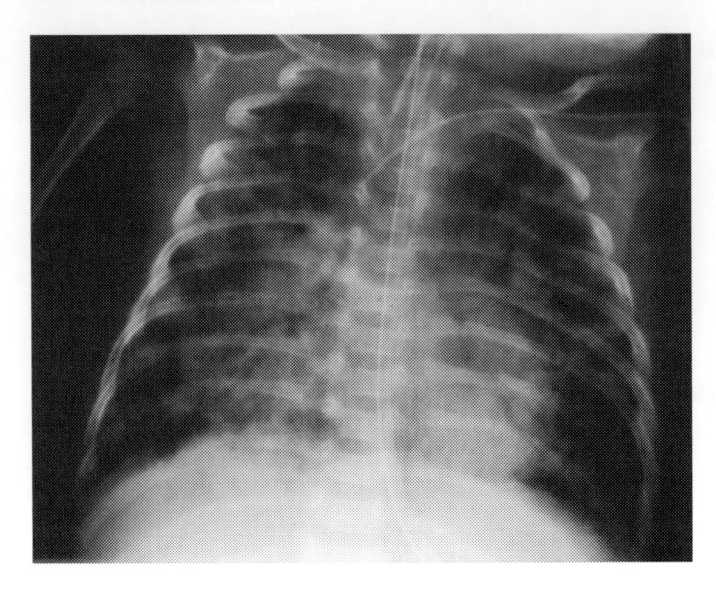

**Abb. 28:** Röntgen-Thorax-Aufnahme von einem sechs Wochen alten weiblichen Säugling mit konnataler Tuberkulose: grobfleckige, z. T. konfluierende Infiltration im Bereich beider Lungen mit perihilärer Betonung.

Bei INH-Resistenz:
Rifampicin: 10 bis 20 mg/kgKG/d als ED p. o.
Therapiedauer: 6 bis 9 Monate bzw. Absetzen der Behandlung bei ausbleibender Tuberkulinkonversion
- Manifeste Erkrankung (pulmonal und extrapulmonal; ausgenommen Meningitis sowie disseminierte Form):
  *Kombinationstherapie*
  - 1. Möglichkeit (Standardtherapie):
    INH: 10 bis 15 mg/kgKG/d p. o. und
    Rifampicin: 10 bis 20 mg/kgKG/d p. o. und
    Pyrazinamid: 20 bis 40 mg/kgKG/d p. o.
    über 2 Monate.
    Anschließend:
    INH: 10 bis 15 mg/kgKG/d p. o. und
    Rifampicin: 10 bis 20 mg/kgKG/d p. o.
    über 4 Monate
  - 2. Möglichkeit:
    INH: 10 bis 15 mg/kgKG/d p. o. und
    Rifampicin: 10 bis 20 mg/kgKG/d p. o.
    über 9 Monate.
    Manche Autoren empfehlen bei der neonatalen Tuberkulose eine 12monatige Kombinationstherapie aus:
    INH: 10 mg/kgKG/d p. o. und
    Rifampicin: 15 mg/kgKG/d p. o.
- Meningitis, disseminierte Erkrankung:
  - 1. Möglichkeit:
    INH: 10 bis 15 mg/kgKG/d p. o. und
    Rifampicin: 10 bis 20 mg/kgKG/d p. o. und
    Streptomycin: 20 bis 40 mg/kgKG/d als ED i. m.
    über 2 Monate.
    Anschließend:
    INH: 10 bis 15 mg/kgKG/d p. o. und

Rifampicin: 10 bis 20 mg/kgKG/d p. o.
über 10 Monate.
- 2. Möglichkeit:
  INH: 10 bis 15 mg/kgKG/d p. o. und
  Rifampicin: 10 bis 20 mg/kgKG/d p. o. und
  Pyrazinamid: 20 bis 40 mg/kgKG/d p. o. und
  Streptomycin: 20 bis 40 mg/kgKG/d als ED i. m.
  über 2 Monate.
  Anschließend:
  INH: 20 bis 40 mg/kgKG 2mal pro Woche p. o. und
  Rifampicin: 10 bis 20 mg/kgKG 2mal pro Woche p. o.
  über 10 Monate.
  *Beachte:*
  Maximale Tagesdosierungen!
  INH 300 mg/Rifampicin 600 mg/Streptomycin 1 g und Pyrazinamid 2 g.

**Prognose**
Bei frühzeitiger Diagnosestellung und adäquater Behandlung gute Prognose!

**Prophylaxe**
- Bei entsprechender Anamnese an die konnatale Tuberkulose denken und spezifische Diagnostik und Therapie einleiten.
- Ansteckung vermeiden.
Literatur: [70, 71]

## 5.2.7 Varizella-Zoster-Infektion

**Erreger**
Varizella-Zoster-Virus (VZV).

**Infektion der Mutter**
Über 90 % der Schwangeren haben Antikörper gegen VZV. Erfolgt die Erstinfektion in der Schwangerschaft (Übertragung von Person zu Person und auch über den Luftweg möglich), kann das Kind intrauterin infiziert werden.
Ein endogenes Varizellenrezidiv (Zoster) bei der Schwangeren ist ebenfalls möglich.

**Infektion des Neugeborenen**
Hämatogen-diaplazentare Übertragung des Varizella-Zoster-Virus.

**Epidemiologie**
In seltenen Fällen (s. o.) erfolgt die Erstinfektion der Mutter in der Schwangerschaft. Eine konnatale VZV-Infektion wird lediglich bei etwa 3 % der Neugeborenen diagnostiziert, deren Mutter an einer Varizellenerstinfektion in der Schwangerschaft erkrankt war. In Einzelfalldarstellungen wurde eine intrauterine Infektion des Kindes bei Zostererkrankung der Mutter in der Schwangerschaft beschrieben (?).

**Klinische Leitsymptome**
Die klinische Symptomatik beim Neugeborenen hängt vom Zeitpunkt der Infektion ab.
1. Konnatale Varizellen (Infektion meistens bis zur 20. Schwangerschaftswoche)/Embryo- und Fetopathie:
Konnatales Varizellen-Syndrom (nicht alle Symptome müssen gleichzeitig vorliegen):
- Small-for-date-Kinder
- Narbige Hautveränderungen (Abb. 29)
- Hypoplasie der Extremitäten, Finger, Zehen

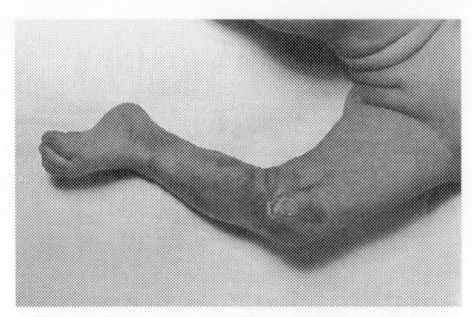

**Abb. 29: Zustand nach intrauteriner Varizelleninfektion bei einem 8 Wochen alten Säugling: narbige Hautveränderungen im Bereich des linken Knies und Unterschenkels.**

- Muskelatrophie, neurogene Blase
- Mikrophthalmie, Katarakt, Chorioretinitis
- Innenohrtaubheit
- Enzephalitis, Hirnrindenatrophie
- Statomotorische Retardierung
- Gedeihstörung.

2. Perinatale Varizellen:
- Erkrankung der Mutter 3 Wochen bis 5 Tage vor der Geburt des Kindes:
Das Kind zeigt meist in den ersten 5 Lebenstagen das klinische Bild einer gering ausgeprägten Varizelleninfektion.
- Erkrankung der Mutter 5 Tage vor bis 3 Tage nach der Geburt:
Dem Neugeborenen fehlt der Schutz durch die mütterlichen Antikörper, und es macht die virämische Phase der mütterlichen Erkrankung mit. Das Kind wird somit ohne Antikörper geboren, weil die Mutter zu diesem Zeitpunkt selbst noch keine Antikörper entwickelt hat. Die vorliegende Virämie verursacht beim Neugeborenen eine disseminierte Infektion.

- Varizellen-Exanthem 5 bis 10 Tage nach der Entbindung
- Pneumonie
- Generalisierte Sepsis
- Letalität 30% (ohne Therapie).

3. Infektion nach der Geburt:
Übliche Varizellenerkrankung.

4. Zoster in der Schwangerschaft:
Der Zoster ist ein endogenes Rezidiv der Varizellenerkrankung. Da Varizellen-Antikörper bei der Mutter vorhanden sind und es sich um eine „neuronale Ausbreitung" handelt, kann es zu keiner diaplazentaren Übertragung des Virus kommen. Zoster in der Schwangerschaft ist somit für das Kind unbedenklich.

**Laborchemische Leitsymptome**
- Bei VZV: KBR, IgG- und IgM-Antikörper; bei Zoster: KBR, (IgG) IgA-Antikörper
- Nachweis in der Viruskultur
- Infektionszeichen im Blutbild (Liquor)
- Nachweis der entsprechenden Serumtiter bei der Mutter.

**Diagnostik**
- Anamnese
- Klinische Befunde
- Labordiagnostik (Serum und Liquor)
- Augenärztliche Untersuchung (Spaltlampe)
- Röntgen-Thorax
- Ultraschalluntersuchung des Schädels
- Ggf. EEG-Ableitung.

**Differentialdiagnose**
- Andere konnatale Infektionen

- Sepsis
- Syndrome.

**Therapie**
- Kontakt der seronegativen Schwangeren mit Varizellen: VZV-Hyperimmunglobulin:
  - z. B. Varitect®; Dosierung: 1 ml/kgKG i. v.
- Bei intrauterin abgelaufener Varizelleninfektion ist nur eine symptomatische Behandlung erforderlich.
- Bei Infektion der seronegativen Mutter/Schwangeren 5 Tage vor bis 3 Tage nach der Geburt (s. o.):
  - Falls möglich, Geburtszeitpunkt hinauszögern (mütterliche Antikörper sind ab dem 5. Tag nach Varizellenausbruch nachzuweisen)
  - VZV-Hyperimmunglobulin (z. B. Varitect® oder Varicellon®) für das Neugeborene und Isolation des Neugeborenen.
    Falls dennoch Varizellen auftreten:
  - Therapie mit Aciclovir:
    Dosierung: (7,5) bis 10 mg/kgKG/ED, 3mal täglich
    Therapiedauer: 7 bis 10 Tage.

**Prognose**
Bei entsprechender rechtzeitiger Diagnose und Therapie gut.

**Prophylaxe**
Bei entsprechender Exposition ist eine Titerbestimmung bei der Schwangeren erforderlich, um ggf. die adäquate Therapie einleiten zu können; ggf. Gabe von spezifischem Hyperimmunglobulin.
Literatur: [72, 73]

### 5.2.8 HIV-Infektion

**Erreger**
Human immunodeficiency virus (HIV 1, HIV 2).

**Infektion der Mutter**
Die Mutter ist meist schon vor der Geburt infiziert. Infektionsweg: Kontakt mit Blut, Serum, Plasma, Liquor, Sperma, Sekreten. Parenterale Übertragung von Blut sowie Blutprodukten (z. B. Benutzung infizierter Kanülen durch Drogenabhängige) und Geschlechtsverkehr (z. B. mit infizierten Partnern aus Risikogruppen) sind die Hauptinfektionsquellen. Bei Müttern aus verschiedenen afrikanischen Ländern sollte an die dort z. T. bestehende relativ hohe „Durchseuchung" gedacht werden.

**Infektion des Neugeborenen**
Die Infektion des Kindes kann sowohl intrauterin als auch peripartal erfolgen. Eine Übertragung durch Stillen ist wahrscheinlich möglich. Das Virus wurde einige Male in der Muttermilch nachgewiesen.

**Epidemiologie**
Etwa 15 bis 25 % der Neugeborenen HIV-positiver Mütter sind infiziert. Die Infektion erfolgt dabei, da die Mutter meist schon vor der Schwangerschaft infiziert war, unter passivem Immunschutz. Die Antikörper von der Mutter können jedoch eine Infektion des Kindes (intrazelluläres Virus) nicht verhindern.

## Klinische Leitsymptome

- Kind bei der Geburt meist asymptomatisch.

Ggf. später auftretende Symptome sind:
- Rezidivierende Infektionen
- Hartnäckige mukokutane Kandidiasis
- Rezidivierende Pneumonien
- Chronische Durchfälle
- Persistierende Subfebrilität
- Gedeih- und Wachstumsstörung
- Hepatosplenomegalie
- Lymphadenopathie
- Neurologische Symptome (z. B. Enzephalopathie).

## Laborchemische Leitsymptome

- Thrombozytopenie
- Infektionszeichen im Differentialblutbild
- Mikrozytäre Anämie
- Verminderung der T-Helfer-Lymphozyten mit Helfer/Suppressor-Quotient unter 1 (T4/T8-Lymphozyten-Ratio)
- Erhöhung der Immunglobuline
- Erhöhung des Beta-2-Mikroglobulins
- Positiver HIV-ELISA-Test (Kontrolle durch indirekte Immunfluoreszenz und Immunoblot) sowie direkter Virusnachweis bei der Mutter (Core/ENV-ELISA)
- Beim Kind erschwert die lange Persistenz der mütterlichen IgG-Antikörper (bis zu 15 Monaten) die HIV-spezifische Diagnostik. Ein direkter Virusnachweis durch Genamplifikation (PCR) ist erforderlich (2 ml Heparinblut).
- Pathologische Liquorbefunde (Status, Virologie).

## Diagnostik

- Anamnese!
- Klinischer Befund
- Labordiagnostik (s. o. bei Mutter und Kind)
- Röntgen-Thorax-Aufnahme
- Ultraschalluntersuchung des Abdomens
- Lumbalpunktion bei neurologischer Symptomatik.

## Differentialdiagnostik

- Andere Infektionen: Protozoen, Toxoplasmose, Candida, Bakterien (atypische Mykobakterien), Viren (Herpes simplex, Papova)
- Andere zelluläre Immundefekte
- Sepsis
- Erkrankungen, die zur Malabsorption bzw. Maldigestion führen.

## Therapie

Eine kausale Therapie ist nicht verfügbar. Supportive Maßnahmen wie entsprechende antibiotische, antimykotische Behandlung, diätische Maßnahmen sind angezeigt. Versuche der Therapie mit Gamma-Interferon, Interleukin-2 und anderen Immunstimulatoren werden beschrieben. Ebenso wird versucht, Medikamente zur Unterbindung der Virusreplikation einzusetzen.

## Prognose

Ein in der Schwangerschaft infiziertes Kind überlebt kaum die 5-Jahresgrenze.

## Prophylaxe

- HIV-positive Frauen: Antikonzeption
- HIV-positive Schwangere: Indikation zum Schwangerschaftsabbruch gegeben.

Falls keine Unterbrechung der Schwangerschaft durchgeführt wird, wird zur Entbindung per Sectio geraten.
- HIV-positive Mutter: Vom Stillen wird abgeraten!
- Pflege von HIV-positiven Kindern:
  - Tragen von Handschuhen beim Umgang mit infektiösem Material
  - Einmalartikel benutzen
  - Vorsicht beim Umgang mit infektiösen Sekreten, Rückstand mit alkoholischem Präparat desinfizieren
  - Nach pflegerischen Maßnahmen Händedesinfektion durchführen
  - Andere schützen! Blutproben etc. entsprechend kennzeichnen
  - *Aber:* keine unbegründete Angst vor dem Patienten! AIDS-Übertragung bei der Patientenpflege ist nur bei Nichtbeachtung der oben genannten Richtlinien möglich.

Literatur: [72, 74, 75]

### 5.2.9 Röteln

**Erreger**
Rötelnvirus.

**Infektion der Mutter**
Ca. 90 % der Schwangeren haben zu Beginn der Schwangerschaft einen positiven Antikörpernachweis gegen Rötelnviren. Bei ca. 10 % der Schwangeren ohne spezifischen Antikörpernachweis kann es in der Schwangerschaft durch Tröpfcheninfektion (selten durch inapparent infizierte Personen bzw. infizierte Gegenstände) zu einer Rötelninfektion kommen.

**Infektion des Neugeborenen**
Die Infektion des Kindes erfolgt hämatogen-diaplazentar. Nur wenn bei der Mutter eine Erstinfektion oder eine symptomatische Reinfektion (keine bzw. schwachpositive Titer) in der Schwangerschaft auftreten, kann es zur Infektion des Kindes kommen. Das Risiko der „Rötelnembryopathie" bzw. Fetopathie hängt vom Zeitpunkt der Infektion ab.

**Epidemiologie**
Die Rötelnembryopathie wurde 1941 erstmals vom australischen Ophthalmologen Gregg beschrieben (Gregg-Syndrom). Ihre Häufigkeit wird in der Literatur mit 1 auf 5 000 bis 10 000 Geburten angegeben. In den ersten 6 Schwangerschaftswochen liegt das Risiko der Erkrankung (Embryo- bzw. Fetopathie) bei 56 %, von der 7. bis zur 12. Schwangerschaftswoche bei 25 %, von der 13. bis 17. SSW bei 10 % und jenseits der 18. SSW bei etwa 3,5 %.

**Klinische Leitsymptome**
- Kopf/ZNS: Mikrozephalie, Hydrocephalus internus möglich, ggf. Enzephalitis; später: psychomotorische Retardierung
- Auge: Mikrophthalmie, Katarakt, sekundär Glaukom möglich, Pseudoretinitis pigmentosa
- Ohr: Innenohrtaubheit
- Herz: Herzfehler (meist: Septumdefekte oder offener Ductus arteriosus Botalli), selten: Myokarditis
- Sonstiges:
  - Niedriges Geburtsgewicht
  - Icterus prolongatus

- Hepatosplenomegalie
- Thrombozytopenische Purpura
- Pneumonie
- Strukturanomalien der langen Röhrenknochen (vermehrte Röntgentransparenz)
- Später: Aplasie, Hypoplasie und Schmelzdefekte der Milchzähne.

**Laborchemische Leitsymptome**
- Thrombozytopenie
- Blutbildveränderungen (Lymphozytose)
- Erhöhtes Bilirubin
- Positiver Hämagglutinationshemmtest (HAH) beim Kind
- Positives spezifisches IgM
- HAH und spezifisches IgM auch bei der Mutter bestimmen
- Ggf. Lumbalpunktion (Liquorstatus, spez. IgM).

**Diagnostik**
- Anamnese!
- Klinische Symptomatik
- Labordiagnostik (s. o.) beim Neugeborenen und bei der Mutter
- Röntgen-Thorax-Aufnahme
- Röntgen-Skelett-Aufnahme
- Echokardiographie
- Ultraschalluntersuchung des Schädels
- Augenhintergrunduntersuchung
- Audiogramm.

**Differentialdiagnostik**
- Andere konnatale Viruserkrankungen
- Sepsis
- Genetische Syndrome.

**Therapie**
Eine spezifische Behandlung ist nicht bekannt. Wichtig ist, das Krankheitsbild zu erkennen und eine symptomatische Therapie der einzelnen Organschäden möglichst früh einzuleiten.

Aufgrund der bekannten Daten kommt folgendes Vorgehen in Betracht:
- Akute symptomatische Infektion bzw. symptomatische Reinfektion in der Schwangerschaft bis zur 12. SSW: Interruptio
- Akute symptomatische Infektion 13. bis 17. SSW, asymptomatische Infektion (pos. IgM) bis zur 17. SSW und Reinfektion bis zur 17. SSW (keine Vorbefunde bekannt): pränatale Diagnostik zur Bestimmung des spezifischen IgM aus fetalem Blut und anschließend Entscheidung über das weitere Procedere. Diese Methode hat lediglich eine 94%ige diagnostische Sicherheit!

Manche Autoren diskutieren eine Reduktion des embryonalen Risikos durch Gabe von spezifischem Gamma-Globulin ca. 3 bis 5 Tage nach der Exposition.

**Prognose**
Die Prognose hängt vom Ausmaß der vorliegenden Organschädigungen ab. In den ersten Lebenswochen können schwere Pneumonien und kardiale Erkrankungen mit Todesfolge auftreten.

**Prophylaxe**
- Impfung vor der Schwangerschaft ist die wichtigste prophylaktische Maßnahme
- Entsprechende Kontrolluntersuchungen während der Schwangerschaft (Antikörper-Status)
- Impfungen einer Schwangeren, die keine spezifischen Antikörper aufweist, kurz nach der Geburt.

Literatur: [65, 76, 77]

### 5.2.10 Zytomegalie

**Erreger**
Zytomegalie-Virus (CMV), gehört zur Herpes-Virus-Gruppe.

**Infektion der Mutter**
Die Übertragung des Virus erfolgt vor allem durch infizierten Speichel, Urin sowie Blut.

**Infektion des Neugeborenen**
Die Infektion des Kindes kann intrauterin (hämatogen-diaplazentar) oder intranatal (Zervixsekret) erfolgen. Bei der intranatalen Infektion ist das Kind durch Antikörper der Mutter geschützt. Sie verläuft deshalb symptomlos. Anders verhält es sich dagegen bei der hämatogen-diaplazentaren Infektion. Hierbei kommt es zur Erkrankung des Feten. Die kindlichen Infektionen kommen sowohl bei primären als auch bei reaktivierten Infektionen der Mutter vor.

**Epidemiologie**
Etwa 600 Neugeborene werden jährlich in Deutschland mit einer Zytomegalie-Virus-bedingten Erkrankung geboren. Die konnatale Zytomegalie-Infektion ist somit die häufigste kongenitale Virusinfektion des Neugeborenen. Etwa 50 % der Schwangeren sind seronegativ. In der Schwangerschaft treten ca. 2 % Primärinfektionen und bei den seropositiven Müttern ca. 15 bis 20 % reaktivierte Infektionen auf. In 40 % der Fälle kommt es bei den primären und reaktivierten Infektionen zu einer fetalen Erkrankung. Das Risiko einer Erkrankung des Neugeborenen ist bei Primärinfektion genauso hoch wie bei der reaktivierten Infektion der Mutter. Man muß damit rechnen, daß etwa 1 % aller Neugeborenen infiziert sind. Eine Symptomatik bei Geburt zeigen nur 5 bis 10 % der infizierten Kinder, zusätzlich weisen ca. 10 % Spätmanifestationen (z. B. geistige Retardierung, Hörstörungen) auf.

**Klinische Leitsymptome**
- Frühe Infektion in der Schwangerschaft:
  - Mikrozephalie
  - Hydrocephalus externus und internus, Hirnatrophie
  - Intrazerebrale Verkalkungen (Abb. 30), fetale nekrotisierende Enzephalitis
  - Mikrophthalmie
  - Taubheit
  - Niedriges Geburtsgewicht
  - Psychomotorische Retardierung (später)
- Späte Infektion in der Schwangerschaft:
  - Hepatosplenomegalie, Hepatitis, Ikterus

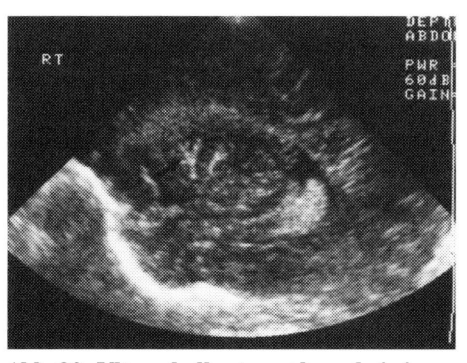

Abb. 30: Ultraschalluntersuchung bei einem acht Wochen alten weiblichen Säugling (Sagittalschnitt) mit konnataler Zytomegalie: typische Gefäßwandverkalkungen im Thalamusbereich (Pfeil) („Candle-stick"-Phänomen).

- Thrombozytopenische Purpura
- Chorioretinitis
- Pneumonie
- Myokarditis.

**Laborchemische Leitsymptome**
- Thrombozytopenie
- Blutbildveränderungen (Lymphozytose)
- Hyperbilirubinämie, erhöhte Leberenzyme
- Spezifische Komplementbindungsreaktion (KBR)
- IgG- und IgM-Antikörpernachweis
- Virusnachweis, Zellkultur („shellvials")
- KBR,
  IgG und IgM bei der Mutter
- Liquorstatus, Liquorkultur beim Kind
- Nachweis der charakteristischen Eulenaugenzellen im Urin bzw. in Biopsaten (z. B. Leber).

**Diagnostik**
- Anamnese
- Klinischer Befund
- Labordiagnostik (s. o.)
- Ultraschalluntersuchung des Schädels, ggf. Computertomographie
- EEG-Ableitung
- Röntgen-Thorax-Aufnahme
- EKG-Ableitung, Echokardiographie
- Ultraschalluntersuchung des Abdomens
- Augenhintergrunduntersuchung
- Audiogramm.

**Differentialdiagnose**
- Andere konnatale Infektionen
- Sepsis
- Hepatitis
- Genetische Syndrome.

**Therapie**
Eine Therapie der Mutter ist nicht erforderlich. Eine kausale Therapie des Neugeborenen ist nicht möglich. Zur Zeit ist lediglich eine symptomatische Behandlung der einzelnen Organschäden möglich.

Eine pränatale, fetale Diagnostik (IgM-AK im fetalen Blut und Virusnachweis; Treffsicherheit: ca 90%) sollte dann durchgeführt werden, wenn bei der Mutter Verdacht auf eine akute Infektion besteht. Bei positiver pränataler Diagnostik (Frühschwangerschaft) besteht die Möglichkeit der Schwangerschaftsunterbrechung.

**Prognose**
Beim Kind hängt die Prognose vom Ausmaß der Organschäden ab.

**Prophylaxe**
- Antikörperstatus der Schwangeren zu Beginn der Schwangerschaft feststellen und bei Seronegativität Kontrolluntersuchung im 2. Trimenon durchführen
- Seronegative Schwangere auf den Infektionsweg hinweisen
- Transfusionsblut in der Schwangerschaft und in der Neonatalperiode muß CMV-frei sein.
- An CMV-Impfstoffen wird zur Zeit gearbeitet.

Literatur: [78, 79]

## 5.2.11 Herpes-simplex-Infektion

**Erreger**
- Herpes-simplex-Virus Typ 1 (überwiegend Gesichtsbereich)
- Herpes-simplex-Virus Typ 2 (überwiegend Genitalbereich).

**Infektion der Mutter**
Die Übertragung erfolgt durch infizierte Oropharyngealsekrete, durch Kontakt mit infizierten Gegenständen oder durch Intimkontakt.
Die Herpes-simplex-Viren (HSV) persistieren nach durchgemachter Primärinfektion in den zugehörigen sensorischen Ganglien und können von dort aus erneut exazerbieren (akut reaktivierte Infektion). Die entwickelten Antikörper neutralisieren das Virus bei einer derartigen Reaktivierung und verhindern eine generalisierte Ausbreitung. Diese Antikörper können aber die Virusreaktivierung selbst nicht verhindern.

**Infektion des Neugeborenen**
Das Neugeborene kann sowohl intrauterin (hämatogen-diaplazentar; sehr selten) als auch intranatal (Kontaktinfektion im Geburtskanal) infiziert werden.

**Epidemiologie**
Die generelle Durchseuchungsrate beträgt für HSV Typ 1 ca. 80 % und für HSV Typ 2 ca. 15 % der Bevölkerung. Die Herpes-simplex-Infektionen im Genitalbereich (Typ 2) sind im Zunehmen begriffen. Das Auftreten einer HSV-Infektion bei Neugeborenen wird mit 1 auf 7500 angegeben. Die konnatale Infektion (intrauterine Erstinfektion) des Kindes ist extrem selten, Aborte werden dagegen häufiger beobachtet. Beim Neugeborenen werden 90 % der HSV-Infektionen durch HSV Typ 2 verursacht. In den meisten Fällen wird die Infektion bei der vaginalen Entbindung erworben.

**Klinische Leitsymptome**
- Hämatogen-diaplazentare Infektion:
Die konnatale HSV-Infektion ist zum Zeitpunkt der Geburt symptomatisch.
  - Mikrozephalie
  - Mikrophthalmie
  - Chorioretinitis
  - Krampfanfälle, Hyperexzitabilität
  - Zeichen der generalisierten Infektion
  - Enzephalitis
  - Fieber
  - Leberversagen
- Intranatale Infektion:
Die Symptomatik tritt meist erst nach einer Inkubationszeit von ca. 6 bis 14 Tagen auf.
  - Bei 15 % der Neugeborenen tritt lediglich eine lokale Infektion mit Bläschen im Gesicht (Haut, Auge, Mund) auf.
  - Bei 15 % der Fälle wird eine solitäre ZNS-Beteiligung beschrieben. Klinische Symptome sind: Krampfanfälle, Hyperexzitabilität, Lethargie, Erbrechen, Fieber.
  - Eine disseminierte Infektion wird in ca. 70 % beobachtet. Klinische Symptome sind: Sepsis, septischer Schock, thrombozytopenische Purpura, Enzephalitis, Krampfanfälle, respiratorische Insuffizienz, Leberversagen (Ikte-

rus, Hepatosplenomegalie), Lymphadenitis.

**Laborchemische Leitsymptome**
- Thrombozytopenie
- Blutbildveränderungen (Lymphozytose)
- Pathologische Leberenzyme, Hyperbilirubinämie
- Pathologischer Liquorstatus
- Virusisolierung aus Blut, Vesikeln und Liquor
  Virusnachweis mittels Zellkultur (Methode: shell vial, Ergebnis nach ca. 24 bis 48 Stunden). Andere Möglichkeiten: mikroskopischer Nachweis mit Immunfluoreszenz, ELISA. Serologische Methoden zur HSV-Diagnostik sind nur bedingt zu verwerten. IgM-Titer erst nach Wochen positiv und IgG erst durch Titer-Anstieg nach Monaten beweisend
- Virusnachweis bei der Mutter, Virusserologie bei der Mutter.

**Diagnostik**
- Anamnese
- Klinische Symptomatik
- Labordiagnostik (Blut, Liquor, Vesikelinhalt)
- Sonographie des Schädels, ggf. Computertomographie
- EEG-Ableitung
- Sonographie des Abdomens
- Röntgen-Thorax-Aufnahme.

**Differentialdiagnose**
- Bakterielle Sepsis
- Hepatitis
- Andere konnatale Infektionen
- Zerebrales Anfallsleiden.

**Therapie**
- Bei Herpes genitalis in der Spätschwangerschaft (nach der 37. SSW) und positivem HSV-Nachweis bei der Mutter ist eine Entbindung des Kindes mittels Sectio caesarea anzuraten. Das kindliche Infektionsrisiko kann dadurch von 50 auf ca. 7% reduziert werden.
- Bestehen beim Neugeborenen Zeichen einer Infektion, wird eine Aciclovir-Therapie durchgeführt.
  - Dosierung: 3mal täglich 7,5 bis 10 mg/kgKG/ED
  - Dauer der Therapie: 10 Tage.
  Bei fehlenden Antikörpern bei der Mutter sollten zusätzlich Immunglobuline verabreicht werden.
- Neugeborenes mit Verdacht auf HSV- Infektion:
  Isolation und Überwachung des Kindes bezüglich Entwicklung einer entsprechenden Symptomatik und Anlegen von Blutkulturen (1- bis 2mal pro Woche) über einen Zeitraum von 2 bis 4 Wochen.

**Prognose**
Bei ZNS-Beteiligung ist die Prognose der Neugeborenen schlecht. Etwa 40% der Kinder versterben, und bei 70% der Überlebenden werden Dauerschäden beobachtet. Liegt eine disseminierte Infektion vor, so muß man mit einer Letalitätsrate von ca. 80% rechnen, und 50% der überlebenden Kinder haben Folgeschäden. Bei lokaler, umschriebener HSV-Infektion ist die Prognose jedoch gut.

**Prophylaxe**
- Bei Schwangeren, bei denen selbst bzw. beim Partner ein Genitalherpes vorliegt, sollten nach der 36. SSW Zervixabstriche auf HSV und Anti-

körperbestimmungen (HSV Typ 1 und 2) als Vorsorgeuntersuchung vorgenommen werden.
- Bei positivem HSV-Nachweis (1 bis 2 Wochen vor der Geburt) ist eine Entbindung mittels Kaiserschnitt anzuraten.
- Bei Müttern, die HSV ausscheiden, sollte der Kontakt zum Neugeborenen eingeschränkt werden. HSV kann durch die Muttermilch übertragen werden!
- Pflegepersonal, Besucher etc. mit HSV-Infektion (z. B. Herpes labialis) sollten keinen Kontakt zu Neugeborenen haben.

Literatur: [80, 81, 82]

## 5.2.12 Hepatitis B

**Erreger**
Hepatitis-B-Virus.

**Infektion der Mutter**
Meist parenterale Inokulation von infektiösem Material. HBsAg ist jedoch in fast allen menschlichen Sekreten, Körperflüssigkeiten und Exkreten enthalten.

**Infektion des Neugeborenen**
Bei Erstinfektion der Mutter in der Schwangerschaft und bei HBsAg-positiven Schwangeren kann es zur vertikalen Transmission kommen. Die hämatogene-diaplazentare Infektion des Kindes ist jedoch sehr selten. Diese Neugeborenen sind postpartal HBsAg-positiv. Meist erfolgt die Infektion unter der Geburt durch Kontakt mit mütterlichem Blut.

**Epidemiologie**
Bei akuter Hepatitis-B-Infektion in der Schwangerschaft liegt das Risiko der vertikalen Übertragung im 1. und 2. Schwangerschaftsdrittel bei ca. 5%. Im 3. Schwangerschaftsdrittel und bei Geburt jedoch bei ca. 70%.

In Mitteleuropa sind etwa 0,4% der Schwangeren HBsAg-positiv. Das Infektionsrisiko für Neugeborene beträgt bei HBsAg- und HBeAg-positiven Schwangeren etwa 90%.

Von den infizierten Kindern werden über 90% chronische HBsAg-Träger. Histologisch überwiegt im Kleinkindesalter eine chronische aggressive Hepatitis. Bei HBsAg- und anti-HBc-positiven Müttern besteht ein Infektionsrisiko von etwa 15 bis 25%. Diese Kinder erkranken häufig im Alter von 3 bis 4 Monaten an einer fulminanten Hepatitis. Die meisten Säuglinge versterben an Leberversagen.

**Klinische Leitsymptome**
Die klinischen Symptome sind nicht sehr spezifisch und nicht immer vorhanden. Im Säuglingsalter verläuft die akute Hepatitis B in den meisten Fällen subklinisch und anikterisch.
- Hepatomegalie
- Ikterus
- Splenomegalie
- Erbrechen, Gedeihstörung, „Koliken"
- Diarrhö
- Dunkler Urin, heller Stuhl
- Flüchtige Exantheme
- Fieber.

**Laborchemische Leitsymptome**
- Leukozytopenie, relative Lymphozytose
- Erhöhte Serumtransaminasen

- Hyperbilirubinämie (konjugierter Anteil überwiegt)
- Erhöhte Gamma-Globuline
- Bilirubin und Urobilinogen im Urin
- Positive Hepatitisserologie (Nachweis von HBsAg, HBeAg, Anti-HBc, HBV-DNS)
- Ggf. pathologische Gerinnungsfaktoren
- Selten: aplastische Anämie, Thrombozytopenie.

### Diagnostik
- Anamnese
- Klinische Symptomatik
- Labordiagnostik (s. o.) (Abb. 31)
- Ultraschalluntersuchung des Abdomens
- Ggf. weiterführende bildgebende Diagnostik
- Ggf. Leberbiopsie.

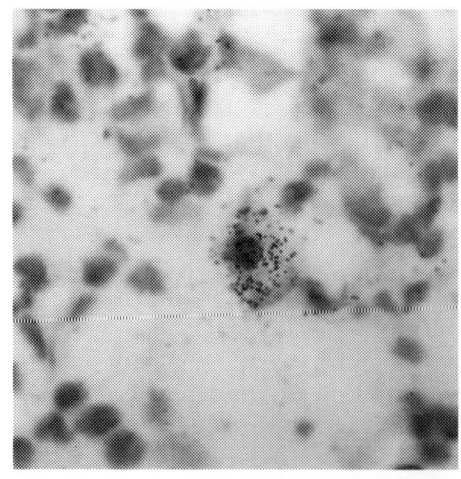

**Abb. 31: In-situ-Hybridisierung bei einem drei Monate alten weiblichen Säugling mit fulminanter Hepatitis B: Die Virusreplikation im Lebergewebe ist gering; nur einzelne Hepatozyten weisen HBV-DNS (schwarze Granula) in Zellkern und Zytoplasma auf.**

### Differentialdiagnose
- Sepsis
- Andere konnatale Infektionen
- Nicht infektiös bedingte Leberfunktionsstörungen (z. B. toxisch)
- Gastrointestinale Fehlbildungen.

### Therapie
Eine kausale Therapie der Hepatitis B ist nicht bekannt. Symptomatische Maßnahmen werden zur Linderung der Beschwerden eingesetzt.

Bei chronisch aggressiver und chronisch persistierender Hepatitis wird die Therapie mit Alpha-Interferon diskutiert.

### Prognose
Das Leberzirrhoserisiko beträgt etwa 5 bis 30%, in Mitteleuropa ungefähr 10%. Die spontane Serokonversionsrate von HBeAg zu anti-HBe liegt bei 8 bis 10% pro Jahr. Eine Serokonversion zu Anti-HBs ist im Kindesalter ausgesprochen selten. Langfristig steigt das Risiko, an einem Leberkarzinom zu erkranken, um das 400fache.

### Prophylaxe
- HBsAg-negative Mutter: keine weiteren Maßnahmen beim Neugeborenen erforderlich
- HBsAg-positive Mutter (unabhängig vom HBeAg/Anti-HBe-Status!):
  - Passive Hepatitis-Impfung des Neugeborenen
  Gabe von Hepatitis-B-Hyperimmunglobulin (z. B. Hepatitis-B-Immunglobulin-Behring®, Dosierung: 0,5 ml i. m., oder Hepatect®, Dosierung: 20 IE/kgKG i.v.) innerhalb der ersten 6 bis 12 (!!) Lebensstunden. *Je früher* die Verabreichung

erfolgt, *desto besser* (sofort nach der Geburt).
Gleichzeitig:
- Aktive Immunisierung des Neugeborenen:
  Dosierung: 5 bis 20 µg i. m. (s. c.) ED (z. B. Gen H-B-Vax®)
  1. Dosis simultan zur Gabe von Hepatitis-B-Hyperimmunglobulin
  2. Dosis: 4 Wochen später
  3. Dosis: im Alter von 6 Monaten.
  Die Impfung verhindert in ca. 94 % der Fälle einen chronischen HBsAg-Trägerstatus!
- Stillen nur bei stattgefundener Gabe von Hepatitis-B-Immunglobulin und gleichzeitiger Impfung des Neugeborenen
- Aufklärung über das Infektionsrisiko und hygienische Maßnahmen
- Einführung eines HBsAg-Screenings im 3. Schwangerschaftsdrittel.
Literatur: [83, 84, 85]

### 5.2.13 Hepatitis C

- Bei der Hepatitis C besteht eine hohe Chronizitätsrate. Serologisch werden Anti-HCV und HCV-RNS nachgewiesen.
- Eine vertikale Transmission ist wahrscheinlich nicht so häufig wie bei der Hepatitis B, scheint jedoch möglich zu sein.
- Eine Therapie und auch prophylaktische Maßnahmen sind nicht bekannt.
- Müttern mit nachgewiesener Hepatitis C sollte vom Stillen abgeraten werden.
Literatur: [86]

## 5.3 Systemische Candida-Infektion
A. Queisser-Luft

**Erreger**
Candida albicans.

**Infektion der Mutter**
Generalisierte Infektion bei prädisponierender Grunderkrankung (z.B. Immunsuppression) oder lokale Infektion (z. B. Vaginalsoor).

**Infektion des Neugeborenen**
Die meisten Neugeborenen werden unter der Geburt im Geburtskanal infiziert. Eine Übertragung durch die Hände von Schwestern, Müttern und auch über infizierte Mamillen (beim Stillen) ist ebenfalls möglich.
Andere Übertragungswege sind:
- Kongenitale Candidiasis (Symptome bei Geburt) durch hämatogene Transmission oder diaplazentare Übertragung. Bei der hämatogenen Übertragung finden sich die Symptome hauptsächlich in der Leber. Bei der Penetration von intakten

oder ruptierten fetalen Membranen werden meist Lunge, Gastrointestinaltrakt und Haut befallen.
- Neonatale, systemische Candidiasis (Symptome erst etwa nach einer Lebenswoche, „Late-onset"-Infektion) durch Infektion im Geburtskanal.

## Epidemiologie
Am Ende der Gravidität ist etwa bei 20 bis 30 % der Schwangeren eine vaginale Candidiasis nachweisbar. Bei 2 bis 3 % der Frühgeborenen unter 1500 g Geburtsgewicht und/oder bei 0,6 % der Neugeborenen, die eine Intensivtherapie benötigen, muß mit dem Auftreten einer systemischen Candida-Infektion gerechnet werden. Risikofaktoren sind: Frühgeburtlichkeit, Geburtsgewicht < 1500 g, lokale Pilzbesiedlung, intravasale Katheter, totale parenterale Ernährung, endotracheale Tuben, Darmobstruktionen sowie langandauernde antibiotische Behandlung oder auch Gabe anderer Medikamente (z.B. Corticosteroide, Aminophyllin).

## Klinische Leitsymptome
Durch Streuung pilzinfizierter Thromben entstehen Organmetastasen mit entsprechenden Krankheitsbildern:
- Klinisches Bild einer Sepsis (s. S. 105)
- Herdnephritis
- Pneumonie
- Meningitis (ggf. Krampfanfälle)
- Endophthalmitis, Chorioretinitis
- Peritonitis
- Endokarditis (Abb. 32)
- Osteoarthritis, Osteomyelitis
- Makulonodulärer Hautausschlag.

## Spezifische laborchemische Leitsymptome
- Nachweis von Candida albicans im Direktpräparat (Urin, Liquor, Trachealsekret, sonstige Sekrete in Abhängigkeit vom Organbefall)
- Kultureller Nachweis von Candida albicans in Blut (peripher, intravasale Katheter), Urin, Liquor, Trachealsekret und sonstigen Sekreten in Abhängigkeit vom Organbefall
- Nachweis von Antikörpern gegen Candida albicans
- Nachweis von spezifischem Antigen.

## Diagnostik
- Anamnese
- Klinische Symptomatik (Allgemeinsymptome Fieber, Erbrechen, Gedeihstörung; organspezifische Symptome)
- Labordiagnostik (s. spez. laborchemische Symptome)
- Sonographie des Abdomens (Leber,

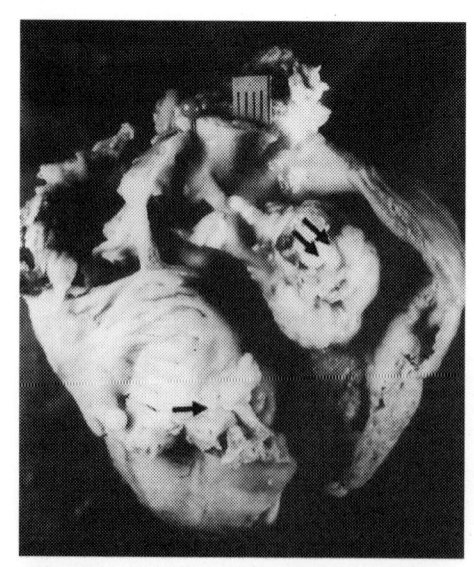

Abb. 32: Candidaendokarditis (eröffneter rechter Vorhof): runder, gestielter Vorhof-Candidathrombus (2 Pfeile) sowie auf der Trikuspidalklappe aufliegende Vegetationen (1 Pfeil).

Milz, Nieren), bei pathologischen Befunden ggf. Computertomographie
- Röntgen-Skelett-Aufnahme, ggf. Skelettszintigraphie
- Echokardiographie, EKG
- Röntgen-Thorax-Aufnahme
- Sonographie des Schädels, ggf. Computertomographie
- Ophthalmologische Untersuchung.

Bei zwei positiven Blutkulturen muß von der Diagnose einer Pilzsepsis ausgegangen werden. Antikörper gegen Proteinantigene des Zellinhaltes sind höchst verdächtig auf eine Systemmykose. Negative Blutkulturen und negative Antikörpernachweise schließen jedoch eine Pilzsepsis nicht aus!

**Differentialdiagnose**
- Bakterielle Sepsis
- Virale systemische Infektion
- Stoffwechselstörung
- Organspezifische Erkrankungen.

**Therapie**
Amphotericin B ist der Grundstein der antimykotischen Behandlung bei systemischer Candidiasis. Die meisten Autoren sprechen sich jedoch für eine Kombinationstherapie mit 5-Flucytosin aus. Dementsprechend empfiehlt sich folgendes Vorgehen:

Beim Vorliegen einer schweren generalisierten Candidiasis und/oder von Organmetastasen Amphotericin B und 5-Flucytosin, bei Pilznachweis ohne Organerkrankung und ohne Generalisierung Monotherapie mit 5-Flucytosin (bei 5-Flucytosinunverträglichkeit Monotherapie mit Amphotericin B).

*Dosierungsrichtlinien:*
- Amphotericin B:
  - Testdosis: 1 mg als Kurzinfusion über 4 Stunden.
  - Dann: Steigerung um 0,25 mg/kgKG/d bis zu einer Enddosis von 1 mg/kgKG/d, jeweils als einmalige Kurzinfusion über 4 Stunden.
  - Herstellung der Infusionslösung: 50 mg Amphotericin B in 10 ml Aqua dest. auflösen und dann mit Glucose 5% weiter verdünnen. Die maximale Konzentration von Amphotericin B darf nicht höher als 0,1 mg/ml sein.
- 5-Flucytosin (Ancotil®Roche):
  - Dosierung: 100 bis 150 mg/kgKG/d in 3 oder 4 ED als Kurzinfusion über 30 Minuten (orale Applikation möglich).
  Bei eingeschränkter Nierenfunktion muß eine Dosisreduktion erfolgen.
  - Flucytosinspiegelbestimmungen sollen direkt vor und 2 Stunden nach der Applikation durchgeführt werden.
  - Therapeutischer Bereich: 25 bis 80 µg/ml
  - Therapiedauer: In der Literatur wird über Therapiezeiten von 10 bis 95 Tagen berichtet. Zu empfehlen wäre folgendes Vorgehen: Sepsis und/oder Organbefall: 4 Wochen (Gesamtdosis: 25 bis 30 mg/kgKG)
  Meningitis: 4 bis 6 Wochen
  Katheterinduzierte Sepsis: 2 bis 3 Wochen (Gesamtdosis 10 bis 15 mg/kgKG). Katheter entfernen!
  Monotherapie mit 5-Flucytosin jedoch nicht länger als 3 Wochen wegen der zu erwartenden Sekundärresistenz!

**Prognose**
Die Prognose der disseminierten, systemischen Candidiasis ist trotz antimykotischer Behandlung schlecht. Der Verlauf ist abhängig vom Ausmaß des Organbefalls. Ohne Therapie liegt die Letalitätsrate bei etwa 70 %.

**Prophylaxe**
- Untersuchung der Mutter auf Candida-Infektion in der Spätschwangerschaft und ggf. adäquate Behandlung
- Vermeiden von Frühgeburtlichkeit, langen Liegezeiten von intravasalen Kathetern, langen Beatmungszeiten, prolongierter antibiotischer Behandlung
- Einige Autoren empfehlen die orale prophylaktische Gabe von Nystatin (4mal täglich 200 000 E p. o.) bei Frühgeborenen, die antibiotisch behandelt werden.

Literatur: [87, 88, 89]

# 6 Neurologische Krankheitsbilder

H. Stopfkuchen

## 6.1 Periventrikuläre/intraventrikuläre Blutung

Die periventrikuläre/intraventrikuläre Blutung (PVH/IVH) ist die häufigste Form einer intrakraniellen Blutung beim Neugeborenen. Frühgeburtlichkeit und zusätzliche Einflüsse, wie z. B. eine Asphyxie bei der Geburt oder später das Auftreten eines Pneumothorax, stehen damit in einem besonderen Bezug.

So wird bei bis zu 25 % der Frühgeborenen mit einem Geburtsgewicht von weniger als 1 500 g mittels Ultraschall postpartal eine PVH/IVH gefunden, während die Inzidenz bei reifen Neugeborenen nur bei etwa 4 % liegt. Eine PVH/IVH kann auch bereits intrauterin auftreten.

Auch der Ort der Blutung hängt vom Reifezustand des Neugeborenen ab. Beim sehr unreifen Frühgeborenen (weniger als 28 Schwangerschaftswochen) erfolgt die Blutung im Bereich der Kapillaren der subependymal gelegenen germinalen Matrix üblicherweise auf dem Körper des Nucleus caudatus, in der 28. bis 32. Schwangerschaftswoche im Bereich des Kopfes des Nucleus caudatus in Höhe der Foramina Monroi. Mit zunehmender Entwicklung verschwindet die germinale Matrix, so daß beim reifen Kind die Blutung im Bereich der Plexus chorioidei auftritt.

Das bevorzugte Auftreten einer PVH/IVH beim unreifen Frühgeborenen dürfte auf folgenden Besonderheiten in diesem Entwicklungsstadium beruhen:

- Vorhandensein der stark vaskularisierten und durchbluteten subependymalen germinalen Matrix
- Weniger stark entwickelte Basalmembran der Kapillaren
- Fehlende bzw. leicht störbare Autoregulation im Bereich der Arteriolen mit konsekutiv „ungeschützten" Blutdruckfluktuationen in diesem periventrikulären Kapillarbett
- Venöse Druckerhöhungen am Konfluenz von terminalen, chorioidalen und thalamostriaten Venen.

Insgesamt dürfte das Auftreten einer PVH/IVH auf eine Zunahme der normalen Fluktuationen des zerebralen Blutflusses, auf einen erhöhten venösen Druck (venöse Stauung), auf Gerinnungsstörungen oder auf das Auftreten einer Hyperosmolarität bei gleichzeitigem Vorliegen besonderer anatomischer Verhältnisse zurückzuführen sein.

Die PVH/IVH tritt meist 24 bis 48 Stunden nach einem asphyktischen Ereignis (bei Geburt oder später) auf. So wurden bis zu 74% aller Blutungen innerhalb von 30 Stunden nach der Geburt mittels Ultraschall entdeckt.

Das Ausmaß der Blutung kann dabei von einem geringen Blutaustritt bis hin zu einer massiven intraventrikulären Blutung reichen, die sich bis in das Hirnparenchym und den Subarachnoidalraum der hinteren Schädelgrube ausbreitet.

Obwohl das Blut rasch aus den Ventrikelräumen resorbiert wird, bleibt häufig eine zerebrale Schädigung zurück. Dies ist zum Teil auf die der Blutung vorausgehende Asphyxie zurückzuführen, andere Faktoren kommen aber hinzu: So ist der zerebrale Blutfluß nicht nur im Bereich eines intraparenchymatösen Hämatoms, sondern im gesamten Bereich der betroffenen Hemisphäre beeinträchtigt. Der zerebrale Glucosemetabolismus ist ebenso reduziert wie die zentrale Phosphokreatinkonzentration.

Das Auftreten eines hämorrhagischen Infarkts (periventrikulär gelegene echodichte Läsion) (s. S. 145) ist nicht ungewöhnlich. Darüber hinaus haben ein Drittel aller Kinder mit schwerer Blutung ein intrazerebrales Hämatom, das als eine Einblutung in infarziertes Hirngewebe anzusehen ist. Eine intraparenchymatöse Blutung führt zur Zerstörung des Hirngewebes mit zystischer Umwandlung (bereits nach 10 Tagen). Diese Veränderungen gehen mit einer schlechten Prognose einher.

Eine häufige Folge einer PVH/IVH ist eine zunehmende Erweiterung der Hirnventrikel, die ein bis drei Wochen nach der akuten Blutung auftritt.

**Symptome**
Die Symptomatik weist eine erhebliche Variabilität auf. In über 50% der Fälle fehlen jedoch klinische Symptome!

Folgende Symptome können vorliegen:
- Prominente große Fontanelle
- Herabgesetzte Aktivität
- Schlaffer Muskeltonus
- Auffällige Augenbewegungen
- Krampfanfälle
- Hypotonie
- Plötzlich, das heißt innerhalb von Minuten bis Stunden, gelegentlich aber auch weniger dramatisch in Stunden bis Tagen auftretende massive Verschlechterung mit Beeinträchtigung des Bewußtseinszustandes (z. B. Koma), respiratorischen Störungen (z. B. Apnoe), tonischen Krampfanfällen, Dezerebrationshaltung und fixierten Pupillen.

**Diagnostik**
- Routinemäßig sonographische Untersuchung des Schädels bei allen Frühgeborenen unter 35 Gestationswochen und bei allen Risikoneugeborenen sowie bei Neugeborenen, die eine entsprechende klinische Symptomatik aufweisen, mit dem Ziel des Nachweises und ggf. der Ermittlung der Ausdehnung einer PVH/IVH. Letzteres geschieht in Form einer Stadieneinteilung. Jegliche Stadieneinteilung muß den Ort bzw. die Ausdehnung der Blutung und die Größe der Ventrikel berücksichtigen. Von den zahlreichen vorgeschlagenen Stadieneinteilun-

Abb. 33: Ultraschalluntersuchung des Schädels bei einem sieben Tage alten Frühgeborenen (28. SSW) (Frontalschnitt): intraventrikuläre Blutung Stadium III nach Papile im Bereich des umrandeten Seitenventrikels.

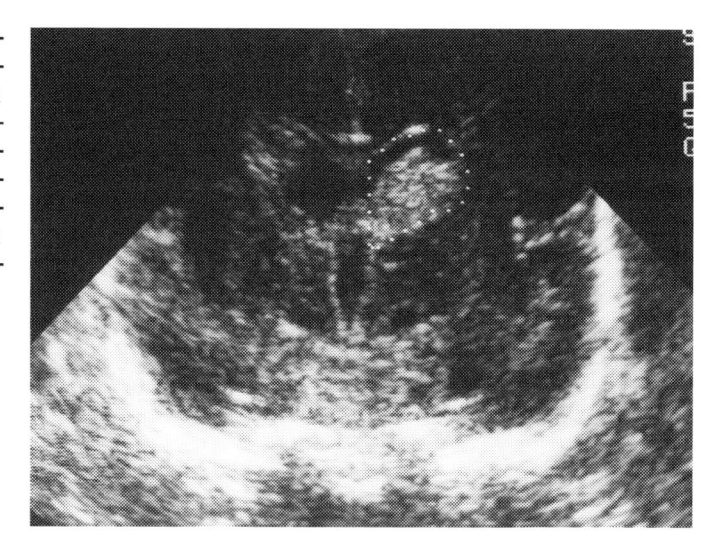

gen wird meist die von Papile et al. [90] verwendet, obwohl diese auf computertomographischen Befundungen basiert.

- Stadium I: alleiniges Vorliegen einer subependymalen Blutung
- Stadium II: subependymale Blutung oder Plexus-chorioideus-Blutung mit intraventrikulärer Blutung, aber ohne ventrikuläre Dilatation
- Stadium III (Abb. 33): subependymale Blutung oder Plexus-chorioideus-Blutung mit intraventrikulärer Blutung und mit ventrikulärer Dilatation
- Stadium IV (Abb. 34): subependymale Blutung oder Plexus-chorioideus-Blutung mit intraventrikulärer Blutung und mit intraparenchymatöser Blutung.

Stadieneinstellungen, die auf Ultraschall-Befundungen basieren, stammen unter anderem von Shankaran et al. [91] sowie Levene u. Lamont [92].
■ Ggf. Computertomographie
■ Ggf. klinische Symptomatik (siehe oben)
■ Ggf. Hämatokrit- bzw. Hämoglobin-Abfall.

**Differentialdiagnostik**
Unter Berücksichtigung der klinischen Symptomatik:
■ Sepsis/Meningitis

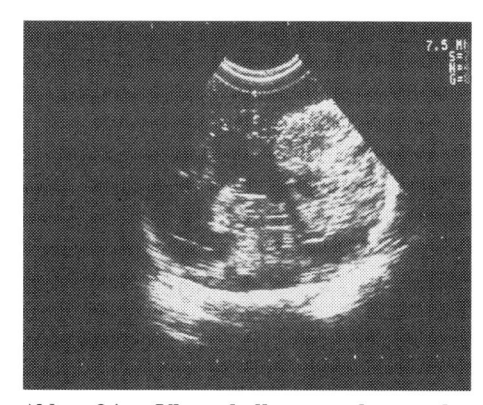

Abb. 34: Ultraschalluntersuchung des Schädels bei einem acht Tage alten Frühgeborenen (28. SSW) (Frontalschnitt): ausgeprägte intraventrikuläre/periventrikuläre Blutung Stadium IV nach Papile mit Ventrikeldilatation.

- Asphyxie
- Hirnödem
- Frühgeborenen-Apnoe
- Metabolische Störungen
- Akutes subdurales Hämatom.

Unter Berücksichtigung des Befundes im bildgebenden Verfahren:
- Rupturierte AV-Fistel
- Rupturiertes Aneurysma
- Rupturiertes Hämangiom des Plexus chorioideus.

**Therapie**

*1. Prävention einer PVH/IVH:*
- Verhindern von Frühgeburtlichkeit und von peripartaler Asphyxie
- Aufrechterhalten „stabiler" respiratorischer und zirkulatorischer Verhältnisse, d. h. insbesondere Vermeiden von großen Blutdruck- und Herzzeitvolumen-Fluktuationen
- $PaCO_2 < 55$ mmHg
- Vermeiden von Hypoxie, Azidose und rascher Volumenexpansion.

*2. Vorgehen nach PVH/IVH unterschiedlicher Ausdehnung:*
- Aufrechterhalten stabiler Kreislaufverhältnisse und eines normalen Säure-Basen-Status
- Tägliche Kopfumfangsmessung
- Ultraschalluntersuchungen ein- bis zweimal pro Woche über drei Wochen zum Nachweis einer posthämorrhagischen Ventrikeldilatation.

Eine Ventrikeldilatation tritt in dieser Patientengruppe in etwa 12 % der Fälle auf. Werden nur größere Blutungen (mehr als die Hälfte des Volumens eines Seitenventrikels) berücksichtigt, so erhöht sich dieser Prozentsatz auf 38 %.

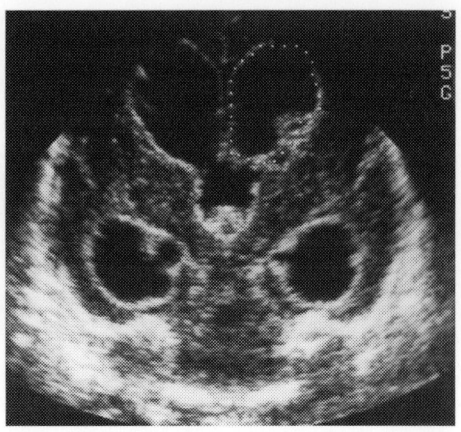

Abb. 35: Ultraschalluntersuchung des Schädels bei einem drei Wochen alten Frühgeborenen (28. SSW): ausgeprägter posthämorrhagischer Hydrozephalus mit Erweiterung des I., II. und III. Ventrikels.

*3. Therapeutisches Vorgehen beim Vorliegen einer posthämorrhagischen Ventrikeldilatation:*
- Stabile Ventrikulomegalie (Kopfumfangswachstum weniger als 2 cm pro Woche): keine Therapie; weitere Überwachung während des ersten Lebensjahres
- Progressives Kopfumfangswachstum (mehr als 2 cm pro Woche) und Symptome erhöhten Hirndrucks (= posthämorrhagischer Hydrozephalus) (Abb. 35):
  – Lumbalpunktion (Ablassen von möglichst mehr als 10 ml Liquor); zeigt sich danach eine Abnahme der Ventrikelweite und des Kopfumfangs ggf. Indikation für wiederholte Lumbalpunktionen; evtl. auch Gabe von Pharmaka, um die Liquorproduktion herabzusetzen (z. B. Acetazolamid [Diamox®], Dosierung: 50 bis 100 mg/kgKG/d in 3 bis 4 Dosen).

Falls keine Besserung eintritt: Legen einer offenen Ableitung (externe Ventrikeldrainage) für die Dauer von 7 Tagen und nochmaliges Kontrollieren oder sofortiges Legen eines ventrikulo-peritonealen bzw. ventrikulo-atrialen Shunts.

## 6.2 Schädigungen der Hirnsubstanz des Frühgeborenen

Man unterscheidet zwei Formen der Hirnsubstanzschädigung:
- Periventrikuläre Leukomalazie
- Periventrikulärer hämorrhagischer Infarkt.

Beide Schädigungen können gleichzeitig vorkommen!

### 6.2.1 Periventrikuläre Leukomalazie

Unter einer periventrikulären Leukomalazie (PVL) versteht man meist *symmetrisch* angeordnete Nekrosen in der weißen Hirnsubstanz, insbesondere dorsal und lateral der äußeren Winkel der Seitenventrikel und nahe den Foramina Monroi.

In „leichten" Fällen finden sich auch nur geschädigte Gliazellen und eine Astrozytose.

Im Bereich größerer Bezirke mit PVL können sich später, d. h. nach zwei bis drei Wochen, kleine Zysten entwickeln, während die weniger schwer ausgeprägten Defekte infolge des Mangels an zerebralem Myelin eine Erweiterung der Seitenventrikel verursachen. Letzteres kann auch durch das Verschwinden der Zysten nach zwei bis drei Monaten verursacht sein. Die Inzidenz der PVL wird bei sehr kleinen Frühgeborenen mit 25 bis 40 % angegeben.

In der Pathogenese der PVL kommt drei Faktoren eine entscheidende Bedeutung zu:
- Die besondere periventrikuläre Gefäßversorgung in Form von arteriellen anatomischen Grenz- und Endstromgebieten. Dies ist um so ausgeprägter, je unreifer die Frühgeborenen sind. Dementsprechend stimmen diese Endstromgebiete gut mit der Lokalisation der PVL überein.
- Die bei kranken Frühgeborenen vorliegende druckpassive zerebrale Zirkulation, die das Gehirn unreifer Neugeborener besonders empfindlich auf Blutdruckfluktuationen, insbesondere auf Blutdruckabfälle mit nachfolgender Ischämie im Bereich der periventrikulären weißen Substanz, reagieren läßt. Als Ursachen für die dieser druckpassiven Zirkulation zugrundeliegenden fehlenden zerebralen Autoregulation kommen verschiedene Faktoren in Betracht.

- Eine gesteigerte Vulnerabilität der Gliazellen in der periventrikulären weißen Substanz durch metabolische Störungen, zumal sich diese Zellen gerade zum Schädigungszeitpunkt aktiv in Astrozyten und Oligodendrogliazellen differenzieren und/oder aktiv myelinisieren.

**Klinische Symptome**
Folgende Langzeiteffekte können auftreten:
- Spastische Quadriplegie mit Betonung der unteren Extremitäten
- Spastische Diplegie
- Spastische Hemiparese
- Intelligenzdefekte.

**Diagnostik**
- Ultraschalluntersuchung des Schädels (bevorzugt!):
Im koronaren Schnittbild beidseits primär lineare Echoverdichtungen direkt an die externen Winkel der Seitenventrikel angrenzend.
Bei parasagittaler Schnittführung finden sich die Echoverdichtungen entweder diffus in der periventrikulären weißen Substanz verstreut oder in Höhe der Foramina Monroi an die Seitenventrikel angrenzend. Nach zwei bis drei Wochen sind im Bereich der ehemaligen Echoverdichtungen zystische Veränderungen nachweisbar (Abb. 36).
- Computertomographie/Kernspintomographie (für spätere Untersuchungen)
- (Postmortale Autopsie: Nur 28% aller in einer Studie autoptisch gesicherten Fälle von PVL waren in vivo sonographisch diagnostiziert worden. Bei den in vivo nicht diagnostizierten Veränderungen handelte es sich um eine diffuse astrozytische Gliose mit und ohne Myelinverlust und/oder fokale Nekrosen.)

**Differentialdiagnostik**
- Periventrikulärer hämorrhagischer Infarkt
- Posthämorrhagischer Hydrozephalus.

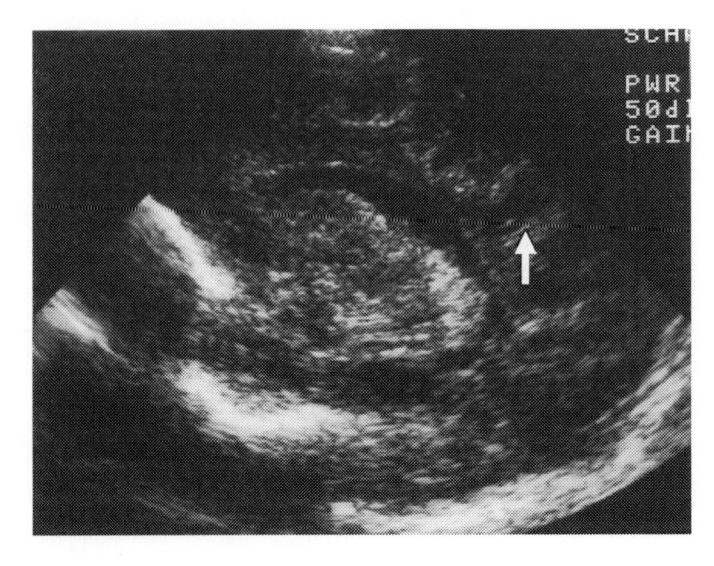

Abb. 36: Ultraschalluntersuchung des Schädels bei einem drei Wochen alten reifen Neugeborenen nach schwerster peripartaler Asphyxie: ausgeprägte periventrikuläre Leukomalazie (Pfeil).

**Prävention**
Da eine spezifische Therapie der PVL nicht möglich ist, kommt der Vermeidung bzw. sofortigen Behandlung zirkulatorischer Instabilität – soweit diese überhaupt erkennbar ist – als wahrscheinlicher Hauptursache der PVL eine entscheidende Bedeutung zu.

### 6.2.2 Periventrikulärer hämorrhagischer Infarkt

Unter einem periventrikulären hämorrhagischen Infarkt (PHI) versteht man eine fast immer *asymmetrisch* angeordnete, meist große hämorrhagische Nekrose im Bereich der periventrikulären weißen Substanz, dorsal und lateral vom äußeren Winkel der Seitenventrikel, die in 80% der Fälle mit einer großen intraventrikulären Blutung einhergeht.

Es handelt sich dabei um einen venösen Infarkt mit Einblutung um die Markvenen in der periventrikulären weißen Substanz und nicht um das sekundäre Einbluten in eine periventrikuläre Leukomalazie.

Die Pathogenese ist bislang unklar; es besteht aber wohl eine Beziehung zu einer ausgeprägten intraventrikulären Blutung, die meist zwei bis drei Tage vorausgeht. Möglicherweise führen die intraventrikuläre Blutung und/oder die germinale Matrixblutung zu einer Obstruktion der Venen im weißen Mark.

**Klinische Symptome**
Die wichtigsten Langzeiteffekte sind:
- Spastische Hemiparese (besonders im Bereich der unteren Extremitäten)
- Asymmetrische Quadriplegie
- Intellektuelle Defizite.

**Diagnostik**
- Ultraschalluntersuchung des Schädels:
  Im Koronarschnitt einseitige oder asymmetrisch beidseitige kreisförmige echodichte Bezirke, die vom äußeren Winkel der Seitenventrikel ausgehen.
  Im Sagittalschnitt kann die gesamte Ausdehnung der Läsion – mehr lokalisiert oder mehr von frontal bis okzipital reichend – am besten beurteilt werden. Aus diesen echodichten Bezirken werden Zysten, die einzeln und groß sind und später selten verschwinden.
- Computertomographie/Kernspintomographie (für spätere Kontrolluntersuchungen)
- (Positronenemissionstomographie).

**Differentialdiagnostik**
- Periventrikuläre Leukomalazie
- Einblutung in die periventrikuläre Leukomalazie
- Posthämorrhagischer Hydrozephalus.

**Prävention**
Da eine spezifische Therapie der PHI nicht möglich ist, kommt der Vermeidung einer terminalen Matrix- bzw. einer intraventrikulären Blutung eine entscheidende Bedeutung zu.

**Prognose**
Insgesamt ist die Prognose der PHI schlecht, sowohl was die Letalität als auch die Spätfolgen betrifft; insbesondere für die ausgedehnten Formen.

## 6.3 Krampfanfälle

Unter einem Krampfanfall versteht man klinisch eine anfallsartige Änderung des neurologischen Funktionszustandes, das heißt im Verhalten und/oder in den motorischen und/oder autonomen Funktionen.

Die Häufigkeit von Neugeborenenkrämpfen liegt bei weniger als 1 % aller Lebendgeborenen, bei schwerkranken Neugeborenen jedoch bei bis zu 25 %.

Die Ursachen für das Auftreten von Neugeborenenkrämpfen sind zwar vielfältig, aber nur wenigen kommt eine wirklich praktisch relevante Bedeutung zu.

**Ursachen für Neugeborenenkrämpfe**
- Hypoxisch-ischämische Enzephalopathie (weitaus häufigste Ursache!)
- Intrakranielle Blutung:
  - Periventrikuläre oder intraventrikuläre Blutung
  - Subarachnoidale Blutung
  - Subdurale Blutung
- Hypertonie
- Metabolische Störungen:
  - Hypoglykämie
  - Hypokalzämie/Hyperkalzämie
  - Hypomagnesiämie
  - Hyponatriämie/Hypernatriämie
  - Pyridoxin-Mangel
- Infektionen:
  - Meningitis (z. B. Streptokokken B, Escherichia coli, Listerien)
  - Hirnabszeß
  - TORCH-Infektionen (s. S. 112)
  - Coxsackie-B-Meningoenzephalitis
- Medikamentenentzug: z. B. Analgetika, Heroin, Methadon, Barbiturate, Alkohol
- Toxine: z. B. Bilirubin
- Neurokutane und genetische Syndrome:
  - z. B. tuberöse Hirnsklerose
  - z. B. Zellweger-Syndrom
- Zerebrale Fehlbildungen
- Inborn errors of metabolism: z. B. Methylmalonämie, nichtketotische Hyperglyzinämie
- Medikamentenüberdosierung: z. B. Theophyllin
- „Benigne" Neugeborenenkrämpfe (5. Lebenstag)
- „Benigne" familiäre Neugeborenenkrämpfe (an Chromosom 20 gebunden).

**Klinische Symptomatik**
Die Symptomatik spiegelt die anatomische und physiologische Unreife des Großhirns früher Entwicklungsstadien wider und weist bei Enzephalopathien auf diffuse subkortikale Störungen hin. Die Symptomatik ist demnach anders als bei älteren Kindern. So sind zum Beispiel „klassische" tonisch-klonische Anfälle im Neugeborenenalter sehr selten. In abnehmender Häufigkeit unterscheidet man folgende vier Anfallsformen:
- *Subtile Anfälle* (häufiger bei Frühgeborenen als bei reifen Neugeborenen).
Sie manifestieren sich in folgenden Merkmalen:

- Okuläre Phänomene (in 86%) („Augenverdrehen", insbesondere nach unten, evtl. mit Nystagmus; tonische, horizontale Bewegungen der Augen; Blinzeln mit den Augenlidern)
- Oral-bukkal-linguale Phänomene (in 31%) (Saugen, Sabbern, Schmatzen)
- Tonische Haltung einer Extremität (in 24%)
- Bewegungen in Form von „Treten", „Rudern", „Schwimmen" (in 23%)
- Apnoen („konvulsive Apnoe") (in 14%) (praktisch immer zusammen mit anderen Anfallsäquivalenten!)

■ *Tonische Anfälle* (meist bei Frühgeborenen; fokale Form, meist ohne begleitende EEG-Veränderungen; multifokale Ausprägung, meist einhergehend mit EEG-Veränderungen):
- Meist generalisiertes Strecken aller Extremitäten
- Selten Beugung der Arme und Streckung der Beine
- Oft zusätzliche Augensymptome, Apnoen oder einzelne Kloni

■ *Klonische Anfälle* (1 bis 3 Zuckungen pro Sekunde) (Häufiger bei reifen Neugeborenen; meist einhergehend mit EEG-Veränderungen; Neugeborene sind dabei häufig bewußtlos):
- Fokale klonische Anfälle: Lokalisierte Zuckungen im Gesicht, Rumpf oder Teil einer Extremität
- Multifokale klonische Anfälle: Rhythmische Zuckungen in einer Extremität oder im Gesicht, die ungeordnet von einem Körperteil zum anderen springen oder asynchron in mehreren Körperteilen auftreten

■ *Myoklonische Anfälle* (bei früh- und termingeborenen Neugeborenen): Einzelne oder wiederholte synchrone Beugebewegungen im Bereich der Arme, der Beine, des Kopfes und des Rumpfes; fokale, multifokale und generalisierte Ausprägung.

**Diagnostik**
■ Anamnese:
- Familienanamnese (z. B. Stoffwechselerkrankungen)
- Mütterliche Anamnese (z. B. Medikamentenmißbrauch, Infektionen)
- Geburtsanamnese (Hinweise auf eine prä-, peri- oder postnatale Asphyxie; Umfang von Reanimationsmaßnahmen).
■ Klinische Untersuchung:
Neurologischer Untersuchungsbefund:
- Bewußtseinszustand
- Hirnnervenfunktion
- Motorische Funktion
- Sensorische Funktion
- Neonatales Reflexverhalten
- Pupillengröße und Pupillenreaktion
- Muskeltonus
- Genaues Beobachten und Registrieren der Krampfanfälle: Ort des Beginns; Art der Ausbreitung; Anfallsmuster; Dauer; Bewußtseinszustand während des Anfalls (subtile Anfälle sind oft schwer zu erkennen!).
■ Laboruntersuchungen (zum Teil abhängig von Anamnese und Untersuchungsbefund):
- Im Blut: Zucker, ionisiertes Calcium, Phosphat, Elektrolyte, Magnesium, Harnstoff, Bilirubin,

Ammoniak, $pO_2$, $pCO_2$, pH-Wert
- Blutbild mit Differentialblutbild, C-reaktives Protein
- Urinstatus
- Liquor (Lumbalpunktion) (z. B. Blutung, Meningitis)
- Aminosäurescreening im Urin und im Plasma, Urin auf reduzierende Substanzen
- Serologische Tests auf Röteln, Toxoplasmose, Zytomegalie, Herpes, Coxsackie B
- Ggf. Theophyllin-Blutspiegel
- Medikamentennachweis im Urin
■ Blutdruckmessung
■ Indirekte Fundoskopie (z. B. Blutung, Chorioretinitis)
■ Ultraschalluntersuchung des Schädels
■ Computertomogramm; ggf. Kernspintomogramm
■ Elektroenzephalogramm (s. Abb. 37):
  - Während des Krampfanfalls (Bestätigung der Diagnose bei z. B. subtilen Anfällen, Nachweis von Anfällen bei relaxierten Patienten)
  - In den ersten Tagen nach dem Anfall (prognostische Aussagekraft).

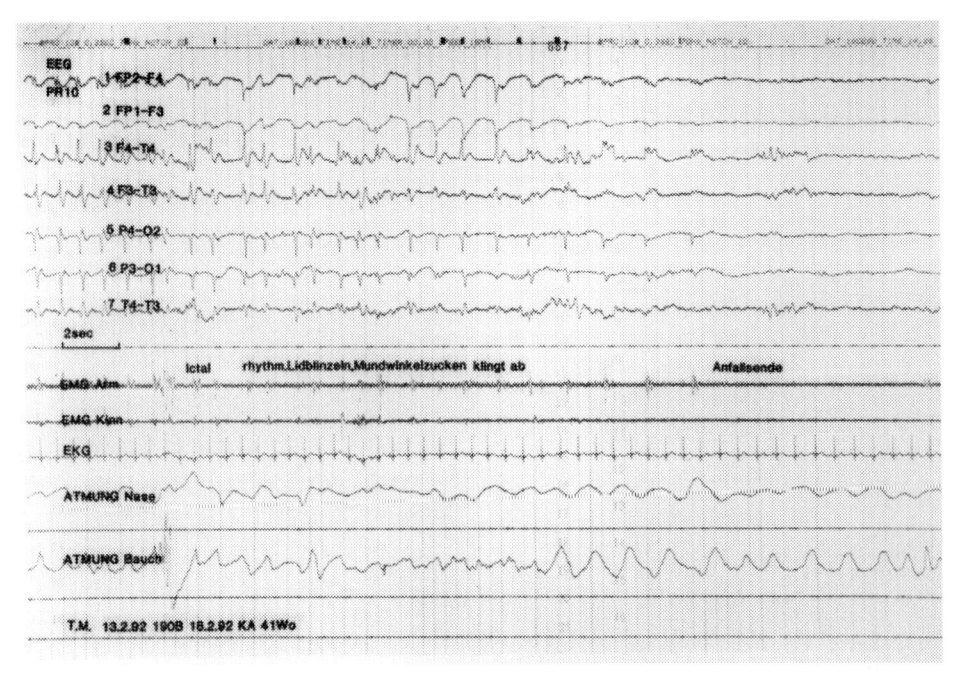

Abb. 37: Polygraphische Ableitung eines generalisierten tonisch-klonischen Anfalls am 6. Lebenstag: abklingende klonische Anfallsphase mit rhythmischen 3/s, dann 0,5/s generalisierten sharp waves (EEG) und rhythmischem Lidblinzeln und Mundwinkelzucken (EMG-Kinn) ohne Beeinträchtigung von Atmung und Herzfrequenz.
Aufgrund des regelrechten Intervall-EEGs und des Verlaufs handelte es sich bei diesem Kind um gutartige sog. Fünf-Tages-Neugeborenenkrämpfe.

# Krampfanfälle

Für die Interpretation des Neugeborenen-EEGs sind Informationen über evtl. Medikamenteneinnahme und/oder über den klinischen Zustand einschließlich Schlafzustand unentbehrlich.

**Differentialdiagnostik**
*Nichtkonvulsive Phänomene:*
- „Zittrigkeit" (Hyperexzitabilität)
  - 5 bis 6 rhythmische Zuckungen pro Sekunde, bei denen die alternierenden Phasen der Bewegung gleich schnell ablaufen
  - Oft alle 4 Extremitäten betroffen
  - Provozierbar oder verstärkt durch taktile Reize
  - Durch Festhalten oder durch passive Beugung unterbrechbar
  - Fehlende Augensymptomatik
- Nichtkonvulsive Apnoen (s. S. 153) (keine weiteren Anfallsäquivalente)
- „Normale" Myoklonien: Ausschließlich im Schlaf auftretende, sich nicht wiederholende krampfartige Bewegungen einer Extremität oder anderer Körperteile.

*Neonatale Krampfanfälle:*
- Benigne Neugeborenenkrämpfe (5. Lebenstag)
- Benigne familiäre Neugeborenenkrämpfe.

*Insbesondere:*
- Subtile Anfälle versus physiologisches Verhaltensmuster
- Konvulsive Apnoe versus Apnoe anderer Ursache
- Tonische Anfälle versus Dezerebrationshaltung; extrapyramidale Tonusänderungen
- Multifokale Anfälle versus Hyperexzitabilität

- Myoklonische Anfälle versus benigne Schlafmyoklonien

Kausale Zuordnung von Krampfanfällen unter Berücksichtigung des Zeitpunkts des Auftretens:
- Innerhalb der ersten 2 Stunden: Entwicklungsdefekte, Medikamentenentzug, (Hypoglykämie)
- 3. bis 6. Stunde: Pyridoxin-Abhängigkeit
- 3. bis 12. (bis 24.) Stunde: Hypoxisch-ischämische Enzephalopathie, Hypoglykämie, Medikamentenentzug
- Innerhalb der ersten 2 bis 3 Tage: Hypokalzämie („early onset"), Meningitis, Medikamentenentzug
- 3. bis 7. Tag: Harnstoffzyklusstörungen, organische Azidämie, Galaktosämie, benigne Neugeborenenkrämpfe
- 7. bis 10. bis 14. Tag: Hypokalzämie („late onset"), TORCH-Infektionen, Entwicklungsdefekte, Methadonentzug.

**Therapie**
Da man davon ausgehen muß, daß lang andauernde bzw. sich wiederholende Krampfanfälle zu Schädigungen des sich entwickelnden Gehirns führen können, müssen therapeutische Maßnahmen *sofort* eingeleitet werden!
- Kausale Therapie beim Vorliegen einer behandelbaren Grundkrankheit:
  - Hypoxie: Sauerstoffgabe, ggf. Beatmung
  - Hypoglykämie: 2 bis 4 ml/kgKG einer 10%igen Glucoselösung intravenös, gefolgt von einer Glucoseinfusion mit 6 bis 8 mg/kgKG/min (entspricht etwa 4 bis

5 ml/kgKG/h einer 10%igen Glucoselösung)
- Hypokalzämie (evtl. nur mit Krampfanfall assoziiert!): 2 ml/kgKG 10%iges Calciumgluconat *langsam* (<1 ml/min) intravenös; ggf. diese Bolusgabe 3- bis 4mal/Tag wiederholen bzw. 5 ml/kgKG/d 10%iges Calciumgluconat als Dauerinfusion (auf sichere Lage der Kanüle achten!)
- Hypomagnesiämie (Serumspiegel unter 1,0 mEq/l): 0,1 bis 0,2 ml/kgKG 50%iges Magnesiumsulfat intramuskulär oder langsam unter EKG-Kontrolle intravenös, ggf. alle 12 bis 24 Stunden wiederholen
- Hyperkalzämie: Flüssigkeitszufuhr (Rehydratation): Physiologische Kochsalzlösung mit 30 mEq Kaliumchlorid; Gabe von Furosemid 1 mg/kgKG alle 6 Stunden intravenös; Gabe von Phosphat (bei gleichzeitig vorliegender Hypophosphatämie): 30 bis 50 mg/kgKG/d oral oder intravenös (angestrebter Phosphat-Spiegel: 3 bis 5 mg/dl); Prednison 2 mg/kgKG/d
- Hypernatriämie: Antikonvulsiva, Steigerung der Flüssigkeitszufuhr
- Hyponatriämie (Serum-Natrium ≦ 120 mEq/l): Ausgleich mit hypertoner Kochsalzlösung (3% NaCl), und zwar Ausgleich der Hälfte des Gesamtkörperdefizits an Natrium innerhalb von 12 bis 24 Stunden. Gesamtkörperdefizit an Natrium: (Soll-Natrium-Wert von 130 bis 135 Milliäquivalent pro Liter minus Ist-Natrium-Wert in Milliäquivalent pro Liter) · Kilogramm Körpergewicht · 0,6
- Pyridoxin(Vitamin-$B_6$)-Abhängigkeit: Initial 100 mg intravenös; Erhaltungsdosis 10 bis 50 mg/kgKG/d per os
- Sepsis (s. S. 105)
■ Supportive Therapie zur Aufrechterhaltung der Vitalfunktionen
■ Symptomatische Therapie:
- Medikament der ersten Wahl ist *Phenobarbital* (Luminal®):
Initiale Sättigungsdosis: 20 bis 30 mg/kgKG über 15 Minuten intravenös.
(Das 1,3- bis 1,6fache der Initialdosis in mg/kgKG entspricht der voraussichtlichen Plasmakonzentration in Milligramm pro Liter). Bleibt die Initialdosis nach 2 Stunden ohne therapeutischen Effekt, so wird eine intravenöse Dosis bis zu einer initialen Gesamtdosis von 35 mg/kgKG nachgegeben. Erhaltungsdosis (nach 8 bis 12 Stunden): 2 bis 4 mg/kgKG/d in einer Einzeldosis; nach 14 Tagen auf 5 mg/kgKG/d erhöhen.
Angestrebter therapeutischer Blutspiegel: 15 bis 30 µg/ml.
Nebenwirkungen: Schläfrigkeit und Apathie, insbesondere bei Serum-Spiegeln von 40 bis 50 µg/ml.
- *Phenytoin* (wenn Krampfanfälle trotz eines Phenobarbital-Spiegels von 40 µg/ml fortbestehen): Initiale Sättigungsdosis: 30 mg/kgKG als Kurzinfusion über 30 Minuten (weniger als 0,75 mg/kgKG/min; ansonsten Gefahr der Hypotension und Bradykardie).
Zu erwartender Serumspiegel: 25 mg/l.
Erhaltungsdosis: 4 bis 6 mg/kgKG/d als Dauerinfusion.

(Oral: 5 bis 16 mg/kgKG/d in 2 Dosen).
Angestrebter therapeutischer Blutspiegel: 15 bis 20 mg/l.
Wegen erheblicher inter- und intraindividueller Schwankungen in der Kinetik sind Blutspiegel-Kontrollen unbedingt erforderlich!
Nebenwirkungen: geringe therapeutische Breite! Nystagmus, Ataxie, Krampfanfälle.
- *Diazepam:* 0,3 bis 0,4 mg/kgKG intravenös; ggf. mit Injektion von 0,25 mg/kgKG über eine Dauer von 2 Minuten beginnen; nach jeweils 2 Minuten Pause wieder 0,25 mg/kgKG nachgeben bis zum Sistieren des Krampfanfalls oder bis zu einer Gesamtdosis von 1 mg/kgKG.
Nebenwirkungen: Schläfrigkeit, Hypotonie, Atemdepression.
■ Therapiedauer:
Werden unter der Phenobarbital-Behandlung Anfallsfreiheit, Normalisierung des EEGs (Grundaktivität und Spitzenpotentiale) und eine Normalisierung des neurologischen Befundes erzielt, sollte aus der Therapie, wenn möglich, nach 4 Wochen, spätestens nach 3 Monaten „ausgeschlichen" werden (Absetzen bei einem Spiegel von unter 15 µg/ml).

**Prognose**

Die Prognose ist abhängig von der die Krampfanfälle auslösenden Ursache (gut: z. B. bei Hypokalzämie; schlecht: z. B. bei zerebralen Fehlbildungen oder hypoxisch-ischämischer Enzephalopathie).

Mit einer schlechten Prognose ist weiterhin zu rechnen, wenn:
■ der 5-Minuten-Apgar-Score unter 7 lag
■ der Krampfanfall länger als 30 Minuten anhielt
■ tonische Anfälle vorherrschen
■ die Anfälle nicht innerhalb der ersten 24 Stunden sistieren
■ eine schlechte interiktale Grundaktivität und/oder Spitzenpotentiale im EEG vorliegen
■ ein auffälliger neurologischer Befund erhoben wird.

Insgesamt ist nur bei 50 bis 70 % der Kinder, die im Neugeborenenalter Krampfanfälle boten, mit einer normalen neurologischen und intellektuellen Entwicklung zu rechnen.

# 7 Apnoe des Frühgeborenen

## H. Stopfkuchen

Eine Apnoe ist eine komplexe Störung der Atmungskontrolle im Schlaf, die besonders häufig bei kleinen Frühgeborenen auftritt, und zwar um so öfter, je niedriger das Gestationsalter ist (25% aller Neugeborenen unter 2500 g, 84% aller Neugeborenen unter 1000 g) und je mehr die Phasen aktiven Schlafs dominieren (beim kleinen Frühgeborenen sind 50% des Schlafs aktiver Schlaf).

Mit den zunehmenden Überlebensraten auch bei sehr kleinen Frühgeborenen – bei gleichzeitig abnehmender Beatmungsdauer – wird dieses medizinische Problem auf neonatologischen Intensivstationen immer bedeutsamer. Sogenannte idiopathische Frühgeborenen-Apnoen müssen dabei von solchen mit derzeit bekannten Ursachen (Sepsis, offener Ductus arteriosus Botalli usw.) unterschieden werden.

In der Pathogenese der Frühgeborenen-Apnoe werden der Unreife und der Verletzlichkeit der „Atemzentren" eine Schlüsselrolle zugeschrieben.

Eine allgemein akzeptierte Definition der Frühgeborenen-Apnoe gibt es nicht. Dementsprechend mannigfaltig sind entsprechende Vorschläge:
- Atempausen von mehr als 10 Sekunden Dauer und damit einhergehende Bradykardie (Herzfrequenzabfall unter 100 Schläge pro Minute)
- Atempausen von mehr als 10 Sekunden Dauer und Bradykardie (Herzfrequenzabfall unter 100 Schläge pro Minute) oder Zyanose
- Atempausen von über 15 Sekunden Dauer mit Hypoxie (Abfall des Sauerstoffsättigungsvorwertes um 10%) oder Bradykardie (Abfall der vorausgegangenen Herzfrequenz um 20%)
- Atempausen von unter 20 Sekunden Dauer mit Bradykardie
- Atempausen von über 20 Sekunden Dauer mit und ohne Bradykardie.

Von einer Apnoe zu unterscheiden ist auf alle Fälle die sogenannte *periodische Atmung*. Darunter versteht man über mindestens 2 Minuten anhaltende regelmäßige Atemzyklen von 10 bis 18 Sekunden Dauer, die von Atempausen mit einer Dauer von 5 bis 10 Sekunden unterbrochen werden. Veränderungen der Hautfarbe oder der Herzfrequenz treten dabei nicht auf. Die periodische Atmung nimmt in ihrer Häufigkeit mit zunehmendem Gestationsalter ab, kann aber auch noch bei reifen Neugeborenen und jungen Säuglingen beobachtet werden. Insgesamt wird dieses Atemmuster als gutartig angesehen, das keiner Therapie bedarf. Die früher geäußerte Meinung, daß die periodische Atmung ein erhöhtes Risiko für das Auftreten von Apnoen darstellt, trifft wohl nicht zu. So tritt die periodische Atmung zumindest bei Frühgeborenen unter 34 Schwangerschaftswochen während der ersten 48 Stunden nicht auf, während in dieser Zeit nahezu alle untersuchten Frühgeborenen ohne Atemnotsyndrom Apnoen bieten.

**Einteilung der Apnoen**
Apnoische Ereignisse können danach unterschieden werden, ob eine obere Atemwegsobstruktion vorliegt oder nicht. Diese Obstruktion liegt fast immer im Bereich des Pharynx (Abb. 38).
- Obstruktive Apnoe:
  Fehlender Atemgasstrom durch Nase und/oder Mund im Verlaufe der gesamten Apnoe bei gleichzeitigem Fortbestehen von obstruierten Atemanstrengungen (Zwerchfell, Thoraxwand)
- Zentrale Apnoe:
  Fehlender Atemgasstrom durch Nase und/oder Mund im Verlaufe der gesamten Apnoe aufgrund Fehlens jeglicher Atemanstrengungen
- Gemischte Apnoe:
  Atempausen charakterisiert sowohl durch obstruierte inspiratorische Atemanstrengungen als auch durch eine zentrale Pause von mindesten 2 bis 4 Sekunden Dauer.

Die Häufigkeit des Auftretens der Apnoetypen wird sehr unterschiedlich angegeben. In der eigenen Erfahrung dominiert der gemischte Typ. Dies hängt wahrscheinlich vorwiegend damit zusammen, daß sich die heute übliche Typeneinteilung nicht auf pathophysiologische Unterschiede stützt, sondern eher als ein Produkt der derzeit möglichen diagnostischen Verfahren anzusehen ist.

Letztlich ist jede Apnoe mehr oder weniger stark zentral verursacht. Die nervale Kontrolle der Atmung während des Schlafs beeinflußt nicht nur die Zwerchfellaktivität, sondern ist auch für die Aktivität der Muskulatur des oberen Respirationstraktes und damit für das Offenhalten der Atemwege verantwortlich.

**Klinische Symptome**
- Idiopathische Frühgeborenen-Apnoe:
  Bei Frühgeborenen ab dem ersten Lebenstag (insbesondere bei fehlendem Atemnotsyndrom) Auftreten von
  - Atempausen unterschiedlicher Länge mit und ohne obstruierte Inspirationsversuche (Thoraxwandbewegungen, Zwerchfellbewegungen)

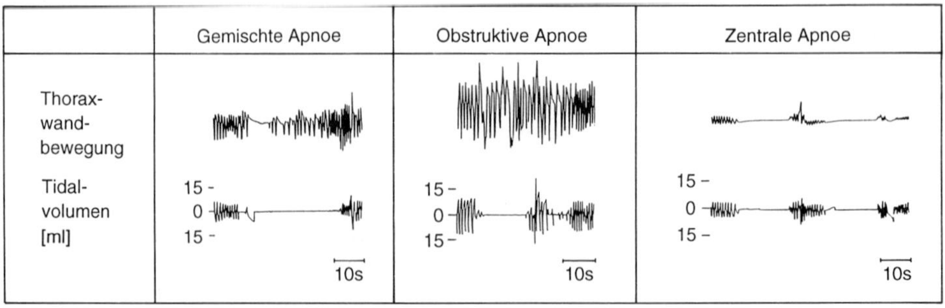

Abb. 38: Apnoe-Formen.

– Ggf. zusätzliches Auftreten einer Zyanose.
Bei entsprechendem Monitoring:
– Ggf. zusätzliches Auftreten einer Bradykardie (gelegentlich innerhalb von 1,5 bis 2 Sekunden nach Beginn der Apnoe)
– Ggf. zusätzliches Auftreten eines Sauerstoffsättigungsabfalls (gelegentlich innerhalb weniger Sekunden nach Beginn der Apnoe)
– Ggf. zusätzliches Auftreten eines systolischen Blutdruckanstiegs bzw. -abfalls bei ausgeprägter Bradykardie (unter 80 Schläge pro Minute).
Fortbestehen der idiopathischen Frühgeborenen-Apnoe über eine Zeitspanne von 1 bis 20 Wochen.
■ Apnoen bei bekannter Grundkrankheit:
Klinische Symptome entsprechend der zugrundeliegenden Ursache: z. B. Sepsis, offener Ductus arteriosus Botalli, intraventrikuläre Blutung (s. Differentialdiagnostik).

**Diagnostik**
■ Klinischer und neurologischer Untersuchungsbefund
■ Klinische Beobachtung auf:
– Atemtätigkeit (Thorax/Abdomen, periodische Atmung)
– Schlaf-/Wachzustand, Schlaftyp
– Hautfarbe (Zyanose)
■ Monitorüberwachung:
– Atemfrequenz/Atemtiefe (Pneumogramm)
– Sauerstoffsättigung (Pulsoximetrie)
– Herzfrequenz (Grenze meist bei 80 Schlägen pro Minute)
– Sauerstoff- und Kohlendioxidpartialdruck transkutan
– Blutdruck nichtinvasiv

– Temperatur
– Nasaler Gasfluß
■ Laboruntersuchungen:
– Blutbild mit Differentialblutbild und Thrombozyten
– C-reaktives Protein
– pH-Wert und arterielle Blutgase
– Blutzucker, Serumelektrolyte einschließlich Serumcalcium
– Bakteriologische Kulturen
■ Bildgebende Verfahren:
– Röntgen-Thorax-Aufnahme (Ausschluß einer primären Lungenerkrankung)
– Röntgen-Abdomen (Ausschluß einer nekrotisierenden Enterokolitis)
– Ultraschall-Schädel (u. a. Ausschluß einer intraventrikulären Blutung)
– Ggf. computertomographische Untersuchung des Schädels
■ Elektroenzephalogramm
■ Ggf. Polysomnographie (EEG-Ableitung mit gleichzeitiger Registrierung von Muskelbewegungen)
■ Ösophagus-pH-Wert-Messung zum Nachweis bzw. Ausschluß eines gastroösophagealen Refluxes.

**Differentialdiagnostik**
Ausschluß einer Apnoe als Symptom einer bekannten Grundkrankheit.
■ Primäre pulmonale Erkrankung:
– Atelektase
– Pneumonie
– Air-leak
■ Infektion:
– Sepsis
– Meningitis
– Nekrotisierende Enterokolitis
■ Erkrankungen des zentralen Nervensystems:
– Hypoxisch-ischämische Enzephalopathie

- Intraventrikuläre Blutung
- Krampfanfälle
- Fehlbildungen
■ Metabolische Störungen:
- Hypoglykämie
- Hypokalzämie
- Hyponatriämie
- Hyperammoniämie
■ Herabgesetzter Sauerstofftransport:
- Hypoxämie
- Anämie
- Schock
■ Temperaturinstabilität:
- Hyperthermie
- Hypothermie.

**Therapie**
*1. Präventive Maßnahmen*
■ Überwachen aller Frühgeborenen mittels Herzfrequenzmonitor, Atemmonitor und Pulsoximeter, und zwar mindestens bis zum Alter von postkonzeptionell 32 Wochen bzw. so lange, bis bei Neugeborenen mit Apnoen auch ohne Therapie über 1 Woche keine Apnoen mehr beobachtet werden
■ Vermeiden von ausgeprägter Flexion des Kopfes
■ Orales Legen von Magensonden.

*2. Behandlung eines Apnoe-Anfalls*
■ Taktile Stimulation (z. B. Reiben der Fußsohlen) bei Herzfrequenzabfall.
- Falls erfolglos: vorsichtiges Absaugen der Mundhöhle
- Falls weiterhin erfolglos: Vorhalten von Sauerstoff (möglichst unter 40 %)
- Falls weiterhin innerhalb von wenigen Sekunden kein Erfolg: Maskenbeatmung.

*3. Behandlung rezidivierender Apnoen*
■ Spezifische Behandlung einer identifizierten Apnoe-Ursache (z. B. Sepsis, Hypoglykämie, Elektrolytstörung, Hypoxie, zu hohe Umgebungstemperatur)
■ Allgemeine Maßnahmen:
- Sauerstoffzufuhr unter Kontrolle des transkutanen Sauerstoffpartialdrucks und der Sauerstoffsättigung
- Einsatz einer oszillierenden Wassermatratze bzw. rhythmisches Aufblasen der Unterlage des Neugeborenen
■ Medikamentöse Behandlung:
- *Methylxanthine* (Stimulation des Atemzentrums). *Theophyllin:* initial 5 bis 6 mg/kgKG per os oder intravenös (über 15 bis 20 Minuten). Erhaltungsdosis nach weiteren 12 Stunden: 4 bis 6 mg/kgKG/d in 2 Dosen per os bzw. 4,5 mg/kgKG/d in 2 Dosen intravenös. Therapeutischer Spiegel: 7,5 bis 15 µg/ml.
Nebenwirkungen: u. a. Hyperglykämie, Störung der enteralen Nahrungsaufnahme, Tachykardie, Zittrigkeit, Krampfanfälle.
*Coffein:* Initialdosis 10 mg/kgKG per os oder intravenös. Erhaltungsdosis: 2,5 mg/kgKG/d in einer Einzeldosis.
Spiegel: 5 bis 20 µg/ml.
Nebenwirkungen: Erbrechen, Unruhe, Tachykardie, Krampfanfälle.
Die Methylxanthin-Therapie wird üblicherweise über 2 Wochen durchgeführt, dann erfolgt eine Überprüfung auf Apnoerezidive. Alternativ erfolgt eine Behandlung bis zur 32. bis 34., gele-

gentlich auch bis zur 38. postkonzeptionellen Woche.
- *Doxapram* (respiratorische Stimulation durch Einfluß auf periphere Chemorezeptoren):
Dosierung: Sättigungsdosis von 2,5 bis 3 mg/kgKG als Kurzinfusion über 15 bis 30 Minuten; dann zur Erhaltung Dauerinfusion mit 1 mg/kgKG/h (evtl. bis 2,5 mg/kgKG/h).
Nebenwirkungen: u.a. Blutdruckanstieg, Erbrechen
- Behandlung mit kontinuierlichem positivem Atemwegsdruck (2 bis 5 $cmH_2O$) über einen nasalen Tubus bzw. über eine Maske. Diese Methode hat allerdings wenig Einfluß auf zentrale Apnoen.

- Beatmung:
Die Durchführung einer Beatmung ist dann indiziert, wenn die Apnoeanfälle — insbesondere bei sehr unreifen Frühgeborenen — sehr häufig und lang andauernd sind und mit ausgeprägten Hypoxien und Bradykardien einhergehen.

# 8 Retinopathia praematurorum

## H. Stopfkuchen

Die Frühgeborenen-Retinopathie (ROP) ist eine vasoproliferative Erkrankung der Retina, die (fast) ausschließlich bei Frühgeborenen mit einem Geburtsgewicht von unter 1 500 g auftritt und deren Häufigkeit des Auftretens in einem indirekt proportionalen Verhältnis zum Gestationsalter steht. Bei überlebenden Frühgeborenen mit einem Geburtsgewicht von unter 1 000 g finden sich in 50 bis 80 % zumindest Anfangsstadien der Retinopathie. In etwa 5 % kommt es zur Erblindung.

Die Vaskularisation der Netzhaut, zunächst in Form eines feinen kapillaren Netzwerkes, ausgehend von der Papille und fortschreitend zur Peripherie, beginnt etwa ab der 16. Schwangerschaftswoche und ist schließlich auf der nasalen Seite etwa in der 32. Schwangerschaftswoche und temporal etwa in der 40. Schwangerschaftswoche bis zur Ora serrata hin abgeschlossen („reife Retina").

Hinsichtlich der Entwicklung einer ROP geht man unter anderem von folgenden pathogenetischen Vorstellungen aus:

Nach einer initialen Vasokonstriktion und Gefäßobliteration im Bereich des unreifen kapillaren Netzwerkes infolge hoher Sauerstoffkonzentration kommt es mit wieder fallenden $PaO_2$-Werten zu einer Gefäßproliferation (Neovaskularisation) mit Ausdehnung in der Retina und in den Glaskörper mit nachfolgenden Blutungen, Einwachsen von fibrösem und Gliagewebe und narbigen Verziehungen sowie letztlich zu einer Netzhautablösung.

Als Risikofaktor für das Entstehen einer ROP wird seit langem entsprechend den pathogenetischen Überlegungen der Sauerstoff angesehen. Man geht heute jedoch davon aus, daß dies nicht der einzige Risikofaktor ist. In epidemiologischen Studien konnte gezeigt werden, daß auch andere Faktoren wie extreme Frühgeburtlichkeit, Hypoxie, Hyperkapnie, Hypokapnie, Anämie, Blutaustauschtransfusion, intraventrikuläre Blutung, Apnoe, Sepsis, Vitamin-E-Mangel und Indometacingabe mit einer höheren Rate an ROP assoziiert sind.

1984 wurde ein mittlerweile international anerkanntes Klassifizierungsschema für die ROP vorgeschlagen, das die Lokalisation (3 Zonen), die Ausdehnung (30-Grad-Sektoren eines Uhrziffernblattes) (Abb. 39) sowie den Grad (4 Stadien) der Gefäßveränderungen berücksichtigt [93].

**Stadieneinteilung**
- Stadium I: dünne weiße *Demarkationslinie* zwischen vaskularisierter und noch nicht vaskularisierter Retina

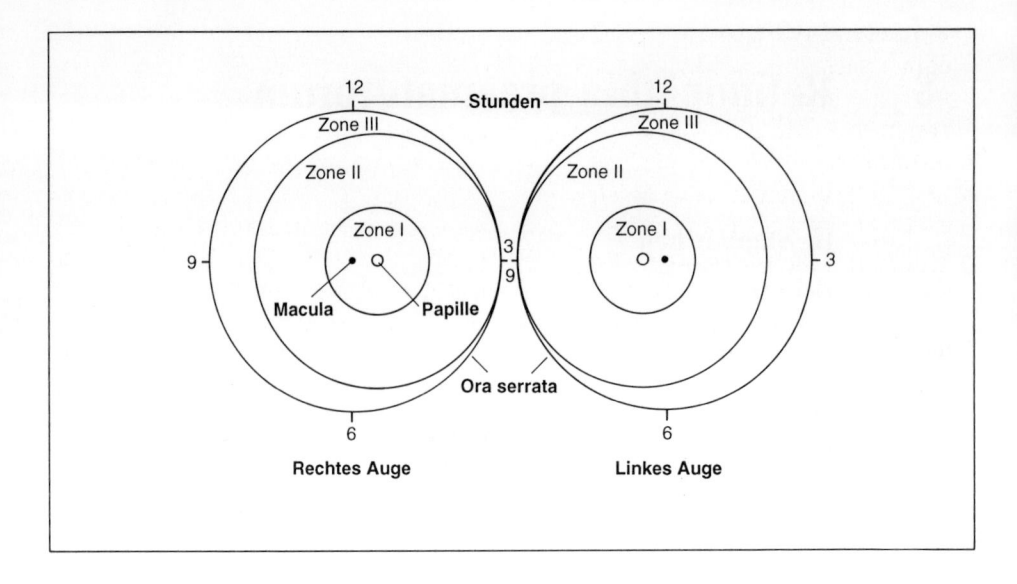

**Abb. 39:** Schematische Darstellung der Retina beider Augen: Zonen und Stunden eines Zifferblattes zur Beschreibung der Lokalisation und der Ausdehnung einer Retinopathia praematurorum.

- Stadium II: Umwandlung der dünnen Demarkationslinie in eine rosig erscheinende *Leiste*, die sich in den Glaskörper vorwölbt
- Stadium III: Leiste mit *extraretinaler fibrovaskulärer Proliferation*
- Stadium IV: *Netzhautablösung*.

Diese vier Stadien können gleichzeitig vorliegen. Die Einteilung richtet sich nach dem jeweils fortgeschrittensten Stadium.

Von einer „Plus"-Krankheit spricht man (zusätzlich zum jeweiligen Stadium), wenn zusätzlich dilatierte Venen und geschlängelte Arteriolen hinter der Leiste auftreten.

### Diagnostik

- Routinemäßige ophthalmologische Untersuchungen zu festgelegten Zeitpunkten durch einen in der Untersuchung Frühgeborener erfahrenen Ophthalmologen bei allen Frühgeborenen mit einem Geburtsgewicht von unter 1500 g bzw. einer Schwangerschaftsdauer von weniger als 32 Wochen und bei Frühgeborenen mit einem Geburtsgewicht von 1 500 bis 2000 g bzw. einer Schwangerschaftsdauer von weniger als 36 Schwangerschaftswochen, die in irgendeiner Form mit mehr als 21 % Sauerstoff behandelt wurden [94].

*Untersuchungstechnik:*
Die Untersuchung erfolgt in einem gut abgedunkelten Untersuchungsraum in Form der indirekten Ophthalmoskopie mit einer Linse von 20 oder 28 Dioptrien. Die Pupillen müssen dazu medikamentös (z. B. Mydriaticum „Roche"® Augentropfen; Neosynephrin-POS® 2,5 %) weitgestellt sein. Hierfür wird in den 30 Minuten vor der Untersuchung alle 10 Minuten je 1 Tropfen des ver-

wendeten Mydriatikums in den Bindehautsack jedes Auges appliziert. Aufhalten der Augen mittels Lidhaken nach Applikation eines Lokalanästhetikums in den Bindehautsack.
- Der Zeitpunkt der ersten Untersuchung sollte den frühestmöglichen Zeitpunkt des Auftretens einer ROP, den organisatorischen und personellen Aufwand der Untersuchung sowie die unumgängliche Belastung und Belästigung des Frühgeborenen durch die Untersuchung selbst berücksichtigen.

Aus diesen Überlegungen resultiert ein erster Untersuchungstermin in der 4. bis 6. Woche nach der Geburt. 95% aller Frühgeborenen mit einer behandlungsbedürftigen Retinopathie (Stadium III+) werden erkannt, wenn die erste Untersuchung in der 33. Woche post menstruationem, aber nicht innerhalb der ersten 35 Tage postnatal erfolgt.
- Übersichtliche und damit nachvollziehbare Befunddarstellung auf dafür entwickelten Befundbögen (Angabe des Krankheitsstadiums, graphische Darstellung von Lokalisation und Ausdehnung) (s. Abb. 39).
- Bei unauffälligem Erstbefund sind Kontrolluntersuchungen bis zur Ausreifung der Retina, das heißt bis zum völligen Abschluß der Vaskularisation, alle 3 bis 4 Wochen indiziert. Wird ein auffälliger Fundusbefund erhoben, werden vom jeweiligen Befund abhängig (nach Angaben des Ophthalmologen) Kontrolluntersuchungen in ein- bis zweiwöchigen Abständen erforderlich.

Auf die Notwendigkeit derartiger Kontrolluntersuchungen muß in etwaigen Verlegungsberichten, Arztbriefen etc. hingewiesen werden!

**Therapie**
*1. Prävention*
Eine in allen Fällen wirksam werdende Methode zur Verhinderung einer ROP gibt es derzeit nicht.

Der Bedeutung des Sauerstoffs in der Pathogenese der ROP Rechnung tragend, sollte der arterielle Sauerstoffpartialdruck immer unter 80 mmHg gehalten werden. Daraus resultiert zwangsläufig bei allen Frühgeborenen die Notwendigkeit zur kontinuierlichen Überwachung der Oxygenierung, und zwar auch des Sauerstoffpartialdrucks!

Das Inbetrachtziehen weiterer potentieller kausaler Faktoren legt es nahe, um die Stabilisierung der Vitalparameter sowie um das Vermeiden sekundärer Morbidität, insbesondere bei den sehr unreifen Frühgeborenen, bemüht zu sein.

*2. Therapeutische Maßnahmen*
- Transsklerale Kryotherapie im Bereich der avaskulären Peripherie der Retina im Stadium III+ innerhalb von 72 Stunden nach Erfassen eines entsprechend großen Ausdehnungsgrades der Veränderungen [95].

Bei beidseitigem Befall werden zunächst meist nur ein Auge, selten auch gleichzeitig beide Augen therapeutisch angegangen.

Mit diesem Vorgehen konnte in einer größeren Studie gezeigt werden, daß bei einer Kontrolle nach 3 Monaten in etwa 50% der so behandelten Augen ein ungünstiger Fortgang des Krankheitsprozesses und damit auch schwere Sehstörungen verhindert werden konnten.
- Ggf. Behandlung mit einem Laser-Indirekt-Binokular-Ophthalmoskop.
- Versuche einer Wiederanheftung

der Retina im Stadium IV waren bislang nach funktionellen Kriterien wenig erfolgreich.
- In Einzelfällen im Stadium IV und nach weitergehenden narbigen Veränderungen durchgeführte Vitrektomien, Linsenentfernungen und eindellende Operationen zeigten ebenfalls enttäuschende Ergebnisse, was den funktionellen Ausgang betrifft.
- Auch bei vollständiger spontaner Rückbildung einer ROP sind ophthalmologische Kontrolluntersuchungen in ein- bis zweijährigen Abständen erforderlich.
- Beim Vorliegen eines Narbenstadiums sind ophthalmologische Kontrolluntersuchungen alle 6 bis 12 Monate indiziert.

**Prognose**

In etwa 90 % aller Fälle mit ROP-Stadium I und II kommt es zur spontanen Regression, was für das Stadium III+ nur in etwa 50 % der Fälle zutrifft. In etwa 50 % der Fälle mit Stadium III+ kann eine schwere Beeinträchtigung des Sehvermögens durch den Einsatz der Kryopexie verhindert werden.

Aber auch nach vollständiger Regression können später Myopien, Strabismus, Amblyopien, Glaukome und Netzhautablösungen auftreten. Diese Komplikationen können jedoch letztlich bei allen unreifen Frühgeborenen, auch solchen ohne ROP, vorkommen.

# 9 Metabolische Störungen/ Elektrolytstörungen

H. Stopfkuchen

## 9.1 Hypoglykämie

Der heutige Wissensstand erlaubt nicht, einen exakten Zahlenwert anzugeben, der einen normoglykämischen von einem hypoglykämischen Bereich scharf trennt. Derartige Zahlenangaben aus früheren Zeiten sind als nicht mehr relevant zu betrachten! Niedrige Plasma-Glucosekonzentrationen allein führen nämlich nicht zu erkennbaren Schädigungen des zentralen Nervensystems!

Ziel muß deshalb heute sein, einen normoglykämischen Bereich anzustreben und nicht einen kritischen Grenzwert für eine Hypoglykämie zu definieren [96, 97]. Ein Konzept hierfür lautet wie folgt:

- Bei allen Neugeborenen sollten Blutzuckerspiegel
  - unter 40 mg/dl in den ersten 24 Lebensstunden bzw.
  - unter 40 bis 50 mg/dl nach 24 Stunden
  nach zweimaliger Laborkontrolle auf Blutzuckerwerte von 50 bis 100 mg/dl angehoben werden.
- Allen Neugeborenen mit Blutzuckerwerten unter 20 bis 25 mg/dl sollte nach zweimaliger Laborkontrolle parenteral Glucose zugeführt werden. Danach sollte in regelmäßigen Abständen der Blutzuckerspiegel kontrolliert werden.

**Klinische Symptomatik**
- Keine Symptome!
- Zittrigkeit
- Tremor
- Krämpfe
- Zyanose
- Apnoe
- Schlaffheit
- Trinkschwierigkeiten
- Schrilles Schreien
- Temperaturinstabilität.

**Diagnostik**
- Anamnese:
  - z. B. Kind diabetischer Mutter
  - Zustand nach Tokolyse
  - Mangelgeborenes
  - Frühgeborenes
- Klinische Symptome (s. o.)
- Laboruntersuchungen:
  - Blutzuckerbestimmung im Labor mit Hilfe eines Glucoseanalysators (Glucose-Oxidase-Streifen sind nicht ausreichend! Sie dienen nur als Screening-Methode.)

- Blutbild und Differentialblutbild
- Weitere Laboruntersuchungen, wenn die Hypoglykämie nicht auf übliche therapeutische Maßnahmen anspricht: Insulin, Wachstumshormon, Cortisol, freie Fettsäuren, $T_4$, TSH, Glukagon, Harnsäure, Lactat, Alanin, Ketonkörper.

**Differentialdiagnostik**
- Differentialdiagnostische Überlegungen hinsichtlich der klinischen Symptomatik:
  - Primär neurologische Störung (z. B. Unreife, Blutung, Fehlbildung, Infektion)
  - Andere Stoffwechselerkrankungen
  - Sepsis/Meningitis
- Differentialdiagnostische Überlegungen hinsichtlich der Klärung der Ursache der Hypoglykämie:
  - Geringe Glykogenspeicher: Frühgeburtlichkeit, Übertragung, perinataler Streß
  - Ungenügende Glucosezufuhr (die normale Glucosezufuhr beträgt etwa 4 bis 6 mg/kgKG/min)
  - Hyperinsulinismus: Neugeborenes einer diabetischen Mutter (in 40% der Neugeborenen-Hypoglykämie), Nesidioblastose, Pankreasinselzelladenom, Beckwith-Wiedemann-Syndrom, Erythroblastosis/Austauschtransfusion, mütterliche Medikamente (z. B. Thiazid-Diuretika, Tokolytika)
  - Verringerte Glucoseproduktion: Mangelgeburtlichkeit; metabolische Störungen: Aminosäurenstoffwechsel (z. B. Methylmalonazidämie, hereditäre Tyrosinämie, Propionazidämie); Kohlenhydratstoffwechsel (z. B. Galaktosämie, Fructoseintoleranz, Glykogenspeicherkrankheit Typ I); endokrinologische Störungen (z. B. Wachstumshormonmangel, Hypothyreose, Cortisonmangel, Panhypopituitarismus).

**Therapie**
Bei Neugeborenen mit einem erhöhten Hypoglykämierisiko bzw. mit einer nachgewiesenen Hypoglykämie sollte zunächst alle ein bis zwei Stunden eine Blutzuckerspiegelkontrolle erfolgen, bis die Werte konstant zwischen 50 und 100 mg/dl liegen. Danach erfolgen Kontrollen alle vier Stunden (mindestens über 48 Stunden). Diese Kontrollen erfolgen in der Regel mit Hilfe von Schnelltests. Eine therapiebedürftige Diagnose „Hypoglykämie" darf allerdings nur anhand eines laborchemisch bestimmten Blutzuckerwertes gestellt werden!

*1. Asymptomatische Hypoglykämie*
Das therapeutische Vorgehen ist wie folgt:
- Blutzucker unter 25 mg/dl:
  - Intravenöse Glucosezufuhr 6 mg/kgKG/min = ca. 4 ml/kg/h Glucose 10%
  - Kontrolle des Blutzuckerwertes alle 30 Minuten
  - Anpassen der Glucosezufuhr an die Blutzuckerspiegel
- Blutzuckerwert zwischen 25 und 40 mg/dl:
  - Intravenöse Glucosezufuhr 6 mg/kgKG/min; (ggf. bei fehlenden Risikofaktoren in Form von Glucose 5% per os)
  - Kontrolle des Blutzuckers alle 30 Minuten, bis Stabilität eingetreten ist; dann alle 4 Stunden.

2. *Symptomatische Hypoglykämie* (transient)
Reihenfolge des therapeutischen Vorgehens:
- Intravenöse Glucosezufuhr 2 bis 4 ml/kgKG Glucose 10 % über 2 bis 3 Minuten
- Dann: Dauerinfusion mit 8 bis 10 mg/kgKG/min (= 5 bis 6 ml/kgKG/h) Glucose 10 %
- Kontrolle des Blutzuckers alle 30 Minuten, bis Stabilität eintritt
- Anpassen der Glucosezufuhr an die Blutzuckerspiegel (mehr als 40 mg/dl).

*Beachte:* Die peripher verträgliche Glucosekonzentration ist kleiner als 12,5 %.

Normalisiert sich der Blutzucker innerhalb von 2 bis 5 Tagen, so handelt es sich um eine transiente Neugeborenenhypoglykämie.

3. *Persistierende Hypoglykämie*
Hierbei besteht der dringende Verdacht auf das Vorliegen eines Hypopituitarismus, eines Hyperinsulinismus oder eines metabolischen Defektes. Therapeutisch wird folgendermaßen vorgegangen:
- Intravenöse Glucosezufuhr mit 16 bis 20 mg/kgKG/min
- Falls dies erfolglos bleibt: Prednison 2 mg/kgKG/d oral und/oder
- Für jeweils 3 Tage Diazoxide, und zwar in einer Dosierung von 8 bis 15 mg/kgKG/d oral in 3 bis 4 Dosen bzw. humanes Wachstumshormon 0,1 E/d i. m.

Während dieser Therapie werden die diagnostischen Maßnahmen fortgeführt; alle o. g. Laboruntersuchungen (s. Diagnostik) werden vor und 15 Minuten nach parenteraler Gabe von 0,3 mg/kgKG/Dosis Glukagon ermittelt.

## 9.2  Hyperglykämie

Von einer Neugeborenen-Hyperglykämie spricht man dann, wenn der Blutzuckerwert über 125 mg/dl liegt. Beim Säugling liegt der Grenzwert bei 125 bis 150 mg/dl.

Einer Neugeborenen-Hyperglykämie können u. a. folgende Ursachen zugrunde liegen:

- Glucoseverwertungsstörungen, insbesondere nach exogen zugeführter Glucose bei extrem kleinen Frühgeborenen, nach operativen Eingriffen oder bei Sepsis
- Neonataler Diabetes mellitus (selten).

## Klinische Symptome
Beim Vorliegen eines transienten neonatalen Diabetes mellitus
- Polyurie
- Dehydration.

## Diagnostik
- Anamnese (z. B. sehr unreifes Frühgeborenes)
- Klinischer Untersuchungsbefund (Sepsis!)
- Laborchemische Blutzuckerbestimmung (mit Dextrostix gewonnene Werte müssen so kontrolliert werden)
- Uringlucosespiegel: Eine „Spur" wird allgemein akzeptiert
- Blutbild mit Differentialblutbild/CRP
- Serumelektrolyte
- Blutkultur/Urinkultur
- Überprüfung der Glucosezufuhr.

## Differentialdiagnostik
Hinsichtlich der Klärung der Ursache der Hyperglykämie:
- Zu hohe Glucosezufuhr (normal 4 bis 6 mg/kgKG/min)
- Unzureichender Glucosemetabolismus (Frühgeburtlichkeit, Sepsis, Streß)
- Transienter neonataler Diabetes mellitus (selten; meist bei reifen Neugeborenen im Alter von 2 Tagen bis 6 Wochen)
- Medikamente, wie z. B. Theophyllin.

## Therapie
Sowohl im Falle einer fälschlich zu hohen Glucosezufuhr als auch im Falle einer Glucoseverwertungsstörung wird zunächst die Glucosezufuhr so lange reduziert, bis ein normaler Blutzuckerspiegel erreicht ist. Dazu können sowohl die Infusionsgeschwindigkeit als auch die Glucosekonzentration in der Infusionslösung reduziert werden (letzteres nicht unter 5%).

Dabei sollten Blutzuckerspiegelkontrollen alle 4 bis 6 Stunden und Urinzuckerteste in jeder Urinportion vorgenommen werden.

Wegen der unberechenbaren Reaktionen sollte auf Insulingaben bei Neugeborenen möglichst verzichtet werden. Falls dies jedoch nicht zu umgehen ist, empfiehlt sich folgende Dosierung:
- 0,1 E/kgKG/h als Dauerinfusion (initial Infusionssystem mit insulinhaltiger Lösung durchspülen).

Blutzuckerkontrollen sind dabei alle 30 Minuten erforderlich, bis sich ein stabiler Blutzuckerspiegel eingestellt hat.

Beim (seltenen) Vorliegen eines transienten neonatalen Diabetes mellitus muß zusätzlich zum Insulin (Dauerinfusion 0,1 E/kgKG/h) ausreichend Flüssigkeit zugeführt werden. Blutzuckerkontrollen müssen alle 4 bis 6 Stunden erfolgen. Diese Störung verschwindet meist nach einigen Tagen bis Wochen.

## 9.3 Hypokalzämie

Eine scharfe Grenzziehung zwischen einem normo- und einem krankheitsrelevanten hypokalzämischen Bereich ist beim Neugeborenen nicht möglich, da klinische Symptome einer Hypokalzämie bei verschiedenen Kindern bei unterschiedlichen ionisierten Calciumwerten auftreten können. Unter praktischen Gesichtspunkten ist dann vom Vorliegen einer Hypokalzämie auszugehen, wenn die Serumkonzentration des ionisierten Calciums weniger als 0,95 bis 1,0 mmol/l bzw. weniger als 3,8 bis 4,0 mg/dl beträgt. Die biologisch wichtige Calciumfraktion ist in jedem Fall das *ionisierte* Calcium, dessen Konzentration allerdings schlecht mit der des Gesamtcalciums korreliert!

Die Hypokalzämie im Neugeborenenalter läßt sich nach dem Zeitpunkt ihres Auftretens in zwei Formen unterteilen:
- Eine frühe Form, die innerhalb der beiden ersten Lebenstage auftritt
- Eine späte Form, die meist gegen Ende der ersten Lebenswoche in Erscheinung tritt.

Da die intrauterine Zufuhr von Calcium mit der Geburt abrupt abbricht (beim reifen Neugeborenen etwa 140 mg/kgKG/d elementares Calcium), kann es insbesondere bei Frühgeborenen, kranken Termingeborenen, nach komplikationsreicher Schwangerschaft und Geburt, bei Neugeborenen diabetischer Mütter, beim Vorliegen einer Alkalose und nach massiven Transfusionen mit Citratblut in den ersten drei Lebenstagen zum Auftreten einer Hypokalzämie (frühe Form) kommen. Diese Hypokalzämie bleibt bei den Termingeborenen meist symptomlos, und nach vier bis fünf Tagen normalisieren sich die Calciumwerte üblicherweise auch ohne Therapie.

Die Spätform tritt bei Neugeborenen auf, die zu wenig Nahrung und/oder zu wenig Magnesium bzw. zu viel Phosphat (Klysma!) erhalten und die mit Kuhmilch gefüttert werden; ferner bei Neugeborenen von Müttern mit einem Hyperparathyreoidismus sowie bei Neugeborenen mit primärem Hypoparathyreoidismus (z. B. Di-George-Syndrom).

**Klinische Symptome**
Grundsätzlich besteht eine schlechte Korrelation zwischen Serumcalciumspiegel und klinischen Symptomen!
Die Hauptmanifestationsform ist die Tetanie:
- Zittrigkeit
- Hyperaktivität
- Muskelzucken
- Gesteigerte Reaktion auf externe Stimuli
- Fokale oder generalisierte Krampfanfälle
- Laryngospasmus mit inspiratorischem Stridor.

Es können aber auch Erbrechen, Apathie und schlechtes Trinkverhalten vorherrschen.

## Diagnostik
- Anamnese/Risikofaktoren (z. B. Frühgeburtlichkeit, „Asphyxie", Streß während der Geburt, diabetische Mutter)
- Klinische Symptomatik (s. o.)
- Laboruntersuchungen:
  - Ionisiertes und Gesamtcalcium (totales Calcium) im Serum
  - Serummagnesium (eine Hypomagnesiämie von weniger als 1,5 mg/dl Magnesium begleitet häufig eine Hypokalzämie)
  - Blut-pH-Wert
  - Alkalische Phosphatase
  - Calciumausscheidung im Urin (mehr als 4 mg/kgKG/24 Std. spricht für eine Hyperkalziurie)
  - Blutzucker
- Röntgenologische Untersuchung:
  - Knochendemineralisation (lange Röhrenknochen, Rippen)
- Elektrokardiogramm:
  - Lange QT-Zeit
  - Arrhythmie.

## Differentialdiagnostik
Hinsichtlich der klinischen Symptome:
- Krampfanfälle anderer Genese
- Hypoglykämie
- Intestinale Obstruktion.

Hinsichtlich der Ursache der Hypokalzämie:
- Mütterlicher Hyperparathyreoidismus
- Neonatale Hypomagnesiämie
- Kongenitaler Hypoparathyreoidismus
- Therapieinduziert
  - Bicarbonatgabe/Alkalose
  - Transfusion mit Zitratblut
  - Furosemidtherapie
  - Phototherapie mit Weißlicht.

## Therapie
Die frühe Form der neonatalen Hypokalzämie bleibt bei reifen Neugeborenen fast immer symptomlos, und nach vier bis fünf Tagen normalisieren sich die Calciumwerte üblicherweise auch ohne Therapie.

Da jede parenterale Calciumzufuhr auch mit lokalen und systemischen Risiken einhergeht, sollte deshalb beim Vorliegen der frühen Form unter sorgfältiger Beobachtung nur im Falle einer sehr ausgeprägten Hypokalzämie oder beim Auftreten von Symptomen (z. B. Krampfanfälle) Calcium in Form von Calcium-Gluconat parenteral zugeführt werden.

*Dosierung:*
- 2 mg/kgKG 10%iges Calcium-Gluconat (9 mg = 0,45 mÄquivalent elementares Calcium pro ml 10%iges Calcium-Gluconat) langsam (1 ml/min) intravenös. Diese Bolusapplikation kann alle 6 Stunden wiederholt werden bzw. kann gefolgt sein von einer Dauerinfusion mit 5 bis 8 ml 10%igem Calcium-Gluconat/kgKG/d.
- Danach eventuell 50 mg/kgKG/d Calcium in 4 Einzeldosen per os. Alternativ kann beim Auftreten von hypokalzämiebedingten Krampfanfällen langsam 1 ml 10%iges Calcium-Gluconat/min intravenös zugeführt werden, bis die Krampfanfälle sistieren oder bis maximal 2 ml 10%iges Calcium-Gluconat pro kg Körpergewicht Gesamtdosis erreicht sind.
- Während und nach der parenteralen Calciumzufuhr müssen Herzfrequenz, Herzrhythmus und Calciumspiegel kontinuierlich bzw. engmaschig überwacht werden.

- Bei gleichzeitigem Vorliegen einer *Hypomagnesiämie*:
  Gabe von Magnesiumsulfat 50% 0,2 ml/kgKG intramuskulär alle 4 bis 8 Stunden.
- Calciumzufuhr bei parenteraler Ernährung nach drei bis vier Tagen: 45 mg elementares Calcium/kgKG/d intravenös (entspricht 5 ml 10%-igem Calcium-Gluconat/kgKG/d)
- Bei Austauschtransfusion mit Citratblut:
  1 ml Calcium-Gluconat 10%/100 ml Citratblut.

# 10 Angeborene Stoffwechseldefekte

### A. Queisser-Luft

Angeborene Stoffwechselstörungen sind relativ seltene Erkrankungen. Akute Stoffwechselentgleisungen bedürfen jedoch häufig einer intensivmedizinischen Diagnostik und Therapie. Die Darstellung aller angeborenen Stoffwechselerkrankungen würde den vorgegebenen Rahmen sprengen. Deshalb soll hier lediglich ein Überblick über die wichtigsten Stoffwechselstörungen, entsprechende klinische Symptomatik, Laborparameter, Diagnostik und Akuttherapie dargestellt werden [98–101].

Die meisten angeborenen Stoffwechselerkrankungen lassen sich pathophysiologisch zwei verschiedenen Gruppen zuordnen:

*1. Anhäufung von Stoffwechselprodukten/„Intoxikationen"*
Vor dem bestehenden Stoffwechselblock kommt es zur Akkumulation von Metaboliten. Dies führt entweder akut oder langsam fortschreitend zum klinischen Bild einer „Intoxikation".

Nach einem symptomlosen Intervall treten klinische Zeichen einer Vergiftung auf: z. B. Erbrechen, Bewußtseinsstörungen, Krampfanfälle, Lethargie, Koma, Leberversagen.

Folgende Laborveränderungen werden unter anderem gefunden: Azidose, Lactaterhöhung, Ketose, Hyperammonämie, pathologische Leberenzymwerte.

Beispiele für derartige neonatale Stoffwechselentgleisungen sind: Galaktosämie, Harnstoffzyklusstörungen, Organoazidopathien, Fruktosämie, Tyrosinämie.

Die intensivmedizinische Therapie besteht in der Beseitigung der toxischen Stoffwechselprodukte.

*2. Auftreten von Energiedefiziten*
Derartige Stoffwechselentgleisungen entstehen durch den Mangel einer Energiebereitstellung.

Klinische Symptome sind: Trinkschwäche, Gedeihstörung, Muskelhypotonie, Hyperexzitabilität, Kollapsneigung u. a. Laborchemisch fallen vor allem eine Laktazidose, Ketoazidose und Hypoglykämie auf.

Beispiele für derartige neonatale Stoffwechselstörungen sind:

Gluconeogenese-Störungen, Pyruvatcarboxylase- oder Pyruvatdehydrogenase-Defekte, Störungen der Fettsäureoxidation und mitochondriale Störungen.

Die intensivmedizinische Behandlung besteht in der Zufuhr von Energieträgern.

**Klinische Leitsymptome**
- Symptomfreies Intervall
- Zentrales Nervensystem:
  - Muskuläre Hypotonie
  - Hyperexzitabilität
  - Krampfanfall

- Bewußtseinsstörung
- Koma
- Reflexverlust (Verlust der Pupillenreaktion)
- Hyperthermie
- Gastrointestinal/abdominal:
  - Erbrechen
  - Diarrhö
  - Hepatomegalie
  - Splenomegalie
- Kardiovaskuläres System:
  - Schocksymptomatik
  - Bradykardie/Tachykardie
- Atmung:
  - Vertiefte Atmung
  - Tachypnoe
- Allgemein:
  - Trinkschwäche
  - Gedeihstörung
  - Verschlechterung der Symptomatik bei bzw. nach Nahrungszufuhr
  - Auffälliger Geruch
  - Dehydratation.

**Laborchemische Leitsymptome**
Laktazidose, Ketoazidose, Anionenlücke, Hypoglykämie, Hyperammonämie, erhöhte Leberenzyme, Hyperbilirubinämie, Pyruvaterhöhung, Leukozytopenie, Thrombozytopenie, Elektrolytverschiebungen, erhöhte harnpflichtige Substanzen, Ketonurie.

**Diagnostik**
- Klinische Befunderhebung
- Erhebung der Vorgeschichte/Familienanamnese
- Labordiagnostik (Aufschlüsselung s. u.)
- Röntgen-Thorax-Aufnahme, Echokardiographie (zum Ausschluß einer kardiopulmonalen Erkrankung)
- Ultraschalluntersuchung des Schädels (zum Ausschluß einer zerebralen Erkrankung)
- Ultraschalluntersuchung des Abdomens (Bestätigung einer Hepatosplenomegalie und zum Ausschluß abdomineller Erkrankungen)
- Ggf. weiterführende Untersuchungen wie EEG, CT des Schädels.

**Primäre, allgemeine Labordiagnostik bei Verdacht auf akute Stoffwechselentgleisung**
- Serum:
pH-Wert, Blutgasanalyse, Blutbild mit Thrombozyten, Differentialblutbild (vakuolisierte Lymphozyten), Blutzucker, Lactat, CRP, Elektrolyte mit Magnesium und Phosphat, Ammoniak, Anionenlücke, Leberenzyme, Bilirubin, Gerinnungsstatus, Harnstoff, Kreatinin, Guthrie-Test, neurotrope Viren, intrauterine Infektionen (TORCH) und Blutkulturen sowie Gewinnung von Serum für weiterführende Untersuchungen. Falls möglich, Pyruvatbestimmung.
- Urin:
Urinstatus, Clinitest, Materialgewinnung für weiterführende Untersuchungen.
- Liquor:
Liquorstatus (Zytologie, Zucker, Lactat, Eiweiß), Liquorkultur, Gewinnung von Material für weiterführende Untersuchungen.

Bei entsprechender Vorgeschichte und klinischer Symptomatik ist an das Vorliegen einer angeborenen Stoffwechselerkrankung zu denken. Die oben genannte Labordiagnostik liefert wegweisende laborchemische Befunde. Insbesondere weisen *Azidose, Ketose, Hyperlaktatämie/Laktazidose, Hyperammonämie, Hypoglykämie* auf das mögliche Vorliegen einer derartigen Erkrankung hin. Anderseits lassen

Tab. 8: Charakteristische Auffälligkeiten von Stoffwechseldefekten im Rahmen der allgemeinen Labordiagnostik.

| Häufigste Stoffwechseldefekte | Azidose | Ketose | Hyper-laktatämie | Hyper-ammonämie |
|---|---|---|---|---|
| Ahornsirupkrankheit (Typ: „Intoxikation") | − | + | − | − |
| Organoazidurien (Typ: „Intoxikation") | + | + | − | − |
| Defekte der Atmungskette, Pyruvatcarboxylase(dehydrogenase)defekt (Typ: Energiedefizit) | + | + | + | − |
| Defekte im Harnstoffzyklus (Typ: „Intoxikation") | − | − | − | + |
| Nichtketotische Hyperglyzinämie, peroxisomale Störungen, Atmungskettendefekte (Typ: Energiedefizit) | − | − | − | − |
| Glukoneogenesestörung Galaktosämie Tyrosinämie (Typ: Energiedefizit oder „Intoxikation") | + | + | + | − |

sich differentialdiagnostisch in Frage kommende Krankheitsbilder ausschließen (z. B. Sepsis).
Die charakteristischen Auffälligkeiten verschiedener Stoffwechseldefekte im Rahmen der allgemeinen Labordiagnostik sind in Tabelle 8 zusammengefaßt.

**Weiterführende Labordiagnostik bei Verdacht auf angeborenen Stoffwechseldefekt**
*Gruppen-Teste (Urin):*
Urin:
- Clinitest: reduzierende Substanzen (z. B. Galactose, Glucose)
- Dinitrophenylhydrazin (DNPH)-Test: Ketosäuren
- Cyanid-Nitroprussid-Test: Zystinurie, Homozystinurie
- Methylmalonsäure-Suchtest: Methylmalonazidurie

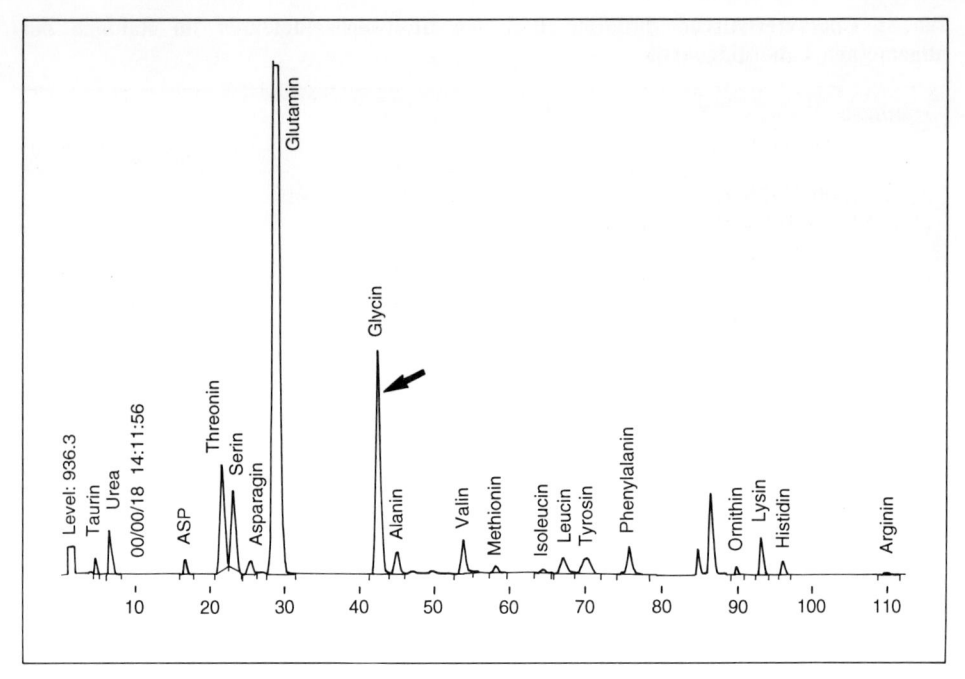

**Abb. 40:** Chromatographische Darstellung der Aminosäuren im Liquor bei einem Neugeborenen mit Hyperglyzinämie (Pfeil).

- Sulfit-Test (bei Sulfit-Oxidase-Defekt positiv)
- Dünnschichtchromatographie der Aminosäuren (Abb. 40).

Serum:
- Lactatbestimmung
- Anionenlücke
- Pyruvatbestimmung.

*Spezifische Analysen:*
- Aminosäuren:
  - Probenentnahme in der Phase der Stoffwechselentgleisung
  - Keine Aminosäureninfusion
  - 2 ml Serum/24-Stunden-Urin
- Organische Säuren:
  - Probenentnahme in der Phase der Stoffwechselentgleisung
  - 24-Stunden-Urin mit 2 Tropfen *Chloroform*/10 ml

- Adresse: Dr. Lehnert, Univ.-Kinderklinik, Mathildenstr. 1, 79106 Freiburg (Tel.: 0761/2 70 43 71), Versand per Express
- Orotsäure – bei Verdacht auf Harnstoffzyklusdefekt – gesondert anfordern.

- Carnitin:
  - 2 ml Serum *und* 10 ml Urin per Express an:
  Prof. Dr. Gerbitz, Städt. Krankenhaus Schwabing, Institut für klinische Chemie, Stoffwechsellabor, Kölner Platz 1, 80804 München (Tel.: 0 89/30 68 75 26).

- Biotinidase:
  - Blutstropfen auf Guthriekärtchen per Post an:
  Prof. Dr. J. Sander, Staatliches Med. Untersuchungsamt, Rose-

## Angeborene Stoffwechseldefekte

beckstr. 4, Postfach 911009, 30430 Hannover (Tel.: 0511/4 50 50)
- Langkettige Fettsäuren:
  - 2 ml Serum per Express an: Dr. D. Hunnemann, Zentrum Physiologie, Universität Göttingen, Humboldtallee 23, 37075 Göttingen (Tel.: 0551/39 59 04)
  - Für Defekte der mittelkettigen Fettsäuren spezielle „Testbedingungen" bzw. Modalitäten erfragen.
- Lysosomale Speichererkrankungen:
  - 24-Stunden-Urin (Mukopolysaccharidausscheidung, Oligosaccharide)
  - Berry-Test, Cetylpyridiniumchlorid(CPC)-Test, Dünnschichtchromatographie der Oligosaccharide, Nachweis von freier Neuraminsäure, Hautbiopsie, Fibroblastenkultur:
    PD Dr. M. Beck, Universitätsklinik Mainz, Langenbeckstr. 1, 55101 Mainz (Tel.: 06131/17 40 02 bzw. 17 40 30).

*Beachte:*
Das initial zur weiterführenden Diagnostik gewonnene Material (Serum, Urin, Liquor) muß (deutlich beschriftet!) gefroren aufbewahrt werden. Eine zu diesem Zeitpunkt bestehende medikamentöse Therapie muß angegeben werden. Evtl. sollte zusätzlich eine Leber- und/oder Muskelbiopsie durchgeführt werden (Material für weiterführende Stoffwechselanalysen einfrieren).

### Differentialdiagnose
- Nicht stoffwechselbedingte (s. o.) neurologische Auffälligkeiten, insbesondere Krampfanfälle
- Sepsis, septischer Schock
- Renale tubuläre Azidose
- Adrenogenitales Syndrom
- Kongenitale Laktazidose
- Hydrops fetalis nicht metabolischer Ursache
- Kardiomyopathie nicht metabolischer Ursache.

### Therapie
Neben der Durchführung einer entsprechenden Diagnostik stehen die Aufgaben der Überwachung und Therapie des erkrankten Neugeborenen im Vordergrund.

*Symptomatische Behandlung:*
- Sicherung der Vitalparameter:
  - Aufrechterhaltung bzw. Wiederherstellung einer suffizienten Atmung/Beatmung
  - Aufrechterhaltung bzw. Wiederherstellung altersentsprechender Kreislaufparameter (Schocktherapie)
- Antikonvulsive Behandlung/Neuromonitoring
- Korrektur:
  - Azidose
  - Elektrolytstörungen
  - Hypoglykämie
- Behandlung einer Infektion (Sepsis).

*Reduktion der Metabolitenakkumulation:*
- Absetzen jeglicher Aminosäuren- und Eiweißzufuhr!
- Absetzen jeglicher oralen Nahrungszufuhr
- Absetzen aller Medikamente, die nicht vital indiziert sind (z. B. D-Fluoretten®)
- Vermeidung einer katabolen Stoffwechselsituation (ausreichende Glucosezufuhr).

*Verhinderung von Energiedefiziten:*
- Parenterale Glucosezufuhr 15 g/kgKG/Tag als 10- bzw. 15%ige Glucoselösung; nach BZ-Spiegeln evtl. höhere Zufuhr.

*Elimination von Ammoniak:*
Eine medikamentöse und/oder invasive Elimination von Ammoniak ist bei *Serumspiegeln von mehr als 250 µmol/l erforderlich.*
- Arginin-HCL:
  - Anwendung bei Störungen im Harnstoffzyklus
  - Kurzinfusion (2 Stunden): 1 mmol/kgKG (210 mg/kgKG)
  - Dauerinfusion (bei Arginosuccinasemangel) 1 bis 4 mmol/kgKG über 24 Stunden.
  - Argininplasmaspiegel: 60 bis 100 µmol/l
  - Keine Anwendung bei Hyperargininämie!
- Natriumbenzoat:
  - Anwendung nur in Verbindung mit Argininsubstitution und hochkalorischer Glucosezufuhr
  - Kurzinfusion (2 Stunden): 250 mg/kgKG
  - Dauerinfusion (24 Stunden): 500 mg/kgKG; bei Reduktion des Ammoniakspiegels Dosierung halbieren
  - Plasmaspiegel: <5 mmol/l.

Bei ausbleibender Besserung der Gesamtsituation und/oder Verschlechterung der klinischen und laborchemischen Parameter sind invasive Maßnahmen erforderlich.
- Blutaustauschtransfusion:
  Da Transfusionskonserven selbst einen hohen Ammoniakspiegel aufweisen, sind Austauschtransfusionen nicht sehr effektiv. Eine Indikation besteht jedoch in der Zufuhr von Gerinnungsfaktoren bei bestehender Leberinsuffizienz.
- Peritonealdialyse:
  Bei ausbleibendem Ansprechen auf das Aussetzen der Aminosäuren- und Eiweißzufuhr sowie auf die medikamentöse Elimination des Ammoniaks ist bei Hyperammonämie von mehr als 250 µmol/l die Peritonealdialyse die Methode der Wahl zur effektiven Elimination des Ammoniaks.

*Nach Kenntnis der Diagnose:*
- Durchführung einer speziellen Diät (falls möglich)
- Gabe von speziellen Kofaktoren (falls möglich).

**Zusammenfassende Übersicht über wichtige neonatale Stoffwechselstörungen**
- Kohlenhydratstoffwechsel:
  - Galaktosämien
  - Glykogenmetabolismus
  - Fruktosämien
- Aminosäurestoffwechsel:
  - Phenylketonurie
  - Harnstoffzyklus (Hyperammonämie)
  - Nichtketotische Hyperglyzinämie
  - Verzweigtkettige Aminosäuren
- Störung im Lipidstoffwechsel:
  - GM-1-Gangliosidose
  - M. Gaucher
  - M. Wolman
- Peroxisomale Erkrankungen:
  - Abbaustörung ultralangkettiger Fettsäuren
- Mitochondriopathien:
  - Multipler Carboxylasen-Mangel
  - Pyruvat-Dehydrogenase-Komplex-Mangel
  - Cytochrom-C-Oxidase-Mangel

- Mukopolysaccharidosen:
  - M. Hurler
  - M. Hunter
  - M. Sanfilippo
- Mukolipidosen:
  - Sialidose
  - Pseudohurler
- Oligosaccharidosen:
  - Mannosidose
  - Fukosidose.

# 11 Nekrotisierende Enterokolitis

## H. Stopfkuchen

Die nekrotisierende Enterokolitis (NEC) des Neugeborenen ist die häufigste schwerwiegende erworbene Erkrankung des Intestinaltraktes auf einer neonatologischen Intensivstation.

Es handelt sich um eine typische Erkrankung des Frühgeborenen – in 90% der Fälle sind Frühgeborene vor der 36. Schwangerschaftswoche betroffen. Die Erkrankung tritt meist innerhalb der ersten beiden Lebenswochen auf. Ursache bzw. Ursachen sowie Pathogenese sind weiterhin unbekannt. Epidemiologische Beobachtungen weisen Durchblutungsstörungen des Darms, der oralen Nahrungsaufnahme sowie Entzündungsprozessen im Intestinaltrakt eine pathogenetische Bedeutung zu.

**Symptome**
Die NEC manifestiert sich durch
- gastrointestinale Symptome sowie
- systemische Symptome entsprechend dem Vorliegen einer neonatalen Sepsis oder eines Schockgeschehens.

Die Symptome sind vom Schweregrad des Krankheitsprozesses abhängig.

*Systemische Symptome:*
- Apnoe
- Bradykardie
- Fehlende Vitalität
- Temperaturinstabilität
- Schock, ggf. mit disseminierter intravasaler Gerinnung.

*Gastrointestinale Symptome:*
- Geblähte Bauchdecken
- Ileus
- Magenrest
- Galliges Erbrechen
- Abdomineller Druckschmerz
- Ödem der Bauchwand
- Blutiger Stuhl (oft nur Test auf okkultes Blut positiv)
- Infiltration und Rotfärbung der Bauchwand.

**Diagnostik**
Die Diagnostik stützt sich auf folgende Parameter:
- Eruieren anamnestischer Risikofaktoren
- Klinischer Befund (häufige, eventuell zweistündliche Kontrollen der abdominellen Symptomatik!)
- Laboruntersuchungen
- Röntgenübersichtsaufnahmen (eventuell auch Ultraschalluntersuchung) des Abdomens.

*Anamnestische Risikofaktoren:*
- Frühgeburtlichkeit
- Asphyxie
- Orale Nahrungszufuhr
- Polyglobulie
- Pathogene Darmkeime (z. B. E. coli, Clostridium difficile, Rotaviren).

## Nekrotisierende Enterokolitis

*Laboruntersuchungen:*
- pH-Wert/Blutgase; häufig wiederholen!
- Blutbild mit Differentialblutbild; häufig wiederholen!
- Thrombozyten (Thrombozytopenie!); häufig wiederholen!
- CRP
- Elektrolyte
- Gerinnungsstatus
- Blutkulturen (aerob, anaerob)
- Test auf okkultes Blut im Stuhl
- Stuhlkulturen für Rotaviren
- Stuhl auf Clostridientoxin.

*Röntgenübersichtsaufnahme des Abdomens (Abb. 41)*
Bei klinischem Verdacht auf das Vorliegen einer NEC wird eine Abdomenübersichtsaufnahme angefertigt. Als unspezifische Zeichen können sich darauf eine Überblähung von Darmschlingen oder Hinweise für einen Ileus finden. Der Nachweis einer Pneumatosis intestinalis (gasgefüllte Zysten in der subserösen und submukösen Schicht der Dünndarmwand) oder (seltener) von Gas im intrahepatischen Anteil der Pfortader bestätigen die Verdachtsdiagnose NEC.

Nach einer Darmperforation findet sich die freie Luft beim liegenden Patienten oft unter der vorderen Bauchwand.

Abdomenübersichtsaufnahmen sollten etwa alle sechs bis acht Stunden angefertigt werden, bis sich eine klinische Besserung einstellt.

### Differentialdiagnostik
- Sepsis
- Intestinale Obstruktion
- Volvulus
- Nahrungsunverträglichkeit
- Milchallergie.

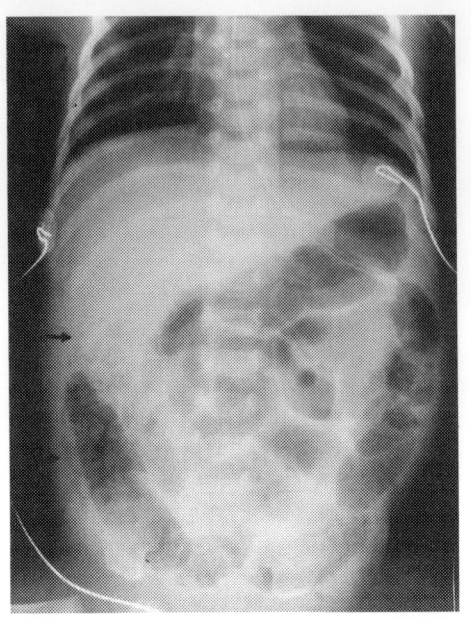

**Abb. 41:** Abdomenübersichtsaufnahme bei einem drei Wochen alten Frühgeborenen (30. SSW) mit nekrotisierender Enterokolitis: z. T. perlschnurartig angeordnete Luftansammlung in der Dünndarmwand (Pfeile) (Pneumatosis intestinalis) und Überblähung von Dünndarmschlingen.

### Therapie
Das therapeutische Vorgehen richtet sich nach dem Schweregrad der Symptome.

*1. Verdacht auf das Vorliegen einer NEC* (unspezifische Allgemeinsymptome, Magenrest, Test auf okkultes Blut im Stuhl: positiver Befund; unspezifischer Röntgenbefund)
- Nahrungskarenz
- Parenterale Ernährung
- Magensonde
- Bauchumfangsmessung
- Entfernen des Nabelarterienkatheters
- Engmaschige Überwachung der Vitalparameter

- Gabe von Antibiotika:
  Ampicillin 100 mg/kgKG/d intravenös und zusätzlich Gentamicin 5 bis 7,5 mg/kgKG/d als Kurzinfusion oder: Cefotaxim 100 mg/kgKG/d i. v. bzw. Mefoxitin:
  < 1 Woche: 40 bis 80 mg/kgKG/d i. v. in 2 Dosen
  > 1 Woche: 60 bis 120 mg/kgKG/d in 3 Dosen i. v.
- Ein-/Ausfuhrbilanz
- Untersuchung von Stuhl und Magensaft auf Blut.

Antibiotikatherapie und Nahrungskarenz können nach drei Tagen beendet werden, wenn sich der initiale Verdacht nicht bestätigt.

*2. NEC mit Pneumatosis intestinalis*
Vorgehen wie unter Punkt 1.
Zusätzlich:
- Antibiotikagabe über 10 Tage
- Nahrungskarenz für 14 Tage
- Totale parenterale Ernährung (14 bis 21 Tage)
- Ggf. Azidoseausgleich
- Ggf. Thrombozytenzufuhr
- Ggf. Beatmung
- Kinderchirurgisches Konsil.

*3. Ausgeprägte NEC mit Aszites, persistierenden atonisch-dilatierten Darmschlingen bzw. Perforation und beeinträchtigten Vitalparametern*
Vorgehen wie unter Punkt 2.
Zusätzlich:
- Aufrechterhalten bzw. Wiederherstellen der respiratorischen Funktion (ggf. Beatmung)
- Aufrechterhalten bzw. Wiederherstellen einer adäquaten Kreislauffunktion (Katecholamine; Volumenzufuhr – s. S. 76, Schock).
  Ziel: Altersentsprechende Blutdruckwerte und eine Urinproduktion von 1 bis 3 ml/kgKG/h.
- Blut- und Thrombozytenzufuhr (bei weniger als 10 000 Thrombozyten/mm$^3$ oder Vorliegen einer systemischen bzw. schweren gastrointestinalen Blutung).

**Operatives Vorgehen**
Für den Operateur ergibt sich die Schwierigkeit, entscheiden zu müssen, welche Darmanteile bereits nekrotisch sind und welche Anteile des hämorrhagischen, „schwarzen" Darms noch als potentiell vital angesehen werden können.

Kurze nekrotische Segmente werden reseziert, gefolgt von einer End-zu-End-Anastomose. Sind längere Darmabschnitte befallen, wird zumindest partiell reseziert und werden Enterostomata angelegt.

Erscheint der gesamte Darm gangränös, kann es sinnvoller sein, im Rahmen eines Zweiteingriffes nach 48 Stunden erneut die Vitalität zumindest von Darmanteilen zu überprüfen, ehe man sich zur totalen Darmexstirpation entschließt.

**Prognose/Spätfolgen**
Eine nekrotisierende Enterokolitis mit langstreckigen, gangränösen Darmanteilen bzw. mit Perforation geht auch heute noch mit einer nicht unerheblichen Letalität einher.

Stenosen oder Strikturen im Dickdarm treten später in 10 bis 20% der Fälle auf.

Nach extrem langstreckiger Darmresektion können alle mit dem Vorliegen eines Kurzdarms einhergehenden Probleme auftreten. Ist eine langstreckige Darmresektion vermeidbar, so ist mit einer normalen körperlichen Entwicklung des Kindes zu rechnen.

# 12 Spezielle Krankheitsbilder

H. Stopfkuchen

## 12.1 Meningomyelozele

Spaltbildungen im Bereich der Wirbelsäule können in unterschiedlicher Schwere auftreten: von kleinsten, harmlosen (nur auf dem Röntgenbild erkennbaren) Wirbelbogenspalten bis hin zum freiliegenden Rückenmark (Myelozele). Die Meningomyelozele (Häufigkeit etwa 1 auf 1000 Geburten) gehört dabei zu denjenigen Fehlbildungen, die die problematischsten Folgen haben: motorische und sensible Ausfälle im Bereich der unteren Körperhälfte in Abhängigkeit von der jeweiligen Ausdehnung des Rückenmarkdefektes, die unter anderem in schlaffen Lähmungen im Bereich der unteren Extremitätenmuskulatur, der Bauchwandmuskulatur und der Gesäßmuskulatur, in Blasen- und Mastdarmlähmungen sowie in einer Analgesie bestehen können. Hinzu kommen häufig assoziierte Fehlbildungen wie Arnold-Chiari-Malformation und Hydrozephalus sowie zusätzliche unabhängige Fehlbildungen (in 5% der Fälle mit Meningomyelozele).

**Symptome**

- Lokalbefund:
  Bei offenen Wirbelbögen überwiegend (80%) im lumbalen bzw. lumbosakralen Wirbelsäulenbereich, aber gelegentlich auch bis in die thorakalen Abschnitte der Wirbelsäule reichend, liegt Rückenmarkgewebe als Rest der dorsalen Neuralplatte frei in der Haut (Myelozele), oder dieses wird von einer sackartigen zystischen Struktur überdeckt (Myelomeningozele; s. Abb. 42). Ist diese Zyste eröffnet, tropft Liquor cerebrospinalis ab.
- Schlaffe Lähmung im Bereich der unteren Extremitäten in unterschiedlicher Ausprägung
- Analgesie im Bereich der unteren Körperhälfte in unterschiedlicher Ausprägung
- Ggf. schlaffer Sphincter ani mit fehlendem Sphinkterreflex
- Ggf. Harnträufeln (keine Entleerung im Strahl)
- Ggf. Deformitäten im Bereich der Beine wie Adduktion und Beugehaltung der Hüftgelenke, Überstrek-

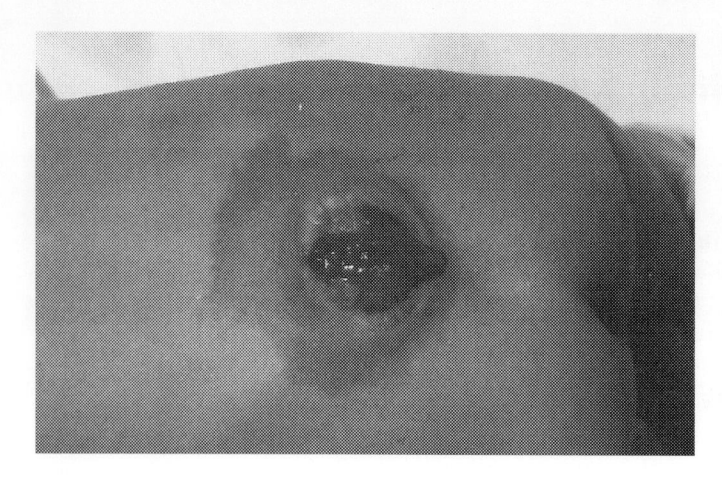

Abb. 42: Geschlossene Meningomyelozele (präoperativer Zustand) im thorakolumbalen Übergangsbereich.

kung der Kniegelenke und Klumpfußstellung
- Ggf. hydrozephale Kopfkonfiguration
- Ggf. Wirbelsäulenkyphose/-skoliose.

**Diagnostik**
- Pränatale Diagnostik:
  - Bestimmung von alpha-Fetoprotein im mütterlichen Serum bzw. in der Amnionflüssigkeit in der 16. bis 18. Schwangerschaftswoche. Erhöhte Werte bei offenem Neuralrohrdefekt, d. h. wenn der Defekt nicht mit Haut bedeckt ist.
  - Bestimmung der Acetylcholinesterase in der Amnionflüssigkeit.
  - Ultraschalluntersuchung
- Lokalbefund (s. Symptomatik)
- Nachweis des Ausmaßes der mit der Meningomyelozele einhergehenden Ausfälle, von den zusammen mit einer Meningomyelozele assoziierten Defekten sowie von Begleitfehlbildungen:
  - Eingehende neurologische Untersuchung (vor und nach dem operativen Eingriff)
  - Ggf. röntgenologische Untersuchung der knöchernen Wirbelsäule in zwei Ebenen
  - Ultraschalluntersuchung der Hüftgelenke
  - Kopfumfangsmessung des Schädels
  - Ultraschalluntersuchung des Schädels
  - Ultraschalluntersuchung der Nieren und ableitenden Harnwege.

**Differentialdiagnostik**
Insbesondere im Rahmen der intrauterinen Ultraschalldiagnostik:
- Lipom
- Steißbeinteratom.

Insbesondere bei der Beurteilung eines erhöhten alpha-Fetoproteinspiegels:
- Omphalozele
- Kongenitale Nephrose
- Intestinale Atresie
- Rh-Sensibilisierung
- Abgestorbenes Kind.

**Therapie**
- Umfassende Beratung der Eltern
- Enge Kooperation zwischen Geburtshelfer, Neonatologen, Neurochirurgen, Orthopäden und Urologen
- Geplante Kaiserschnittentbindung
- Postpartale Versorgung mit dem Ziel der Vermeidung einer Zelenruptur (Seitenlagerung) und einer Infektion (Abdecken der Zele mit sterilen, warmen, angefeuchteten Kompressen)
- Gabe von Antibiotika (Ampicillin plus Gentamicin)
- Ggf. Ausdrücken der Harnblase
- Operativer Verschluß der Läsion innerhalb der ersten 24 Lebensstunden (Reduktion des Infektionsrisikos, Vermeidung einer Ruptur)
- Ggf. nachfolgende operative Behandlung eines assoziierten Hydrozephalus durch Implantation eines ventiltragenden ventrikuloatrialen oder ventrikulo-peritonealen Shunts
- Operative Eingriffe im Bereich des Urogenitaltraktes und der unteren Extremitäten sind erst nach der Neugeborenenperiode erforderlich.

**Komplikationen**
*Vor* operativem Eingriff:
- Infektion der Zele
- Flüssigkeitsverluste (Liquordrainage/insensible Wasserverluste).

*Nach* operativem Eingriff:
- Slitventrikel
- Fehllage des zentralen Katheters
- Liquorkissen
- Obstruktionen im Ableitungssystem
- Peritoneale zystische Raumforderung
- Shuntinfektion/-sepsis.

**Zukünftige Entwicklungen**
Verhindern des Entstehens von Spaltbildungen in der Wirbelsäule durch ausreichende Vitamin- bzw. Folsäuresubstitution der Mutter zum Zeitpunkt der Konzeption [120].

## 12.2 Ösophagusatresie

Die Ösophagusatresie und die tracheoösophageale Fistel können zwar getrennt auftreten, häufiger kommen sie aber gemeinsam vor. Am häufigsten ist die Kombination Ösophagusatresie mit distaler tracheo-ösophagealer Fistel (in 85% der Fälle). Die Häufigkeit liegt bei 1 auf 3000 Geburten. In 40% der Fälle finden sich zusätzliche Fehlbildungen, vor allem gastrointestinale (Analatresie) und kardiovaskuläre (Gefäßringanomalien). (Vater-Assoziation = vertebrale und anale Anomalien; tracheo-ösophageale Fistel mit Oesophagusatresie; Radiusdysplasie und renale Anomalien). Häufig sind Frühgeborene betroffen.

## Klinische Symptome
- Massive Schleim- und Sekretbildung im Mund in den ersten Lebensstunden
- Respiratorische Beeinträchtigung mit Husten und Würgen
- Zyanoseanfälle
- Ggf. Vorwölbung des Abdomens.

## Diagnostik
Die Diagnose muß auf alle Fälle vor der ersten Fütterung gestellt werden!

Intrauterine Verdachtsdiagnose:
- Polyhydramnion (in $1/3$ der Fälle).

Postpartal:
- Unmöglichkeit des Vorschiebens einer Magensonde über 10 bis 12 cm hinaus
- Typische klinische Symptomatik
- Röntgenaufnahme des Thorax mit Oberbauch nach Legen einer Fütterungssonde: Darstellung des luftgefüllten, breiten Ösophagusstumpfes mit der darin liegenden Fütterungssonde und ggf. Nachweis von Luft im Abdomen bei vorliegender tracheo-ösophagealer Fistel
- Röntgenaufnahme des Thorax nach Füllen des proximalen Ösophagusstumpfes mit einer geringen Kontrastmittelmenge (z. B. 0,5 ml) (meist nicht erforderlich) (Abb. 43). Diese Untersuchung würde auch die Darstellung einer proximalen Fistel ermöglichen.

## Differentialdiagnostik
- Duodenalatresie (intrauterin)
- Asphyxie
- Primär pulmonale Erkrankung
- Zyanotischer Herzfehler.

## Therapie
- Legen einer Schlupfsonde in den proximalen Ösophagusstumpf zum kontinuierlichen Absaugen der gestauten Sekrete
- Hochlagerung
- Gabe von Antibiotika
- Parenterale Ernährung
- Operative Korrektur, wenn sich das Kind stabilisiert hat: Angestrebt wird eine primäre End-zu-End-Anastomose des proximalen mit dem distalen Ösophagusanteil sowie Verschluß der Fistel
- Bei zu großem Abstand zwischen beiden Ösophagusenden besteht die Möglichkeit, die beiden Ösophagusanteile durch wiederholtes Bougieren zu dehnen und so anzunähern, daß eine spätere Anastomose möglich wird
- Nach Anastomosenoperation Liegenlassen einer extrapleural gelegenen Drainage mit Sog (5 bis 10 cm $H_2O$) über 10 Tage

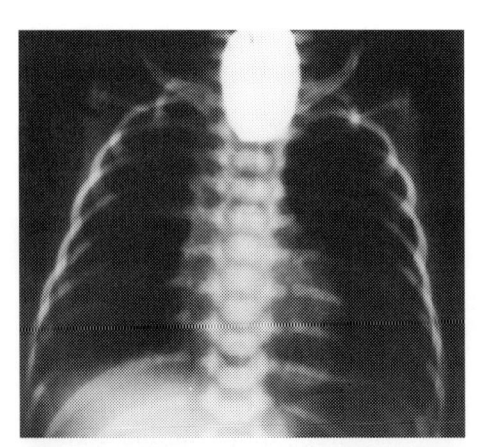

Abb. 43: Röntgen-Thorax-Aufnahme bei einem reifen Neugeborenen mit einer Ösophagusatresie Typ IIIb nach Vogt nach Applikation einer geringen Kontrastmittelmenge über die im Ösophagusstumpf liegende Sonde: Darstellung des mit Kontrastmittel gefüllten Ösophagusstumpfes und Nachweis von Luft im Magen-Darm-Trakt.

- 7 bis 10 Tage nach der Operation wird die Dichtigkeit der Anastomose radiologisch mittels Breischluck überprüft. Danach wird mit dem oralen Nahrungsaufbau begonnen.

**Prognose**
Die Prognose ist hinsichtlich der Überlebenswahrscheinlichkeit gut. Sie wird allenfalls durch die zusätzlichen Fehlbildungen und/oder durch die Unreife des Kindes beeinträchtigt. Sehr häufig sind jedoch Spätfolgen in Form von Strikturen im Bereich der Anastomose und in Form eines gastro-ösophagealen Refluxes.

## 12.3 Gastroschisis

Die Gastroschisis ist ein meist 2 bis 4 cm langer, rechts von der intakten Nabelschnur gelegener, alle Wandschichten betreffender vorderer Bauchwanddefekt, durch den Anteile des Intestinums, gelegentlich auch Uterus, Adnexen und Magen ohne noch vorhandene Hüllen frei in den Uterus prolabieren, während Leber und Milz typischerweise in der Bauchhöhle verbleiben (Abb. 44). Zusätzliche Atresien sind häufig. Entsprechend der Masse der vorgelagerten Organe ist die Bauchhöhle selbst unterschiedlich groß entwickelt.

Zusätzliche Fehlbildungen werden in bis zu 20 % der Fälle beobachtet. Häufig handelt es sich um untergewichtige Kinder. Die Häufigkeit des Auftretens liegt bei 1 auf 10 000 Geburten. Ursächlich könnte der Entstehung der Gastroschisis eine frühem-

Abb. 44: Gastroschisis (präoperativer Zustand): Durch den rechts von der Nabelschnur gelegenen Bauchwanddefekt sind große Teile des Dünndarms vorgefallen.

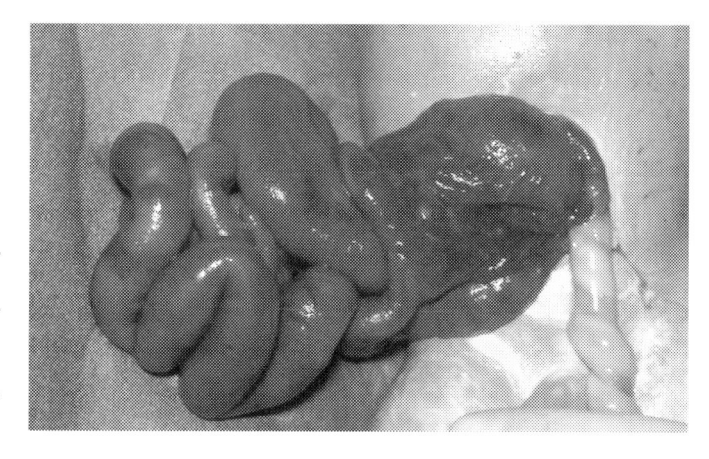

bryonale Gefäßstörung zugrunde liegen.

**Symptome**
Typischer Lokalbefund:
- Außerhalb der Bauchhöhle befinden sich immer Anteile des Intestinums, gelegentlich zusätzlich der Magen, der Uterus, die Adnexen, die Harnblase
- Die Darmschlingen sehen matt, schmutzig-grün verfärbt aus; sie sind ödematös verdickt, lederartig, verkürzt und können untereinander „verklebt" sein
- Der Defekt liegt rechts vom intakten Nabel.

**Diagnostik**
- *Anamnese:* Mutter meist jünger als 20 Jahre
- Intrauteriner Nachweis mittels Ultraschall
- Typischer Lokalbefund.

**Differentialdiagnostik**
- Rupturierte Omphalozele
- Rupturierte Nabelhernie.

**Therapie**
- Nach intrauteriner Diagnosestellung Verlegung in ein neonatologisches Zentrum mit kinderchirurgischer Versorgungsmöglichkeit
- Geburt möglichst als Sectio caesarea; vaginale Entbindung aber ohne sicher nachgewiesene Nachteile
- Schutz vor Auskühlung (große Wärmeabgabefläche!)
- Abdecken der vorgefallenen Organe mit sterilen, warm angefeuchteten Kompressen und Verbringen in einen Foliensack
- Dekompression des Magens mittels Magensonde
- Seitenlagerung des Neugeborenen auf sterilen, warmen Tüchern
- Beim Vorliegen einer Ateminsuffizienz Intubation und Vermeiden einer Beutelbeatmung!
- Gabe von Antibiotika
- Operative Korrektur nach Stabilisierung des Neugeborenen (möglichst frühzeitig!). Meist gelingen die vollständige Rückverlagerung der vorgefallenen Darmabschnitte und der komplette Bauchwandverschluß; ggf. verzögerte Rückverlagerung unter Verwendung eines Pouches
- Wegen des postoperativ nahezu immer bestehenden hohen intraabdominellen Drucks ist häufig eine längere, gelegentlich aufwendige Beatmung erforderlich
- Wegen der verzögerten Entwicklung einer ausreichenden Darmperistaltik und Resorptionsleistung ist in der Regel eine mehrwöchige total parenterale Ernährung erforderlich
- Besondere Beachtung verdient das mögliche Auftreten einer Candidainfektion.

**Prognose**
Sehr gute Prognose, insbesondere beim Fehlen zusätzlicher Fehlbildungen!

## 12.4 Omphalozele

Bei der Omphalozele handelt es sich um einen in der Mittellinie gelegenen vorderen Bauchwanddefekt, durch den intraabdominelle Organe in die Nabelschnur hernieren. Die vorgefallenen Organe sind von einer Amnionmembran bedeckt, die allerdings während der Geburt rupturieren kann (Abb. 45).

Omphalozelen können in ihrer Größe stark variieren. Kleine Zelen enthalten meist nur Darmanteile, große Zelen darüber hinaus die Leber und die Milz. Beim Vorliegen sehr großer Zelen sind die thorakale und/oder abdominale Höhle meist unterentwickelt. Mit zusätzlichen Fehlbildungen muß bei bis zu 75 % der Neugeborenen mit einer Omphalozele gerechnet werden. Dabei handelt es sich vor allem um Chromosomenstörungen (Trisomie 13 und 18), das Beckwith-Wiedemann-Syndrom, Herzfehler und Zwerchfelldefekte. Die Häufigkeit des Auftretens einer Omphalozele liegt bei 1 auf 4000 Geburten.

**Symptomatik**
Typischer Lokalbefund:
- Innerhalb des Nabelrings eine von einer Membran sackartig umhüllte Vorwölbung unterschiedlicher Größe (bis kindskopfgroß!)
- Bei rupturierter Zele wird der Zeleninhalt sichtbar: Glattwandige Darmanteile, Leber, Milz
- Zusätzliche Fehlbildungen.

**Diagnostik**
- Intrauteriner Nachweis mittels Ultraschall
- Typischer Lokalbefund.

**Differentialdiagnostik**
- Gastroschisis
- Nabelhernie
- Prune-Belly-Syndrom
- Nachweis zusätzlicher Fehlbildungen/Chromosomenanalyse.

**Therapie**
- Nach intrauteriner Diagnosestellung Verlegung der Schwangeren in ein neonatologisches Zentrum mit kinderchirurgischer Versorgungsmöglichkeit
- Geburt als Sectio caesarea
- Schutz vor Auskühlung und mechanischer Läsion
- Ist die Omphalozele rupturiert, Abdecken der vorgefallenen Organe mit sterilen, warm angefeuchteten

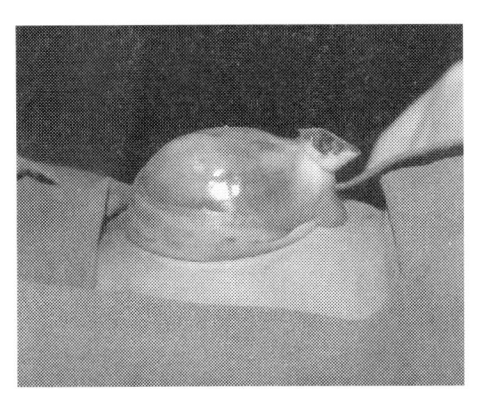

Abb. 45: Omphalozele (präoperativer Zustand): Bruchsack mit zentral gelegener Nabelschnur.

- Kompressen und Verbringen in einen Foliensack
- Dekompression des Magens mittels Magensonde
- Seitenlagerung des Neugeborenen auf sterilen, warmen Tüchern
- Bei Vorliegen einer Ateminsuffizienz Intubation und Vermeiden einer Beutelbeatmung
- Operative Korrektur nach Stabilisierung des Neugeborenen (nichtrupturierte Omphalozele ist kein Notfall!)

Nicht zu große Omphalozelen können mit Hilfe von mobilisierter umgebender Bauchhaut gedeckt werden. Reicht Eigenhaut nicht aus, können zur Deckung lyophilisierte Dura oder Amnionhäute verwendet werden. Eine Deckung mit Bauchmuskulatur wird dabei nicht angestrebt. Die bestehenbleibende Hernie bedarf einer späteren Korrektur

- Wegen des postoperativ nahezu immer bestehenden hohen intraabdominellen Drucks ist häufig eine längere, zum Teil aufwendige Beatmung erforderlich
- Meist ist postoperativ eine längere Phase total parenteraler Ernährung erforderlich.

**Prognose**

Die Langzeitprognose ist beim Vorliegen einer riesigen Omphalozele oder schwerwiegender zusätzlicher Fehlbildungen schlecht.

## 12.5 Kongenitale Zwerchfellhernie

Unter einer angeborenen Zwerchfellhernie versteht man eine bei Geburt bestehende Verlagerung von intestinalen Organen durch Zwerchfellücken in die Thoraxhöhle. In der überwiegenden Zahl der Fälle (90%) ermöglicht dabei ein Defekt im posterolateralen Anteil des Zwerchfells den Durchtritt von Magen, Darm, Milz, Leber usw. in eine Thoraxhälfte, eine Fehlentwicklung, die bereits in der 7. Lebenswoche einsetzt. 90% der Fälle, die in den ersten 24 Stunden zu Symptomen führen, betreffen die linke Thoraxhälfte. Die vorgefallenen intestinalen Organe liegen dabei in der Mehrzahl der Fälle nicht in einem Herniensack.

Aus dieser anatomischen Fehlentwicklung ergeben sich folgende Konsequenzen:
- Zum einen wird eine adäquate, intrauterine Lungenentwicklung verhindert, d. h. es resultiert eine Lungenhypoplasie
- Zum anderen kommt es zum Auftreten einer schweren respiratorischen Insuffizienz nach der Geburt.

Ersteres beinhaltet die qualitativ und quantitativ beeinträchtigte Entwicklung von Bronchialästen und Gefäßen, eine reduzierte Anzahl von Sacculi sowie eine Persistenz der Muskelhypertrophie von peripheren Pulmonalarterien.

Am ausgeprägtesten sind diese Veränderungen auf der Seite des Zwerchfelldefektes; sie kommen aber auch auf der kontralateralen Seite vor.
Die schwere postpartale Asphyxie schließlich ist auf die nur kleine funktionstüchtige Lungenmasse sowie auf das obligate Vorliegen einer pulmonalen Hypertonie (anatomisch präformiert; funktionell verstärkt durch Hypoxie und Azidose) mit Rechts-links-Shunt über das Foramen ovale und den Ductus arteriosus Botalli zurückzuführen.
Kongenitale Zwerchfellhernien gehen häufig mit Chromosomenstörungen und zum Teil sehr schwerwiegenden Herzfehlern einher.

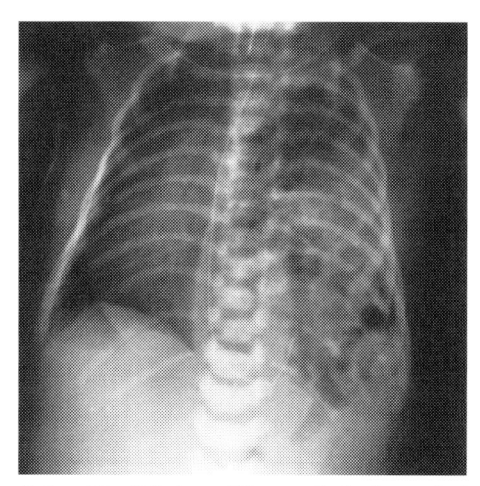

**Abb. 46: Röntgen-Thorax-Aufnahme bei einem reifen Neugeborenen mit kongenitaler Zwerchfellhernie unmittelbar nach primärer Reanimation: Verlagerung des Mediastinums (mit Herz) nach rechts; Verlagerung von Magen und Darmanteilen in die linke Thoraxhälfte (Spitze der Magensonde oberhalb des linken Zwerchfellschenkels).**

### Symptome
- Ggf. ausbleibendes In-Gang-Kommen adäquater Spontanatmung postpartal; Zyanose trotz Beatmung mit 100% Sauerstoff („nicht zu beatmendes Neugeborenes")
- Tachypnoe/Dyspnoe
- Seitendifferenter Auskultationsbefund
- Rechts auskultierbare Herztöne
- Eingefallene Bauchdecken.

### Diagnostik
*Pränatal:*
- Routinemäßig oder beim Vorliegen eines Polyhydramnions durchgeführte Sonographie.

*Postnatal:*
- Klinische Präsentation, d. h. schwere respiratorische Insuffizienz innerhalb der ersten Lebensstunden
- Klinische Symptome (s. o.)
- Röntgenaufnahmen des Thorax und Abdomens (Darmgas in einer Thoraxhälfte; Verschieben des Mediastinums mit Herzschatten auf die Gegenseite und Kompression der Lunge auf der kontralateralen Seite) (Abb. 46).

### Differentialdiagnostik
- Spannungspneumothorax
- Mekoniumaspiration
- Choanalatresie
- Lungenhypoplasie anderer Ursache (z. B. Potter-Sequenz)
- Pleuraerguß
- Kongenitales Lobäremphysem
- Kongenitale zystische adenomatoide Malformation
- Zyanotischer Herzfehler.

### Therapie
Das Vorliegen einer kongenitalen Zwerchfellhernie ist bis zum heutigen Tag mit einer hohen Letalität von 30

bis 60 % belastet. Letztendlich hängt die Überlebenswahrscheinlichkeit von der Menge des vorhandenen funktionstüchtigen Lungenparenchyms ab (beider Lungen zusammen!).

Aus dieser Situation heraus wird es verständlich, daß immer wieder neue Therapieverfahren propagiert werden, die oft nach vorübergehendem enthusiastischem Einsatz bald wieder aufgegeben werden.

*1. Konventionelles therapeutisches Vorgehen*

Die Behandlung einer unmittelbar postpartal symptomatisch werdenden Zwerchfellhernie erfordert einen optimalen personellen und apparativen Einsatz einer erprobten Intensivstation.
- Möglichst frühzeitige Intubation und Beatmung (*Cave*: Maskenbeatmung!).

*Konventionelle Beatmung:*
  - Relaxierung (Vecuronium: Initial 0,05 bis 0,1 mg/kgKG i. v.; danach 0,02 mg/kgKG i. v. nach Bedarf oder 0,1 mg/kgKG/h als Dauerinfusion)
  - Analgesie/Sedierung (Fentanyl: 1 bis 2 µg/kgKG alle 1 bis 2 h i. v. als Bolus; als Dauerinfusion 1 bis 3 µg/kgKG/h)
  - Atemfrequenz: 60 bis 120/min
  - Inspirationszeit: 0,3 bis 0,2 Sekunden
  - Flußrate: 10 bis 15 l/min
  - Möglichst niedrige Beatmungsspitzendrucke
- Achten auf das Entstehen eines Pneumothorax auf der kontralateralen Seite
- Legen einer Magensonde und kontinuierliches, aktives Absaugen des Magens (Sog 10 cmH$_2$O)

- Ausreichende Oxygenierung (Pa$O_2$ über 50 mmHg)
- Vermeiden einer Azidose bzw. Azidoseausgleich (ggf. 1 bis 2 mVal/kgKG Natriumbicarbonat)
- Stabilisierung des systemarteriellen Blutdrucks; dabei werden Blutdruckwerte angestrebt, die oberhalb des altersentsprechenden Normbereiches liegen (ausreichende Koronardurchblutung, Vermeiden eines extrapulmonalen Rechts-links-Shunts)

Dazu wird in der Regel der Einsatz von alpha-agonistischen Katecholaminen erforderlich; häufig ist dies nur durch die Gabe von Noradrenalin (0,05 bis 1 µg/kgKG/min) möglich

- Versuch der Beeinflussung des pulmonalen Hochdrucks (s. S. 33, persistierender pulmonaler Hochdruck des Neugeborenen):
  - Der pflegerische Umgang mit dem Kind muß so schonend wie möglich erfolgen!
  - Eine ventilatorisch und/oder medikamentös (Natriumbicarbonat) erzeugte therapeutisch wirksame Alkalisierung ist nahezu nie erreichbar. Das Vermeiden einer Azidose und/oder einer Hypoxie ist oft das maximal Machbare
  - Der Einsatz von pulmonalen Vasodilatatoren (z. B. Tolazolin: 1 bis 2 mg/kgKG i. v. als Bolus; bei positivem Effekt 1 bis 2 mg/kgKG/h als Dauerinfusion) zeigt nur in seltenen Fällen einen anhaltend günstigen Effekt. Es muß insbesondere auf den besonders ungünstigen, unerwünschten Effekt der Senkung des Systemdrucks geachtet werden.

## Kongenitale Zwerchfellhernie

*2. Weitergehende therapeutische Maßnahmen*

Maßnahmen, die sich bisher in Einzelfallbeschreibungen oder in mehr oder weniger großen Fallstudien als günstig erwiesen haben:
- Applikation von Surfactant (beim Vorliegen einer kongenitalen Zwerchfellhernie besteht häufig ein primärer oder sekundärer Surfactant-Mangel)
- Hochfrequenz-Oszillation (die Beatmungstechnik wird gelegentlich auch dem Einsatz der extrakorporalen Membran-Oxygenierung [ECMO] vorgeschaltet)
- Inhalation von Stickstoffmonoxid (NO) (s. Kapitel 1.3). Erste erfolgversprechende Mitteilungen liegen vor.
- Extrakorporale Membran-Oxygenierung: Von den Krankheitsbildern, die mit ECMO behandelt werden, hat die kongenitale Zwerchfellhernie die weitaus schlechteste Prognose. Auch wenn die Frühergebnisse Vorteile versprechen, so sind die Spätresultate doch eher enttäuschend.

**Operatives Vorgehen**
- Der operative Eingriff sollte erst dann erfolgen, wenn eine gewisse Stabilisierung beim Kind eingetreten ist, was gelegentlich bis zu 24 Stunden in Anspruch nehmen kann. Ist eine derartige Stabilisierung überhaupt nicht zu erzielen, wird auch der operative Eingriff erfolglos bleiben. Allenfalls wird es dann postoperativ zum Eintreten einer nur vorübergehenden Besserung des Zustandes des Kindes kommen („honeymoon period")
- Operativer Eingriff: Rückverlagerung der in die Thoraxhöhle prolabierten abdominalen Organe und Verschluß des Zwerchfelldefektes
- Liegenlassen einer Pleura-Saugdrainage mit geringem Sog (0 bis 2 cmH$_2$O).

**Denkbare zukünftige Therapieansätze**
- Fetale Chirurgie: intrauteriner Verschluß des Zwerchfelldefektes in der Hoffnung auf ein Aufholwachstum der Lungen
- Pränatale Modulation des Lungenwachstums, z. B. mit TRH
- Lungentransplantation nach Überbrücken einer kritischen Zeitspanne mittels ECMO.

**Komplikationen**
Häufige Komplikationen bei den überlebenden Kindern sind die bronchopulmonale Dysplasie und ein gastroösophagealer Reflux.

# III

# Therapeutische Maßnahmen

# 1 Erstversorgung/Reanimation

H. Stopfkuchen

## 1.1 Basisausstattung

Für die Durchführung der Reanimation eines Neugeborenen sollte eine sog. „Reanimationseinheit" zur Verfügung stehen. Für die permanente Einsatzbereitschaft dieser „Reanimationseinheit" sollten eine bzw. mehrere Personen institutionalisiert verantwortlich sein.

Im folgenden findet sich ein Vorschlag zur Einrichtung eines Arbeitsplatzes:

- Uhr mit Sekundenzeiger
- Blutgasmeßgerät
- Höhenverstellbare „Reanimationseinheit" mit
  - Wärmestrahler
  - Wärmematte
  - Lichtquelle
  - Absaugvorrichtung
  - $O_2$-Anschluß mit Befeuchter
  - Monitor für EKG, ggf. auch Blutdruck
  - Pulsoximeter
  - Nichtinvasivem Blutdruckmeßgerät
- Selbstentfaltender Beatmungsbeutel
  (z. B. Baby-Ambu-Beatmungsbeutel R mit Paedi-Ventil und Reservoirschlauch; Laerdal-Beutel)
- (Kuhn-Besteck)
- Druckmanometer für Beatmungsdruck
- Runde Beatmungsmasken für Frühgeborene und reife Neugeborene Nr. 00, 0, 1
- Guedel-Tuben (Größe 000, 00, 0 und 1)
- Absaugkatheter (Ch. 5, Ch. 6, Ch. 8, Ch. 10)
- Endotrachealtuben (Größe 2/2,5/3/3,5 und 4)
- Einführungsmandrin 2,0 und 3,3 mm
- Laryngoskopgriffe
- Laryngoskopgriff Saling
- Laryngoskopspatel (gerade Nr. 0 und Nr. 1, gebogen Nr. 1)
- Laryngoskopspatel Saling mikro und schmal
- Ersatzbirnen, Ersatzbatterien
- Xylocaingel 2%ig
- Magill-Zange 10 cm
- Stethoskop für Säuglinge
- Magensonden (3 Größen: 1,0 mm, 1,5 mm, 2,0 mm)
- EKG-Elektroden, Elektrodengel

- Zubehör für die Punktion peripherer Venen:
  - Butterfly (0,5 mmAD), Dünnwandkanülen 24 gg.
  - Pflaster (braun und weiß zweimal 1,25 cm und zweimal 2,5 cm Breite)
  - Tupfer (steril) und Desinfektionsmittel
  - Spritzen und Kanülen
  - Perfusorspritzen und Leitungen, Transfusionsbesteck, Dreiwegehähne
  - Schienen
- Sterile Einmalhandschuhe
- Silberfolien
- Nabelvenenkatheter und Nabelarterienkatheter (3,5/4/5)
- Nabelkatheterbesteck:
  - Anatomische Pinzette
  - Chirurgische Pinzette
  - Feine chirurgische Pinzette
  - Knopfsonde
  - Schere
- Blutdruckmanschetten Neonatal (2,5/3,3/4,0/4,8 cm)
- Thermometer
- Druckaufnehmer und Monitorset
- Pleuradrainagen
- Reanimationsmedikamente und Infusionslösungen:
  - Suprarenin®
  - Natriumbicarbonat
  - Atropin
  - Alupent®
  - Calciumgluconat 10 %
  - Dopamin/Dobutamin
  - Narcanti® Neonatal
  - Luminal®
  - Diazepam
  - Furosemid
  - Heparin
  - Konakion®
  - Ampuwa®
  - Humanalbumin 5 %
  - Biseko®
  - Glucose 10 %
  - NaCl 0,9 %.

## 1.2 Erstversorgung des Neugeborenen

### 1.2.1 Praktische Durchführung

- Ingangsetzen einer mit einem Sekundenzeiger ausgestatteten Uhr, sobald das Kind durch die Scheide hindurchgetreten ist oder aus dem Uterus entwickelt wurde
- Legen des Neugeborenen auf den

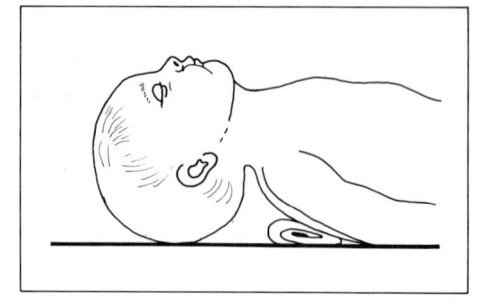

**Abb. 47: Lagerung eines Neugeborenen.**

Reanimationstisch unter eine Wärmelampe
- Wickeln des Neugeborenen in warme Tücher und Abtrocknen der Amnionflüssigkeit
- Entfernen feuchter Tücher
- Lagerung des Neugeborenen (Abb. 47)
- Absaugen des Neugeborenen (Mund, Rachen, Nase: Reihenfolge!)
- Taktile Stimulation des Neugeborenen (Kneifen der Zehen, Klatschen auf die Fußsohlen, kräftiges Reiben des Rückens für wenige Sekunden). Diese Maßnahmen, wovon die ersten vier allen Neugeborenen zukommen sollten, dürfen nicht länger als 20 Sekunden dauern. Danach wird der klinische Zustand des Neugeborenen im wesentlichen unter Berücksichtigung
- der Atemtätigkeit
- der Herzfrequenz und
- der Hautfarbe

beurteilt.

Dabei ergeben sich die als nächstes einzuschlagenden Maßnahmen aus der Beurteilung der *Atemtätigkeit* des Neugeborenen:
- Ausreichende Spontanatmung (weiteres Vorgehen s. Abb. 48)
- Unzureichende Spontanatmung (weiteres Vorgehen s. Abb. 49)
- Fehlende Spontanatmung bzw. Schnappatmung (weiteres Vorgehen s. Abb. 50).

(Diese Empfehlungen sind zwar wohl begründet, erheben aber nicht den Anspruch auf Exklusivität! Situationsbedingte Abweichungen davon sind durchaus denkbar) [103, 104, 105].

Zwei verschiedene Methoden einer evtl. notwendig werdenden *Herzdruckmassage* beim Neugeborenen sind in Abbildung 51 dargestellt.

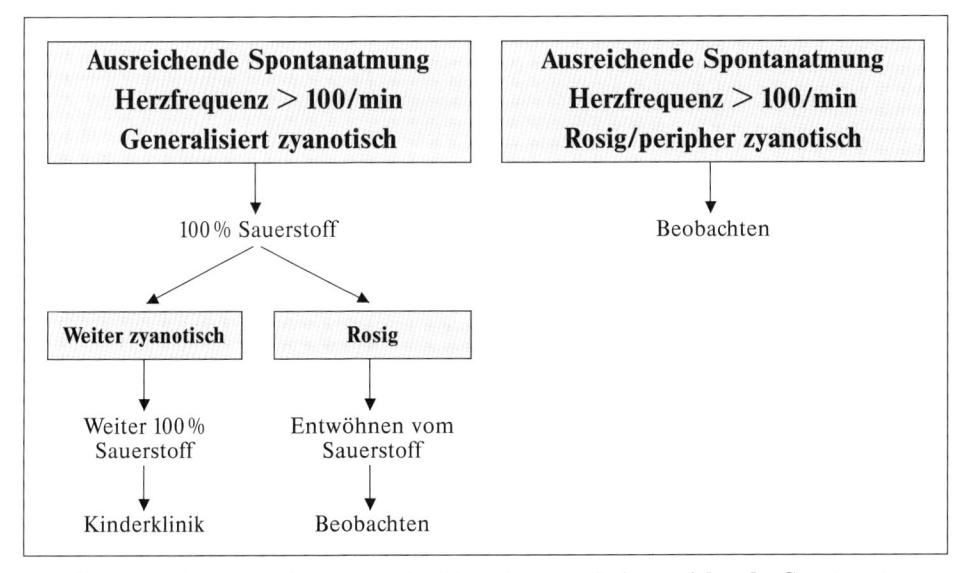

Abb. 48: Maßnahmen zur Versorgung des Neugeborenen bei ausreichender Spontanatmung.

**Erstversorgung/Reanimation**

```
┌─────────────────────────────────┐
│  Unzureichende Spontanatmung    │
│  Herzfrequenz unter 100/min     │
│  Generalisiert zyanotisch       │
│  Reduzierter Muskeltonus        │
└─────────────────────────────────┘
                │
                ▼
       Maskenbeatmung
     mit 100% Sauerstoff
    über 15 bis 30 Sekunden
```

```
┌──────────────┐   ┌──────────────┐   ┌──────────────┐
│ Herzfrequenz │   │ Herzfrequenz │   │  Anstieg der │
│   < 60/min   │   │   zwischen   │   │ Herzfrequenz │
│              │   │ 60 und 100/min│  │ auf > 100/min│
└──────────────┘   └──────────────┘   └──────────────┘
```

Fortsetzung s. Abb. 50

```
┌──────────────┐   ┌──────────────┐
│ Kein Anstieg │   │  Anstieg der │        Beobachten der
│ der          │   │ Herzfrequenz │        Spontanatmung
│ Herzfrequenz │   │              │
└──────────────┘   └──────────────┘
```

Maskenbeatmung     Masken-
mit 100% Sauerstoff   beatmung
Herzmassage bei    mit 100%
Herzfrequenz       Sauerstoff
< 80/min

```
                                    ┌──────────────┐   ┌──────────────┐
                                    │ Unzureichende│   │  Ausreichende│
                                    │Spontanatmung │   │Spontanatmung │
                                    └──────────────┘   └──────────────┘
```

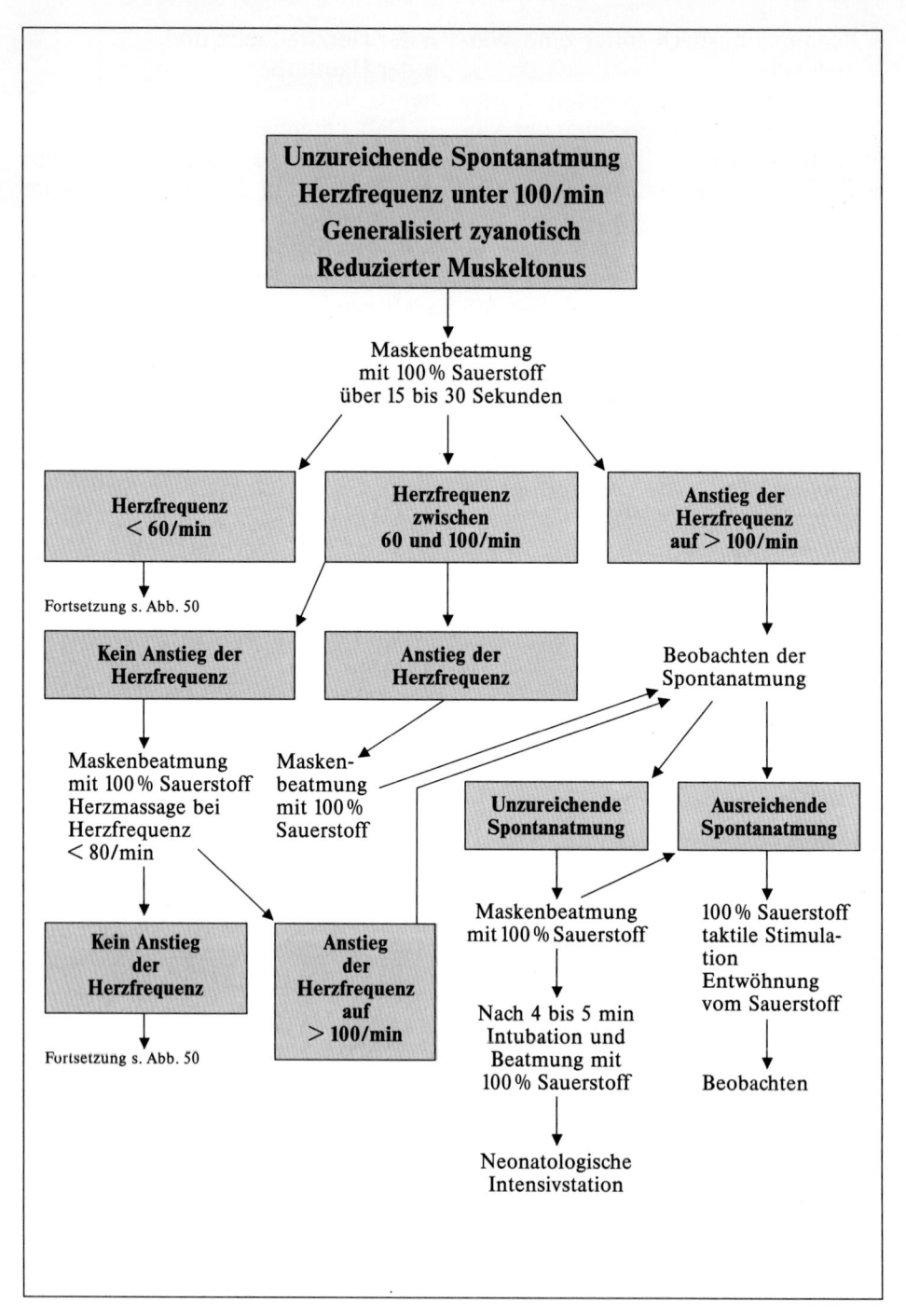

```
┌──────────────┐   ┌──────────────┐
│ Kein Anstieg │   │   Anstieg    │   Maskenbeatmung      100% Sauerstoff
│ der          │   │   der        │   mit 100% Sauerstoff  taktile Stimula-
│ Herzfrequenz │   │ Herzfrequenz │                        tion
│              │   │   auf        │                        Entwöhnung
│              │   │  > 100/min   │   Nach 4 bis 5 min     vom Sauerstoff
└──────────────┘   └──────────────┘   Intubation und
                                      Beatmung mit          Beobachten
Fortsetzung s. Abb. 50                100% Sauerstoff

                                      Neonatologische
                                      Intensivstation
```

**Abb. 49:** Maßnahmen zur Versorgung des Neugeborenen bei unzureichender Spontanatmung.

Erstversorgung des Neugeborenen 201

```
            ┌─────────────────────────┐
            │  Fehlende Spontanatmung │
            │   oder Schnappatmung    │
            │ Herzfrequenz 0 bzw. < 60/min │
            │   Blaß-graues Hautkolorit │
            │    Schlaffer Muskeltonus │
            └─────────────────────────┘
              ↓                    ↓
   ┌──────────────────┐   ┌──────────────────┐
   │ Herzfrequenz < 60/min │   │ Herzfrequenz 0 │
   └──────────────────┘   └──────────────────┘
```

**Herzfrequenz < 60/min:**
Endotracheale Intubation
Beatmung mit 100 % Sauerstoff
Herzmassage

**Herzfrequenz 0:**
Endotracheale Intubation
Beatmung mit 100 % Sauerstoff
Herzmassage
Adrenalin

**Anstieg der Herzfrequenz auf > 100/min innerhalb von 30 Sekunden**

**Kein Herzfrequenzanstieg nach 30 Sekunden**

Beendigung der Herzmassage
Beatmung mit 100 % Sauerstoff

Adrenalin

**Herzfrequenzanstieg auf > 100/min**

**Kein Herzfrequenzanstieg**

**Beginnende Spontanatmung**

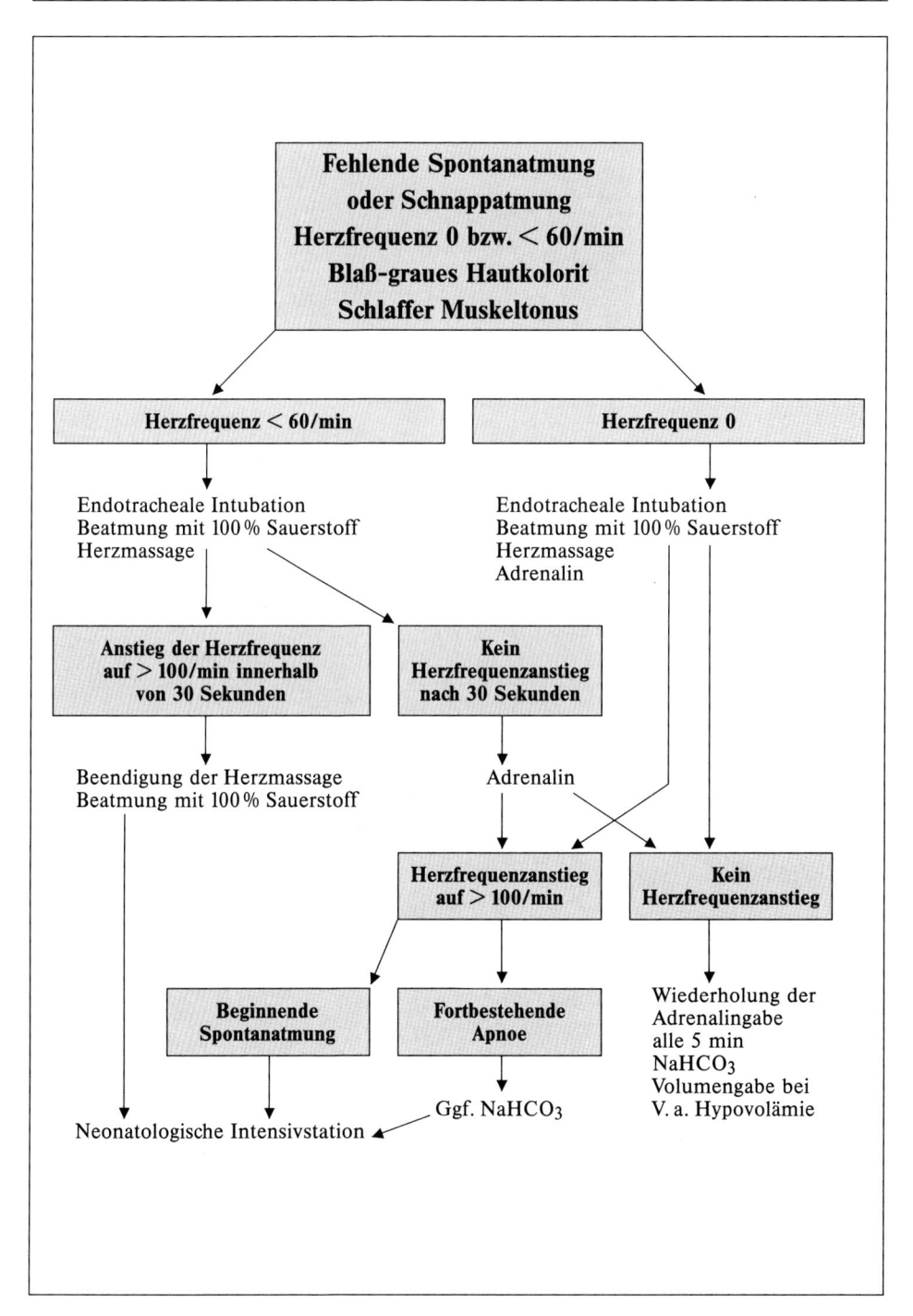

**Fortbestehende Apnoe**

Wiederholung der Adrenalingabe alle 5 min
NaHCO₃
Volumengabe bei V. a. Hypovolämie

Ggf. NaHCO₃

Neonatologische Intensivstation

**Abb. 50: Maßnahmen zur Versorgung des Neugeborenen bei fehlender Spontanatmung bzw. Schnappatmung.**

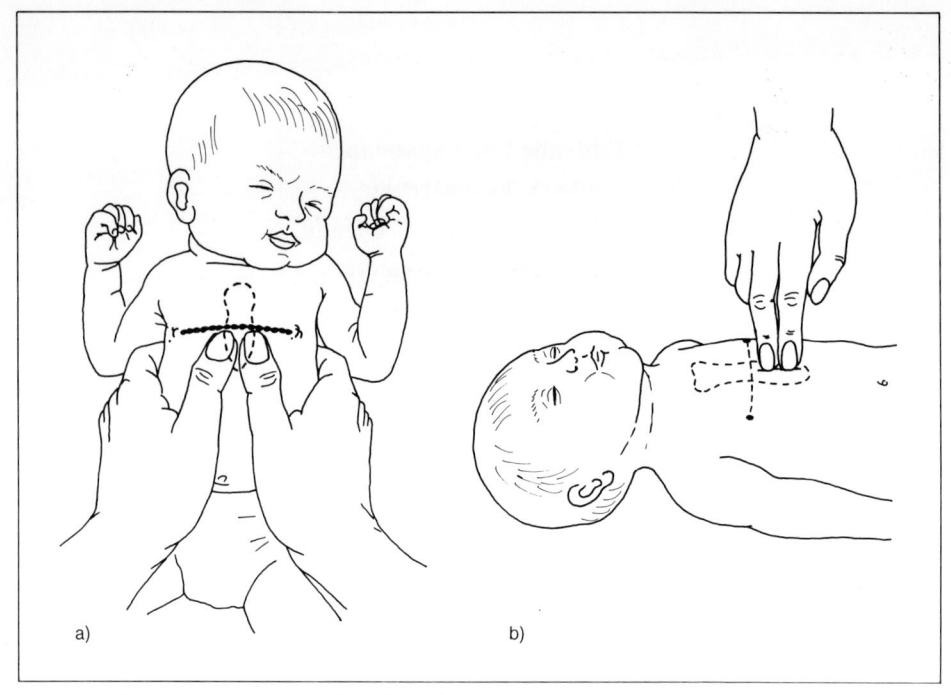

**Abb. 51: Herzdruckmassage beim Neugeborenen:**
**a) Daumen-Methode (aus [106]), b) Zwei-Finger-Methode.**

### 1.2.2 Medikamente

Der wichtigste Aspekt bei der Neugeborenenreanimation ist das Ingangsetzen und Aufrechterhalten einer adäquaten Ventilation und nicht die Durchführung einer kardialen Reanimation! Medikamente sind aber kein Ersatz für eine gute Ventilation und werden insgesamt gesehen nur sehr selten im Rahmen der Neugeborenenreanimation benötigt.

**Adrenalin (Suprarenin®)**
*Präparat:*
Suprarenin® Injektionslösung (1:1000) 1 ml.

*Dosierung:*
0,01 bis 0,03 mg/kgKG (=0,1 bis 0,3 ml/kgKG einer 1:10 000 Lösung) intravenös oder endobronchial (die handelsübliche 1:1000 Lösung muß dazu auf eine 1:10 000 Lösung verdünnt werden). Wiederholungen alle 3 bis 5 Minuten. Bei endobronchialer Applikation (zusätzlich 1:1 mit physiologischer Kochsalzlösung verdünnt) kann die Dosis ggf. auch verdoppelt werden. Die intrakardiale Applikation dient nur als letzter Ausweg.

**Natriumbicarbonat**
*Präparat:*
Natriumhydrogencarbonat 8,4 % (1 ml = 1 mmol).

*Dosierung:*
Initial 1 mEq/kgKG Natriumbicarbonat in einer Verdünnung von 1:1 mit 5%iger Glucose bzw. Aqua dest. langsam intravenös, d. h. nicht schneller als 1 mEq/kgKG (= 1 ml der 8,4%igen $NaHCO_3$-Lösung/kgKG) pro Minute.

Wenn keine Blutgas- und/oder pH-Werte zur Verfügung stehen, sollte bei Wiederholungsbedarf die weitere Dosierung (bei Herzstillstand alle 10 Minuten) 1 mEq/kgKG 1:1 verdünnt betragen.

Wenn nach der ersten Gabe von Natriumbicarbonat Blutgaswerte und pH-Wert bekannt sind, sollte die weitere Dosierung davon abhängig gemacht werden. Bei einem arteriellen pH-Wert von kleiner 7,0 und einem $PaCO_2$ von kleiner 45 mmHg sollte $^1/_4$ des Basendefizits mit Natriumbicarbonat ausgeglichen werden. Liegt der pH-Wert über 7,1, so sollte erst eine Kontrollmessung nach 5 Minuten abgewartet werden. Zeigt sich dann kein weiterer Anstieg des pH-Wertes auf über 7,15, sollte erneut $^1/_4$ des Basendefizits ausgeglichen werden.

**Naloxon**
*Präparat:*
Narcanti® Neonatal (0,04 mg/2ml)

*Dosierung:*
0,1 mg/kgKG intravenös oder endobronchial. Wiederholung alle 2 bis 3 Minuten.

Eintritt des Effektes nach 2 bis 3 Minuten.

**Glucose**
Nach schwerer Asphyxie kommt es häufig zum Auftreten einer Hypoglykämie. Nach abgelaufenen Reanimationsmaßnahmen empfiehlt sich deshalb der Beginn einer kontinuierlichen intravenösen Infusion mit 2 bis 3 ml/kgKG/h einer 10%igen Glucoselösung (bei sehr unreifen Frühgeborenen 5%ige Glucoselösung). Möglichst baldige Blutzuckerkontrollen sind dann aber erforderlich, um den gewünschten Blutzuckerspiegel von 75 bis 100 mg/dl einzuhalten.

# 2 Respiratorisches Versagen
## – Pathophysiologie, Diagnostik und therapeutische Maßnahmen
### G. Simbruner

Im folgenden werden Diagnosestellung und Behandlung des respiratorischen Versagens beschrieben.

Eine grundlegende Voraussetzung hierfür ist ein *pathophysiologisches Verständnis* des Gasaustausches und der Lungenmechanik.

Der *erste praktische Schritt* ist die Beurteilung dieser beiden Parameter auf Grund von Anamnese, Klinik, Meßwerten und Röntgen unter Benützung der pathophysiologischen Konzepte.

Diese Beurteilung führt zur Diagnose und gibt den Schweregrad und Verlauf des respiratorischen Versagens an. Der *zweite praktische Schritt* besteht darin zu entscheiden, ob eine Unterstützung des respiratorischen Systems begonnen, reduziert oder beendet werden soll und wie sie durchgeführt wird (Einsatz verschiedener Atemhilfen und Beatmungsformen, incl. HFV). Der *dritte praktische Schritt* liegt in der Festlegung der Beatmungs*ziele* und der Art und Weise der Durchführung (Verbesserung der $CO_2$-Elimination und der Oxygenation), um diese zu erreichen.

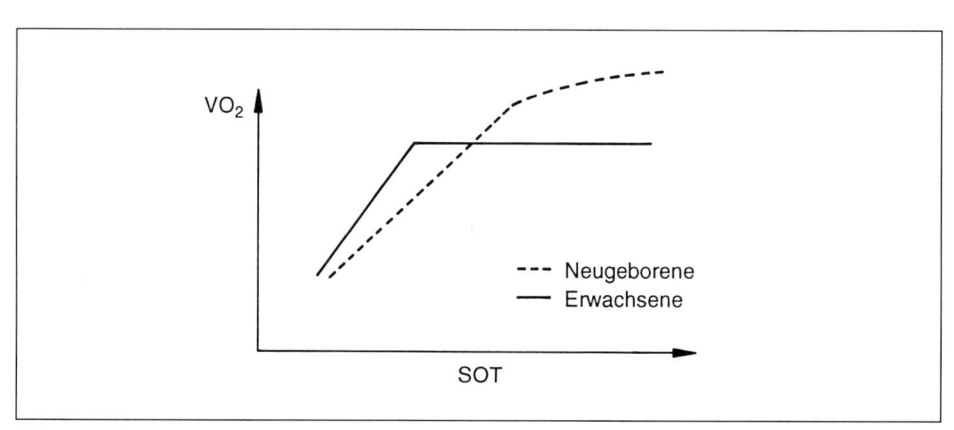

Abb. 52: Generelle Beziehung zwischen $O_2$-Transport (SOT) und $O_2$-Aufnahme ($VO_2$) beim Neugeborenen und Erwachsenen. Bei Erwachsenen bleibt die $O_2$-Aufnahme mit abnehmendem $O_2$-Transport bis zum kritischen $O_2$-Transportwert auf Grund der zunehmenden $O_2$-Extraktion konstant (unabhängig). Danach nimmt die $O_2$-Aufnahme proportional zum $O_2$-Transport ab (abhängig), und die Lactatproduktion nimmt zu. Beim Neugeborenen sind die Zusammenhänge zwischen $O_2$-Transport und $O_2$-Aufnahme noch nicht genau erforscht und daher spekulativ (nach [107]).

# 2.1 Physiologie und Pathophysiologie*)

## 2.1.1 Gasaustausch

### 2.1.1.1 Sauerstofftransport und -aufnahme, zelluläre Oxygenation

Die Menge des transportierten $O_2$ sollte immer größer sein als die Menge des aufgenommenen $O_2$. Je größer der $O_2$-Transport im Verhältnis zur $O_2$-Aufnahme ist, um so größer sind die Reserven und Ausschöpfmöglichkeiten in Gefahrensituationen. Nimmt der $O_2$-Transport unter pathologischen Umständen ab, so wird die $O_2$-Aufnahme durch eine erhöhte $O_2$-Extraktion konstant gehalten (vom Transport unabhängige $O_2$-Aufnahme). Wenn keine weitere Steigerung der $O_2$-Extraktion möglich ist, so ist der „kritische $O_2$-Transport" erreicht; jede weitere Abnahme des $O_2$-Transportes führt zur weiteren Abnahme der $O_2$-Aufnahme und zu einem Anhäufen von anaeroben Metaboliten, wie z. B. Lactat (Abb. 52).

**Wichtige Größen für $O_2$-Transport und -Aufnahme**
- $SaO_2$: Arterielle Sättigung des Hämoglobins (Hb)
- HMV (bzw. P): Herzminutenvolumen (bzw. regionale Perfusion)
- $Conc[O_2]_{gebunden}$: $O_2$-Kapazität des Hämoglobins pro Gramm bei Vollsättigung = 1,38 ml $O_2$/Gramm Hb (1,38 = Kapazitätsfaktor)
- $Conc[O_2]_{gelöst}$: Physikalisch gelöste $O_2$-Menge = 0,003 ml pro 100 ml Blut pro Torr $PaO_2$
- $CaO_2$: $O_2$-Gehalt des arteriellen Blutes pro 100 ml = $SaO_2 \cdot Hb \cdot 1,38 + (0,003 \cdot PaO_2)$
- $SO_2T$ (bzw. $DO_2$): Systemischer $O_2$-Transport in ml/min (bzw. Delivery) = $CaO_2 \cdot HMV$ (bzw. P)
- $VO_2$: $O_2$-Aufnahme in die Zellen in ml/min (Menge $O_2$, die für Energiegewinnung umgesetzt, für Synthesezwecke [z. B. Katecholamine] verwendet und umgewandelt/gespeichert [$O_2$-Radikale] wird)
- $f[O_2]_{Extr}$: Fraktionelle $O_2$-Extraktion (dimensionslos) = $VO_2/SO_2T$ = $(CaO_2 - CvO_2)/CaO_2$. Stellt das Verhältnis von Nachfrage zu Angebot und damit das Ausschöpfungsvermögen (sprich Reserve) dar.

**Praktische Bedeutung und Beispiele**
$O_2$ und $SaO_2$ kommen in den Größen des Sauerstofftransportes nicht unmittelbar vor. Der $PaO_2$ bedingt aber zusammen mit der $O_2$-Bindungskurve die Sättigung des Hämoglobins (Abb. 53). Bei einem $PaO_2 > 80$ mmHg wird etwa eine 100%ige $O_2$-Sättigung erreicht. $PaO_2$-Erhöhungen von 0 auf 40 mmHg führen zu einer 85%igen

---
*Zu Physiologie und Pathophysiologie des respiratorischen Versagens sei auf die Übersichtsliteratur [108, 109] verwiesen.

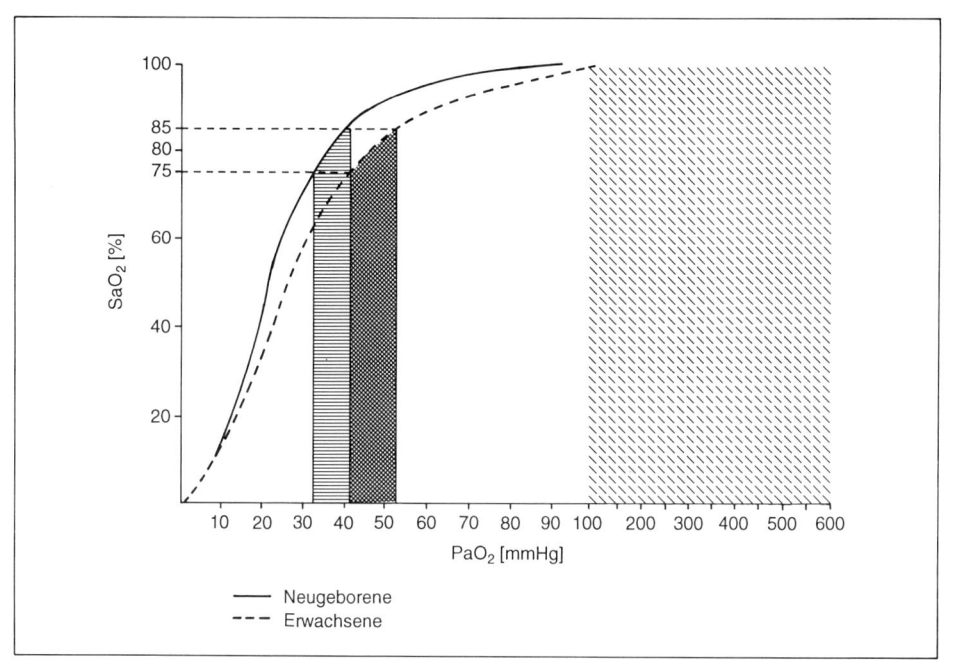

**Abb. 53:** Generelle Beziehung zwischen O$_2$-Partialdruck (PaO$_2$) und O$_2$-Sättigung (SaO$_2$) im Blut von Neugeborenen und Erwachsenen. Das Anheben des PaO$_2$ auf 40 mmHg erhöht die Sättigung auf 85 %; ein Anstieg von 40 auf 80 mmHg erhöht die Sättigung von 85 auf etwa 100 %, also nur mehr um 15 %.

Sättigung, sind also in diesem Bereich für die Aufsättigung am effizientesten. Eine PaO$_2$-Erhöhung von 40 auf 80 mmHg erhöht die Hämoglobinsättigung von 85 auf 100 %, also nur mehr um maximal 15 %. Da sich nur wenig Sauerstoff im Plasma löst (O$_2$-Gehalt = 0,003 ml/ml Blut per 1 mmHg PaO$_2$), bringen PaO$_2$-Erhöhungen über 50 oder 60 mmHg kaum eine Zunahme der transportierten Sauerstoffmenge. Die Normwerte für PaO$_2$ und das Verhältnis von PaO$_2$ und Sättigung sind altersabhängig (PaO$_2$: Fetus 30 mmHg, Neugeborenes 50 bis 60 mmHg, Kind 70 mmHg, Erwachsener 80 mmHg).

**CaO$_2$.** Der O$_2$-Gehalt ist das Produkt aus SaO$_2$, Hämoglobin und Kapazitätsfaktor. Ein Gramm Hämoglobin (Hb) kann dann 1,38 ml (= Kapazitätsfaktor) O$_2$ auf 100 ml Blut transportieren. Der O$_2$-Gehalt bei einem Hb von 10g/100ml beträgt bei Vollsättigung ungefähr $10 \cdot 1,38 = 13,8$ ml O$_2$/100ml Blut.

Unter dem Gesichtspunkt des O$_2$-Gehaltes ist eine Hb-Änderung von 10 auf 12 g/100ml einer Sättigungsänderung von 83 % auf 100 % gleichzusetzen (Beispiel: Eine Erhöhung von 10 auf 12 g Hb bei konstanter Sättigung erhöht den CaO$_2$ um den Faktor 1,2 und entspricht einer SaO$_2$-Erhöhung von 83,33 auf 100 % [$83,33 \cdot 1,2 = 100 \%$ SaO$_2$]). Eine Sättigungserhöhung von 83,33 auf 100 % bedarf einer PaO$_2$-Erhöhung von 40 auf 90 oder 100 mmHg (s. Abb. 53);

diese kann oft nur durch den „Preis" einer großen Erhöhung des mittleren Atemwegdruckes (MAP) erreicht werden!

$SO_2T$ bzw. $DO_2$. Die Menge des transportierten Sauerstoffs ist das Produkt aus $O_2$-Gehalt und Perfusionsmenge (Blutvolumenmenge/min). Das Herzminutenvolumen (HMV) beträgt beim Neugeborenen etwa 200 ml/min/kg.

Unter dem Gesichtspunkt des $O_2$-Transportes entspricht eine Steigerung des HMV um 20% einer Sättigungserhöhung von 83,3 auf 100%, d. h. einer Steigerung um 17,3% (analog zur Hb-Steigerung).

*Beachte:*
Es ist jeweils zu überlegen, ob
- $CaO_2$ am effektivsten (geringer „Preis"/großer Nutzen) durch $SaO_2$- oder Hämoglobin-Anhebung erhöht werden kann (z. B. Bluttransfusion versus Vermeidung einer großen MAP-Erhöhung)
- $SO_2T$ am effektivsten durch HMV- oder $CaO_2$-Anhebung erhöht werden kann.

$f[O_2]_{Extr}$. Dieser Wert kann aus arterieller und venöser Sättigung (Nabelvenen- oder zentralvenöser Katheter) bestimmt werden. Variationsbreite bei Neugeborenen und Säuglingen zwischen 5 und 55%. Der Parameter $f[O_2]_{Extr}$ drückt das Verhältnis von $O_2$-Aufnahme zu $O_2$-Transport aus. Ein normaler $O_2$-Transport (normale $SaO_2$, Hb, Perfusion) zusammen mit einer normalen fraktionellen $O_2$-Extraktionsrate von 0,25 bestätigt, daß eine normale $O_2$-Aufnahme vorliegt. Bei normalem $O_2$-Gehalt und erhöhter $f[O_2]_{Extr}$ muß entweder die Perfusion abnorm niedrig oder die $VO_2$ hoch sein.

*Beachte:*
Eine 10%ige Senkung der $O_2$-Aufnahme (z. B. durch Verminderung der Aktivität oder Optimierung der thermischen Umgebung des Patienten) entspricht bei sonstiger Konstanz einer Abnahme der fraktionellen Sauerstoffextraktion um 10% (Erhöhung der Reserve um 10%).

### 2.1.1.2 Probleme des $O_2$- und $CO_2$-Gasaustausches im respiratorischen System

Unter Ventilation verstehen wir den Gasaustausch zwischen Atmosphäre und Alveole. Die $CO_2$-Elimination ist nahezu vollständig vom Ausmaß des Gasaustausches (die Konzentration in der Alveole kann nicht künstlich vermindert werden), jedoch in geringerem Ausmaß von der Verteilung bzw. Perfusion abhängig, da Kohlendioxid 10- bis 20mal besser als Sauerstoff über die Alveole diffundiert.

Im Unterschied dazu ist der $O_2$-Transport in die Alveole auch bei niedriger Ventilation möglich, da die $O_2$-Konzentration in der Inspirationsluft künstlich auf das 5fache (21 bis 100%) erhöht werden kann. Störungen in der Verteilung und Perfusion sind besonders deutlich am Mißverhältnis von $O_2$-Konzentration in der Einatemluft und dem erzielten $PaO_2$ (im Lungenkapillarblut) erkennbar (das künstlich erhöhte $FIO_2$ schafft eine größere Skala; $O_2$ diffundiert schlechter als $CO_2$).

In der Praxis können Ventilations- und Oxygenationsprobleme jeweils als Einzelproblem behandelt und gelöst werden. Bei Gasaustauschproblemen unterscheidet man zwischen folgenden beiden Formen:
- **Ventilationsprobleme:** niedrige alveoläre Ventilation, abnorme Lungenmechanik, hohes $PCO_2$
- **Oxygenationsprobleme:** niedrige $O_2$-Sättigung, $PaO_2 < 50$ mmHg, Ventilations-/Perfusions-Mißverhältnisse, intra- und extrapulmonale Shunts.

### 2.1.1.3 Probleme der Ventilation bzw. der $CO_2$-Elimination

Die Ventilation dient vor allem der $CO_2$-Elimination; der $PaCO_2$ gibt das Ausmaß des Ventilationsniveaus, also des Gleichgewichtsverhältnisses von $CO_2$-Produktion zur alveolären $CO_2$-Elimination, an. Eine Änderung des $PaCO_2$ bedeutet eine aktuelle Änderung dieses Verhältnisses (Beispiel: Anstieg des $PaCO_2$ bedeutet Abnahme der alveolären Elimination bei konstanter $CO_2$-Produktion).

**Der Gasaustausch im respiratorischen System pro Zeiteinheit**
Hierunter versteht man das Produkt aus Tidalvolumen und (Be-)Atmungsfrequenz. Das Tidalvolumen (VT) bzw. das Gasvolumen, welches wir pro Atemzug in die Lunge hinein- oder herausbewegen, setzt sich aus dem alveolären Volumen (VA) und dem Totraumvolumen (VD) zusammen:

$$VT = VA + VD \text{ oder } VA = VT - VD$$

VT = Tidalvolumen, VA = alveoläres Volumen, VD = Totraumvolumen.

Das alveoläre Volumen ist jener Teil des Atemzugvolumens, welches frisches Gas für die $O_2$-Aufnahme sowie für die $CO_2$-Entfernung bereitstellt. Das Totraumvolumen („der Totraum") ist jener Teil des Atemzugvolumens, welcher in die Lunge eintritt und nicht am Gasaustausch teilnimmt (nicht wirksame Ventilation).

Der Gasaustausch bei der Bezugsebene Atemwegsöffnung (Nase, Mund, Trachea bzw Trachealtubus) entspricht dem Minutenvolumen (MV) bzw. dem exspirierten Volumen pro Minute (VE):

$$MV = VT \cdot f = (VA + VD) \cdot f = \dot{V}E = \dot{V}A + \dot{V}D$$

MV = Minutenvolumen, VT = Tidalvolumen, f = (Be-)Atmungsfrequenz, d. h. Atemzüge pro Minute, $\dot{V}E$ = Volumen exspiriert pro min, $\dot{V}A$ = alveoläres Volumen ventiliert bzw. alveoläre Ventilation pro min, $\dot{V}D$ = Totraumvolumen bzw. Totraumventilation pro min.

Die $CO_2$-Menge, die eliminiert wird, hängt ab von der Konzentration des $CO_2$ in der Alveole ($FACO_2$) und der Menge des Gases, das im alveolären Bereich ausgetauscht wird ($\dot{V}A$), und entspricht im Gleichgewicht der $CO_2$-Produktion ($\dot{V}CO_2$):

$$\dot{V}CO_2 = \dot{V}A \cdot FACO_2$$
oder
$$FACO_2 = \dot{V}CO_2 / \dot{V}A = PaCO_2 / (Pb - 47)$$

$\dot{V}CO_2$ = $CO_2$-Produktion, $\dot{V}A$ = alveoläres Volumen ventiliert bzw. alveoläre Ventilation pro min, $FACO_2$ = Konzentration des $CO_2$ in der Alveole, $PaCO_2$ = arterielles $PCO_2$, Pb = Druck in der Atmosphäre.

Daraus folgt, daß die alveoläre $CO_2$-Konzentration einerseits der $CO_2$-Produktion direkt proportional, andererseits der $CO_2$-Elimination (d. h. $\dot{V}A$) umgekehrt proportional ist.

Je mehr die alveoläre Ventilation abnimmt (bzw. die $CO_2$-Produktion zunimmt), um so größer wird die $CO_2$-Konzentration in der Alveole und im Blut. Um also die $CO_2$-Konzentration (und damit $PCO_2$) konstant zu halten, muß bei steigender $CO_2$-Produktion die alveoläre Ventilation größer werden.

Aus obiger Gleichung folgt auch, daß bei einer bestimmten $CO_2$-Produktion bzw. für eine bestimmte $CO_2$-Elimination die alveoläre Ventilation ($\dot{V}A$) um so kleiner ist, je höher die $CO_2$-Konzentration in der Alveole ist (Analogie: je dünner konzentriert ein Stoff in einem Medium, um so größere Volumina braucht man, um eine bestimmte Menge Stoff aus dem Medium zu extrahieren).

Statt der alveolären $CO_2$-Konzentration (Falv) kann man auch das alveoläre $PCO_2$ setzen:

$Falv = PalvCO_2/(Pb - 47)$
oder
$PalvCO_2 = Falv \cdot (Pb - 47)$

Statt dem alveolären $CO_2$-Partialdruck ($PalvCO_2$) kann man in Näherung auch den arteriellen $CO_2$-Partialdruck ($PaCO_2$) setzen, da sich beide Werte nur bei ausgeprägtem V/P-Mißverhältnis und Shunts bedeutsam unterscheiden:

$PaCO_2 = \dot{V}CO_2/\dot{V}A$

Bei höheren $PaCO_2$-Werten benötigt man daher weniger alveoläre Ventilation ($\dot{V}A$) als bei niedrigen $PaCO_2$-Werten. Es muß daher der gewünschte $PCO_2$-Wert festgelegt werden, bei welchem der Gasaustausch erfolgen soll; denn davon ist die Menge Atmung bzw. Beatmung abhängig, die man für eine gegebene $CO_2$-Eliminierung benötigt. Bei einer gegebenen, konstanten $CO_2$-Produktion beträgt die zur $CO_2$-Eliminierung notwendige alveoläre Ventilation bei einem $PaCO_2$ von 45 mmHg nur $^2/_3$ und bei einem $PaCO_2$ von 60 mmHg nur die Hälfte verglichen mit jener Ventilation, die ein $PaCO_2$ von 30 mmHg erzielt.

### Das Problem des „Totraumes"

Der gesamte (oder physiologische) Totraum setzt sich aus dem anatomischen (Tubus und Atemwege; ein realer Raum, in dem kein Gasaustausch stattfindet) und dem alveolären Totraum zusammen. Der alveoläre Totraum ist jener Anteil des Volumens (genauer: des „tidalen alveolären Volumens" [VTalv]), welcher in die Alveole eintritt und wegen inadäquater Perfusion der Alveole(n) nicht am Gasaustausch teilnimmt. Deshalb ist die in der Alveole vorgefundene Konzentration des $CO_2$ (d. h. das endtidale $CO_2$) niedriger als im Blut. Sie könnte „idealerweise" höher sein, nämlich so hoch wie im Blut ($PaCO_2$). Da die tatsächliche alveoläre $CO_2$-Konzentration aber niedriger ist als im Blut, ist das VTalv weniger effektiv, und es wird weniger $CO_2$ entfernt als möglich wäre. Diesem Volumen entspricht aber kein realer, anatomischer Raum, es ist vielmehr als konzeptionell bzw. fiktiv anzusehen.

### Bestimmung des Totraumes

Die sog. Bohrsche Formel zur Totraumberechnung lautet:
$VD/VT = (F$ gemischtes, ausgeatmetes $CO_2 - FalvCO_2)/FalvCO_2$
Ersetzt man in dieser Formel $FalvCO_2$ durch das endtidale $CO_2$, so erhält man den *anatomischen* Totraum. Wird $FalvCO_2$ durch den arteriellen $PCO_2$ ersetzt, so ergibt sich daraus der *totale,*

*physiologische* Totraum (vgl. Abb. 57, S. 223).

Das prozentuale Verhältnis des verschwendeten VTalv (d. h. voll nutzbares [$FaCO_2$] minus genütztes [F endtidal$CO_2$]VTalv) zum voll nutzbaren ($PaCO_2$) VTalv entspricht dem prozentuellen alveolären Totraumvolumen (VDalv/VAalv Ventilation = [$PaCO_2$ – P endtidal$CO_2$] / $PaCO_2$).

*Beachte:*
Für die Bestimmung des absoluten Totraumwertes muß also die gemischte $CO_2$-Konzentration in der Ausatemluft sowie das endtidale $CO_2$ mittels $CO_2$-Kapnometrie bzw. das arterielle $PCO_2$ bestimmt werden, für das prozentuale Verhältnis jedoch nicht.

**Die Bedeutung des Totraumes für Atmung und Beatmung**
$PaCO_2 = \dot{V}CO_2 \cdot (Pb - 47)/\dot{V}A = \dot{V}CO_2/(VT - VD) \cdot f$

Der „physiologische" Totraum ist wenigstens so groß wie der anatomische (vgl. Bohrsche Gleichung: Einsetzen von F endtidal$CO_2$ ergibt den anatomischen Totraum, Einsetzen von $PaCO_2$ ergibt den physiologischen Totraum) und macht ein Drittel eines normalen Atemzugvolumens aus. Bei Lungenpathologie kann der physiologische Totraum durch ungenützte alveoläre Belüftung ($PaCO_2$ > P endtidal$CO_2$) weit über den anatomischen Totraum hinaus zunehmen sowie das Atemzugvolumen abnehmen, so daß das alveoläre Volumen immer kleiner wird. Bei schwerem RDS beträgt das physiologische Totraumvolumen bis 70 % des Tidalvolumens.

Je größer das Totraumvolumen im Verhältnis zu Tidalvolumen, um so höher muß die Atemfrequenz (f) ansteigen, damit die benötigte alveoläre Ventilation erzielt wird. Die Atmung und deren Steigerung werden immer ineffizienter, je ungünstiger das Verhältnis von Totraum zu Tidalvolumen wird. Bei Totraumvolumen = Tidalvolumen ist keine alveoläre Ventilation möglich, sofern man vom klassischen konventionellen Konzept ausgeht. Die Erfahrungen mit High-Frequency-Ventilation stehen diesem Konzept entgegen (s. S. 236).

**Praktische Aspekte der „Totraumventilation"**
In der Praxis kann man den anatomischen Totraum mit 2 ml/kg berechnen. Es ist beim Neugeborenen auf Grund der hohen verwendeten Beatmungsfrequenz zur Abschätzung der Effizienz einer eingestellten Ventilation vorteilhafter, eine grobe Approximation des alveolären Tidalvolumens durch das Abziehen eines fixen anatomischen Totraumes von 2 ml/kg zu benützen als auf jegliche Korrektur zu verzichten und nur mit dem VT zu arbeiten. Wenn in diesem Abschnitt von „alv" VT gesprochen wird, so ist damit dasjenige Tidalvolumen gemeint, bei dem der geschätzte anatomische Totraum abgezogen worden ist. Beispiel: Bei einem 1,5 kg schweren Neugeborenen mit einem VT von 7,5 ml beträgt das „alv" VT: 7,5 ml – 1,5 · 2 ml = 4,5 ml.

Für die Praxis kann man als durchschnittliches, durch den Tubus gehendes Minutenvolumen (MV), das zu einem normalen $CO_2$ führt, 400 ml/kg annehmen. Das Minutenvolumen läßt sich durch beliebig viele Variationen des Tidalvolumens und der Atemfrequenz erreichen. Das daraus resultie-

**Tab. 9:** Berechnung der alveolären Minutenventilation („alv" MV) in Abhängigkeit von Tidalvolumen (VT), Totraumvolumen (VD) und Atemfrequenz (f) bei einem 3 kg schweren Neugeborenen.

| MV = VT · f | (VT-VD) · f = „alv" MV |
|---|---|
| 1200 = 30 · 40 | (30-6) · 40 = 960 |
| 1200 = 15 · 80 | (15-6) · 80 = 720 |
| 1200 = 60 · 20 | (60-6) · 20 = 1080 |

rende „alv" MV ist aber von der gewählten Freqenz bzw. dem Tidalvolumen abhängig. Ein Berechnungsbeispiel für ein 3 kg schweres Neugeborenes ist in Tabelle 9 wiedergegeben.

Spielt man viele Kombinationen von VT/kg und entsprechenden Atemfrequenzen durch, so erhält man die in Abbildung 54 dargestellten Kurven. Diese zeigen, daß bei einer Zunahme des VT von 2 auf 5ml/kg das „alv" MV im Verhältnis zum MV rasch zunimmt oder, in anderen Worten, daß MV bzgl. seiner „alv" MV rasch an Effizienz gewinnt. Bei einem VT zwischen 5 und 10 ml/kg ergibt sich ein Wendepunkt: Eine weitere Erhöhung des VT bringt nur noch eine geringe Steigerung des „alv" MV bezogen auf MV. Ein VT von 7,5 ml/kg entspricht, wie wir wissen, in etwa dem VT eines spontan atmenden Neugeborenen. Je niedriger also das VT, um so ineffizienter, je höher das VT, um so effizienter wird die Ventila-

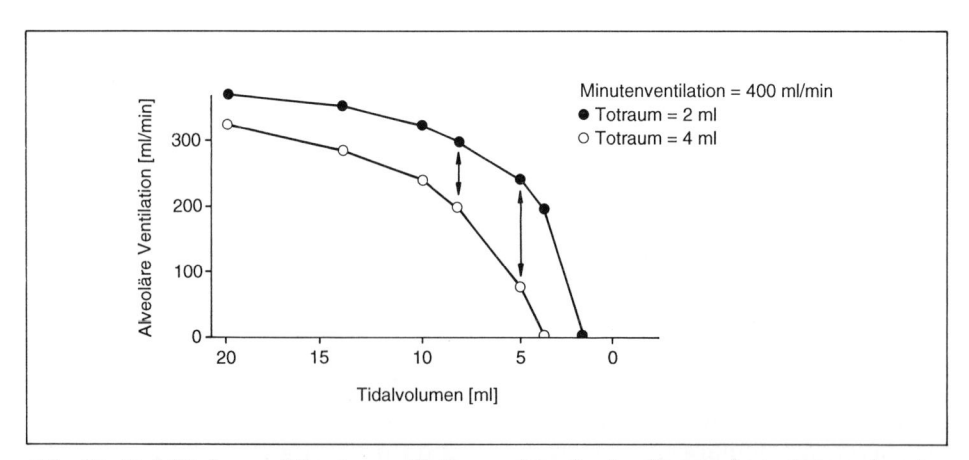

**Abb. 54:** Verhältnis von Minutenventilation auf trachealer Bezugsebene bei zwei unterschiedlichen Totraumwerten zur erzielten alveolären Minutenventilation. Bei kleinen Tidalvolumina wirkt sich eine Totraumerhöhung sehr nachteilig aus. Bei einem eingestellten Tidalvolumen von 5 ml erzielt man bei 2 ml Totraum 240 und bei 4 ml Totraum nur 80 ml/min alveoläre Ventilation. Alternativen, die alveoläre Ventilation anzuheben, bestehen in der Erhöhung des Tidalvolumens auf 10 ml (d. h. doppelt so hoch!) oder in der Verringerung des externen Totraums (Flowsensor entfernen, ca 1,4 ml; Tubus kürzen, ca. 0,1 bis 0,3 ml).

tion der Alveolen. Der „Preis" für ein effizientes, hohes VT ist der damit assoziierte hohe Inflationsdruck (dP), der Preis für ein niedriges VT mit niedrigem dP ist die Ineffizienz des MV bezüglich der „alv" MV.

### 2.1.1.4 Probleme der Oxygenation bzw. Diffusion von Sauerstoff in das Lungenkapillarblut

**Die Bestimmung des alveolären $PO_2$**
Das Tidalvolumen stellt frisches Gas zur Entfernung von $CO_2$ und der Einbringung von $O_2$ in die Alveole bereit. Der Gasflow (Ventilation) und die $O_2$-Konzentration in der Einatemluft bestimmen die in die Alveolen eingebrachte $O_2$-Menge. Aus der Konzentration des eingeatmeten $O_2$ ($FIO_2$) kann ein „idealer" alveolärer $PO_2$-Wert abgeleitet werden; dieser erlaubt es, den höchsten $PaO_2$-Wert abzuschätzen, den man unter normalen, nahezu homogenen Ventilations-/Perfusions-Verhältnissen erhalten würde.

$$PIO_2 = FIO_2 \cdot (Pb - PH_2O)$$

$PIO_2 = O_2$-Partialdruck in der eingeatmeten, mit $H_2O$ angefeuchteten Luft, $FIO_2$ = Fraktion (Konzentration) des $O_2$ in der Einatemluft, Pb = Barometerdruck, $PH_2O$ = Wasserdampfdruck = 47 mmHg bei Vollsättigung.

Da die Exspirationsluft als Mischung von Inspirations- und Alveolarluft zustande kommt, müssen folgende Beziehungen gelten:

$$R = \frac{VT \cdot (FE - FI) \cdot CO_2}{VT \cdot (FI - FE) \cdot O_2} =$$
$$\frac{(FA - FI) \cdot CO_2}{(FI - FA) \cdot O_2} =$$
$$\frac{(PA - PI) \cdot CO_2}{(PI - PA) \cdot O_2}$$

R = Respirationsquotient, VT = Tidalvolumen, FE = Konzentration des gemischten ausgeatmeten Gases, FI = Konzentration des (gemischten) eingeatmeten Gases, FA = Konzentration des Gases in den Alveolen, PA = Partialdruck des Gases in den Alveolen, PI = Partialdruck des eingeatmeten Gases.

Wenn man statt der Konzentration des gemischten, ausgeatmeten Gases (FE) die analoge alveoläre Konzentration in Partialdrücke umwandelt (siehe oben), statt des alveolären $PCO_2$ das ihm sehr ähnliche arterielle $PCO_2$ einsetzt und die Auflösung nach $PAO_2$ durchführt ($[PaCO_2 - O]/R = PIO_2 - PalvO_2$), erhält man vereinfacht

$$PalvO_2 = PIO_2 - PaCO_2/R$$

**Die alveolär-arterielle $O_2$-Differenz ($AaDO_2$)**
Im Idealfall wäre $PartO_2$ gleich dem $PalvO_2$. Beim Vorhandensein von Lungenerkrankungen wird das $PaO_2$ viel niedriger sein, als wir es aus der idealen alveolären Gasgleichung vorhersagen. Die Differenz (bzw. auch das Verhältnis) von alveolärem und arteriellem $PO_2$ wird größer sein. Die $AaDO_2$ ist ein globales Maß für die Störung der $O_2$-Aufnahme: Ihre Skala ist groß und reicht von ca. 50 mmHg beim Gesunden bis ca. 650 mmHg beim Sterbenskranken. Sie sollte bei jedem Kind und jeder Blutgasanalyse berechnet werden.

**Vier prinzipielle Störungen in der Oxygenation**
Eine vergrößerte $AaDO_2$ kommt durch eine Störung bzw. eine Kombination von mehreren Störungen zustande. Diese lassen sich vor allem durch das Verhalten des $PaO_2$ bei jeder Form der $FIO_2$-Erhöhung (z.B. um 10, 20 oder 40%) differenzieren. Eine

Erhöhung auf 100% entspricht dem Hyperoxietest.

Man unterscheidet prinzipiell zwischen 4 Störungsformen:

*1. Wahrer intrapulmonaler Shunt ($VA/QC = 0$):*
VA = alveoläre Ventilation
QC = Blutfluß durch Lungenkapillaren
Wenn nicht ventilierte Alveolen (Atelektase, alveoläre Konsolidierung wie Pneumonie etc.) von Blut umflossen werden, wird kein $O_2$ aufgenommen.

*2. V/P-Mißverhältnis ($VA/QC > 0$):*
Wenn vermindert ventilierte Alveolen (Atelektase, alveoläre Konsolidierung wie Pneumonie etc.) von Blut umflossen werden (und dieser Blutfluß nicht durch Reflexe gedrosselt wird), wird weniger $O_2$ aufgenommen und der Sauerstoff im Lungenkapillarblut abnehmen. Diese Abnahme kann durch Überventilation in anderen Regionen auf Grund der s-förmigen Eigenschaften der Hb-Sättigungskurve nicht wettgemacht werden. Atmen von 100% $O_2$ wird die $AaDO_2$ vermindern bis aufheben.

*3. Diffusionsstörung:*
Der Druckausgleich zwischen Alveolen und Blut kann durch Diffusionsstörungen behindert werden. Diffusionsstörungen treten erst bei sehr schweren Veränderungen der alveolären Membranen (hyaline Membranen im Endstadium) auf und können daher in der praktischen Differenzierung der $O_2$-Störungen vernachlässigt werden. $O_2$-Atmen verringert die $AaDO_2$ auf niedrige Werte.

*4. Hypoventilation:*
Bei einer Hypoventilation wird das $PalvO_2$ proportional zur Verminderung der alveolären Ventilation abfallen [da $VT \cdot (FIO_2 - FEO_2) = \dot{V}O_2$ constant
$= VT \cdot (PIO_2 - PAO_2)$;
$PAO_2 (\downarrow) = PIO_2 (const) - VO_2 (const) / VT (\downarrow)$].
Die $AaDO_2$ ist jedoch normal. Bei $O_2$-Atmen wird das $PaO_2$ auf normale Werte oder darüber ansteigen.

### 2.1.2 Lungenvolumen und Lungenmechanik

Das respiratorische System besteht aus einer mechanischen Pumpe und einem Kontrollzentrum, dem respiratorischen Zentrum, welches durch Inputs der Sensoren (z. B. der Chemorezeptoren im respiratorischen Zentrum) oder in der Pumpe selbst (Mechanorezeptoren) gesteuert wird. Die Kontrollfunktion kann auf Grund der mangelnden Entwicklung oder Pathologie gestört sein (Frühgeborenen-Apnoe, schwere Hirnschäden, ischämisch-hypoxische Enzephalopathie bzw. Hirnblutungen: abnorme $CO_2$-Schwellenwerte oder Apnoe).

Meistens verschlechtern sich die beweglichen Bestandteile der Pumpe, d. h. Lungenparenchym und Thoraxwand (respiratorische Mechanik), was zu einem geringeren Lungenvolumen und Gasaustausch führt; in Anbetracht der zu leistenden mechanischen Arbeit versagen dann die bewegenden „Motoren" der Pumpe, d. h. die respiratorischen Muskeln (Energetik), und es kommt zum respiratorischen Versagen.

## 2.1.2.1 Lungenvolumen

Das Lungenvolumen wird durch das Verhältnis der elastischen Kräfte (Kraft/Fläche = Druck) von Thoraxwand und Lungenparenchym bedingt. Da der Thorax beim Neugeborenen (für die Geburt) sehr elastisch ist, bedingt die Compliance der Lunge die Compliance des gesamten respiratorischen Systems (Crs) (d. h. Lunge und Thorax) und damit auch das niedrige Lungenvolumen in Ruhelage und die S-förmige Änderung der Volumen-/Druck-Beziehung (Abb. 55).

Auf Grund der S-förmigen Volumen-/Druck-Beziehung nähert sich das Lungenvolumen des Neugeborenen bei geringer Volumenverminderung dem „Closing volume" (wo Alveolen kollabieren) und bei größerer Volumenzunahme dem Zustand der Überdehnung (weniger Volumenänderung für eine bestimmte Druckänderung, d. h. abnehmende Crs).

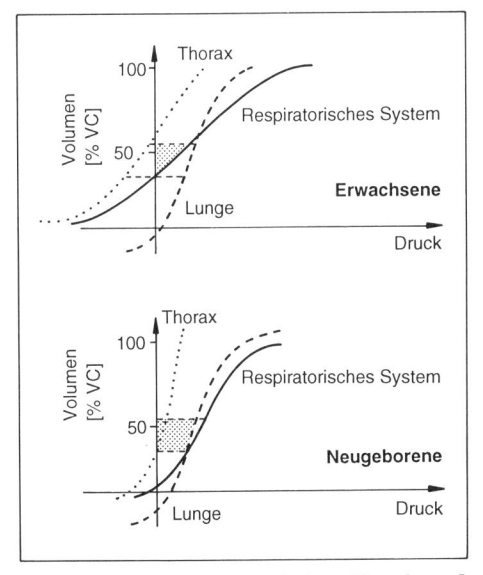

Abb. 55: Beziehungen zwischen Druck und Volumenänderungen der Lunge, des Thorax und des gesamten respiratorischen Systems beim Neugeborenen (unten) und beim Erwachsenen (oben). Beim Erwachsenen ist diese Beziehung nahezu linear, beim Neugeborenen deutlich S-förmig. Daraus folgt für das Neugeborene, daß nur in einem kleinen Druckbereich ein günstiges Volumen-Druck-Verhältnis (eine höhere Compliance) vorherrscht. Im niedrigen Druckbereich sind die Alveolen kollabiert und brauchen daher hohe Öffnungsdrücke, im höheren Druckbereich sind die Alveolen überdehnt, und die Compliance ist dementsprechend niedriger. (Abb. freundlicherweise zur Verfügung gestellt von J.J. Perez Fontan/USA [110]).

## 2.1.2.2 Lungenmechanik

**Wichtige Größen der Lungenmechanik**
C: Compliance, Dehnbarkeit, Elastizität (E=1/C)
$R_{tot}$: Totaler Atemwiderstand des respiratorischen Systems
$\tau$: Zeitkonstante des Systems.

Beim Neugeborenen ist die Compliance (Crs) der dominierende lungenmechanische Parameter. Die Compliance-Werte können um den Faktor 10 variieren (z. B. 0,2 ml/cm $H_2O$ beim Neugeborenen mit schwerem RDS und 2,0 ml/cm $H_2O$ beim gesunden Neugeborenen), die Resistance dagegen meist nur um den Faktor 4 (beim gesunden und an RDS erkrankten Neugeborenen [< 1 Woche alt] etwa 50 cm$H_2O$/l/s, 100 cm$H_2O$/l/s bei Neugeborenen > 1 Woche und beim längerbeatmeten Neugeborenen ± BPD 200 cm$H_2O$/l/s) [112].

## Compliance

Unter Compliance versteht man Volumenänderung (dV) bezogen auf die Druckveränderung (dP):

$dV/dP = C$

oder

$dV = C \cdot dP$

oder

$dP = dV/C$

Die spezifische Compliance ($C_{spez}$) ist der Wert von dV/dP bezogen auf das Lungenvolumen (Vol):

$C_{spez} = dV/Vol \cdot 1/dP$

Wenn Lungenvolumenzunahmen mit Crs-Zunahmen einhergehen, bleibt die spezifische Compliance gleich. Dies dürfte in den ersten Lebensstunden und Lebenstagen der Fall sein, wenn Lungenvolumenzunahmen mit einer Öffnung (Rekrutierung) der Alveolen assoziiert ist. Nimmt die spezifische Compliance ab, so führt eine bestimmte Druckerhöhung (z. B. PEEP) nicht mehr zur gleichen Volumenzunahme; in anderen Worten: sie führt zu einer Crs-Abnahme (Überblähung der Alveolen). Dies dürfte beim Neugeborenen unter Beatmung innerhalb der ersten (drei?) Tage eintreten [113].

## Abhängigkeit der Compliance von Alters- bzw. Krankheitsphase

- Während der ersten Lebenstage: Lungenvolumen und Crs niedrig. Erhöhung des MAP führt zur Zunahme der FRC und, infolge alveolärer Rekrutierung, zur Zunahme des Crs.
- Nach dem 3. Lebenstag: Lungenvolumenzunahme durch Erhöhung des MAP über ein bestimmtes Maß hinaus (> 5 cmH$_2$O) führt zu alveolärer Überdehnung und Abnahme der Crs.

## Vorhersagewert der Compliance bzgl. Letalität und Morbidität

Der Zustand der Lungenmechanik bedingt größtenteils Letalität und BPD (bronchopulmonale Dysplasie). Daher hat die Compliance einen hohen Vorhersagewert („accuracy"):

- Vorhersagewert bzgl. Letalität:
  Crs < 0,5 ml/cmH$_2$O:
  - In den ersten 2 bis 6 Stunden: 80 % [114, 132]
  - In den ersten 48 bis 72 Stunden: nahezu 100 % [133]
- Vorhersagewert bzgl. bronchopulmonaler Dysplasie:
  Crs < 0,5 ml/cmH$_2$O:
  - 50 bis 80 % [134]
- Vorhersagewert bzgl. der Notwendigkeit einer Respirationstherapie:
  Crs > 1,0 ml/cmH$_2$O:
  - In 90/100 Fällen keine Respiratorunterstützung notwendig.

## Atemwiderstand

Der gesamte Atemwiderstand (R) des respiratorischen Systems (Atemwege, Lungengewebe, Thoraxwand) errechnet sich wie folgt:

$R = dP/\dot{V}$ ($\dot{V} = VT/Tin$)

oder:

$dP = \dot{V} \cdot R$

oder:

$\dot{V} = dP/R$

$\dot{V}$ = (Be-)Atmungsflow, VT = Tidalvolumen, Tin = Inspirationszeit.

- Der Atemwiderstand R ist in den ersten Lebenstagen bei gesunden Neugeborenen und auch bei solchen mit Lungenparenchymerkrankungen (RDS) normal: ca. 50 cmH$_2$O/l/s

- Am Ende der ersten Woche beträgt der Atemwiderstand unter Beatmung meist 100 cmH$_2$O/l/s
- Atemwiderstand bei chronischen Lungenkranken: bis 200 cmH$_2$O/l/s.

Der Atemwiderstand und damit die Atemarbeit beim intubierten Neugeborenen (mit oder ohne Beatmung) wird hauptsächlich durch den Tubus und seine Größe bestimmt. Unter dynamischen Bedingungen der (Be-)Atmung beträgt die Resistance eines 2,5-mm-Tubus ca. 150 cmH$_2$O/l/s und eines 3,5-mm-Tubus 50 cmH$_2$O/l/s.

## 2.2 Beurteilung und Überwachung des respiratorischen Systems

Die Erhebung der Anamnese, Zeichen, Symptome und einiger Routinemeßwerte ermöglicht im klinischen Alltag eine effiziente, rasche und momentane Beurteilung des Schweregrades sowie die Diagnose und damit auch die Prognose der respiratorischen Erkrankung. Für die Überwachung ist eine kontinuierliche, eng- oder weitmaschige Beurteilung unabdingbar.

### 2.2.1 Anamnese, Gestationsalter, Geburtsgewicht

**Gestationsalter < 34 Wochen**
- RDS infolge primärem Surfactantmangel (s. S. 255).

**Gestationsalter 34–37 Wochen**
- RDS infolge transienter Tachypnoe.

**Gestationsalter > 37 Wochen**
- Aspirationssyndrom (±PPHN) bei großen Neugeborenen mit fetalem Distreß und schwieriger Entbindung
- RDS bei Neugeborenen von Müttern mit unkontrolliertem Diabetes mellitus
- RDS infolge Infektion (Streptokokken, andere Bakterien) bei Müttern mit Amnioninfektionssyndrom.

**Alle Gestationsalter**
- Lungenhypoplasie bei Blasensprung, Oligohydramnion > 5 Tage
- Pneumonie: Amnioninfektionssyndrom, Fieber und Infektionszeichen der Mutter.

**Verhältnis von Gewicht zu Gestationsalter**
- Je kleiner das Neugeborene im Verhältnis zum Gestationsalter (small for gestational age) ist, um so geringer ist die Wahrscheinlichkeit eines RDS
- Je größer (large for gestational age) das Neugeborene im Verhältnis zum Gestationsalter ist, um so größer ist die Wahrscheinlichkeit eines RDS.

### 2.2.2 Klinik

**Atemfrequenz**
Die Atemfrequenz ist aussagekräftig, wenn das Neugeborene während der Zählung ruhig oder im Schlaf war, sich in neutraler Umgebungstemperatur befand und mehr als eine Minute gezählt wurde.

Die normale Atemfrequenz liegt zwischen 30 und 60 Atemzügen pro Minute (30 bis 40/min beim 3 kg schweren und 50 bis 60/min beim 1 kg schweren Neugeborenen).

Eine Atemfrequenz über 70 pro Minute (kurze In-Exspirationszeit) ist pathologisch und wird als Tachypnoe bezeichnet. Eine Tachypnoe ist ein Hinweis auf eine *restriktive* (Crs niedrig) *Lungenerkrankung*.

Atemfrequenzen, die niedriger als normal sind, und lange Exspirationszeiten sind Hinweise auf eine *obstruktive* (Atemwegswiderstand hoch) *Lungenerkrankung*.

**Einziehungen**
Sie treten zuerst bei der Thoraxapertur, im Epigastrium und substernal auf, mit zunehmender Verschlechterung der Lungenmechanik auch in den unteren und oberen Interkostalräumen und schließlich in der suprasternalen und interklavikularen Fossa. Man kann dann ziemlich sicher sein, daß das Neugeborene eine mechanische Atemunterstützung braucht. Lokalisation und Ausmaß geben den Schweregrad der Lungenpathologie an.

Als funkionelle Ursachen der Einziehungen kommen in Frage:

- Erniedrigte Compliance der Lungen
- Erhöhte Resistenz der Atemwege und
- Übermäßige Thoraxexkursion infolge eines abnormen Atemstimulus (wie z. B. bei Hypoxämie und Azidose).

Bei unreifen Neugeborenen kann es zu *Thoraxdeformationen* infolge der sehr elastischen Thoraxwand kommen. Daraus resultieren Volumenverschiebungen, aber kein effektiver Gasaustausch.

Der Schweregrad (zunehmend von 1 bis 4) bzw. der Ablauf der Erkrankung läßt sich auf Grund von Atemfrequenz und Einziehungen gut charakterisieren:

- Schweregrad 1: normale Atemfrequenz
- Schweregrad 2: zunehmende Atemfrequenzen *ohne* Einziehungen (meistens: Crs > 1 ml/cmH$_2$O und keine Respiratortherapie notwendig)
- Schweregrad 3: Einziehungen zunehmend in Ausmaß und Atemfrequenz (meistens: Crs < 1 ml/cmH$_2$O und Respiratortherapie notwendig)
- Schweregrad 4: Einziehungen plus Apnoen.

**Exspiratorisches Stöhnen**
Das exspiratorische Stöhnen ist bei mäßigem bis schwerem Atemnotsyndrom mit dem freien Ohr oder mittels Stethoskop bei *praktisch jedem Atemzug im Exspirium über längere Zeit* (mehr als 30 Minuten) kontinuierlich hörbar (Differentialdiagnose: Jammern, Wimmern). Es beruht auf einem reflexgesteuerten Einengen der Stimmbandritze, das um so stärker wird, je schneller der Atemflow im

Exspirium ist; es wirkt dem Lungenkollaps entgegen.

**Thoraxform und -größe**
Form und Größe des Thorax sind ein Maß für das Gasvolumen in den Lungen und damit für die funktionelle Residualkapazität (FRC):
- Kleiner, vor allem in der Höhe der Axillen enger, pyramidenförmiger Thorax: Zeichen für eine stark erniedrigte FRC bei schwerem Atemnotsyndrom
- Kleiner, kurzer Thorax: Hinweis auf hypoplastische Lungen oder eine asphyxierende kongenitale Thoraxdystrophie
- Eine Thoraxhälfte erscheint größer als die andere: Zeichen für einen Pneumothorax und eventuell (sehr selten) für eine Zwerchfellhernie
- Überblähter, „faßförmiger" Thorax: Zeichen für hohen endexspiratorischen Druck (irrtümlich eingestellt oder durch Air-trapping erzeugt).

**Thoraxexpansion, Thoraxexkursion**
Die Thoraxexkursion bzw. die Volumenänderung des Thorax und des Abdomens entspricht bei einer *normalen Atmung* einem Tidalvolumen *von 6 ml/kg*. Diese Volumenänderung ist beim spontan atmenden Neugeborenen deutlich sichtbar, gut einschätzbar und als Standard einlernbar.
- Beim intubierten, beatmeten Neugeborenen entspricht ein *normales Tidalvolumen* einem Wert von 7,5 ml/kg
- Eine Thoraxexkursion *weniger als bei der normalen Atmung* (kaum sichtbar): Tidalvolumen 5,0 ml/kg
- Eine Thoraxexkursion *mehr als bei der normalen Atmung* (sehr deutlich): Tidalvolumen *10 oder mehr ml pro kg Körpergewicht.*

Diese Klassifikation der Thoraxexkursion (normal, weniger und mehr als normal) und die Richtwerte für ein Tidalvolumen ermöglichen die Umsetzung der beobachteten Thoraxexkursion in Zahlenwerte in Form eines optisch geschätzten Tidalvolumens [115]. Mit Hilfe des optisch geschätzten bzw. gemessenen Tidalvolumens können folgende Größen abgeleitet werden:
- Atemminutenvolumen (geschätztes oder gemessenes VT·f)
- Crs (geschätztes oder gemessenes VT/Inflationsdruck [PIP-PEEP]).

**Geschwindigkeit des Thoraxkollapses – Schätzung der Zeitkonstante**
Die Geschwindigkeit des Thoraxkollapses beim relaxierten, beatmeten Neugeborenen ist ein klinisches Maß für die Zeitkonstante des respiratorischen Systems: Sie gibt an, wie rasch sich das respiratorische System entleert. Ein geübter Beobachter kann ein sehr rasches „Zusammen-Schnurren" (kurze Zeitkonstante) von einem langsamen „Zusammen-Sintern" des Thorax (lange Zeitkonstante) gut unterscheiden. Ein geübter Beobachter kann auch feststellen, ob der Prozeß der Exhalation noch oder nicht mehr im Gange ist bzw. ob die Inflation durch den Respirator noch während der Exhalation oder schon in der exspiratorischen Pause beginnt (s. S. 251).

**Die Auskultation**
Die Auskultation vermittelt beim Neugeborenen vor allem einen direkten Eindruck vom Lufteintritt in die Lungen und damit vom Tidalvolumen.

*Beurteilung:*
- Normal, etwas oder deutlich vermindert, seitengleich oder seitenungleich.
- Grundgeräusche:
Vesikuläres (nicht kollabierte Alveolen) und bronchiales Atmen (kollabierte Alveolen, V/P = O) und deren Zwischenformen
- Nebengeräusche:
  - Rasselgeräusche (unterbrochene Geräusche): grobe (Sekret in den Atemwegen, massives Lungenödem) und feinblasige (alveolärer Krankheitsprozeß wie Pneumonie, Lungenödem) Geräusche
  - Giemen (kontinuierliche Geräusche) im Exspirium; Bedeutung: erhöhter Atemwegswiderstand in den intrathorakalen, unteren, kleinen Atemwegen (bedingt durch Spasmus der Bronchialmuskulatur, dann interpretiert als „Bronchialspasmus") im Exspirium.
  - Stridor im Inspirium; Bedeutung: erhöhter Atemwegswiderstand in den extrathorakalen, großen Atemwegen (Glottis- bzw. Subglottisödem, Stimmbandschwellung, kollabierende Trachea).
- Schreistärke: Maß für Vitalkapazität (Lungenvolumen).

**Abdomen**
Das Abdomen grenzt an das respiratorische Kompartiment an und ist von diesem durch das Zwerchfell getrennt. Folglich beeinflußt der Zustand des Abdomens (vor allem der intraabdominelle Druck) das respiratorische System bzw. sagt viel darüber aus:
- Schaukelatmung („see-saw"): Bei sehr steifen Lungen mit Einziehungen ist die Thoraxexkursion begrenzt, das Zwerchfell wird zu verstärkter Kontraktion gezwungen; in der Inspiration kommt es paradoxerweise zum Abflachen des Thorax und zum Vorwölben des Abdomens.
- Gebähtes, großes Abdomen: dies bedeutet hohen intraabdominalen Druck, Zwerchfellhochstand, verminderte Compliance. Plötzliches Auftreten eines gebähten Abdomens bei beatmeten und sich plötzlich verschlechternden Neugeborenen kann auf einen Pneumothorax hinweisen.

### 2.2.3 Meßverfahren

**Impedanzmessungen**
Atmungsbedingte Impedanzänderungen am Monitor zeigen an:
- Atemfrequenz, relatives Tidalvolumen
- Atemmuster
- Synchronizität bzw. Dagegenatmen und ineffektive Atmung (keine Impedanzänderung trotz eines Beatmungshubes).

**Pneumotachographie**
Die Pneumotachographie erfolgt mittels Differentialdruckmessung oder Hitzedrahtanemometrie.
Die Messung des Tidalvolumens ist sicherlich sehr nützlich; eine genaue Messung ist jedoch technisch, vor allem beim beatmeten Frühgeborenen mit VT < 5 ml, sehr schwierig. Pneumotachographie (PeDS, Sensormedics) und Hitzedrahtanemometrie (Dräger-

Babylog, Bear NVM-1 [Neonatal VolumeMonitor]) sollten nicht ohne verläßliche Eichung und kritische Prüfung der Methode verwendet werden. Wichtig zur Berechnung von:
- Atemminutenvolumen (AMV)
- Compliance des respiratorischen Systems (Crs)
- Änderungen der FRC: aufsummierte Differenz (VTin−VTout) nach Änderungen in der (Be-)Atmung, bis wieder ein konstantes VT vorherrscht
- Leck [(VTin−VTout)/VTin].

**Blutgase**
**$PaO_2$:**
Ein Abfall des $PaO_2$ unter den „Normwert" bedeutet Gefahr und Verschlechterung, aber nicht notwendigerweise einen $O_2$-Mangel im Gewebe (s. S. 206). Die Normalwerte für Neugeborene liegen zwischen 50 und 70 mmHg.

Der $PaO_2$-Wert ist abhängig vom Gasaustausch über die Lunge ($CcO_2$), von der Shuntmenge (Qsh/Qtot) und der arterio-venösen $O_2$-Differenz ($CaO_2 - CvO_2$); letztere hängt wiederum vom Herzminutenvolumen und vom $O_2$-Verbrauch ab. Änderungen einer oder mehrerer dieser Variablen ändern auch den $PaO_2$:

$PaO_2$ bzw $CaO_2 = CcO_2 - (Qsh/Qtot) \cdot (CaO_2 - CvO_2)$

Die Bestimmung des $PaO_2$ erfolgt aus arteriellem, prä- oder postdukalem Blut. Wenn $SaO_2$-Messungen möglich sind, so besteht keine absolute Indikation für eine $PaO_2$-Messung (s. S. 206, Sauerstofftransport und -aufnahme).

Punktförmige Messungen erfolgen
- zur Kontrolle der Richtigkeit des transkutanen $PO_2$ (zur Zeit der neubeginnenden $tcPO_2$-Messung 4- bis 8stündlich)
- in Situationen, wo der $PaO_2$ für die Diagnose ($AaDO_2$ etc.) und als Index für die Gefäßregulation (PDA, PFC-Syndrom) benötigt wird.

**$tcPO_2$:**
- Der trankutane $PO_2$-Wert ist geeignet zur Anzeige von Änderungen, Gefahr, Verschlechterungen und alarmierenden Situationen bzw. Therapieeffekten (z. B. PEEP auf $PaO_2$); im oberen Bereich (> 40 mmHg) ist der $tcPO_2$-Wert besser geeignet als die Pulsoximetrie ($SaO_2$), da größere Änderungen (40 bis 500 mmHg versus 85 bis 100%) vorliegen.
- Bestimmung einer alveolären $tcPO_2$-Differenz, welche bei einem Hyperoxietest Aufschluß über die Ursachen und das Ausmaß des abnormen Gasaustausches gibt (s. Abb. 56).

*Beachte:*
Die *Differenz zwischen $tcPO_2$ und $PaO_2$* sowie deren Änderungen sind *ein Maß für die Perfusion* und deren Änderung (Anstieg des $tcPO_2$, Annäherung an $PaO_2$ und Zunahme des Blutdruckes bedeuten z. B. eine wesentlich gebesserte Perfusion).

**$SaO_2$:**
Der $SaO_2$-Wert ist *für den $O_2$-Transport* wichtiger als der $PaO_2$-Wert (Beziehung wird von Sauerstoffsättigungskurve beeinflußt), da das Produkt $SaO_2 \cdot Hb \cdot 1,34$ die Sauerstoffmenge in einem Blutvolumen angibt. Der $SaO_2$-Wert ist daher geeignet zur Abschätzung der $O_2$-Transportsituation (vor allem im Zusammenhang mit der Perfu-

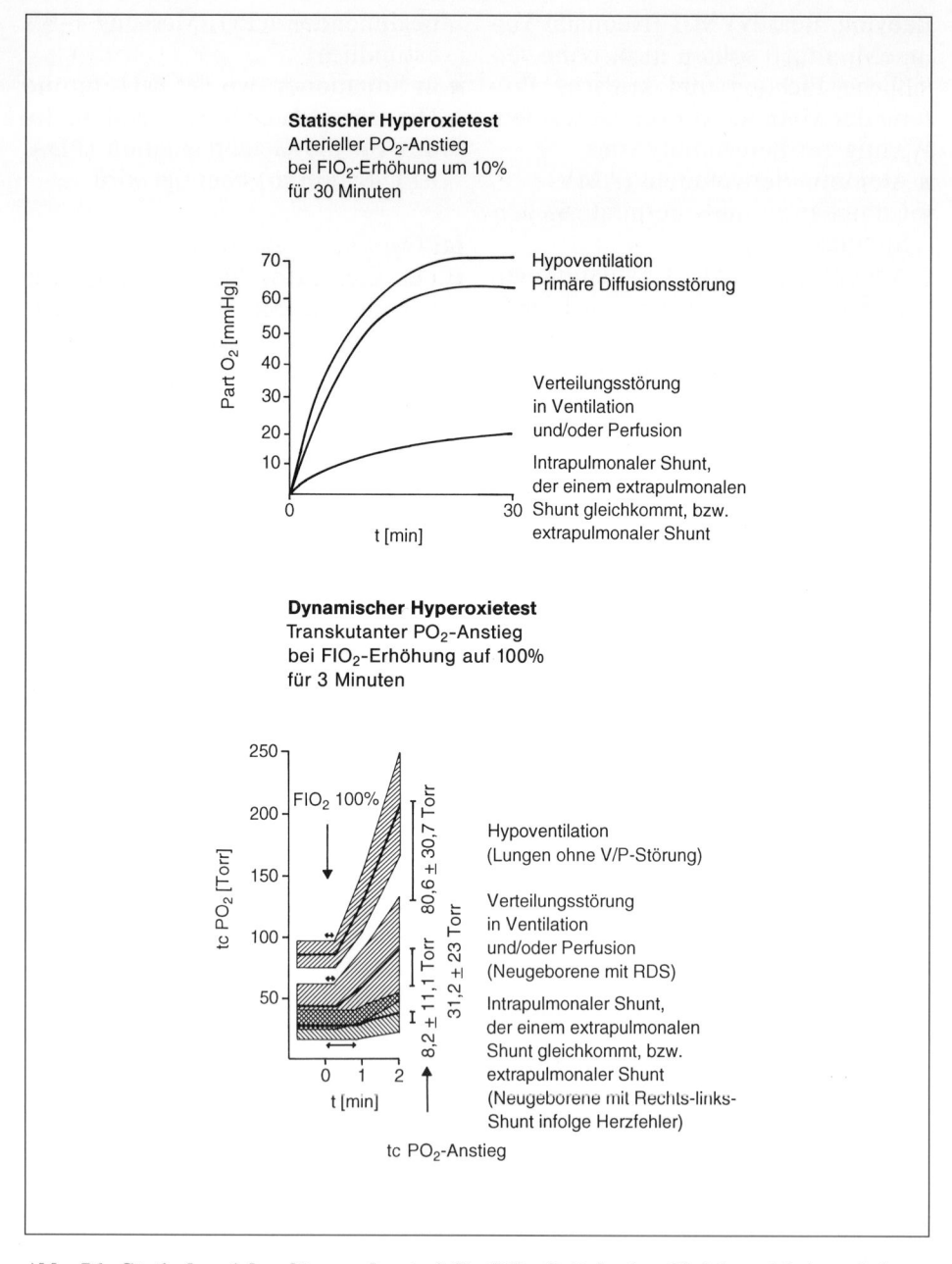

**Statischer Hyperoxietest**
Arterieller $PO_2$-Anstieg
bei $FIO_2$-Erhöhung um 10%
für 30 Minuten

Kurven (Part $O_2$ [mmHg] vs. t [min]):
- Hypoventilation
- Primäre Diffusionsstörung
- Verteilungsstörung in Ventilation und/oder Perfusion
- Intrapulmonaler Shunt, der einem extrapulmonalen Shunt gleichkommt, bzw. extrapulmonaler Shunt

**Dynamischer Hyperoxietest**
Transkutaner $PO_2$-Anstieg
bei $FIO_2$-Erhöhung auf 100%
für 3 Minuten

tc $PO_2$ [Torr] vs. t [min], $FIO_2$ 100%:
- $80{,}6 \pm 30{,}7$ Torr — Hypoventilation (Lungen ohne V/P-Störung)
- $31{,}2 \pm 23$ Torr — Verteilungsstörung in Ventilation und/oder Perfusion (Neugeborene mit RDS)
- $11{,}1$ Torr — (Zwischenwert)
- $8{,}2 \pm$ ... — Intrapulmonaler Shunt, der einem extrapulmonalen Shunt gleichkommt, bzw. extrapulmonaler Shunt (Neugeborene mit Rechts-links-Shunt infolge Herzfehler)

tc $PO_2$-Anstieg

**Abb. 56:** Statischer (alveoläre und arterielle $PO_2$-Drücke im Gleichgewicht) und dynamischer (Anstieg des tc$PO_2$) Hyperoxietest (Erhöhung von $FiO_2$ auf 100 %) ermöglichen die Differenzierung zwischen intrapulmonalem Shunt, Ventilations/Perfusions-Störung bzw. Diffusionsstörung und Hypoventilation. Ventilations/Perfusions- und eigentliche Diffusionsstörung lassen sich nicht unterscheiden, letztere spielt jedoch beim Neugeborenen nur in der terminalen Phase eine Rolle.

sionsbeurteilung). *Beachte:* Große Ungenauigkeiten des Pulsoximeters bei Sättigungen < 80% [116].

**PaCO$_2$:**
Dieser Wert ist von der CO$_2$-Produktion und -Elimination abhängig (s. S. 209).

Arterielles, transkutanes und endtidales CO$_2$ sind relativ gut miteinander korreliert (Abb. 57), haben jedoch unterschiedliche Bedeutung (s. S. 210). Beim transkutanen PCO$_2$ sind nur Änderungen relevant.

*Bedeutung:*
Bei einem stabilen energetischen Zustand (gleiche Umgebungstemperatur, Nahrungszufuhr, Ruhe, gleiche Medikamente) ist eine annähernd konstante CO$_2$-Produktion anzunehmen. PCO$_2$-Änderungen bedeuten dann Änderungen in der alveolären Ventilation (d. h. Änderungen im Tidalvolumen und/oder im Totraum, s. S. 211).

Beispiel: Steigt der PCO$_2$ von 45 auf 60 (33% Erhöhung, Faktor 1,33), so bedeutet dies bei konstanter CO$_2$-Produktion, daß die alveoläre Ventilation um 1/1,33 oder von 100 auf 75%, also um 25%, abgefallen ist.

**pH-Wert und Pufferbasen**
Eine Zusammenfassung möglicher Zustände im Säure-Basen-Haushalt ist in Abbildung 58 gegeben (Übersicht hierzu siehe [111]).

**Lungenmechanik**
Zur Compliance-Schätzung gibt es verschiedene Methoden:

*1. Crs: VTopt/(PIP−PEEP)*
Optisches, mittels Beobachtung und Klassifikation der Thoraxexpansion geschätztes Tidalvolumen (VTopt) und Inflationsdruck (s. S. 241, Thoraxexpansion).

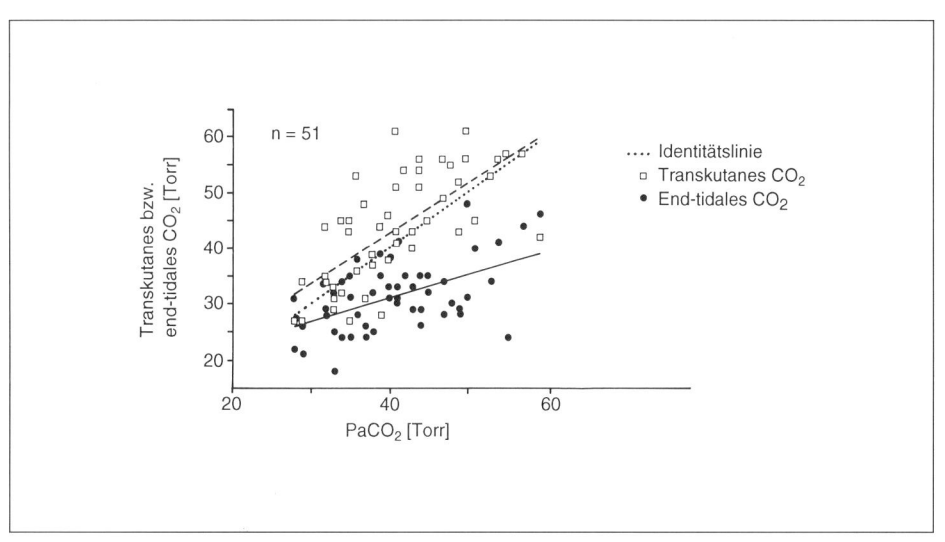

Abb. 57: Beziehung zwischen PaCO$_2$ und transkutanem sowie endtidalem CO$_2$. Die feinpunktierte Linie stellt die Identitätslinie dar. Das endtidale CO$_2$ ist im allgemeinen etwas niedriger als das arterielle PCO$_2$ ([117]).

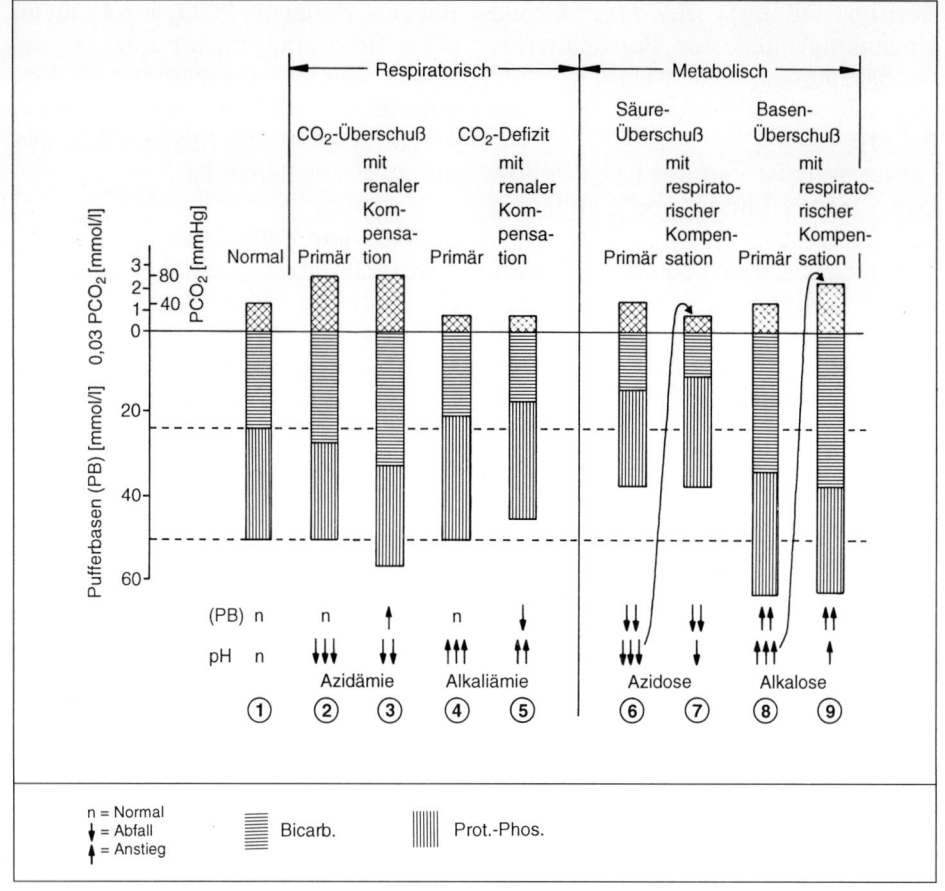

**Abb. 58:** Darstellung der Möglichkeiten einer respiratorischen oder metabolischen Störung des Säure-Basen-Haushaltes. Bei $CO_2$-Überschuß (hohes $PaCO_2$), also bei einer respiratorischen „Azidose", nimmt die Basen-Menge „Bicarbonat" zu (nach [111]).

### 2. Einfache Bedside-Methode zur Messung der statischen Compliance des respiratorischen Systems (Crs)

Bei intubierten Neugeborenen wird zwischen Trachealtubus und Respiratoransatzstück ein T-Rohr eingefügt. Ein Seitenauslaß davon wird zur Druckmessung und Einbringen eines bestimmten Gasvolumens aus einer kalibrierten Spritze benutzt; der zweite Auslaß ist mittels eines Gummischlauches mit dem Respiratoransatzstück verbunden, während der dritte Auslaß im Trachealtubus steckt (Abb. 59).

Vor der Messung wird ein bestimmtes Gasvolumen aus dem Respirator-Patienten-System in eine kalibrierte Spritze aufgezogen. Der Gummischlauch zwischen T-Rohr und Respiratoransatzstück wird im Endexspirium mit einer Klemme abgeklemmt und unmittelbar darauf das Gasvolumen aus der Spritze in das jetzt geschlossene respiratorische System injiziert (etwa mit der gleichen Ge-

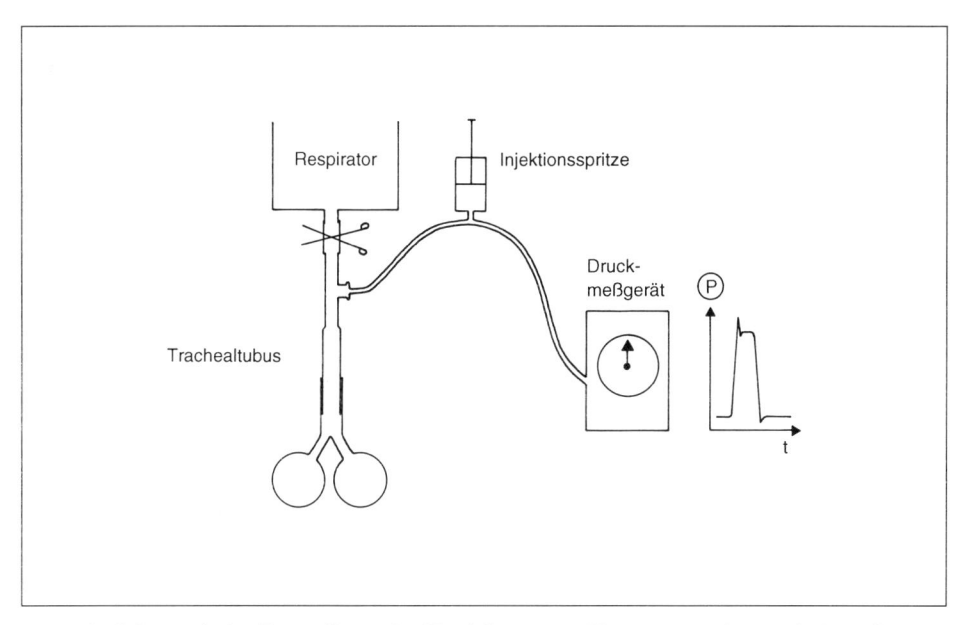

**Abb. 59:** Schematische Darstellung der Vorrichtung zur Vermessung der statischen Compliance des respiratorischen Systems (nähere Erläuterungen s. Text). Der Gummischlauch zwischen Respirator und T-Stück soll etwa 2 cm lang sein, so daß er mit einer gewöhnlichen Klemme abgeklemmt werden kann. Das Schlauchsystem zum Druckmeßgerät soll möglichst steif und kleinlumig sein. Die Verbindung zur Injektionsspritze ist ein Dreiwegehahn.

schwindigkeit, mit welcher ein Respirator das Tidalvolumen abgibt). Der entstandene Druck wird elektronisch gemessen und aufgezeichnet. Nach 2 bis 3 Sekunden wird die Klemme wieder geöffnet, und die Beatmung geht ungehindert weiter. Zur einfachen Orientierung genügt die Injektion eines Volumens: 7,5 ml/kgKG (für genauere Fragestellungen 2,5, 5,0, 7,5 und 10 ml Atemgas/kgKG, jeweils in einem zeitlichen Abstand von 1 Minute injiziert). Aus dem Volumen-/Druck-Verhältnis wird die Compliance errechnet [114, 128].
Beispiel:
Neugeborenes mit 1,5 kg: injiziertes Volumen 1,5 kg · 7,5 ml/kg = 11,25 ml; gemessener Druckanstieg (von PEEP auf PIP) ist 10; daraus ergibt sich: $C_{rs} = 11{,}25/10 = 1{,}1$ ml/cmH$_2$O.

Diese Methode läßt sich sowohl bei kontrolliert als auch bei IMV-Beatmeten anwenden (Abb. 60). Bei Neugeborenen mit IMV-Beatmung (also Spontanatmung) ist es angezeigt, den Meßvorgang zweimal durchzuführen, um einen verläßlichen Crs-Wert zu erhalten. Mit der gleichen Meßvorrichtung kann auch ein inadvertent PEEP festgestellt und quantifiziert werden [128].

**Computerunterstützte lungenmechanische Meßverfahren**
Für die Messung und Charakterisierung der Mechanik und Energetik des respiratorischen Systems sind kommerzielle Meßsysteme erhältlich. Die Verwendung dieser Geräte bedarf der verläßlichen Eichung und einer kritischen Prüfung der Methode.

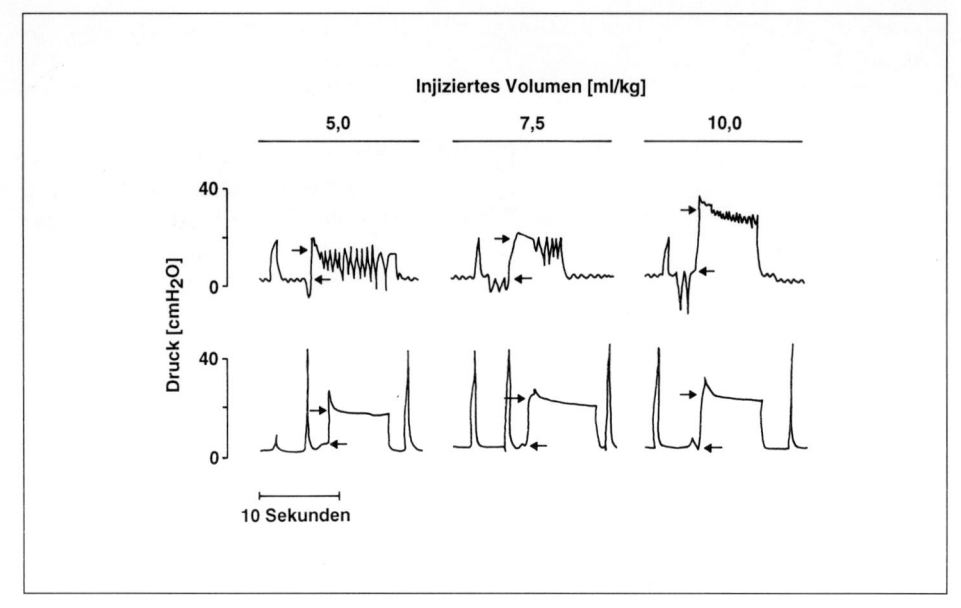

Abb. 60: Originalkurven und ihre Auswertung (Druckdifferenz: siehe Pfeile) bei einem spontan atmenden (obere Reihe) und bei einem kontrolliert beatmeten (untere Reihe) Neugeborenen. Eine Abklemmzeit von 2 bis 3 Sekunden ist absolut ausreichend (zur Illustration hier länger).

### 2.2.4 Thorax-Röntgen

Das Thorax-Röntgen ermöglicht die Diagnose der Krankheitsursache (RDS, Pneumonie etc.), der funktionellen Störung (abnormes Lungenparenchym und verminderter Luftgehalt; damit Lungenvolumenverminderung) und des Schweregrades (z. B. Grad I bis IV).

### 2.2.5 Respiratorisches Versagen

#### 2.2.5.1 Definition

Definitionsgrundlage „Gasaustausch"
- Abnahme des Lungenvolumens (funktionelle Residualkapazität, FRC)
- Abnahme des ausgetauschten Volumens (Tidalvolumen)
- Zunahme der Totraumventilation, des intrapulmonalen Shunts (VA/Qc=0) und des V/P-Mißverhältnisses.

Daraus resultieren:
- Alveoläre Hypoventilation und

(bei gleicher $CO_2$-Produktion) ein $PaCO_2$-Anstieg
- Vergrößerung der $AaDO_2$ und $PaO_2$-Abfall, wenn $FIO_2$ nicht angehoben wird.

**Definitionsgrundlage „Lungenmechanik"**
- Abnahme des Lungenvolumens und/oder der Elastizität/Compliance
- Thoraxdeformationen bzw. ineffiziente Atmung (bei Respiratorunterstützung: „Dagegenatmen", nichtsynchronisiertes Atmen)
- Zunahme des Widerstandes in den Atemwegen. Daraus resultieren erhöhte Atemarbeit und erhöhter energetischer Bedarf.

**Definitionsgrundlage „Energetik"**
- Erhöhter energetischer Bedarf der Atemmuskulatur und Umverteilung der Zirkulation (Fehlen an anderer Stelle)
- Unzureichende Versorgung der Atemmuskulatur mit Nahrung und Sauerstoff (s. S. 206, $O_2$-Transportstörungen); Sistieren der Atemarbeit.

**Definitionsgrundlage „Steuerung"**
Keine Regulation auf Grund folgender Faktoren:
- Unreife des Atemzentrums (Entwicklungsstörung)
- Zerebrale Pathologie
- Medikamente.

Wichtiger als die Diagnose ist jedoch die Antizipation des respiratorischen Versagens, da diesem letztendlich vorgebeugt werden soll. Daher sind die Beurteilung des Schweregrades der respiratorischen Pathologie (Index des wahrscheinlichen Versagens), der Änderungen der Lungenmechanik, der Zunahme der Einziehungen und der Gasaustauschstörung ($AaDO_2$) sowie der Abnahme der motorischen Aktivitäten (Energiemangel) von besonderer Bedeutung.

### 2.2.5.2 Beurteilung des Schweregrades

Die zusammenschauende Beurteilung des Schweregrades eines Atemnotsyndroms ermöglicht Vorhersagen zu folgenden Fragen:
- Wird das Neugeborene überleben?
- Muß ein Neugeborenes beatmet werden?
- Mit welcher Rate ist die Beatmung zu steigern bzw. zu reduzieren?
- Welche Komplikationen sind zu erwarten?

Eine Differenzierung in einzelne Krankheitsursachen wird nicht vorgenommen. Das Gestationsalter hat zwar ganz allgemein einen Einfluß auf die Häufigkeit des Auftretens eines RDS infolge Surfactantmangels, spielt aber für den Schweregrad des einzelnen Patienten nicht die entscheidende Rolle [114].

Auf Grund der Klinik, dem Röntgen, den Blutgasen und der Lungenmechanik lassen sich vier prognostisch unterschiedliche Gruppen unterscheiden (Tab. 10).

Tab. 10: Vier Schweregrade des respiratorischen Versagens.

|  | Gesund<br>Gruppe I | Leicht<br>Gruppe II | Mittel<br>Gruppe III | Schwer<br>Gruppe IV |
|---|---|---|---|---|
| Klinik | Normale Atmung | Tachypnoe evtl. leichte Einziehungen | Leichte bis schwere Einziehungen | Schwere Einziehungen, suprasternale Einziehungen |
| Röntgen | Normal | HMD I/II oder äquivalente Verschattung | HMD III oder äquivalente Verschattung | HMD IV oder äquivalente Verschattung |
| AaDO$_2$ [mmHg] | < 100 | 100–200 | 200–400 | > 400 |
| Crs [ml/cmH$_2$O] | > 1,5 | 1,0–1,5 | 0,5–1,0 | < 0,5 |
| Beatmung | Keine | CPAP/IMV | IMV/CV dP < 20 | CV dP > 20 |
| Mortalität | Ca. 1 % | < 5 % | 5–15 % | 50–80 % |

## 2.3 Kriterien zur Anwendung von Atemhilfen und Beatmung

Als Atemhilfen werden alle therapeutischen Mittel bezeichnet, welche die Atemarbeit erleichtern, die der Patient selbst zu leisten hat. Sie beinhalten alle Formen von Continuous Distending Pressure (CDP), wie z. B. CPAP (Continuous Positive Airway Pressure) oder CNP (Continuous Negative Airway Pressure). Naturgemäß zählen zu den Atemhilfen auch O$_2$-Zufuhr mit Maske, Haube, nasaler Brille bzw. Mittel, die den Atemwiderstand vermindern (Goedel-Tubus, Trachealtubus und Tracheostomie bei Obstruktion der oberen Atemwege).

Unter Beatmung versteht man die aktive Zufuhr von Atemarbeit und damit Energie. Sie beinhaltet die Unterstützung bzw. Übernahme der Atemarbeit des Patienten durch den Respirator.

Wichtige Größen zum Verständnis von Atemhilfen und Beatmung sind:
- Notwendige Atemarbeit für normalen Gasaustausch ($A_{notw/norm}$)
- Durch Krankheit erhöhte Atemarbeit ($A_{erhöht/Krankh}$)
- Durch Intubation und Respirator erhöhte Atemarbeit ($A_{erhöht/Intub-Respir}$)

- Vom Patienten geleistete Atemarbeit ($A_{Pat}$)
- Respirator-Arbeit ($A_{Resp}$)
- Vom Respirator nicht geleistete, fehlende Atemarbeit, um $A_{notw/norm}$ zu erzielen ($A_{fehl/notw.Resp.}$)
- Vom Patienten nicht geleistete, fehlende Atemarbeit, um $A_{notw/norm}$ zu erzielen ($A_{fehl/notw Pat}$).

Die Atemarbeit beim gesunden und kranken Neugeborenen unter verschiedenen Beatmungszuständen ist in Abbildung 61 schematisiert dargestellt.

### 2.3.1 Entscheidung zum Einsatz von Atemhilfen oder Beatmung

Die Entscheidung für eine Atemhilfe oder den Beginn einer Beatmung ist am besten aus dem Verhältnis der Nachteile des Nichtbeatmens zu jenen des Beatmens zu treffen.

**Nachteile des Nichtbeatmens**
- Tidalvolumen zu klein → Verminderung des Gasaustausches
- Abnahme des Lungenvolumens und der Crs → Verminderung des Gasaustausches, teils irreversible Verschlechterung der Mechanik
- Vermehrte Atemarbeit, damit vermehrter Energieverbrauch und Perfusion → Umverteilung der Zirkulation zu Atemmuskeln; Schocksymptome
- Streß und Katecholaminausschüttung

*Folge: Krankheitsbedingtes respiratorisches Versagen.*

**Nachteile des Beatmens**
- Tracheal-Tubus: Hoher Atemwegswiderstand → erhöhte Atemarbeit, keine natürliche Sekretmobilität → Absaugen und Unterbrechung der Beatmung/$FIO_2$-Zufuhr; Stimmband- und subglottische Schwellungen → erhöhter Atemwegswiderstand → erhöhte Atemarbeit.

*Folge: Therapiebedingte erhöhte Atemarbeit.*

- Hohe Atemzugvolumina: Die letale Dosis liegt beim 2- bis 3fachen des normalen „therapeutischen" Tidalvolumens (s. S. 237). *Der Respirator ist somit das gefährlichste aller Therapeutika.*
- Hohe Lungenvolumina durch PEEP (eingestellt und inadvertent)
- Mangelnde Befeuchtung des Atemgases → nekrotisierende Tracheobronchitis.

*Folge: Therapiebedingte Schäden an Lunge und Atemwegen.*

**Beispiel 1:** Bei einer chirurgischen Operation eines Neugeborenen, das anästhesiert und paralysiert werden muß, ist der Nachteil des Nichtbeatmens wesentlich größer als des Beatmens, wenn dieses ohne großes Risiko (fachliches Können, entsprechende Geräte vorhanden) durchgeführt werden kann.
- **Entscheidung:** Eindeutig.
- **Begründung:**
  – Nachteile des Nichtbeatmens sind evident
  – Nachteile des Beatmens: unmittelbare und späte Komplikationen der Beatmung und des Intubierens vernachlässigbar gering.

**Beispiel 2:** Ein Neugeborenes < 1000 Gramm entwickelt kurz nach der Geburt ein RDS mit leichten Einziehungen, das sich im weiteren Verlauf sowohl im Gasaustausch als auch in der Mechanik deutlich verschlechtert (größere $AaDO_2$, mehr Einziehungen, Zunehmen der Verschattungen im Röntgen, kein korrigierbares Problem wie z. B. Sekret, Schleim in den Atemwegen). $PaCO_2 < 45$ mmHg.

■ **Entscheidung:** Eindeutig. Atemhilfe oder Beatmung beginnen.

■ **Begründung:**
- Nachteile des Nichtbeatmens: Eindeutige Zunahme des respiratorischen Versagens, Dekompensation vorhersehbar; Lungenvolumina und Crs werden weiter abnehmen und auch mit Beatmung zu einem späteren Zeitpunkt nicht mehr in den jetzigen Zustand zu bringen sein; Beeinträchtigung des Sauerstofftransportes, vor allem durch Umverteilung der Zirkulation zu den Atemmuskeln; Zeitpunkt der Dekompensation ungewiß und daher Intubation unter schlechten Bedingungen.
- Nachteile des Beatmens: Neben den üblichen unmittelbaren und späten Komplikationen des Beatmens und Intubierens kommt hier das Auferlegen einer zusätzlichen Atemarbeit (Atmen durch den Tubus, aus dem Respiratorsystem) hinzu. Diese müßte das Frühgeborene zusätzlich leisten, wenn sie nicht vom Respirator geleistet würde. Dies kann für das Entwöhnen zum Problem werden.

**Abb. 61 (rechts): Atemarbeit:**
a) **Normaler Zustand:** Notwendige und geleistete Atemarbeit sind gleich groß und decken einander: $A_{notw/norm} = A_{Pat}$.
b) **Spontan atmendes Neugeborenes mit RDS:** Die Atemarbeit ist durch die Krankheit erhöht, sie kann vom Patienten nicht vollständig geleistet werden. Ein respiratorisches Versagen ist die Folge:
$A_{notw/norm} + A_{erhöht/Krankh} > A_{Pat}$. $A_{fehl/notw.Pat}$ ist dabei die fehlende, vom Patienten nicht geleistete Arbeit.
c) **Intubiertes, assistiert (z. B. IMV oder SIMV) beatmetes Neugeborenes mit RDS:** Die Atemarbeit ist durch die Krankheit und den Trachealtubus erhöht; sie wird teils vom Patienten, teils vom Respirator geleistet und abgedeckt:
$A_{not/norm} + A_{erhöht/Krankh} + A_{erhöht/Intub-Respir} = A_{Pat} + A_{Resp}$.
d) **Neugeborenes wie unter c), aber voll kontrolliert beatmet:**
$A_{notw/norm} + A_{erhöht/Krank} + A_{erhöht/Intub-Respir} = A_{Resp}$.
e) **Neugeborenes wie unter c), die durch Krankheit und Trachealtubus erhöhte Atemarbeit wird jedoch weder vom Patienten noch vom Respirator geleistet und vollständig abgedeckt. Der Respirator deckt die durch Intubation und Respirator bedingte, zusätzliche Arbeit nicht ab (iatrogene Respiratorabhängigkeit?), z. B. beim Entwöhnungsprozeß. Respiratorisches Versagen am Respirator ist die Folge:**
$A_{notw/norm} + A_{erhöht/Krankh} + A_{erhöht/Intub-Respir} > A_{Pat} + A_{Resp}$. $A_{fehl/notw.Resp}$ ist dabei die fehlende, vom Respirator nicht geleistete Arbeit.
f) **Neugeborenes wie unter c) zum Zeitpunkt der Beendigung von Beatmung und Intubation (Extubation). Die durch Intubation erhöhte Atemarbeit wird noch durch den Respirator abgedeckt; die durch Krankheit erhöhte Atemarbeit kann schon vom Patienten geleistet werden:**
$A_{notw/norm} + A_{erhöht/Krankh} = A_{Pat}$ $\quad A_{erhöht/Intub-Respir} = A_{Resp}$.

# Kriterien zur Anwendung von Atemhilfen und Beatmung 231

|  |  |
|---|---|
| ☐ | $A_{notw/norm}$ |
| ▨ (Punkte) | $A_{Pat}$ |
| ■ | $A_{erhöht/Krankh}$ |
| ▦ (fein kariert) | $A_{fehl/notw.\ Pat}$ |
| ▨ (Schraffur dicht) | $A_{erhöht/Intub\text{-}Respir}$ |
| ▨ (Schraffur locker) | $A_{Resp}$ |
| ▨ (Kreuzmuster) | $A_{fehl/notw.\ Resp}$ |

**3. Beispiel:** Neugeborenes mit 1 500 Gramm, mittelschweres RDS, $FIO_2$ zwischen 40 und 50% für normale Blutgase, leichte und manchmal starke Einziehungen, $PCO_2 > 45$ mmHg, keine metabolische Azidose; Neugeborenes hat noch spontane Aktivität, vor allem kein Trend zur Verschlechterung.

- **Entscheidung:** Nicht eindeutig.
  Kein Einsatz von CPAP oder Beatmung grundsätzlich nicht falsch; CPAP-Versuch im Sinne einer Atemerleichterung sinnvoll; Beatmung im Zweifelsfall grundsätzlich nicht falsch.

- **Begründung:**
  - Nachteile des Nichtbeatmens: Ständige Evaluierung notwendig; es besteht die Möglichkeit, die Verschlechterung nicht zu erkennen. Ansonsten geringe Nachteile, da Gasaustausch ausreichend, Lungenvolumen und Crs konstant (keine deutliche kontinuierliche Zunahme der Einziehungen und der $AaDO_2$)
  - Nachteile des Beatmens: wie in Beispiel 2.

*Beachte:*
Initiierung, Steigerung und Entwöhnung von Atemhilfe bzw. Respirator-Beatmung sind vom *Trend der Erkrankung* und vom *erwarteten Ausmaß des respiratorischen Versagens* abhängig zu machen und nicht von bestimmten, einzelnen, absoluten Grenzwerten.

Der Einsatz von Atemhilfen bzw. Respiratoratmung geht der Zunahme bzw. dem Schweregrad (s. S. 227) des respiratorischen Versagens parallel:
  $FIO_2$-Erhöhung → CDP/CPAP → IMV → CV oder HFV → EMCO (Extra-Corporeal Life Support).

### 2.3.2 Atemhilfe CPAP

Man unterscheidet zwischen nasalem, pharyngealem und intratrachealem CPAP.

*Indikationen:*
- Erste Maßnahme bei auftretendem und sich verschlechterndem RDS unmittelbar nach der Geburt und in den ersten Lebensstunden
- CPAP-Versuch vor einer Respiratorbeatmung.

*Effekt:*
Offenhalten der schon geöffneten Alveolen und bei entsprechender Höhe Eröffnung/Rekrutierung von kollabierten Alveolen. Rekrutierung durch höhere CPAP ($> 4$ $cmH_2O$) nur in den ersten Lebensstunden oder auch möglicherweise Lebenstagen [113]; höhere CPAP nach dem 3. Lebenstag führen zur alveolären Überdehnung.

Erläuterungen zu Anfangswerten, Steigerung, Reduzierung und Effektivitätsprüfung von CPAP: s. PEEP, S. 250.

### 2.3.3 Unterstützung bzw. Übernahme der Atemarbeit durch den Respirator

Die unterstützende Respiratorarbeit kann
- mit oder ohne Kopplung an die

Spontanatmung (in wechselndem Ausmaß)
- mit oder ohne Triggermechanismen erfolgen [119].

**Von Spontanatmung und Triggermechanismen abhängige Beatmungsformen**
Beim Neugeborenen sind vor allem etabliert:
- Synchronisierte IMV-Beatmung (SIMV)
- Synchronisierte intermittierende positive Druckbeatmung (SIPPV; Synonym: Assist-Control Ventilation).

Noch nicht etabliert sind dagegen:
- Airway Pressure Release Ventilation (APRV)
- Pressure Support Ventilation (PSV; Synonyme: Assist Spontaneous Breathing [ASB] or Inspiratory Pressure Support [IPS]).

**Beatmungsformen ohne Trigger-Mechanismen**
- Kontrollierte Beatmung (CV):
  - Ohne Spontanatmung (CVnichtspont)
  - Mit Spontanatmung asynchron (CVasynchr)
  - Mit Spontanatmung synchron (CVsynchr)
- Intermittent Mandatory Ventilation (IMV)
- High Frequency Ventilation (HFV).

**Kriterien für sinnvolle und nützliche Trigger- und Reaktionsmechanismen**
- Die Zeit vom Beginn der Inspiration (des inspiratorischen Atemflows) bis zu Beginn der Unterstützung (des respiratorischen Atemflows) soll < 10% der Inspirationszeit betragen. Bei einer Atemfrequenz von 60/min beträgt die Inspirationszeit (Tin) 0,5 s und folglich die erwünschte Trigger-Reaktionszeit 0,05 bzw. 50 ms. Tin dauert bei einer Atemfrequenz von 90/min ca. 0,3 s und bei einer Frequenz von 40/min ca. 0,6 s. Die meisten Respiratoren haben eine Trigger-Reaktionszeit von 100 bis 200 ms. Daher erfolgt die Atemunterstützung bei Atemfrequenzen > 60/min wahrscheinlich erst in der letzten Hälfte der Inspiration; ihre Nützlichkeit bei diesen Atemfrequenzen ist fraglich.
- Das schnellste erhältliche Signal für die Inspiration ist der Flow(-Beginn). Drucksignale unmittelbar vom „Äußeren" des respiratorischen Systems (z. B. Abdomen oder Interkostalräumen) sind sensitiver als jene von innerhalb des Tubus-Respirator-Systems und daher auch störanfälliger.

**Anwendung von IMV und SIMV**
Bei der *IMV* liegen die eingestellten Atemfrequenzen zwischen 40/min und 1/min. Die Anwendung erfolgt bei leichtem und mittlerem Schweregrad des respiratorischen Versagens (s. S. 227). Auf Grund der belassenen Spontanatmung („Eigenbeitrag") und der großen Spanne der Atemunterstützung von 1 bis 40 Atemzügen/min („Respiratorbeitrag") eignet sich die IMV zur „Behandlung" (unterstützende Atemarbeit) während der Initial-, Verschlechterungs- oder Verbesserungsphase (Erhöhung der IMV-Rate bei Verschlechterung, vgl. S. 242).

Die *SIMV* ist hauptsächlich mit eingestellten Atemfrequenzen zwischen 20 und 40/min sinnvoll (s. Kriterien für Triggermechanismus, s. o.).

## 2.3.4 Entwöhnung vom Respirator mittels IMV

Die Entwöhnung (d. h. Reduktion der Respirator-Arbeit [$A_{Resp}$]) ist ein bewußt herbeigeführter Zustand, der ins respiratorische Versagen führen kann (bewußtes Eingehen eines Risikos). Hierbei ist die Heilungsrate der jeweiligen Krankheit zu beachten (s. S. 227, Beurteilung).

Die Reduktion der IMV-Frequenz erfolgt am besten durch eine etwa 10- bis 15%ige Reduktion der $A_{Resp}$, d. h. bei 40/min meistens um 4 bis 5/min (= ca. 10%) bzw. bei 20/min um 2/min (= ca. 10%).

Beim Entwöhnen muß man $PaCO_2$-Werte > 45 mmHg zulassen, da sich die $CO_2$-Reizschwelle des Atemzentrums in Abhängigkeit von der Beatmungsdauer ändert (s. Abb. 62). In den ersten Beatmungstagen tritt Spontanatmung schon bei $PaCO_2$ > 35 mmHg auf, am Ende der ersten Beatmungswoche erst bei $PaCO_2$-Werten > 45 mmHg.

### 2.3.4.1 Beendigung von Beatmung und Intubation (Extubation)

Die in der Verbesserungsphase der Erkrankung stattfindende Entwöhnung vom Respirator (Reduktion der IMV-Frequenz) sollte nur so weit getrieben werden, daß die durch Krankheit und Intubation erhöhte und über den Patientenanteil hinausgehende Atemarbeit noch vom Respirator geleistet wird (s. Abb. 61). Dann sollte man sowohl die Respirator-Therapie als auch die Intubation beenden, d. h. Extubation durchführen. Wann dieser Zustand erreicht ist, ist ohne differenzierte Messungen rein klinisch schwer feststellbar. Er liegt wahrscheinlich dann vor, wenn:

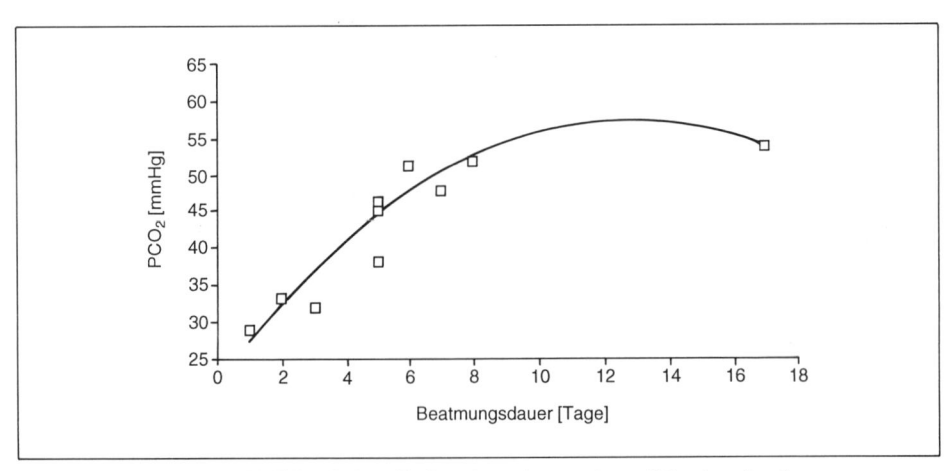

Abb. 62: Zunahme der $PaCO_2$-Schwelle für einen Atemreiz und Beginn der Spontanatmung in Abhängigkeit von der Beatmungsdauer. Nach einer Woche Beatmung wird die Spontanatmung erst bei einem $PaCO_2$ > 45 mmHg einsetzen.

- $FIO_2 < 30\%$ für normale Blutgase
- Atmung ohne bzw. minimale Einziehungen stattfindet
- Neugeborenes sich dabei wohl fühlt
- Crs bei Beatmungszügen $> 0,5$ ml/cm $H_2O$
- IMV-Frequenz zwischen 15 und 5/min
- $VT > 5$ ml/kg bei Spontanatmung.

Die Entwöhnung durch IMV $< 5/\text{min}$ und CPAP ist ein Belastungstest! Es erscheint nicht sinnvoll, ein Frühgeborenes derartigen Belastungstests auszusetzen!

## 2.4 Formen der Beatmung

**Kontrollierte Beatmung (CV) und deren Unterformen**

**CVsynchr:** Hierbei handelt es sich um den Versuch, die Beatmungsfrequenz (gewöhnlich $> 40/\text{min}$) so einzustellen, daß sie der natürlichen Atmungsfrequenz entspricht und daß sich Inflation durch Respirator und inspiratorische Anstrengung ergänzen bzw. Inflation und Ausatmung des Patienten sich nicht gegenseitig aufheben. Sie läßt sich am leichtesten mit leichter Sedierung erreichen und ist bei mittelschwerem bis schwerem respiratorischem Versagen indiziert.

**CVasynchr:** Sie sollte unbedingt vermieden werden, da sie ineffizient ist und ein Risiko für die Entwicklung einer extraalveolären Luftansammlung (EAA) in Form eines pulmonalen interstitiellen Emphysems (PIE) oder eines Pneumothorax, -mediastinums bzw. -peritoneums birgt [121]. Auf Grund der ineffizienten Beatmung wird das PIP bzw. VT erhöht und führt dann bei zeitweilig synchronen Atemzügen wahrscheinlich zu sehr hohen Atemzugvolumina und daher zur EAA.

Dies kann vermieden werden durch:
- Adaptieren der Frequenz an CVsynchr oder Einsatz von IMV
- Überführen in CVnicht-spont:
  - Durch kurzzeitiges Handbeatmen, bis das $CO_2$ unter die Reizschwelle des Atemzentrums gesunken ist
  - Durch Muskelrelaxanzien
- SIPPV.

**CV bzw. IPPV ohne Spontanatmung (CVnicht-spont):** Diese Form der Beatmung ist indiziert bei schwerem dekompensiertem Versagen. Die Spontanatmung wird am besten durch folgende Maßnahmen unterbunden:
- Der $PaCO_2$ wird gerade unter der $CO_2$-Reizschwelle gehalten; diese ist von der Beatmungsdauer abhängig (s. S. 234).
- Leichte Sedierung mit Midazolam, Chloralhydrat, eventuell mit Fentanyl

- *Vorsicht:* Keine Dauerzufuhr von Muskelrelaxanzien. Sie vermindern die Crs, beeinflussen die Hämodynamik und haben viele andere Nachteile.

**High Frequency Ventilation (HFV)**
Die HFV [120, 122] ermöglicht die Anwendung von hohen mittleren Atem(Alveolar-)drücken mit minimalen Druckschwankungen über und unter dem mittleren Atemwegsdruck. Ihr Charakteristikum sind daher das niedrige Tidalvolumen und die supraphysiologischen Atemfrequenzen („Niedervolumen- bzw. Hochfrequenzbeatmung"), wobei das niedrige Tidalvolumen wesentlicher erscheint als die spektakulär hohe Frequenz.

*Formen der HFV*
- HFO (High Frequency Oscillation): Pumpe oder Membran mit aktiver In- und aktiver (theoretisch?) Exspiration
- HFJV (High Frequency Jet Ventilation): Jet am proximalen oder distalen Tubusende; passive Exspiration
- HFFI (High Frequency Flow Interrupter): Ein Gasfluß am Tubuseingang wird durch ein (z. B. Rotations-) Ventil in einer sehr hohen Frequenz unterbrochen bzw. dem Patienten zugeführt.

*Lungenmechanische Aspekte der HFV*

$P = P_{el} + P_{resist} + P_{inertia}$

P = Druck zur Erzeugung eines Flows; Pel = Druck zur Überwindung elastischer Kräfte, Presist = Druck zur Überwindung von resistiven Kräften, Pinertia = benötigter Druck für Überwindung der Trägheit bzw. für Beschleunigung.

Auf oszillatorische Bewegungen (von Gasvolumina) angewendet und umformatiert ergibt sich daraus:

$P = R \cdot a \cdot \sin\omega t + (I \cdot a\omega - a/C\omega) \cdot \cos\omega t$

R = Atemwiderstand, a = Amplitude, $\omega$ = Winkelgeschwindigkeit = $2\pi f$, f = Frequenz, I = Inerti, C = Compliance, t = aktuelle Zeit nach Beginn der Schwingung

Von den drei Termini bezieht sich $R \cdot a \cdot \sin\omega t$ auf die resistiven Kräfte, $a/C\omega$ auf die elastischen Kräfte und $I \cdot a\omega$ auf die Trägheitskräfte, die überwunden werden müssen. Je höher die Frequenz der oszillatorischen Bewegungen, um so größer wird der Terminus für die Trägheitskräfte, die es zu überwinden gilt. Bei einer bestimmten Frequenz sind wirksame elastische Kräfte und Trägheitskräfte gleich groß, aber entgegengerichtet und heben sich daher auf: Resonanzfrequenz. Bei dieser Frequenz müssen die geringsten Kräfte für die Erzeugung von Atemflow aufgewendet werden, da nur die resistiven Kräfte zu überwinden sind (minimale Impedanz; die Impedanz [Z] entspricht der Kraft bzw. dem Druck, die für einen bestimmten Flow aufgewendet werden müssen: $Z = P/V$).

*Indikationen für HFV*
Alleine oder in Kombination mit konventioneller Ventilation:
- Alle Formen von „Air-leaks" [123]
- Diffuse alveoläre Erkrankungen wie RDS infolge Surfactantmangel
- „Rescue treatment" bei Neugeborenen, wenn konventionelle Therapien erfolglos sind bzw. bei EMCO-Indikation.

*Praktische Aspekte der HFV*
- HFV: Atemfrequenzen zwischen 5 und 20 Hz; meist 15 Hz (1 Hz = 1 Zyklus/s = 60/min)
- $CO_2$-Elimination mit Amplitude regeln.

## 2.5 Zielsetzungen und Strategien der Beatmungsmaßnahmen

### 2.5.1 Beatmungsziele

**Prioritäten und ihre expliziten Grenzbedingungen**
*1. Überleben*
- Vermeiden einer lebensbedrohlichen Gasaustauschsituation. Grenzwerte:
  - $PaO_2 \ll 40$ mmHg
  - $SaO_2 \ll 80\%$ (s. $O_2$-Transport und $O_2$-Aufnahme, S. 206)
  - $PaCO_2 \gg 70$ mmHg.
  
  Alle diese Werte hängen stark von den physiologischen bzw. pathophysiologischen Kompensationsmöglichkeiten ab.

*2. Zentralnervensystem intakt erhalten bzw. Schaden möglichst gering halten*
- Erzielen eines ausreichenden zerebralen $O_2$-Transportes (s. $O_2$-Transport und $O_2$-Aufnahme, S. 206), vor allem einer ausreichenden Perfusion:
  - Vorsicht mit $PCO_2 < 30$ und $> 60$ mmHg. Der zerebrale Blutfluß ist bei einem $PaCO_2$-Wert von 20 nur halb so klein und bei einem $PaCO_2$ von 60 mmHg 1½ mal so groß wie bei einem $PaCO_2$ von 40 mmHg
  - Restriktive Trachealtoilette/Absaugen
  - Vorsicht mit hohen Beatmungsdrücken (PIP und PEEP) bei *Lungen mit guter Compliance*, (d.h. ungünstiges Verhältnis von Beatmungsdruck zu Compliance), da sie sich auf den Intrapleuralraum übertragen, den venösen Rückfluß vermindern und den venösen Druck intrakraniell steigern.

*3. Mechanik des respiratorischen Systems (Lungenparenchym) schonend behandeln*
- Vermeiden von Gewebsschaden durch mechanische Überdehnung (Tidalvolumen $> 10$ ml/kg, PEEP-Erhöhung mit Crs-Verminderung) bzw. Entzündung oder Infektion (s. a. S. 259, Surfactant).

Volotrauma oder Barotrauma?
In nahezu allen wissenschaftlichen Arbeiten wird vom Barotrauma, d. h. Schädigung des Lungengewebes auf Grund von überhöhtem Druck, nur in ganz wenigen Arbeiten jedoch vom *Volotrauma* gesprochen. Es ist jedoch von entscheidender Bedeutung, welches Konzept verfolgt wird. Barotrauma vermeiden heißt niedrige Inflationsdrücke (dP) und/oder niedrige MAP (PEEP) anwenden. Diese beiden Drücke bestimmen zusammen mit der Compliance die Tidalvolumina bzw. die Lungenvolumina. Folglich kann ein niedriger dP und PEEP bei hoher Crs zu großen VT bzw. Lungenvolumina führen und Parenchym- sowie Atemwegsschäden bedingen. Dies wird natürlich dann vermieden, wenn der höchste Inflationsdruck auch in den Lungensegmenten und Alveolen mit höchster Compliance

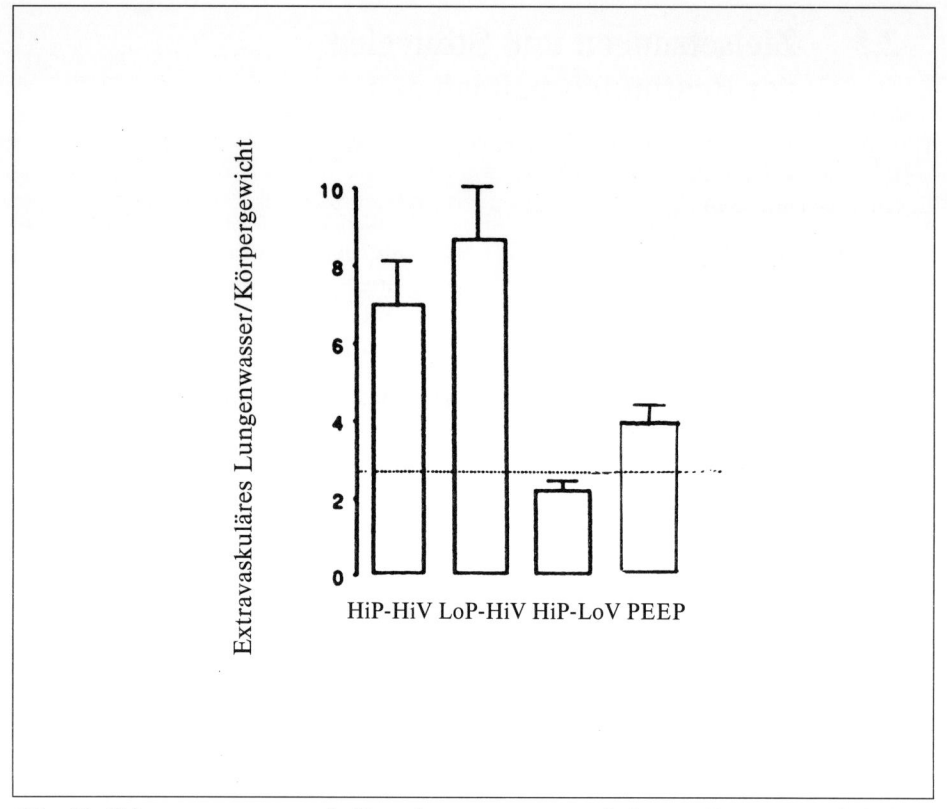

**Abb. 63: Volotrauma:** extravaskuläres Lungenwasser nach kurzer Beatmung mit hohem Druck (3fach normal) und hohem Volumen (3fach normal) (HiP-HiV), mit niedrigem Druck und hohem Volumen (LoP-HiV), mit hohem Druck und niedrigem Volumen (HiP-LoV) sowie mit 10 cmH$_2$O (PEEP). Nur beim Atemmuster mit niedrigem/normalem Volumen war das extraalveoläre Lungenwasser im Normbereich (horizontale gepunktete Linie).

keine Volumenüberdehnung herbeiführt; umgekehrt muß ein hoher dP bei niedriger Crs, wie wir aus Erfahrung wissen, keine großen Volumina bedingen und zumindest im Tierexperiment kein „Barotrauma" verursachen [124].

Wir gehen davon aus, daß ein über die Norm hinausgehendes Volumen (> 7,5 ml/kg und hohes Lungenvolumen) per se und unabhängig vom Druck zur Parenchymschädigung führt [124]. Das Ausmaß der Schädigung wird durch den Gewebszustand/Maturität des Gewebes bestimmt.

Das Ausmaß des extravaskulären Lungenwassers nach verschiedenen Beatmungsmustern ist in Abbildung 63 dargestellt.

Nachteile von hohen Atemzugvolumina:

- Lungenparenchymschädigung
- Extraalveoläre Luftansammlungen (Pneumothorax etc.)

- Lungenüberdehnung und Compliance-Verschlechterung.

*4. Kreislauf*
- Vermeiden von negativen Effekten auf den Kreislauf (Mißverhältnis von Beatmungsdruck zu Compliance [125]). Folgen: PDA, verminderter Cardiac Output, prärenales Versagen, Rechtsherzversagen.

*5. Wachstum ermöglichen*
- Verminderung der Atemarbeit durch Optimierung des Lungenvolumens und der Crs, durch niedrige (abdominelle) Drücke auf das Zwerchfell bzw. Zufuhr von Atemarbeit, damit mehr Energie für das Wachstum übrig bleibt.

MV = VT · f [60/Zyklusdauer]

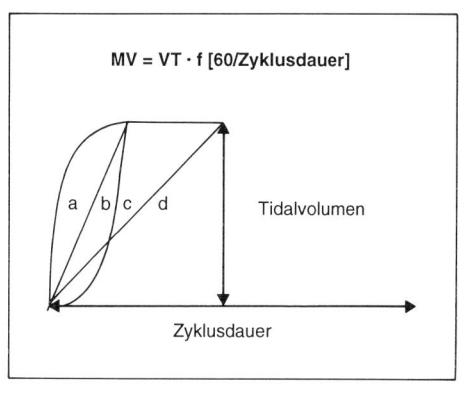

Abb. 65: Das Tidalvolumen (VT) und damit die Ventilation kann mit verschiedensten mittleren alveolären Drücken assoziiert sein (a – d: a = maximaler und d = minimaler MalvP für ein gegebenes VT). Ventilation und Oxygenation können unabhängig voneinander geregelt werden.

### 2.5.2 Manipulation der Ventilation bzw. der $CO_2$-Elimination

Der tidale Gasfluß braucht genügend Zeit, um in die Lunge zu kommen und von ihr zu entweichen. Die Ventilation wird daher bedingt durch das Tidalvolumen sowie die In- und Exspirationszeiten [126]. Die Inspirationszeit (Tin) setzt sich aus Inflationszeit (Tinfl) und Inflationhold (Tinflhold) zusammen. Die Exspirationszeit (Tex) setzt sich aus der Exhalationszeit (Texhal) und

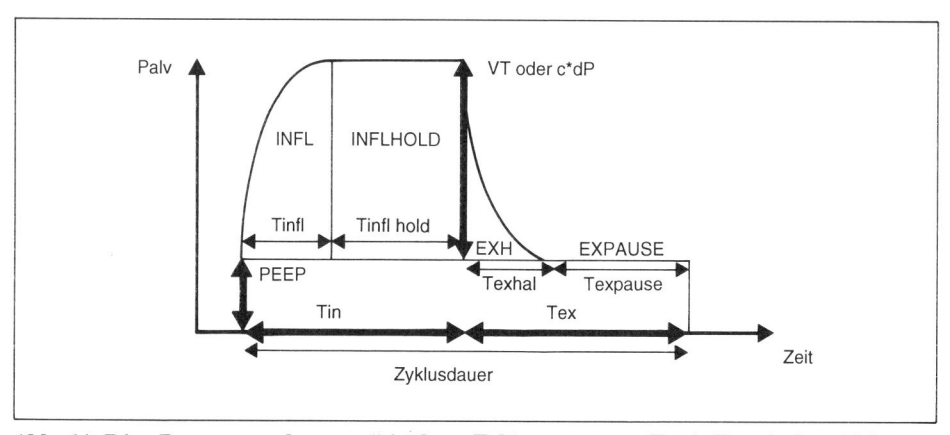

Abb. 64: Die „Beatmungselemente" (nähere Erläuterungen s. Text): Druck- bzw. Volumenänderung und Zyklusdauer sind bestimmend für die Ventilation, die Fläche unter der Kurve, der mittlere alveoläre Druck (MalvP) für die Oxygenierung.

der exspiratorischen Pause (Texpause) zusammen. In- und Exspirationszeit ergeben zusammen die Zyklusdauer (Tcycl) und die Atemfrequenz (60 s/Tcycl in Sekunden) (Abb. 64).

Tidalvolumen und Zyklusdauer bestimmen einzig und alleine die Ventilation, *unabhängig* davon, ob das Tidalvolumen rasch (Tinfl kurz) oder langsam (Tinfl lng) eingebracht wird, und *unabhängig* davon, wie der Atemzyklus bzw. Tin und Tex aufgeteilt werden. Man kann die Ventilation (d. h. die $CO_2$-Elimination) *unabhängig* vom MAP, der die Oxygenation mitbedingt, manipulieren (Abb. 65).

### 2.5.2.1 Das Atemzugvolumen

Die Menge des Atemzugvolumens (Tidalvolumens [VT]) beträgt beim gesunden Neugeborenen zwischen 5 und 7,5 ml/kg, beim beatmeten, intubierten Neugeborenen durchschnittlich 7,5 ml/kg ($\leq$ 5,0 ml/kg = niedriges, $\geq$ 10 ml/kg = hohes VT).

**Festlegung des Atemzugvolumens**
*Indikationen für ein durchschnittliches Atemzugvolumen $\pm$ 7,5 ml/kg:*
- Normalfall (die meisten Patienten und die meisten Situationen). Die Einstellung des VT erfolgt so, daß sich der Thorax wie bei einem normal atmenden Neugeborenen ausdehnt. Nur in besonderen Fällen sollte man bewußt davon abweichen.
- Vorteil: Optimum zwischen zwei Extremen (niedriges VT: hohe VD/VT-Ratio, d. h. ineffiziente alveoläre Ventilation; hohes VT: hohe Drücke, Volotrauma).

*Indikationen für ein niedriges Atemzugvolumen $\pm$ 5 ml/kg:*
- Crs sehr niedrig; die Einstellung eines durchschnittlichen VT, also 7,5 ml/kg, führt zu Inflationsdrücken > 20 $cmH_2O$ und möglicherweise zur Überblähung (VT zu groß) einzelner Lungenbezirke.
Beispiele: Ein VT von 7,5 ml/kg bei einem 1 kg schweren Frühgeborenen und eine Crs von 0,3 ml/$cmH_2O$ führen zu einem Inflationsdruck von 25 $cmH_2O$, bei einem 3 kg schweren Neugeborenen und einer Crs von 0,75 zu einem Inflationsdruck von 30 $cmH_2O$. Relative Indikation für HFV.
- Extraalveoläre Luftansammlung (Pneumothorax, Pneumomediastinum, interstitielles Emphysem, Pneumoperikard) als Manifestation des Volo- bzw. Barotraumas. Klassische Indikation für HFV.
- Hohe Inflationsdrücke, die einen schon kompromittierten Kreislauf des Neugeborenen (z. B. beim Herzversagen) beeinträchtigen würden [125]. Vorsicht mit HFV bei Neugeborenen im Schock!

Vorteil:
Vermeidung von Baro- bzw. Volotrauma.
Nachteile:
- Die Atemfrequenz ist unter Berücksichtigung des Totraumeffektes (s. S. 211) entsprechend zu erhöhen.
- Das Verhältnis von VT zu Totraum wird ungünstiger (siehe Abb. 54)
- Sehr kurze Exspirationszeit und damit Gefahr eines Airtrappings/inadvertent PEEPs mit seinen Folgen (s. S. 251)
- Sehr kurze Inspirationszeit und damit schlechtere Belüftung inhomogener Lungen.

*Indikationen für ein hohes Atemzugvolumen:*
- Ventilation bei einem durchschnittlichen VT und schon hohen Atemfrequenzen (> 60/min), keine ausreichende Elimination des $CO_2$.

Oft ist das als durchschnittlich eingeschätzte VT in Wirklichkeit niedriger und damit das Verhältnis von Totraum zu Tidalvolumen ungünstig. Kleine Erhöhungen des VT führen oft zu einem relativ starken $PCO_2$-Abfall.
Vorteil:
Niedrige VD/VT- Ratio.
Nachteile:
- Der Inflationsdruck steigt auf jeden Fall linear mit dem VT an
- Ein hohes VT erhöht zugleich das Lungenvolumen und bringt es oft in den „oberen, flachen" Bereich der Druck-Volumen-Kurve, in dem die Crs unproportional niedriger ist [135].

**Einstellen des Atemzugvolumens**
Um ein gewünschtes Atemzugvolumen zu erzielen, stehen verschiedene Arten von Respiratoren zur Verfügung.

**Volumenabgebende Respiratoren** [120].
Respiratoren mit einer Pumpvorrichtung oder Respiratoren von der Art der „High Pressure Flow Generators", bei denen der inspiratorische Flow und Tin bzw. Tinfl unabhängig voneinander eingestellt werden können (sie heißen auch: Flow-Zerhacker) [120], gehören zu den volumenabgebenden Respiratoren. Das eingestellte Atemzugvolumen ist VT = Tinfl bzw. Tin · $\dot{V}$in (inspiratorischer Flow).

Beispiel: Babylog (Dräger) funktioniert beim Einsatz ohne Druckbegrenzung als volumenabgebender Respirator.
Tin = 0,5s, $\dot{V}$in = 100 ml/s (6 Liter bzw. 6000 ml/60s), daraus resultierendes VT = 0,5s · 100ml/s = 50 ml.
Oder: Tin = 1 s, $\dot{V}$in = 50 ml/s, daraus resultierendes VT = 50 ml.

Der eingestellte Flow bedingt zusammen mit der Lungenmechanik (C, R) den inspiratorischen Druckanstieg ($\dot{V}$in → VT · Crs → dP).

Das eingestellte Atemzugvolumen erreicht selten die Lunge:
- Die interne Compliance (Cint: Compliance des Respirators, der Schläuche, kompressibles Gasvolumen in Befeuchter etc.) vermindert das tatsächlich abgegebene Volumen:
VT abgegeben/VT eingestellt = 1/(1 + Cint/Cpatient); also: wenn Cint und Cpatient = 1, dann 1/2.
- Bei einem Trachealtubus-Leck geht entsprechend dem Leck Volumen verloren.

Die Inspirationsdrücke, die das Respiratormanometer anzeigt, entsprechen *nicht* den Drücken in der Lunge (Alveolen)!! Sie sind
- entsprechend dem Tubusleck niedriger (oft 5 bis 10 $cmH_2O$)
- entsprechend dem Widerstand in den Atemwegen höher (oft bis zu 20 $cmH_2O$) als in der Lunge (Alveolen).

**Druckabgebende Respiratoren** [120].
Sie erzeugen einen Inflationsdruck dP (dP = PIP − PEEP) und bedingen dadurch einen inspiratorischen Gasfluß. Wenn eine Inspirationszeit eingestellt ist, die den Gasfluß so lange andauern läßt, bis es zum Druckausgleich zwischen Trachea und Alveole kommt, wird ein bestimmtes Tidalvolumen abgegeben; dieses errechnet sich als Pro-

dukt von dP und Crs des Patienten (VT = dP · Crs).

Inspirationsdruck, Lungenmechanik und Inspirationszeit bedingen das abgebende Atemzugvolumen (wichtig: unabhängig vom Tubusleck, da der Gasfluß vom Respirator nachgeliefert und dadurch der Druck in der Trachea gehalten wird).

Änderungen der Inspirationszeit und/oder der Lungenmechanik verändern bei eingestelltem Inflationsdruck das Atemzugvolumen!

*Am besten* ist das Tidalvolumen an Hand der Thoraxexkursion zu beurteilen bzw. das ausgeatmete Tidalvolumen direkt zu messen (s. S. 220, Lungenmechanik).

*Entscheidend für den Gasaustausch* ist, daß ein bestimmtes Atemzugvolumen an das respiratorische System bzw. die Gasaustauschfläche
- abgegeben wird (ausreichendes VT als Funktion von Inflationsdruck, Lungenmechanik und Inspirationszeit; bzw. VTalv, s. Totraumproblem, S. 211) und auch
- wieder entweichen kann (ausreichende Exspirationszeit. *Cave:* inadvertent PEEP).

### 2.5.2.2 Inspirations- und Exspirationszeit, Beatmungsfrequenz

Inspirations- und Exspirationszeit bedingen die Zyklusdauer und damit die Atemfrequenz (Atemzüge/min = 60/(Tin+Tex) in Sekunden. Die Zeitdauer für Inflation und Exhalation bedingt auch den Druckausgleich zwischen Trachea und Alveolen (Abb. 66). Wenn genügend Zeit vorgegeben wird, daß dieser Druckausgleich zwischen dem Tracheal- und Alveolarbereich stattfinden kann, dann wird vom trachealen Inspirationsdruck zur Einbringung des Tidalvolumens und vom alveolären Druck während der Exspirationszeit voller („effizienter") Gebrauch für die Ausatmung gemacht. Das während der Inflationszeit eingebrachte Volumen ([PIP−PEEP] · Crs) wird dann während der Exhalationszeit voll ausgeatmet.

Die *Zeit*, die man für das Einbringen in oder das Entweichen eines Gasvolumens aus dem respiratorischen System benötigt, hängt ab von:
- der Menge des (Tidal-)Volumens
- der Lungenmechanik.

Die *Geschwindigkeit*, mit der ein Volumen in ein System (z. B. das respiratorische System) eingebracht werden oder entweichen kann, wird durch die *Zeitkonstante* des Systems charakterisiert.

### Zeitkonstante

Unter der *Zeitkonstante* versteht man die Zeit, in der 63 % des Volumens eingebracht oder ausgeatmet werden. Sie entspricht dem Produkt von:
$\tau = $ Compliance · Resistance

Der Volumenanteil V(t), der sich vom auszuatmenden Volumen V(o) zu einer bestimmten Zeit (t) noch in der Lunge befindet, berechnet sich wie folgt:
$V(t)/V(o) = e^{-t/R \cdot C}$
(Wenn $t = R \cdot C$, dann ist $t/R \cdot C = 1$, und $e^{-1} = 0{,}368$, d. h. 36,8 %. Dies bedeutet, daß 63,2 % ausgeatmet wurden.)
Der Volumenanteil V(t), der sich vom einzubringenden Volumen V(o) zu einer bestimmten Zeit (t) schon in der Lunge befindet, ist:
$V(t)/V(o) = 1 - e^{-t/R \cdot C}$
(Wenn $t = R \cdot C$, dann ist $t/R \cdot C = 1$, und $1 - e^{-1} = 0{,}632$, d. h. 63,2 %. Dies bedeutet, daß 63,2 % eingebracht wurden.)

Nach einer Zeitdauer von 3 Zeitkonstanten sind 95 % und nach 5 Zeitkonstanten 99 % des Volumens eingebracht bzw. ausgeatmet (Abb. 67).

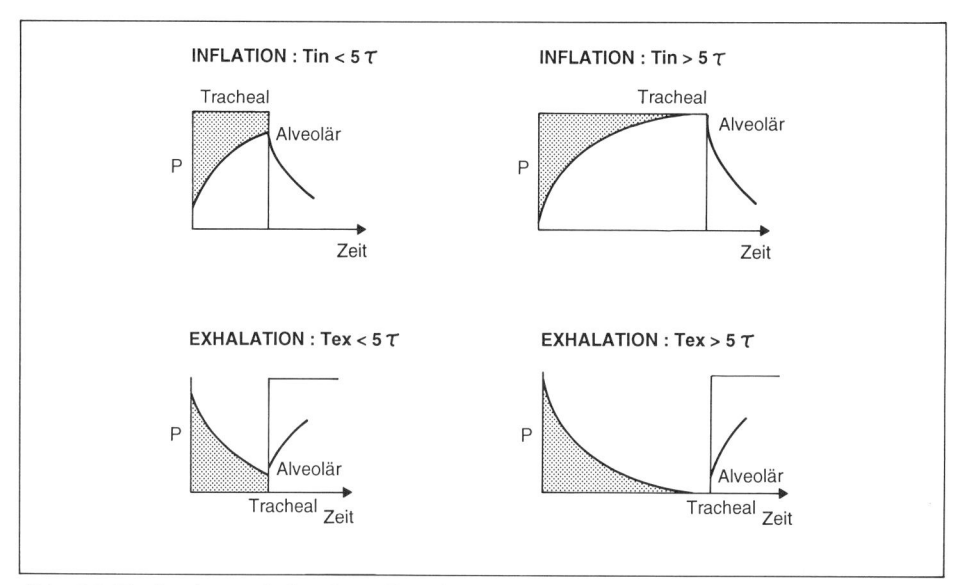

**Abb. 66:** Trachealer und alveolärer Druckverlauf während der Inspirations- und Exspirationsdauer bei Inflations- bzw. Exhalationszeiten > 5 (rechts) bzw. < 5 (links) Zeitkonstanten. Die schraffierte Fläche stellt die Differenz zwischen trachealem und alveolärem Druck dar. Bei Inflations- bzw. Exhalationszeiten < 5 Zeitkonstanten wird bei der Inflation ein Teil des trachealen Druckes (Differenz zwischen trachealem und alveolärem Druck) und bei der Exhalation ein Teil des alveolären Druckes (inadvertent PEEP) nicht für einen Gasfluß und damit auch nicht für den Gasaustausch genutzt.

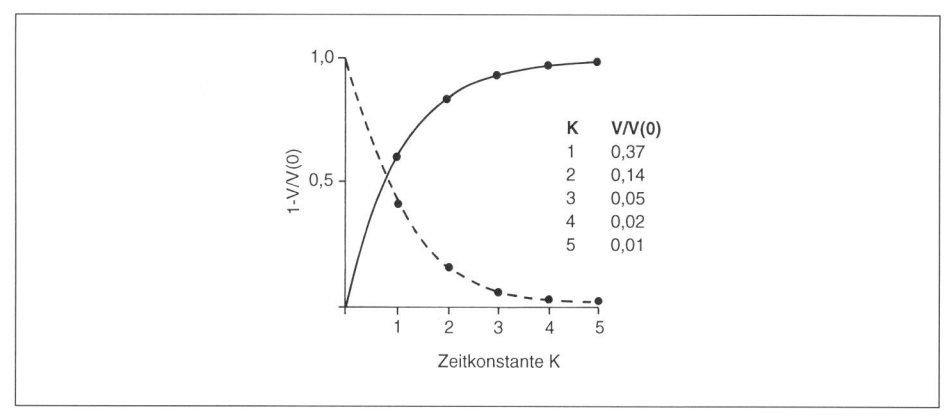

| K | V/V(0) |
|---|--------|
| 1 | 0,37   |
| 2 | 0,14   |
| 3 | 0,05   |
| 4 | 0,02   |
| 5 | 0,01   |

**Abb. 67:** Beziehung zwischen Zeitkonstanten und Volumen im (respiratorischen) System. Bei einer Inflations- bzw. Exhalationszeit von 1 Zeitkonstanten sind etwa zwei Drittel des Volumens (der Lungen) eingebracht (durchgezogene Linie) bzw. ausgeatmet (gestrichelte Linie). Bei 3 bis 5 Zeitkonstanten ist nahezu das gesamte Volumen eingebracht bzw. ausgeatmet.

*Schätzung der Zeitkonstante des respiratorischen Systems bzw. der benötigten Inflations- und Exhalationszeit*
Beim Neugeborenen läßt sich die Zeitkonstante mit Hilfe der Crs (Schätzung bzw. Messung s. S. 223), die beim Neugeborenen für die Lungenmechanik am bestimmendsten ist, und einem angenommenen Atemwiderstand (erste Lebenstage Tubus 2,5 : 150 cmH$_2$O/l/s, Tubus 3,5 : 50 cmH$_2$O/l/s, Langzeitbeatmung und chronische Lungenerkrankung noch 50 cmH$_2$O/l/s plus) grob abschätzen. Diese aus Messungen bzw. Schätzungen errechnete Zeitkonstante ergibt, mit 5 multipliziert, die Inflationszeit (mit Druckausgleich zwischen Trachea und Alveole) bzw. die benötigte Exhalationszeit.
Praktischer Nutzen:
- Ausnützen des in der Trachea angewendeten Druckes
- Wissen, daß PIPtr = PIPalv, damit VT aus Crs berechenbar
- Vermeidung von Airtrapping und inadvertent PEEP.

Beispiel:
ELBW Infant, erste Lebenstage, 2,5 mm Tubus, Crs = 0,5 ml/cmH$_2$O (geschätzt bzw. gemessen); angenommene Resistance = 150 cmH$_2$O/l/s.

$$\tau = \frac{0,0005\,l\,(=0,5\,ml)}{cm\,H_2O} \cdot \frac{150\,cmH_2O \cdot s}{l}$$

$\tau = 0,075\,s$

$\tau \cdot 5 = 0,375\,s$

Bei eingestellter Inspirationszeit von > 0,4 Sekunden wird ein Druckausgleich zwischen trachealem und alveolärem Level stattfinden (PIPtrach = PIPalv) und das Volumen (PIP − PEEP) · Crs an das respiratorische System abgegeben werden.

Bei eingestellter Exspirationszeit von 0,4 Sekunden oder > 0,4 Sekunden wird das ganze Tidalvolumen ausgeatmet werden, kein Air-trapping und kein inadvertent PEEP vorkommen.

### Inspirationszeit/Inflationhold

Die Inspirationszeit setzt sich aus der Inflationszeit (s. o.) und der Zeit des Inflationhold (jene Zeit, in der die Lungen gedehnt gehalten werden) zusammen (s. Abb. 64). Ist die Inflationszeit gleich der Inspirationszeit, so gibt es keinen Inflationhold. Jede Verlängerung über die Inflationszeit hinaus bedingt einen Inflationhold (in der Alveole!).

*Praktisches Vorgehen zur Erzielung eines Inflationhold:*
Der Respirator funktioniert vorerst als ein Flow-Zerhacker (erzeugt einen Flow, gibt ein Volumen ab und erzeugt einen Druck [s. o.]). Mit der Drucklimitierung beginnt das Druckplateau im trachealen Bereich. Dieses Druckplateau entspricht annähernd dem alveolären Inflationhold, wenn die Zeitkonstante sehr kurz ist (0,01 s), und entspricht ihm nicht, wenn sie lang ist (hohe Resistance und Compliance). Der alveoläre Inflationhold entspricht dann der eingestellten Inspirationszeit minus der „geschätzten" Inflationszeit (s. Abb. 68).

*Einstellung der Inspirationszeit:*
Inspirationszeiten von ≧ 0,5 (0,4 bis 0,7) Sekunden entsprechen in den meisten Situationen mehr als 5 Zeitkonstanten und führen zu einem Druckausgleich und damit zu einem Tidalvolumen (= dP · Crs) sowie zu

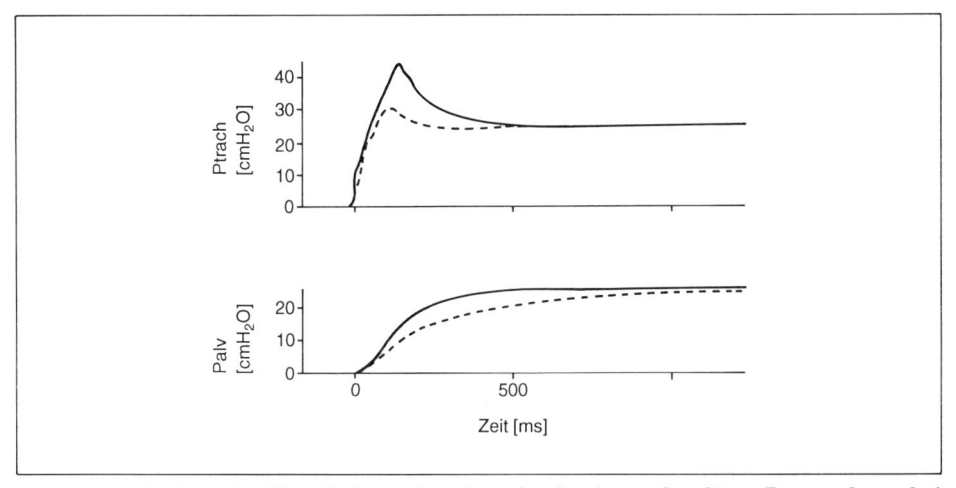

**Abb. 68:** Inflationhold (Druckplateau) auf trachealer bzw. alveolärer Bezugsebene bei einem volumen- (— Linie) und bei einem druckabgebenden (- - Linie) Respirator (nach [136]).

einem Inflationhold auf alveolärem Niveau. Bei sehr niedriger Compliance und Resistance ($\tau$ kurz) ist ein Druckausgleich bei einer Inspirationszeit von 0,3 oder 0,2 Sekunden möglich (5 · t = 0,15). Bei einer Verkürzung der Inspirationszeit (< 3 Zeitkonstanten) werden Alveolardruck und damit das Tidalvolumen niedriger, und es geht Minutenventilation verloren.

Zwischen Inspirationszeiten von 0,8 und 1,0 Sekunden besteht kein wesentlicher Unterschied bzgl. des Gasaustausches [127].

Das obere Limit der Inspirationszeit ist mit etwa 1,2 Sekunden anzusetzen, da eine Erhöhung über diese Zeit hinaus zu einer erhöhten Pneumothoraxrate führt.

Inspirationszeiten $\geq$ 0,5 s führen beim rekonvaleszenten Neugeborenen mit IMV-Beatmung auf Grund des aktivierten Breuer-Hering-Inflationsreflexes zu Apnoen und sind daher zu vermeiden.

**Exspirationszeit**

Die Exspirationszeit (Tex) setzt sich aus der Exhalationszeit (Texh) und der exspiratorischen Pause zusammen (Texpause) [s. Abb. 64]. Exspirationszeit und Exhalationszeit sind also nicht identisch. Tex kann am Respirator eingestellt werden, Texh hingegen ergibt sich aus der Lungenmechanik, sprich der Zeitkonstante. Die Exhalation ist ein passiver, nicht manipulierbarer Vorgang, dessen Dauer (Texh) ohne Berechnung oder Messung unbekannt bleibt. Nur wenn Tex $\geq$ Texh, ist eine vollständige Ausatmung gegeben. Ist Tex $\leq$ Texh, kommt es nicht zur vollständigen Ausatmung, sondern zum „Zurückbleiben" von Atemgas, Airtrapping und inadvertent PEEP. Will man ohne inadvertent PEEP beatmen, so ist beim Neugeborenen im allgemeinen eine Tex $\geq$ 0,5 s notwendig. Aber selbst bei Tex $\geq$ 1 s ist ein Auftreten von inadvertent PEEP nicht ausgeschlossen. Die exspiratorische Pause ist die Zeit, die in der Praxis zur Manipulation von Tex zur Verfügung steht.

*Einstellung der Exspirationszeit:*
Vom praktischen Standpunkt aus gesehen führt ein Tex $\geq 0{,}5$ s beim Neugeborenen mit RDS meistens zur vollständigen (oder nahezu vollständigen) Exhalation. Tex stellt das Zeitintervall dar, mit dem vorzugsweise die Zyklusdauer und damit die Beatmungsfrequenz geregelt wird.

### 2.5.2.3 Einstellung einer ausreichenden Ventilation und Effizienzprüfung

Um eine ausreichende Ventilation zu erreichen, sind bei der Neueinstellung der Ventilationsparameter folgende Regeln zu beachten:
1. Über die allgemeine Situation nachdenken:
- Wie ist die $CO_2$-Produktion? Kann sie durch günstigere physikalisch-thermische Umweltbedingungen, Verminderung der Aktivität etc. vermindert werden?
- Muß bei dem Neugeborenen die Ventilation begonnen bzw. erhöht oder erniedrigt werden?
- Wie abnorm bzw. funktionsuntüchtig ist die Lungenmechanik? Crs und R schätzen, damit das Ausmaß der Beatmung (IMV, kontrollierte Beatmung) festgelegt werden kann. Beobachten, wie rasch sich die Lungenmechanik bessert oder verschlechtert, damit die Rate der Beatmungserhöhung oder -verminderung festgelegt werden kann (z. B. schweres RDS, sehr konservatives Vorgehen, sehr langsame Reduktion; nahezu gesunde Lungen, liberaler Versuch, die Ventilation zu reduzieren)
- Was ist die Ursache der Ventilationsverschlechterung (Pneumothorax, PDA etc.)? Ventilation nicht ohne kausale Abklärung der Verschlechterung ändern!
- Auswirkungen der Ventilationsänderungen abschätzen (Gefahr der EAL, Auswirkungen auf Kreislauf etc.).

2. Bei Beginn einer Ventilation und Ersteinstellung die Menge des Tidalvolumens festlegen und unter Beobachtung der Thoraxexkursion einstellen. Für die Einstellung beim druckabgebendem Respirator kann das dP aus einer geschätzten oder gemessenen Crs berechnet werden (z. B.: Crs = 1 ml/cmH$_2$O, einzustellendes VT = 15 ml → dP = 15 cmH$_2$O). Die benötigte Frequenz läßt sich aus einem berechneten MV (400 ml/kg) grob abschätzen (z. B.: MV = 800 ml, VT = 15 ml → f = 53/min, also ca. 50/min).

Bei Änderungen der Ventilation beschließen, ob VT oder f geändert werden soll. Ausmaß der VT/dP- bzw. der Frequenzänderung der gewünschten PCO$_2$-Änderung anpassen.

3. Inspirationszeit festlegen. Standard $\pm 0{,}5$ Sekunden oder grobe Schätzung der Zeitkonstanten. Zeitkonstante multipliziert mit 5 ergibt die Zeit für den Druckausgleich (s. S. 242). Daraus ergeben sich Tin und die Mindestdauer für Tex.

4. Effektivität der Ventilation bzw. Änderung der Ventilation an Hand von folgenden Variablen überprüfen:
- Ist nach einer halben Stunde die erwartete PaCO$_2$-Änderung eingetreten (eine PaCO$_2$-Verminderung bei Ventilationserhöhung und vice versa)?

- Ist das entsprechende Ausmaß der $PCO_2$-Änderung unter Annahme einer konstanten $CO_2$-Produktion zustande gekommen? Dies läßt sich auf Grund folgenden Zusammenhangs abschätzen:
$PaCO_2 = CO_2$-Produktion/$CO_2$-Elimination. Für die $CO_2$-Elimination können nun verschiedene Schätzwerte eingesetzt werden, darunter das Produkt
dP · f, Crs · dP · f, VTgemessen · f oder (VT−anatomischer Totraum), d. h. „alv" VT · f.
Beispiel: Wird „alv" MV um 20% erhöht (von 1 auf 1,2 Einheiten), so müßte das $PaCO_2$ auf 83% des Ausgangswertes fallen (1/1,2=0,83).
Wenn die $PaCO_2$-Änderung nicht annähernd der berechneten Änderung entspricht, ist den Ursachen nachzugehen. Diese sind in einem nicht adäquaten VT zu suchen:
- Das VT ist kleiner geworden, weil die Crs kleiner wurde (z. B.: dP-Erhöhung hat die Crs verschlechtert, indem die Lungen direkt oder über inadvertent PEEP überdehnt und damit weniger elastisch wurden, oder Crs-Abfall durch Pneumothorax).
- Das VT ist auf alveolärem Level weniger effizient geworden (z. B.: erhöhte Beatmung hat die Perfusion beeinträchtigt, oder ein zu niedriges gewähltes VT hat zu einem schlechteren alvVT geführt).

5. Entscheiden, ob die Ventilation belassen werden soll, wie sie ist, oder aber geändert werden sollte.
6. Wiederum bei den Überlegungen zu Punkt 1 beginnen.

### 2.5.3 Oxygenierung

**Ursachen des niedrigen $PaO_2$ und $CaO_2$ können sein:**
- Respiratorische Ursachen
- Intra- und extrapulmonaler Shunt
- Niedriges Herzminutenvolumen
- Hoher $\dot{V}O_2$ (s. o., $CaO_2$).

Prinzipielle Maßnahmen zur Verbesserung der Oxygenierung sind:
- $FIO_2$-Erhöhung
- Erhöhung des mittleren alveolären bzw. Atemwegsdruckes (MalvP bzw. MAP).

### 2.5.3.1 $FIO_2$

*Indikationen für $FIO_2$-Erhöhung auf 100%:*
- Notfallsituationen, in denen rasch ein $PaO_2$-Anstieg auf > 50 mmHg erzielt werden soll (nach trachealem Absaugen, kardiopulmonaler Resuszitation, Pneumothorax etc.)
- Bei Neugeborenen mit schweren Gasaustauschstörungen, wo MAP-Erhöhungen wie PEEP-Erhöhung auf 6 $cmH_2O$ oder Inflationhold (Inspirationszeit) von bis zu 1,0 Sekunden keinen $PaO_2$-Anstieg > 50 mmHg ergeben.

*Indikationen für $FIO_2$-Erhöhung auf 60%:*
- Bei Neugeborenen mit leichten oder mittleren Gasaustauschstörungen und PEEP-Werten zwischen 2 und 4 $cmH_2O$, bei denen man den $PaO_2$ primär mit $FIO_2$-Erhöhungen und nicht durch MAP-Anstieg auf > 50 mmHg anheben will (z. B. bei Hypo-

ventilation, geringem Ausmaß des V/P-Mißverhältnisses).

Eine $FIO_2$-Anhebung erhöht den $PaO_2$-Wert (Ausnahme intra-extrapulmonale Shunts), ändert aber nichts an der V/P-Mismatch-, Hypoventilations- oder Diffusionsstörung. Eine Erhöhung des MAP (PEEP) vermindert V/P, wenn alveoläre Rekrutierung eintritt; sie kann aber auch zur Verschlechterung führen, wenn alveoläre Überblähung erzeugt und die Perfusion (und damit der $O_2$-Transport) beeinträchtigt wird.

Bei einer Erhöhung des $FIO_2$ über 40 bis 60% sollte die *Effizienz* geprüft werden:
- Geringe Effizienz:
  $PaO_2$ nimmt um weniger als 50% des errechneten $PalvO_2$-Anstieges (und des ohne Diffusionsbarrieren erwarteten „Idealanstieges" von $PaO_2$) zu.
  Beispiel:
  Ausgangswert $FIO_2 = 40\%$, $PaO_2 = 40$ mmHg, $PaCO_2 = 40$ mmHg. Erhöhung des $FIO_2$ von 40% auf 60%. Errechnete Erhöhung des $PalvO_2$ bei 20% $FIO_2$-Erhöhung = 140 mmHg. Beobachteter $PaO_2$-Anstieg z. B. nur 10 oder 20 mmHg, also $\ll$ 70 mmHg (50% von 140 mmHg). Hinweis auf intrapulmonalen Shunt (VA/QC=0), daher $FIO_2$-Erhöhung wenig effizient.
- Hohe Effizienz:
  $PaO_2$ steigt auf $>$ 110 mmHg, d. h. um $>$ 70 mmHg an ($>$ 50% von erwarteten 140 mmHg). $PaO_2$ niedrig durch Hypoventilation und V/P-Mißverhältnis?

### 2.5.3.2 Mittlerer Atemwegsdruck

Berechnung des Mean Airway Pressure (mittlerer Atemwegsdruck, MAP):
- MAP = ([Tin · dP] $^+$ PEEP)/Zyklusdauer bei steilem, quasi rechteckigem Druckanstieg
- MAP = ([Tin · dP]/2 $^+$ PEEP)/Zyklusdauer bei linearem Druckanstieg.

Eine Erhöhung des MAP führt unabhängig davon, wie sie erzielt wird, zu einem $PaO_2$-Anstieg (Abb. 69) [129, 130].

Eine MAP-Erhöhung kann erreicht werden durch:
- PEEP-Erhöhung
- Tin (Inflationhold)-Verlängerung und Tex-Verkürzung

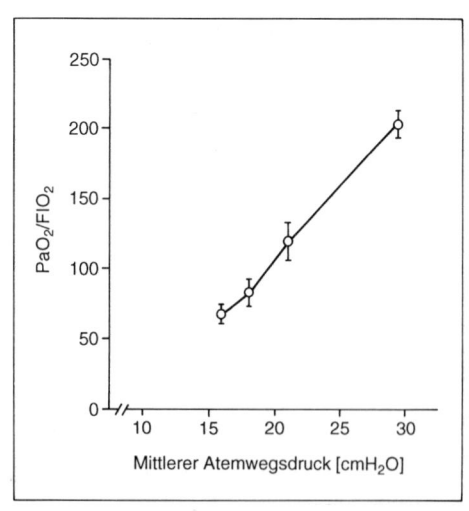

Abb. 69: Beziehung zwischen mittlerem Atemwegsdruck (MAP) und der $PaO_2$/$FIO_2$-Ratio. Die Atemwegsdrücke wurden bei verschiedenen Atemwegsmustern erhalten. Ein $cmH_2O$ Atemwegsdruck erhöht den $PaO_2$ um etwa 10 mmHg (nach [130]).

- Tex(Zyklusdauer)-Verkürzung
- dP- Vergrößerung.

*PEEP* und *Inflationhold* sind die wirksamsten Mittel zur Erhöhung des MalvP.
Beispiel (s. Abb. 64, S. 239):
dP = 20 cmH$_2$O, PEEP = 5 cmH$_2$O, Tinfl = 0,5 s und Tinflhold = 0,5 s, Tex = 1,0 s, Inflation und Exhalation zusammen = 0,5 · 20 = 10 cmH$_2$O · s; Inflationhold = 20 · 0,5 = 10 cmH$_2$O · s, PEEP = 5 · 2 = 10 cmH$_2$O · s; PEEP und Inflationhold bedingen zusammen 20 cmH$_2$O, also 2/3 des gesamten MalvP von 30 cmH$_2$O · s.

Indikationen für MAP-Erhöhungen durch PEEP sind alle Situationen, in denen
- FIO$_2$-Erhöhungen ineffektiv sind (s. S. 248)
- die Verringerung des V/P-Mißverhältnisses (Totraum, venous admixture [Shunt], Erhöhung von Lungenvolumen [Puffer] und Austauschfläche) erzielt werden sollen.

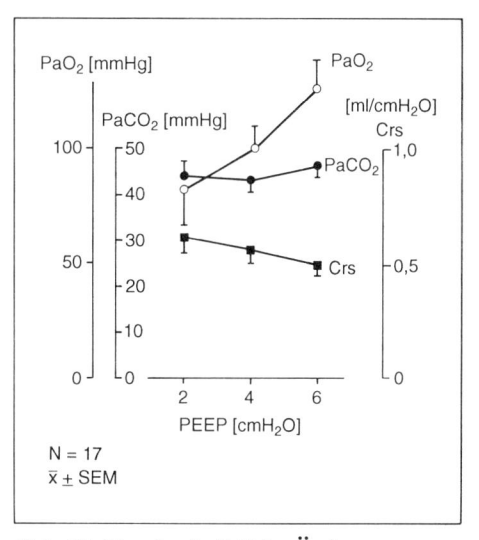

**Abb. 70: Durchschnittliche Änderungen von PaO$_2$, PaCO$_2$ und respiratorischer Compliance (Crs) bei PEEP-Erhöhung von 2 auf 6 cmH$_2$O.**

### 2.5.3.3 PEEP

Entscheidend ist der gesamte oder totale PEEP auf alveolärem Level. Er setzt sich aus dem am Respirator eingestellten und dem in den Lungen entstandenen inadvertent, intrinsic oder auto-PEEP zusammen [128].

**PEEP (allgemein, am Respirator eingestellt)**
PEEP erhöht den MAP und MalvP, erhöht unmittelbar die FRC und führt zur Redistribution von Lungenflüssigkeit innerhalb der Alveolen und zu einer Rückbildung der Atelektasen.

PEEP verbessert die V/P-Ratio. Alle diese Faktoren führen zu einer erhöhten Diffusion von Sauerstoff, also einer besseren Oxygenierung.

*Wirksamkeit*
Im Durchschnitt führt die Erhöhung des PEEP (und damit des MAP) um 1 cmH$_2$O zu einem PaO$_2$-Anstieg um ca. 10 mmHg (siehe Abb. 70); PEEP ist dann indiziert und sehr effektiv, wenn man einen PaO$_2$-Anstieg von bis 20 bis 30 mmHg/cmH$_2$O PEEP-Erhöhung erzielt. PEEP-Erhöhung ist ineffizient und nicht indiziert, wenn man einen PaO$_2$-Anstieg von weniger als 10 mmHg/cmH$_2$O PEEP-Erhöhung erzielt.

*Zeitliche/krankheitsphasenabhängige PEEP-Anwendung*
PEEP-Erhöhungen auf bis zu 6 cmH$_2$O sind meist nur in den ersten

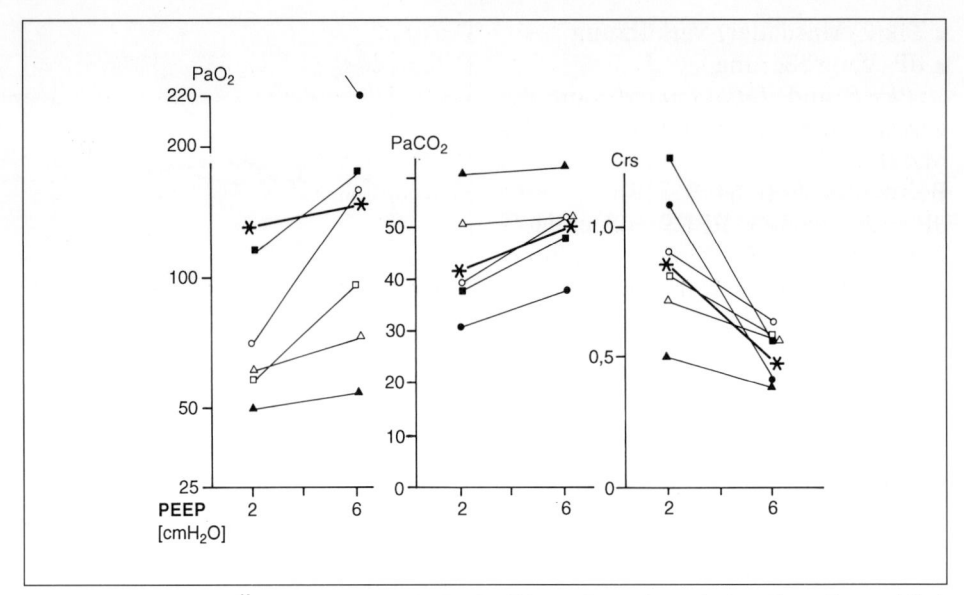

**Abb. 71: Individuelle Änderungen von $PaO_2$, $PaCO_2$ und respiratorischer Compliance (Crs) bei sechs ($PaCO_2$; n = 5) Neugeborenen mit starker Crs-Abnahme bei PEEP-Erhöhung von 2 auf 6 $cmH_2O$. Der $PaCO_2$-Anstieg spiegelt den Crs- und damit den Tidalvolumenabfall bei gleicher Respiratoreinstellung (dP · f) wieder (*——* gemittelte Änderung).**

Lebensstunden [118] bis in den ersten 3 Lebenstagen für die Verbesserung der Oxygenation effizient bzw. solange man noch Alveolen aufdehnen und rekrutieren kann (Atelektasen, bei Lungenkollaps nach Absaugen, Pneumothorax, Respiratordiskonnektion).

Bei chronisch kranken Neugeborenen (mehrere Tage am Respirator bzw. BPD) führt PEEP meist nur auf Kosten der Überblähung und Verschlechterung der Lungenmechanik zu einem $PaO_2$-Anstieg.

*Effizienz/Indikationsprüfung*
- Effizient, Hinweis auf alveoläre Rekrutierung: PEEP-Erhöhung um 2 bis 4 $cmH_2O$ führt zu
  - signifikantem $PaO_2$-Anstieg ($> 10$ mmHg/$cmH_2O$)
  - keinem wesentlichen ($< 5$ mmHg) $PaCO_2$-Anstieg, bei sonst gleich eingestelltem dP und f
  - keinem wesentlichen ($< 20\%$) Crs-Abfall.
- Ineffizient, Hinweis auf alveoläre Überblähung: PEEP-Erhöhung um 2 bis 4 $cmH_2O$ führt zu
  - keinem signifikanten ($< 10$ mmHg/$cmH_2O$) $PaO_2$-Anstieg
  - wesentlichem ($> 5$ mmHg) $PaCO_2$-Anstieg, bei sonst gleich eingestelltem dP und f
  - wesentlichem ($> 20\%$) Crs-Abfall; bei gleich eingestelltem dP: Thorax hebt sich weniger, Tidalvolumen nimmt ab (Abb. 71).

*Praktische Anwendung*
- Bei allen intubierten und voll beatmeten Neugeborenen erfolgt die PEEP-Einstellung immer mit 2 $cmH_2O$, um den Wegfall des vom

Kind selbst erzeugten intrinsic PEEPs zu kompensieren, z. B. bei exspiratorischem Stöhnen und reflexbedingter Engstellung der Stimmbänder
- Der effektive PEEP-Level ist von Patient zu Patient unterschiedlich!! (Abb. 71)
- PEEP immer in Schritten von 1 bis 2 cmH$_2$O erhöhen
- PEEP über 6 cmH$_2$O selten notwendig, selten noch wirklich effektiv, führt meistens zu Lungenüberblähung und Crs-Abfall
- PEEP wirkt innerhalb von 30 bis 120 Minuten, dann Effektivitätskontrolle
- PEEP-Reduzierung erfolgt ebenfalls in Schritten von 1 bis 2 cmH$_2$O.

Bei druckabgebenden Respiratoren (pressure preset respirators) ändert sich der Inflationsdruck (PIP-PEEP) mit dem PEEP und damit auch das Tidalvolumen. Je niedriger der PIP, um so stärker wirkt sich eine Änderung der PEEP-Einstellung aus.

Beispiel:
PIP = 12, PEEP = 2, dP = 10; PEEP erhöht sich auf 4 → dP = 8, d. h. 20% weniger.
PIP = 32, PEEP = 2, dP = 30; PEEP erhöht sich auf 4 → dP = 28, d. h. 7% weniger.

**Inadvertent, intrinsic oder Auto-PEEP (Abb. 72)**

Ein inadvertent PEEP (I-PEEP) tritt dann auf, wenn Tex $\leq$ Texh ist (s. S. 245), und addiert sich zum eingestellten PEEP. Seine durchschnittliche Häufigkeit bei beatmeten Neugeborenen mit RDS ist nicht bekannt. Signifikant hoher I-PEEP wird selten (1mal auf 10 kontrolliert beatmete Neugeborene?) vorkommen.

*Anamnestisch* ist ein I-PEEP bei folgenden Situationen zu vermuten:
- Bei Beatmung relativ gesunder Lungen (Crs $\geq$ 1 ml/cmH$_2$O), z. B. bei Beatmung von Neugeborenen nach Apnoe-Anfällen und/oder hohem Atemwegswiderstand (z. B. bron-

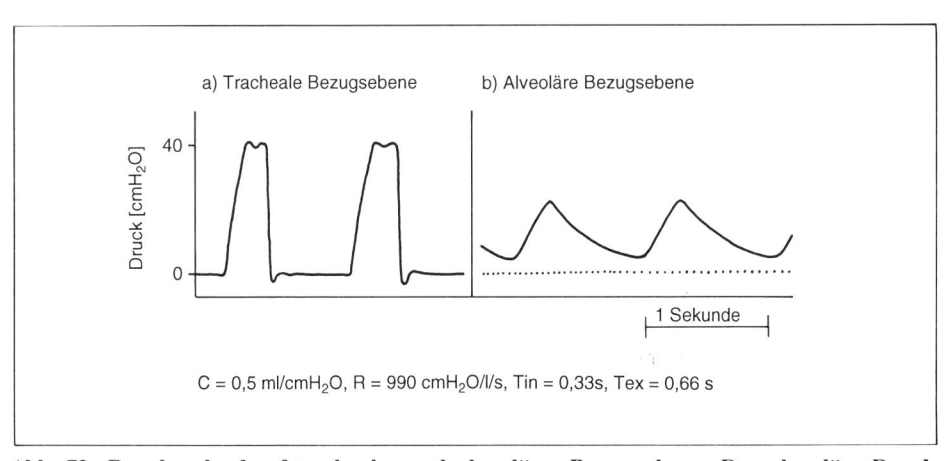

a) Tracheale Bezugsebene  b) Alveoläre Bezugsebene

C = 0,5 ml/cmH$_2$O, R = 990 cmH$_2$O/l/s, Tin = 0,33s, Tex = 0,66 s

**Abb. 72:** Druckverlauf auf trachealer und alveolärer Bezugsebene. Der alveoläre Druck erreicht weder am Ende der Exspirationszeit den trachealen PEEP-Wert noch am Ende der Inspirationszeit den trachealen Spitzendruck.

chopulmonale Dysplasie, Bronchospasmus, viel Sekret).
Umgekehrt schließen eine IMV-Beatmung und ein sehr locker sitzender Tubus (Trachealleck) die Entstehung eines I-PEEP praktisch aus.

*Klinische Zeichen* für einen I-PEEP sind:
- Überbläht wirkender Thorax
- Kollabieren des Thorax, dem ohne jegliche Pause die Inflation folgt
- Ausbleiben eines erwarteten $PCO_2$-Abfalls bei einer Erhöhung der Ventilation
- Radiologisch sichtbare tiefstehende, abgeflachte Zwerchfellkuppen.

*Messung des inadvertent PEEP*
Der I-PEEP läßt sich beim kontrolliert beatmeten Neugeborenen mittels einer einfachen Methode, die nur ein Druckmeßsystem voraussetzt, nach dem Abklemmen am Ende der Exspiration messen [128]. Ein inadvertent PEEP, durch die Beatmungseinstellung bedingt, wird durch Verlängerung des Tex beseitigt.

**Nebenwirkungen von PEEP beim Neugeborenen**
PEEP hat unmittelbare und Langzeit-Nebenwirkungen. PEEP erhöht zwar die FRC, vermindert aber die Compliance [131]. Die Verminderung der Crs wird durch Überblähung vor allem der gut ventilierten Alveolen bewirkt. Die Überblähung bringt die Alveolen in den nicht so elastischen Bereich, in den „oberen" flachen Anteil der Druck-Volumen-Kurve. Schon geringe PEEP-Änderungen von 1 bis 2 $cmH_2O$ können die Crs verschlechtern. Die Abnahme der Crs pro $cmH_2O$ PEEP beträgt im Durchschnitt 3 bis 5 % des Ausgangswertes; sie kann aber bei relativ lungengesunden Neugeborenen durch ungünstigen PEEP bis zu 50 % abnehmen. Der positive Effekt auf $O_2$ ist daher immer gegenüber dem negativen Effekt der Crs-Erniedrigungen abzuwägen. PEEP erhöht die Inzidenz von extraalveolärer Luft und bronchopulmonaler Dysplasie.

PEEP beeinflußt ferner das kardiovaskuläre System und den Hirndruck des Neugeborenen. Das Ausmaß hängt von der Druckübertragung auf den Pleuraraum, die intrathorakalen Gefäße und die Herzkammern ab. Die Druckübertragung wiederum ist eine Funktion der Compliance der Lungen und des Thorax. Cardiac output, Nieren- und Myokarddurchblutung nehmen bei Neugeborenen mit niedriger Crs erst bei hohem PEEP und bei Neugeborenen mit gesunden Lungen linear mit dem PEEP-Level ab [125]. Die Darmperfusion und die periphere Perfusion werden schon von niedrigen PEEP-Levels beeinträchtigt. Der Hirndruck wird durch PEEP ebenfalls erhöht.

### 2.5.3.4 Inflationhold

Inflationhold ist jener Zustand, in welchem die Lungen auf einem durch die Inflation erreichten Volumen- und Druckniveau gehalten werden und kein Atemflow mehr stattfindet. Wann dieser Zustand der Lungen erreicht ist, ist nicht leicht abzuschätzen (s. S. 242). Der Inflationhold kann beim Neugeborenen nur von relativ kurzer Dauer sein, vor allem dann, wenn das Neugeborene mit Frequenzen über 40/min beatmet wird. Wenn man die Inspirationszeit mit maximal 1,2 Sekunden festlegt und für den tracheo-alveolären Druckausgleich 0,5 Sekunden ansetzt, bleiben für einen Inflationshold 0,7 Sekunden.

Wenn bei einem Neugeborenen hohe Inflationsdrücke verwendet werden, ist jeder Inflationshold und seine Verlängerung sehr wirksam zur Erhöhung des MAP.
Beispiele:
Bei einem Atemzyklus von 1 s, dP = 20 $cmH_2O$ und $T_{inflhold}$ = 0,3, 0,5 oder 0,7 s, trägt der Inflationshold 6(=20 · 0,3), 10 bzw. 14 $cmH_2O$ pro Atemzyklus zum Alv P bei und ist damit 1,2-, 2- bzw. 2,8mal wirksamer als eine PEEP-Erhöhung von 5 $cmH_2O$.

Der Inflationhold beim Neugeborenen ist also ohne weitere Erhöhung des Spitzendruckes (PIP) ein sehr wirksames Mittel der Malv P-Erhöhung und damit der Oxygenierung. Eine lange Inspirationszeit führt auch zu einer homogeneren Belüftung der Lungen und erklärt die „Erfolge" einer inversen I:E-Ratio.

### 2.5.3.5 Einstellung der Oxygenation zur Erzielung eines bestimmten $PO_2$ und Effizienzprüfung

Es wird entsprechend den folgenden Richtlinien vorgegangen:
1. Über die allgemeine Situation nachdenken:
- Kann das $PaO_2$ nicht durch andere respiratorische Maßnahmen verbessert werden (s. $CaO_2$, S. 206). Wie ist der $O_2$-Verbrauch? Kann dieser durch günstigere Umweltbedingungen, Verminderung der Aktivität etc. vermindert werden?
- Muß bei dem Neugeborenen die Oxygenierung erhöht oder erniedrigt werden?
- Ist die verschlechterte Oxygenierung ein Problem der Hypoventilation, des V/P-Mißverhältnisses oder erniedrigter Perfusion und R-L-Shunts? Kann der Zustand mittels MalvP oder $FIO_2$ beeinflußt werden?
- Was ist die Ursache für die Verschlechterung der Oxygenation (Pneumothorax, Tubus im Verstopfen, Zunahme des R-L-Shunts etc.)? MAP oder $FIO_2$ nicht ohne kausale Abklärung zu verbessern versuchen!
- Auswirkungen der Änderungen von MalvP oder $FIO_2$ abschätzen. Nebenwirkungen bedenken; hoher $FIO_2$ und alveoläre Schädigungen durch $O_2$-Radikale, Gefahr extraalveolärer Luftansammlung, bronchopulmonale Dysplasie, Auswirkungen auf den Kreislauf etc.!

2. Bei Beginn der Beatmung und Neueinstellung des Respirators MAP und $FIO_2$ festlegen.

Bei Änderungen der Oxygenierung beschließen, ob MAP oder $FIO_2$ geändert werden soll. Ausmaß der MAP- bzw. $FIO_2$-Änderung der gewünschten $PaO_2$-Änderung anpassen.

3. Festlegen, wie MAP-Änderung erzielt werden soll (durch PEEP-, Inflationhold- oder Inflationsdruckerhöhung). Diese Festlegung erfolgt unter Berücksichtigung der Ventilationssituation:
- Beispiel A: Ventilation und MAP sind zu erhöhen. VT- bzw. dP-Erhöhung geplant, da Beatmungsfrequenz schon sehr hoch. In diesem Fall ist die dP-Erhöhung sinnvoll,

weil damit gleichzeitig der MAP erhöht wird.
- Beispiel B: Ventilation und MAP sind zu reduzieren. Die Ventilationsverminderung (sei es durch VT- bzw. dP-Verminderung oder Tex-Verlängerung) führt hier gleichzeitig zur Verminderung des MAP.
- Beispiel C: Ventilation soll erhöht, MAP vermindert werden. PEEP-Verminderung führt bei gleichbelassenen PIP zu einer Vergrößerung des dP, damit zu einer Erhöhung der Ventilation und gleichzeitig, da weniger PEEP, zu einer Verminderung des MAP.

4. Effektivität der Neueinstellung bzw. Änderung von MAP oder $FIO_2$ an Hand folgender Konzepte überprüfen:
- Eine Erhöhung des MAP um 1 $cmH_2O$ sollte eine unmittelbare Steigerung des $PaO_2$ um wenigstens 10 mmHg bringen
- Eine Erhöhung des $FIO_2$ um 20% sollte eine Zunahme des $PaO_2 > 70$ mmHg bringen. Ist die Zunahme des $PaO_2$ nur „kosmetischer" Natur (z. B. 5 oder 10 mmHg), so ist diese $FIO_2$-Erhöhung nicht zielführend und somit ein zwecklos eingegangenes Risiko der Schädigung der Lungen durch Sauerstoffradikale. Aus den gleichen Überlegungen heraus ist in bestimmten Abständen (1 bis 2 Tagen) unter kontinuierlicher Überwachung des $tcPO_2$ zu überprüfen, ob das $FIO_2$ nicht zwecklos hoch eingestellt ist und ob das $FIO_2$ nicht ohne wesentlichen $PaO_2$-Abfall reduziert werden könnte („umgekehrter Hyperoxietest")

Wenn die $PaO_2$-Änderung nicht annähernd der berechneten Änderung entspricht, ist die Ursache im Vorhandensein von R-L-Shunts und Perfusionsproblemen zu suchen.

5. Entscheiden, ob MAP und/oder $FIO_2$ belassen werden sollen, wie sie sind, oder aber geändert werden sollten.

6. Wiederum bei den Überlegungen zu Punkt 1 beginnen.

# 3  Surfactant-Substitutionstherapie

### G. Simbruner

Die Substanz Surfactant besteht aus Phospholipiden, neutralen Lipiden, Cholesterin und Proteinen. Surfactant-Protein besteht aus mehreren Klassen von Nicht-Serum-Proteinen, darunter das Apoprotein A, abgekürzt SP-A mit einem Molekulargewicht von 35 kDalton und anderen Proteinen (SP-B und SP-C) mit einem Molekulargewicht von 10 bis 20 kDalton. Alle diese Proteine verbessern die Oberflächenabsorption und die oberflächenspannungssenkenden Eigenschaften der Phospholipide. Sie sind für physikalische Eigenschaften des Surfactant mitverantwortlich und beeinflussen auch den Surfactantstoffwechsel.

Das reife Neugeborene hat einen Surfactantpool (ca. 100 mg/kgKG), der jenen des Erwachsenen 5- bis 10-mal übersteigt. Der ganze sezernierbare Surfactant wird durch Stimuli wie Lungenexpansion und Katecholamie nach (und während?) der Geburt ausgeschüttet. Das Ausmaß dieses Surfactantpools hängt von Gestationsalter und Reifungsbeeinflussung (z. B. Corticosteroide) ab. Neugeborene mit einem Atemnotsyndrom (RDS) haben nur einen kleinen Surfactantpool (10 mg/kgKG). Ist bei der Geburt zu wenig Surfactant vorhanden, spricht man von einem *primären* Surfactant-Mangel.

Surfactant verhindert bzw. minimiert die Folgen der spontanen bzw. künstlichen Beatmung, nämlich, daß das bronchiale und alveoläre Epithel geschädigt wird und Entzündungsmediatoren (Leukotriene, Prostaglandine, TNF etc.) freigesetzt werden. Das Fehlen von Surfactant hat zur Folge, daß bidirektional Protein (Albumin und andere Proteine mit einem hohen Molekulargewicht) durchsickert. Das Ausmaß dieses Proteinlecks ist abhängig vom Gestationsalter und der Stärke der mechanischen Beatmung, welche auf das respiratorische System einwirkt. Alle Proteine, die auch beim Lungenödem vorkommen, Fibrinogen und Fibrinomere, stören die „oberflächenspannungssenkenden"Eigenschaften des Surfactants. Wird der Surfactant auf diese Weise inaktiviert, spricht man von einem *sekundären* Surfactant-Mangel.

Zur Therapie des Surfactant-Mangels stehen vier Surfactant-Arten zur Verfügung.

### 1. Künstlicher Surfactant

Künstlicher Surfactant ist eine Mischung von synthetischen Verbindungen, die Bestandteile des natürlichen Surfactants sein können, aber nicht müssen [137].

Mehrere Multicenter-Doppelblindstudien, plazebokontrollierte und randomisierte Studien haben gezeigt, daß Surfactant-Verabreichung Leben rettet und Morbidität vermindert [140, 141]. Sowohl die prophylaktische Verabreichung als auch die Verabreichung als Rettungsmaßnahme sind wirksam und sicher. Für beide Verabreichungsmaßnahmen gilt, daß die Überlebensrate nach drei Dosen größer ist als nach einer. Eine Vielfachdosis-Prophylaxe scheint zumindest bei Frühgeborenen < 26 Wochen wirksamer zu sein als eine Vielfachdosis-„Rettungsverabreichung" [140]. Als Präparate stehen zur Verfügung:

**Exosurf® Neonatal** (Burroughs Wellcome, Research Triangle Part, NC, USA): Dipalmitoylphosphatidylcholin (DPPC) 13,5 Teile, Hexadecanol 1,5 Teile und Tyloxapol 1 Teil, suspendiert in 0,1 M NaCl-Lösung. 1 ml enthält 13,5 mg Lipidfraktion [141].

**ALEC** (Artificial Lung Expanding Compound; Pumactant) (Brittania Pharmaceuticals, Redhill Surrey, UK): Dipalmitoylphosphatidylcholin (DPPC) 3 Teile und Phosphatidylglycerol 1 Teil. 1 ml Suspension enthält 100 mg Lipidfraktion.

**2. Natürlicher Surfactant (inklusive Gewinnung aus Fruchtwasser nach der Methode von N. Hallman)** [142]
Homologer oder heterologer Surfactant aus alveolärer Lavage oder aus dem Fruchtwasser, isoliert durch Zentrifugieren und/oder Filtration mit dem Ziel, große oberflächenaktive Aggregate des Surfactants zu erhalten (im Gegensatz zu Lipidextraktion, bei welcher natürliche Surfactantaggregate zerstört werden). 1ml enthält 20 mg Surfactant und Surfactant-Proteine SP-A, SP-B und SP-C.

**3. Modifizierter natürlicher Surfactant**
Natürlicher Surfactant, der aus alveolärer Lavage oder Lungengewebe gewonnen wird und durch selektives Hinzufügen und/oder Wegnehmen von Komponenten (neu) zusammengestellt wird. Enthält hydrophobe surfactantspezifische Proteine.

*Rindersurfactant-Präparate:*
**Surfactant TA** (Surfacten, Tokyo, Tanabe, Tokyo, Japan):
Extrakt aus Kuhlungen, angereichert mit Dipalmitoylphosphatidylcholin (DPPC), Palmitylsäure und Glyceroltripalmitat. Das Endprodukt enthält ca. 84% Phospholipide und 1% Protein SP-B und SP-C. 1 ml enthält 30 mg Surfactant [138].

**Survanta®** (Beractant, Abbott, North Chicago, IL, USA):
Eine Modifikation des Surfactant TA. 1 ml enthält 25 mg Surfactant [139]

**Alveofact®** (SF-R1, Thomae GmbH, Biberach, Deutschland):
Ähnlich wie Surfactant TA und Survanta. 1 ml enthält 45 mg Surfactant.

**Kälberlungensurfactant** (CLSE, Rochester, USA, oder Infasurf, ONY, Buffalo, N.Y., USA)

*Schweinesurfactant-Präparate:*
**Curosurf** (Chiesi Farmaceutici, Parma, Italien):
Das Endprodukt enthält ca. 45% gesättigtes Phosphatidylcholin und ca. 55% andere Phospholipide und 1% Protein SP-B und SP-C. 1 ml enthält 80 mg Surfactant [144].

## Surfactant-Substitutionstherapie

**4. Synthetic natural Surfactant**
Phospholipide und Lipide, die für den natürlichen Surfactant charakteristisch sind und in vitro (unter Anwendung molekularbiologischer Techniken) synthetisierte surfactantspezifische Proteine.

### Indikationen und Wirkung
*Indikationen* für die Anwendung sind:
- Primärer Surfactant-Mangel, also klassisches Atemnotsyndrom in den ersten Lebensstunden, sowie sekundärer Surfactant-Mangel nach Auftreten der Symptome und Folgeschäden der Atmung/Beatmung.
- Andere Situationen mit sekundärem Surfactant-Mangel, z. B. ARDS, Mekoniumaspiration und Pneumonie.

Schnellwirksamer Surfactant wird bei sehr schwer an RDS erkrankten Neugeborenen eingesetzt. Die Bedeutung des schnellen Wirkungseintrittes ist noch nicht ausreichend bekannt.

Langsam wirkender Surfactant kommt für Neugeborene mit mäßigem bis mildem RDS in Frage.

Als *prophylaktische Behandlung* wird eine Surfactant-Verabreichung unmittelbar nach der Geburt bis zum Auftreten der Symptome (bzw. praktischer Grenzwert: 4 Stunden post partum) bezeichnet.

*Rescue-Behandlung* ist eine Surfactant-Verabreichung nach Auftreten der Symptome und Folgeschäden der Beatmung.

Vorteile der prophylaktischen Verabreichung sind sehr wahrscheinlich bei Very-Low-Birth-Weight-Frühgeborenen (< 30 Wochen Gestationsalter und < 1100 Gramm) und multipler Verabreichung [140, 144].

*Wirkungseintritt (Abb. 73) und -dauer*
- Modifizierte natürliche und natürliche Surfactants:
Innerhalb von Minuten, $FIO_2$-Senkung um 30% (75% auf 40%) in der ersten Stunde, Halbwertszeit 10 bis 30 Stunden (?).
- Künstlicher Surfactant:
Innerhalb von Stunden und Tagen, $FIO_2$-Senkung um ca. 30% (80% auf 50%) innerhalb des ersten Tages. Halbwertszeit?

Bei rasch wirksamen Surfactants (natürliche, modifizierte, mit hydrophoben Surfactant-Proteinen versehene Surfactants) sofortige Zunahme des inspiratorischen Gasflows und damit des Tidalvolumens und des Lungenvolumens (FRC). Verbesserung des $O_2$-Austausches innerhalb von Minuten, der $CO_2$-Elimination und der Lungenmechanik (bei Vermeiden der Überdehnung) innerhalb von Minuten und Stunden.

Bei langsam wirkenden Surfactants (artifizielle Surfactants) Verbesserung des Gasaustausches (und $FIO_2$-Reduktion) innerhalb der ersten Stunde, der Lungenmechanik innerhalb des ersten Tages.

Die Wirksamkeit hängt ab von:
- Der zugrundeliegenden Krankheit (primärer/sekundärer Mangel, andere Indikationen)
- Der Beatmungsform unmittelbar vor und nach Verabreichung
- Der Dosierung
- Dem Wassergehalt der Lungen (durch Surfactant beeinflußbare Gewebs-Compliance?)

Die Wirksamkeit ist jedoch nicht von der Verabreichungsform abhängig (unterhalb des Trachealtubus in Rückenlage; ohne und mit Lageänderung; Aliquot-Aufteilung).

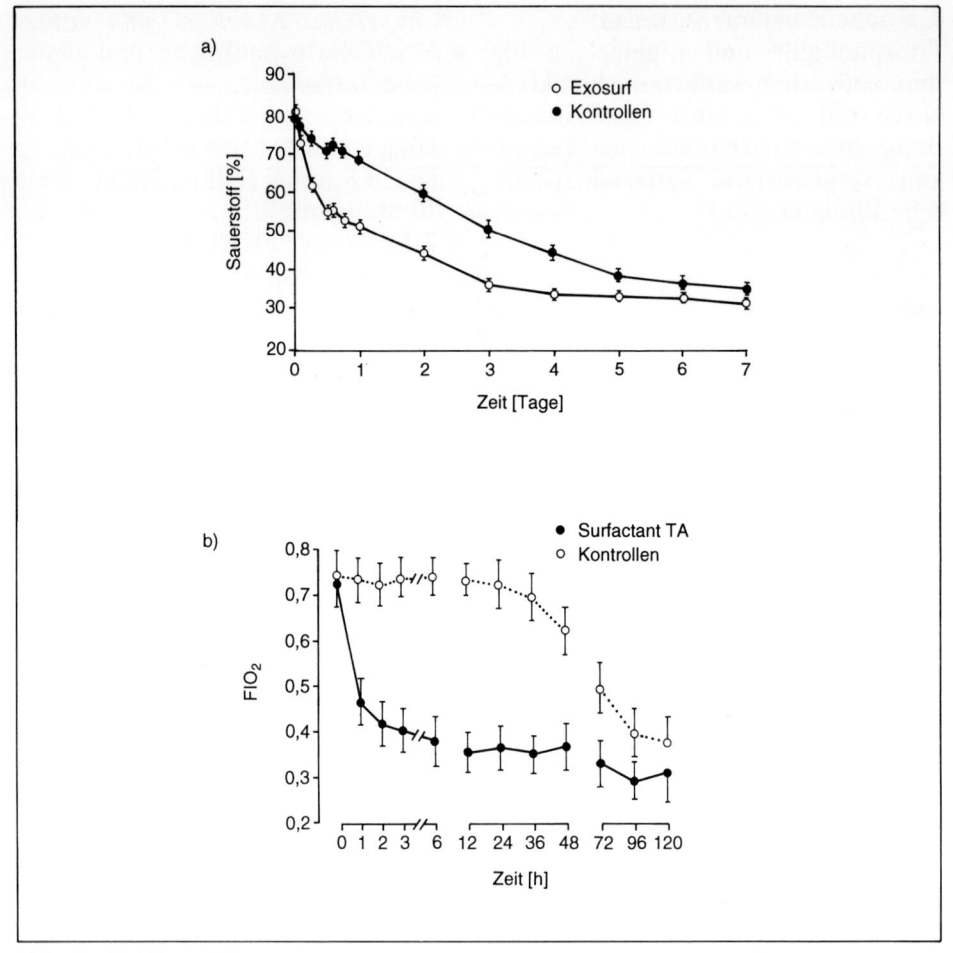

Abb. 73: Zeitliches Wirkungsmuster, dargestellt als sequentieller $FiO_2$-Bedarf bei Neugeborenen mit RDS:
a) Behandlung mit einem künstlichen Surfactant (Exosurf);
b) Behandlung mit einem natürlichen, modifizierten Surfactant (Surfactant TA) (nach [138, 144]).

### Dosierung

Prinzipielles Dosierungskonzept: Zufuhr zwischen 3 mg/kgKG (Menge Surfactant für monoalveoläre Schicht in Alveolen) und 100 mg/kgKG (Differenz zwischen Neugeborenen-RDS und gesunden Neugeborenen).

Die Anfangsdosierungen sind in Tabelle 11 aufgeführt.

Dosiswiederholung nach 6 bis 12 bis 24 Stunden (4 Wiederholungsdosen). Wenn mehr als vier Dosen keinen Effekt haben, ist nach anderen Ursachen (z. B. PDA, Sepsis) zu suchen.

Tab. 11: **Anfangsdosen verschiedener Surfactants, die zur Prophylaxe und Therapie des Atemnotsyndroms bei Neugeborenen eingesetzt werden (nach [143]).**

| Surfactant | Dosis (mg/kgKG) | Volumen (ml/kgKG) |
|---|---|---|
| Alveofact | 60 | 1,3 |
| Human surfactant | 60 | 3 |
| Exosurf | 67,5 | 5 |
| CLSE | 90 | 3 |
| Infasurf | 100 | 4 |
| ALEC | 100 | 1 |
| Survanta | 120* | 4 |
| Surfactant TA | 120* | 4 |
| Curosurf | 200 | 2,5 |

* Entsprechend 100 mg Phospholipid/kgKG.

**Applikation**

Die Surfactant-Menge kann
- innerhalb verschieden langer Zeitspannen
- als ganze Dosis in die Trachea oder aufgeteilte Dosis in die Hauptbronchien
- mit verschiedenen Lagerungen
- mit Diskonnektion des Respirators vom Trachealtubus oder ohne Diskonnektion mit Hilfe eines speziellen Adapters mit Seitenloch in das respiratorische System eingebracht werden.

Drei häufige Varianten des Einbringens sind:
- Gesamtmenge des Bolus in die Trachea, Diskonnektion vom Respirator, Neugeborenes in Rückenlage
- Halbe Dosis als Bolus mit Seitenlagerung in den einen, die andere Hälfte in den anderen Hauptbronchus; Diskonnektion vom Respirator
- Halbe Dosis mit einem speziellen Adapter über 1 bis 2 Minuten in die Trachea und dann Seitenlagerung für 30 Sekunden auf eine Seite; die andere Hälfte der Dosis in der gleichen Weise mit Seitenlagerung auf andere Seite; *keine* Diskonnektion vom Respirator.

Diese drei Varianten der Surfactant-Applikation sind gleichwertig und führen zu ganz ähnlichen Wirkungen [145].

Es sind natürlich viele Variationen der Applikation möglich, z. B. Kopfhoch- und Kopftieflagerung während der einen und der anderen Seitenlagerung.

**Komplikationen**

Unmittelbare Auswirkungen der Verabreichung können sein:
- Bei Diskonnektion vom Respirator ähnliche Nachteile wie bei trachealem Absaugen
- Bei Verabreichung ohne Diskonnektion vom Respirator als Infusion über speziellen Seitenzugang: Erhöhung der Atemwegswiderstände
- Bei großem Volumen und rascher Verabreichung der Surfactant-Lö-

sung kommt es zu einer Verminderung des Lungenvolumens.
Mittelbare Auswirkungen sind:
- Geänderte Lungenmechanik: mehr FRC, Tidalvolumen, Compliance → Überblähung und inadvertent PEEP und deren Folgen
- Änderung der Hämodynamik durch geänderte Lungenmechanik, geänderte Drucktransmission auf intrathorakales Gefäßsystem → Blutdruckabfälle, verminderte zerebrale Perfusion (niedriges $CO_2$, geänderte Vor- und Nachlast).

Andere Komplikationen können die ungleichmäßige Verteilung des Surfactants und eine inhomogene Belüftung der Lungen (rechte Lunge gut, linke schlecht belüftet) und ihre Folgen sein.

Mittel- bis langfristig zeigt sich (fraglich) eine erhöhte Lungenblutungsrate.

Nicht beobachtet werden eine erhöhte PDA oder Hirnblutungsrate noch wesentliche immunologische Nachteile.

**Non-Responder**
Etwa $1/4$ bis $1/3$ der Neugeborenen zeigen keine erwartete Besserung in Gasaustausch und Lungenmechanik (s. Wirkung des Surfactants).

# 4 Ernährung von Früh- und Termingeborenen

A. Queisser-Luft, H. Stopfkuchen

## 4.1 Total parenterale Ernährung

Unter total parenteraler Ernährung (TPE) versteht man die intravenöse Zufuhr aller Nähr-, Ersatz- und Zusatzstoffe (Kohlenhydrate, Eiweiß, Fett, Elektrolyte, Vitamine, Spurenelemente), die für die metabolischen Prozesse und für das Wachstum erforderlich sind [146–152].

**Indikationen**
- Kongenitale gastrointestinale Fehlbildungen
- Z. n. abdominalen Operationen, Z. n. Darmresektion
- Nekrotisierende Enterokolitis, paralytischer Ileus
- Schwerkranke Früh- und Termingeborene (z. B. Schock, schweres RDS, Sepsis).

**Beginn**
- 3. bis 4. Lebenstag
- Zeitpunkt des Auftretens einer speziellen Indikation (z. B. NEC).

**Flüssigkeitsmenge**
- 100 bis 150 ml/kgKG/d
  - Peripher: 150 ml/kgKG/d
  - Zentralvenös: 100 ml/kgKG/d

Die Abhängigkeit der zuzuführenden Flüssigkeitsmenge vom Körpergewicht sowie von der angestrebten Zielsetzung (Aufbau-, Erhaltungsdosis) ist in Tabelle 12 dargestellt.

**Modifikationen der Flüssigkeitszufuhr**
- Bei beatmeten Frühgeborenen Flüssigkeitszufuhr um bis zu 20 ml/kgKG/d reduzieren

Tab. 12: Flüssigkeitsbedarf in Abhängigkeit vom Körpergewicht bei total parenteraler Ernährung.

| Körpergewicht | 1. Lebenstag | Aufbau | Erhaltung |
| --- | --- | --- | --- |
| Unter 1250 g | 80 ml/kgKG | 10–20 ml/kgKG/d | 100–150 ml/kgKG/d |
| 1250–2000 g | 70 ml/kgKG | 10–20 ml/kgKG/d | 100–150 ml/kgKG/d |
| Über 2000 g | 60 ml/kgKG | 10–20 ml/kgKG/d | 100–150 ml/kgKG/d |

- Bei Gewichtsverlust von mehr als 10 % des Körpergewichts die Infusionsmenge (bis zu 20 ml/kgKG/d) erhöhen
- Eine Gewichtszunahme in den ersten 3 bis 4 Lebenstagen ist meist als Überwässerung anzusehen; Flüssigkeit um ca. 20 ml/kgKG/d vermindern
- Bei persistierendem Ductus arteriosus Botalli, schwerer bronchopulmonaler Dysplasie, Herzinsuffizienz: flüssigkeitsrestriktives Infusionsregime wählen
- Bei Niereninsuffizienz (Oligurie, Anurie) ist die Flüssigkeitszufuhr der Ausscheidungsmenge bzw. der Bilanz anzupassen
- Kalorien- und Flüssigkeitszufuhr nach dem Geburtsgewicht berechnen, solange das Geburtsgewicht über dem Tagesgewicht liegt.
- Steigerung der Flüssigkeitszufuhr bei Phototherapie, Fieber, Sekretverlusten, niedriger relativer Luftfeuchtigkeit etc. notwendig
- Erhöhte Flüssigkeitszufuhr meist in der postoperativen Phase erforderlich
- Parenterale Flüssigkeitszufuhr entsprechend der Steigerung eines ggf. begonnenen enteralen Nahrungsaufbaus reduzieren.

*Beachte:* Die Infusionsmenge sollte stets den aktuellen Gegebenheiten angepaßt werden!

**Kalorien**
80 bis 110 kcal/kgKG/d.
Der Nichtproteinanteil an den Kalorien sollte betragen:
- Bei Frühgeborenen > 60 kcal/kgKG/d
- Bei reifen Neugeborenen > 70 kcal/kgKG/d.

Mit einer parenteralen Nicht-Protein-Kalorienzufuhr von ca. 60 kcal/kgKG/d plus 2,5 bis 3,0 g/kgKG/d synthetischen Aminosäuren wird eine positive Stickstoffbilanz erzielt. Mit einer täglichen Kalorienzufuhr von ca. 90 kcal/kgKG werden Gewichtszunahme und Wachstum des Früh- und Termingeborenen möglich. 40 bis 50 % der Kalorien sollten durch Kohlenhydrate, 10 bis 15 % durch Aminosäurengemische (mit den für Frühgeborene essentiellen Aminosäuren) und ca. 40 bis 50 % durch Fettemulsionen gedeckt werden. Um die Zufuhr den notwendigen Adaptationsvorgängen anzupassen (z. B. Insulinsekretion, Lipolyse), sollte eine allmähliche Steigerung der Nährstoffe erfolgen.

Kalorische Dichte:
- Glucose: 4 kcal/g
- Protein: 4 kcal/g
- Fett: 9 kcal/g
  10%ige Fettlösung: 11 kcal/10ml
  20%ige Fettlösung: 20 kcal/10ml

**Kohlenhydrate**
Glucose 10 %, Glucose 5 %.
Initial bei kleinen Frühgeborenen 5%ige Glucose, bei größeren Frühgeborenen und reifen Neugeborenen 10%ige Glucose infundieren.
Anschließend über
- Peripheren Zugang: 5 bis 12,5 g/dl (5 bis 12,5%ig)
- Zentralen Zugang: 25 g/dl (25%ig).

Frühgeborene:
- Beginn: < 0,4 g/kgKG/h (entspricht etwa 100 ml/kgKG/d 10%ige Glucose)
- Steigern auf: 0,5 bis 0,6 g/kgKG/h.

Reife Neugeborene:
- Beginn: 0,4 bis 0,5 g/kgKG/h
- Steigern auf: 0,7 bis 0,8 g/kgKG/h.

**Protein**
Aminovenös päd® 10 %, Aminopäd® 10 % (kristalline Aminosäuren-Lösungen; Zusammensetzung s. Tab 13). Beginn am 2. Lebenstag. Parallel sollen mindestens 40 kcal/kgKG/d als Kohlenhydrat verabreicht werden.

Frühgeborene:
- Zufuhr von 0,5 g/kgKG/d in 0,5-g/kgKG-Schritten steigern bis auf 2,5 bis 3 g/kgKG/d (als 1- bis 2,5%ige Lösung).

Reife Neugeborene:
- Zufuhr von 1,5 g/kgKG/d in 1-g/

Tab. 13: Zusammensetzung intravenöser Aminosäurenlösungen.

|  | Aminopäd® 10 % (Pfrimmer) [g/l] | Aminovenös päd® 10 % (Fresenius) [g/l] |
|---|---|---|
| L-Leucin | 7,6 | 13,0 |
| L-Isoleucin | 5,1 | 8,0 |
| L-Lysinmonoacetat (L-Lysin 8,51 g) |  | 12,0 |
| L-Lysin-Salz (1:1) 2 H$_2$O (L-(+)-Glutaminsäure 8,85 g, L-Lysin 8,80 g) | 19,82 |  |
| L-Methionin | 2,0 | 3,12 |
| L-Phenylalanin | 3,1 | 3,75 |
| L-Threonin | 5,1 | 4,4 |
| L-Tryptophan | 4,0 | 2,01 |
| L-Valin | 6,1 | 9,0 |
| L-Arginin | 9,1 | 7,5 |
| L-Histidin | 4,6 | 4,75 |
| Aminoessigsäure | 2,0 | 4,15 |
| L-Taurin | 0,3 | 0,4 |
| L-Serin | 2,0 | 7,67 |
| L-Alanin | 15,9 | 9,3 |
| L-Prolin | 6,1 | 9,71 |
| N-Acetyl-L-Tyrosin (L-Tyrosin 1,06 g) | 1,3 |  |
| (L-Tyrosin 4,20 g) |  | 5,176 |
| N-Acetyl-L-Cystein (L-Cystein 0,52 g) | 0,7 | 0,7 |
| L-Apfelsäure |  | 2,6 |
| L-Aspartinsäure | 6,6 |  |
| L-(+)-Glutaminsäure | 0,45 |  |
| Citronensäure | 0,576 |  |

Die unterschiedlichen Zusammensetzungen der Aminosäurenlösungen erklären sich aus den verschiedenen Grundlagen:
1. Aminopäd® 10 % (Pfrimmer): angeglichen dem intrauterinen Aminosäurenverbrauch von Frühgeborenen der 29. SSW.
2. Aminovenös päd® 10 % (Fresenius): durchschnittliche Zusammensetzung der Aminosäuren nach gemittelten Plasmaspiegeln.

kgKG-Schritten steigern bis auf 2,5 bis 3,5 g/kgKG/d.

**Fett**
Intralipid® 20%, Lipovenös® 20% (isotone Lösungen: 270 bis 300 mosm/l; Zusammensetzung s. Tab 14)
Beginn am 3. Lebenstag. Die Zufuhr von 0,5 bis 1,0 g/kgKG/d in 0,5-g/kgKG-Schritten steigern bis auf 3,0 g/kgKG/d [153, 154].
Beim Vorliegen von Bilirubinwerten, die höher als 50% der Austauschgrenze sind, lediglich 0,5 g/kgKG/d infundieren. Die Fettzufuhr erfolgt kontinuierlich (über 24 Stunden) über ein Y-Stück nach einem Filter.

**Elektrolytsubstitution**
*Natrium ($Na^+$)*
- Reife Neugeborene: 2 bis 4 mmol/kgKG/d
- Frühgeborene: 2 mmol/kgKG/d.

*Kalium ($K^+$)*
- Reife Neugeborene: 2 bis 4 mmol/kgKG/d
- Frühgeborene: 2 mmol/kgKG/d

*Calcium ($Ca^{2+}$) und Phosphor ($P^{5+}$)*
- Im molaren Verhältnis von 1:1 oder im Gewichtsverhältnis von 1,3:1 (1 mmol $Ca^{2+}$ = 40 mg; 1 mmol $P^{5+}$ = 31 mg)

Dies bedeutet:
Pro 100 ml Infusionslösung 60 mg Calcium und 45 mg Phosphor zentralvenös bzw. 40 mg Calcium und 30 mg Phosphor peripher bei einem Frühgeborenen über 1500 g.

*Calcium*
- Calcium-Sandoz Injektionslösung 10% i.v., i.m. bzw. 20% i.v.:
1 ml Calcium-Sandoz 10% = 0,225 mmol $Ca^{2+}$ = 9 mg $Ca^{2+}$
1 ml Calcium-Sandoz 20% = 0,45 mmol $Ca^{2+}$ = 18 mg $Ca^{2+}$.
Pro 100 ml Infusionslösung:
6,5 ml Calcium-Sandoz 10% (= 58,5 mg $Ca^{2+}$) bzw.
3,5 ml Calcium-Sandoz 20% (= 63 mg $Ca^{2+}$) zentralvenös
oder:
4,5 ml Calcium-Sandoz 10% (= 40,5 mg $Ca^{2+}$) bzw.

**Tab. 14:** Zusammensetzung intravenöser Fettemulsionen.

|  | Intralipid® (Sojabohne) | Lipovenös® (Sojabohne) |
|---|---|---|
| Phospholipid | 1,2% | 1,2% |
| Glycerin | 2,25% | 2,5% |
| Fettsäuren |  |  |
|   Linolsäure | 52% | 54% |
|   Ölsäure | 22% | 26% |
|   Palmitinsäure | 13% | 9% |
|   Linolensäure | 8% | 8% |
|   Stearinsäure | 4% | 3% |
|   Andere | – | 3% |
| Kalorien (kcal/ml) |  |  |
|   10% | 1,1 | 1,1 |
|   20% | 2,0 | 2,0 |

2,0 ml Calcium-Sandoz 20% (= 36 mg $Ca^{2+}$) periphervenös.
Die Calcium-Zugabe zu phosphathaltigen Aminosäuren-/Glucoselösungen muß vor Infusionsbeginn erfolgen, um eventuelle Ausfällungen zu erkennen!

*Phosphor*
- Natriumglycerophosphat - Ampulle Fresenius:
  1 ml = 2 mmol $Na^+$ und 1 mmol Phosphor (= 31 mg $P^{5+}$).
  Pro 100 ml Infusionslösung:
  1,5 ml Natriumglycerophosphat (= 46,5 mg $P^{5+}$) zentralvenös bzw.
  1,0 ml Natriumglycerophosphat (= 31 mg $P^{5+}$) periphervenös.
- Natriumphosphat Braun:
  1 ml = 1 mmol $Na^+$ und 0,6 mmol Phosphor (= 18,6 mg $P^{5+}$).
  Pro 100 ml Infusionslösung:
  2,5 ml Natriumphosphat (= 46,5 mg $P^{5+}$) zentralvenös bzw.
  1,5 ml Natriumphosphat (= 27,9 mg $P^{5+}$) periphervenös.
- Natriumphosphat-Lösung (Fresenius):
  1 ml = 1 mmol $Na^+$ und 0,545 mmol Phosphor (= 16,9 mg $P^{5+}$).
  Pro 100 ml Infusionslösung:
  2,5 ml Natriumphosphat (= 42,2 mg $P^{5+}$) zentralvenös bzw.
  1,5 ml Natriumphosphat (= 25,3 mg $P^{5+}$) periphervenös.
- Kaliumphosphat Braun:
  1 ml = 1 mmol $K^+$ und 0,6 mmol Phosphor (= 18,6 mg $P^{5+}$).
  Pro 100 ml Infusionslösung:
  2,5 ml Kaliumphosphat (= 46,5 mg $P^{5+}$) zentralvenös bzw.
  1,5 ml Kaliumphosphat (= 27,9 mg $P^{5+}$) periphervenös.

Die Phosphatzugabe zu calciumhaltigen Aminosäure-/Glucoselösungen muß vor Infusionsbeginn erfolgen, um eventuelle Ausfällungen zu erkennen!

*Magnesium*
- Neugeborene: 5 bis 7 mg/kgKG/d
- Magnorbin® 20% (Merck):
  1 ml = 0,54 mmol Magnesium = 13 mg $Mg^{2+}$.
  Pro 100 ml Infusionslösung:
  0,4 ml Magnorbin 20% (= 5,2 mg $Mg^{2+}$).

Literatur: [155–158]

**Vitamine**
Fettlösliche Vitamine:
- Vitaminbedarf: siehe Tabelle 15
- Vitalipid® Infant (1 Amp. = 10 ml Emulsion; vgl. Tab. 15):
  Dosierung: 1 bis 1,5 ml/kgKG/d als Zusatz zu Intralipid® 20%.

Wasserlösliche Vitamine:
- Vitaminbedarf: siehe Tabelle 15
- Soluvit® (1 Injektionsflasche in 10 ml Glucose 5- bis 10%ig gelöst; s. Tab. 15):
  Dosierung: 1 ml/kgKG/d (lichtgeschützt!) als Zusatz in Glucose 5 bis 20% oder Intralipid® 20%.
  Die Soluvit®-Lösung erst in den letzten 2 bis 3 Stunden Infusionszeit der Infusionslösung zufügen, da sonst Oxidationsvorgänge auftreten können.

Literatur [159, 160]

**Spurenelemente**
- Spurenelementbedarf: siehe Tabelle 16
- Kurzdauernde TPE: Substitution der „Tagesdosis" 1mal pro Woche
- TPE > 4 Wochen: tägliche Substitution

**Tab. 15:** Empfohlene Vitaminzusätze bei parenteraler Ernährung von Früh- und Termingeborenen im Vergleich mit Vitalipid® Infant und Soluvit®.

| Vitamin | Reife Neugeborene (Tagesdosis) | Frühgeborene (Dosis/kgKG/d) | Vitalipid® Infant (1 ml) | Soluvit® (1 ml) |
|---|---|---|---|---|
| **Fettlöslich** | | | | |
| A [IU] | 2300 | 900 | 230 | |
| E [IU] | 7 | 2,8 | 0,7 | |
| K [µg] | 200 | 80 | 20 | |
| D [IU] | 400 | 160 | 40 | |
| **Wasserlöslich** | | | | |
| Ascorbinsäure [mg] | 80 | 32 | | 3,0 |
| Thiaminnitrat [mg] | 1,2 | 0,48 | | 0,12 |
| Riboflavin [mg] | 1,4 | 0,56 | | 0,18 |
| Pyridoxin [mg] | 1,0 | 0,4 | | 0,2 |
| Nicotinamid [mg] | 17 | 6,8 | | 1,0 |
| Pantothensäure [mg] | 5 | 2,0 | | 1,0 |
| Biotin [µg] | 20 | 8,0 | | 30,0 |
| Folsäure [µg] | 140 | 56 | | 20,0 |
| Cyanocobalamin [µg] | 1,0 | 0,4 | | 0,2 |

**Tab. 16:** Empfohlene Spurenelementzusätze bei total parenteraler Ernährung von Früh- und Termingeborenen im Vergleich mit Inzolen-Infantibus.

| Element | Reife Neugeborene [µg/kgKG/d] | | Frühgeborene [µg/kgKG/d] | Inzolen-Infantibus sine Na, K [µg/ml] |
|---|---|---|---|---|
| Zink | 250 | < 3 Monate | 400 | 98,07 |
|  | 100 | > 3 Monate |  |  |
| Kupfer | 20 | | 20 | 31,78 |
| Selen | 2,0 | | 2,0 | |
| Chrom | 0,20 | | 0,20 | 10,4 |
| Mangan | 1,0 | | 1,0 | 27,47 |
| Molybdän | 0,25 | | 0,25 | |
| Magnesium | | | | 6076,25 |
| Eisen | | | | 89,36 |
| Cobalt | | | | 11,79 |
| Fluorid | | | | 0,95 |
| Iodid | 1,0 | | 1,0 | 0,38 |

- Inzolen-Infantibus sine Na, K (Zusammensetzung s. Tab. 16)
  Dosierung: 0,5 bis 1 ml/kgKG/d.
  Die Verabreichung erfolgt 1:1 mit Glucose 5% verdünnt als Kurzinfusion.
- Carnitin: 50 mg/kgKG/d p. o.
- Zink: z. B. Unizink® (als intravenöser Zusatz):
  1 ml = 9,1 mmol Zink = 600 µg $Zn^{2+}$
  Dosierung: siehe Tabelle 16.
  Literatur: [161]

**Zugangswege für die total parenterale Ernährung**
Siehe hierzu Tabelle 17.

**Überwachung der total parenteralen Ernährung**
Siehe hierzu Tabelle 18.

**Komplikationen der total parenteralen Ernährung**
Katheterbedingte Komplikationen
- Thrombose (z. B. Verschluß der V. cava superior)
- Perforation zentraler Gefäße
- Pneumothorax
- Hydrothorax, Hämatothorax
- Hydroperikard, Hämaperikard (Perikardtamponade)
- Sepsis (koagulase-positive und -negative Staphylokokken, Streptococcus viridans, E. coli, Pseudomonas aeruginosa, Klebsiella, Candida albicans).

Metabolische Komplikationen
- Elektrolytstörungen
- Hypoglykämie/Hyperglykämie
- Aminosäurenimbalanzen

Tab. 17: Zugangswege für die total parenterale Ernährung (TPE).

|  | Zentralvenöser Zugang | Periphervenöser Zugang |
|---|---|---|
| Dauer der TPE | > 2 Wochen | 1–2 Wochen |
| Osmolarität der Infusionslösungen | > 900 mosm/l | < 900 mosm/l |
| Konzentration der  Glucoselösung | < 25 g/dl (= 1387 mosm/l) | < 12,5 g/dl (= 693,5 mosm/l) |
| Aminosäurelösung | < 3% (= 240 mosm/l) | < 2% (= 160 mosm/l) |
| Infusionsmenge | 100 ml/kgKG | 150 ml/kgKG |
| Ca-Gluconat-Menge | < 600 mg/dl (= 60 mg Ca/dl) | < 400 mg/dl (= 40 mg Ca/dl) |
| Phosphormenge | ≤ 45 mg/dl | ≤ 30 mg/dl |

**Tab. 18:** Überwachung der total parenteralen Ernährung.

| | 1. Woche | Ab 2. Woche |
|---|---|---|
| Körpergewicht | täglich (tgl.) | täglich |
| Körperlänge | wöchentlich (wö) | wöchentlich |
| Kopfumfang | wö | wö |
| | | |
| Flüssigkeitsmenge | tgl. | tgl. |
| Kalorien | tgl. | tgl. |
| | | |
| Blutbild/Hämoglobin | 2–3 · /Woche | wö |
| Thrombozyten | wö | wö |
| Na, K, Cl | tgl. | 2–3 · /Woche |
| Blutzucker | 3 · tgl. oder öfter | tgl. oder öfter |
| Urinzucker | 3 · tgl. oder öfter | tgl. oder öfter |
| Calcium | tgl. | 1–2 · /Woche |
| Phosphat | 1–2 · /Woche | wö |
| Calcium im Urin ($<$ 0,125 mmol/kgKG/die) | 2 · /Woche | wö |
| Phosphat im Urin ($<$ 5 mg/kgKG/die) | 2 · /Woche | wö |
| Magnesium | wö | wö |
| Gesamteiweiß/Albumin | wö | wö |
| Harnstoff/Kreatinin | 1–2 · /Woche | wö |
| Direktes Bilirubin | wö | wö |
| GOT/PT | wö | wö |
| Alk. Phosphatase | wö | wö |
| Triglyceride ($<$ 150 mg/dl) | wö | wö |
| Cholesterol ($<$ 200 mg/dl) | wö | wö |
| Ammoniak | bei Bedarf | bei Bedarf |
| Zink | monatlich | monatlich |
| Kupfer | monatlich | monatlich |

- Hyperammonämie
- Orotämie
- Hyperchlorämische metabolische Azidose
- Mangel an essentiellen Fettsäuren
- Osteopenie
- Cholestase
- Mangel an Spurenelementen
- Vitaminmangel.

Hämatologische Komplikationen
- Thrombozytopenie
- Verdrängung des Bilirubins vom Albumin
- Eisenmangelanämie
- Anämie durch rezidivierende Blutentnahmen.

## 4.2 Enterale Ernährung von Frühgeborenen

Ziele der Ernährung von Frühgeborenen (enterale, additive und total parenterale) sind:
- Aufrechterhaltung der metabolischen Prozesse
- Beibehaltung einer Wachstumsrate, die der intrauterinen Wachstumsrate (ca. 14 bis 18 g/kgKG/d) dem Gestationsalter entsprechend angeglichen ist, und
- Ggf. Förderung von Heilungsprozessen.

Probleme des Frühgeborenen bezüglich der Ernährung:
- Geringe Nährstoffreserven
- Geringe Energiereserven
- Hohe Wachstumsrate/hoher Umsatz
- Unreife der gastrointestinalen Funktionen
- Unreife der Nieren.

Durch die „Nahrungszufuhr" müssen sowohl ein hoher Energiebedarf (ungefähr 110 bis 150 kcal/kgKG/d) als auch ein hoher Flüssigkeitsbedarf gedeckt werden.
Beispiele:
- Perspiratio insensibilis:
  - Frühgeborene kleiner 1000 g: 30 bis 60 ml/kgKG/d
  - Frühgeborene größer 2500 g: 15 bis 40 ml/kgKG/d
- Erhöhter Wärmeverlust über die Körperoberfläche
- Geringe Entwicklung des Unterhautfettgewebes
- Hoher Energieverlust über den Stuhl.

Zur Deckung des notwendigen Flüssigkeits- und Energiebedarfs bei Frühgeborenen ist initial meistens der enterale Nahrungsaufbau (besonders bei VLBW (< 1500 g) und bei VVLBW (< 1000 g) nicht ausreichend. Eine additive und zum Teil auch total parenterale Ernährung dieser Kinder ist erforderlich [147, 151, 162–167].

### 4.2.1 Ernährung mit Muttermilch

In den ersten 4 Wochen postpartal unterscheidet sich die „prämature Milch" von der reifen Muttermilch durch folgende Faktoren (s. Tab. 19):
- Höherer Kaloriengehalt
- Höherer Proteinanteil
- Höherer Natriumgehalt
- Höherer Chloridgehalt
- Geringerer Lactoseanteil.

Bei Fütterung mit prämaturer Muttermilch/Muttermilch sollten folgende Zusätze verabreicht werden:
- Multivitaminpräparat (z. B. Multibionta®; 7 Tropfen/kgKG/d)
- Vitamin $D_3$: 500 E/d
- Folsäure: 20 bis 50 µg/d
- Eisen als Eisensulfat: 2 bis 3 mg/kgKG/d ab dem 2. Monat
- Vitamin E: evtl. täglich 0,7 IU/100 kcal; der Serumspiegel soll im Bereich von 1 bis 3 mg/dl liegen
- Calcium und Phosphor: Die zum Teil sehr unterschiedlichen Angaben schwanken zwischen 80

Tab. 19: Reife und prämature Muttermilch in den ersten 4 Wochen der Laktation.

|  | Reife Muttermilch (pro 100 ml) | Prämature Muttermilch (pro 100 ml) |
|---|---|---|
| Energie [kcal] | 70,2– 73,6 | 73,0– 76,0 |
| Protein [g] | 1,3– 1,8 | 1,5– 2,1 |
| Fett [g] | 2,9– 3,4 | 3,2– 3,6 |
| Kohlenhydrat [g] | 6,4– 7,1 | 6,3– 7,2 |
| Natrium [mg] | 15,4– 21,8 | 21,8– 39,1 |
| Chlorid [mg] | 36,4– 58,8 | 38,5– 63,0 |
| Kalium [mg] | 50,7– 65,5 | 53,4– 67,0 |
| Calcium [mg] | 26,7– 29,3 | 26,6– 31,4 |
| Phosphor [mg] | 13,8– 16,9 | 12,9– 13,8 |
| Magnesium [mg] | 2,7– 3,1 | 3,0– 3,6 |
| Kupfer [µg] | 57,0– 73,0 | 63,0– 83,0 |
| Eisen [µg] | 81,0–111,0 | 90,0–110,0 |
| Zink [µg] | 260,0–535,0 | 392,0–530,0 |

mg/kgKG/d Calcium und 40 mg/kgKG/d Phosphor bzw. 240 mg/kgKG/d Calcium und 80 mg/kgKG/d Phosphor.
Beginn (nur bei Gewichtszunahme) etwa am 10. bis 14. Lebenstag.
Voraussetzung: 100 kcal werden oral aufgenommen.
Dosierung: langsam steigern (etwa 1 bis 2 mmol/kgKG/Woche bzw. 40 bis 80 mg Calcium/kgKG/Woche) bis zu einem Gewicht von ca. 2000 g bzw. bis zur 40. Woche post conceptionem (z. B. Calciumglycerophosphat Merck).
Ziel: über 1 bis 2 mmol/l Calcium und über 0,4 mmol/l Phosphor im Urin [168].

**Haltbarkeit**
- „Frische" Muttermilch: Innerhalb von 30 bis 60 Minuten verfüttern
- Gekühlte Muttermilch: Für 24 bis 72 Stunden im Kühlschrank
- Gefrorene Muttermilch: Für 2 Wochen im Kühlfach des Kühlschrankes bzw. bis zu 3 Monaten im Gefrierschrank (– 18 °C).

**Bakteriologie**
Muttermilch kann beim Nachweis folgender Keime verwendet werden:
- Koagulase-negative Staphylokokken $< 10^5$ Keime/ml
- Vergrünende Streptokokken
- Aerobe Sporenbildner.

Beim Nachweis anderer Keime sollte die Muttermilch nicht verfüttert werden.

**Anreicherung**
Wird die Muttermilch in ausreichender Menge toleriert, kann sie bei Frühgeborenen bis zu einem Gewicht von über 2500 g mit FM 85® (Nestle) bzw. Eoprotin® (Milupa) angereichert werden. Die Anreicherung besteht hauptsächlich in der Zufuhr von Molkenprotein und Spurenelementen, als Koh-

Tab. 20: Zusammensetzung der Muttermilch-Supplemente.

| | FM 85® (5 g) | Eoprotin® (4 g) |
|---|---|---|
| Eiweiß [g] | 0,9 | 0,8 |
| Kohlenhydrat [g] | 3,5 | 2,8 |
| Natrium [mg] | 27 | 26,7 |
| Kalium [mg] | 11 | 3,2 |
| Calcium [mg] | 51 | 50,0 |
| Phosphor [mg] | 34 | 34 |
| Chlorid [mg] | 19 | 20 |
| Magnesium [mg] | 2 | 2,8 |
| Eisen [µg] | | 20 |
| Vitamine: | | |
| A [mg] | | 0,04 |
| E [mg] | | 0,27 |
| $K_1$ [µg] | | 0,27 |
| C [mg] | | 20 |
| Energie [kcal] | 18 | 15 |

lenhydrat wird nur Maltodextrin verwendet.

Dosierung: 1 bis 3 (5) g pro 100 ml Muttermilch.

Die Zusammensetzung der Muttermilch-Supplemente kann Tabelle 20 entnommen werden.

### 4.2.2 Enterale Formula-Ernährung

Die Empfehlungen basieren auf den Daten der European Society of Paediatric Gastroenterology and Nutrition (ESPGAN) und der angegebenen Literatur.

**Kohlenhydrate**
- Probleme: Osmolarität und Enzymaktivitäten.
- Zucker wie Glucose und Fructose erhöhen die Osmolarität der Nahrung sehr stark. Lactose ist als Kohlenhydrat nur bedingt zu verwenden, da die Enzymaktivitäten der Lactase eingeschränkt sind. Als Kohlenhydrat ist Maltose bzw. Maltodextrin gut geeignet, denn Maltase und Glucoamylase sind ab der 30. SSW voll entwickelt. Stärke ist wegen der geringen Aktivität der Alpha-Amylase nicht zu empfehlen.
- Kohlenhydratmenge: 7 bis 14 g Kohlenhydrate/100 kcal.

**Aminosäuren**
- Probleme: Aminosäurenimbalanzen, Hyperaminoazidämie.
- Qualitativ sollte die Zusammensetzung der Aminosäuren etwa der Muttermilch angeglichen sein. Schlecht abgebaut werden Aminosäuren im Caseinanteil. Sie können

ein für das Gehirn toxisches Niveau erreichen (z. B. Tyrosin). Molkenproteinreiche Nahrungen werden besser verstoffwechselt. Ein vorteilhaftes Verhältnis zwischen Molkenprotein und Casein scheint bei ca. 70:30 zu liegen [167].
- Proteinmenge: Eine Stickstoffretention von ca. 340 mg/kgKG/d wird angestrebt. Dies bedeutet, daß ca. 3,7 g/kgKG/d oder etwa 3 g Protein/100 kcal zugeführt werden müssen.

**Fette**
- Probleme: Fettmalabsorption, ungenügende Sekretion der Gallensäuren und Pankreaslipase.
- Fett hat als Energielieferant den Vorteil, daß es kaum die Osmolarität der Nahrung erhöht und in relativ geringer Menge ein hohes Maß an Energie zuführt. Gut utilisiert werden vor allem mittelkettige Triglyceride (MCT). Eine Zufuhr der essentiellen Fettsäuren (Linolsäure und Linolensäure) ist erforderlich [154]. Ungefähr 45% des gesamten Kalorienbedarfs sollte durch den Fettanteil der Nahrung gedeckt werden. Der Einsatz von langkettigen mehrfach ungesättigten Fettsäuren wird derzeit realisiert.
- Fettmenge: 3,6 bis 7,0 g/100 kcal; davon bis maximal 40% MCT-Anteil.

**Mineralstoffe**
- Natrium: 3 bis 5 mmol/kgKG/d bzw. 23 bis 53 mg Natrium pro 100 kcal
- Kalium: 1 bis 3 mmol/kgKG/d bzw. 70 bis 150 mg Kalium pro 100 kcal
- Chlorid: ca. 40 bis 69 mg/100 ml Nahrung bzw. 60 bis 90 mg/100 kcal
- Magnesium: 6 bis 12 mg/100 kcal
- Calcium und Phosphor:
  Der Bedarf an Calcium und Phosphat ist bei Frühgeborenen deutlich höher als bei reifgeborenen Kindern. Die $Ca^{2+}$-Resorption hängt von verschiedenen Faktoren ab (Vitamin D, intestinale Resorption, Lactosezufuhr, Fettzufuhr etc.). Die Phosphatresorption ist konstant. Der Calcium-Phosphor-Quotient sollte bei 1,5 bis 2 liegen. Calcium muß nach individuellem Bedarf zusätzlich enteral supplementiert werden [155–157].
  - Calcium: ca. 200 bis 250 mg/kgKG/d bzw. 70 bis 140 mg/100 kcal
  - Phosphor: ca. 75 mg/kgKG/d bzw. 50 bis 90 mg/100 kcal.

**Spurenelemente**
- Eisen: Mit ca. 6 bis 8 Wochen beginnen; vor diesem Zeitpunkt ergibt sich nur selten eine eindeutige Indikation (*Cave:* Vitamin E-Hämolyse). 2 bis 2,5 mg/kgKG/d bzw. 1,2 bis 1,5 mg Eisen pro 100 kcal
- Zink: 0,5 bis 1,1 mg/100 kcal
- Kupfer: 90 µg/100 kcal
- Mangan: 5 µg/100 kcal
- Iod: 5 bis 10 µg/100 kcal.
  Literatur: [169].

**Vitamine**
- Vitamin D: 3 µg/100 kcal (=120 E/100 kcal); dann zusätzlich ab der 1. Lebenswoche 500 E bis maximal 1000 E/d
- Vitamin E: 0,6 bis 1 mg/100 kcal
- Vitamin K: 4 bis 10 µg/100 kcal
- Vitamin $B_6$: 35 bis 159 µg/100 kcal

Tab. 21: Frühgeborenen-Nahrungen (Angaben pro 100 ml trinkfertige Nahrung).

|  | Prematil mit Milupan | Nestlé Beba Frühgeborenennahrung | Humana-O | Humana-OB | Humana-OF |
|---|---|---|---|---|---|
| Eiweiß [g] | 2,0 | 2,3 | 2,0 | 1,6 | 1,8 |
| Molkenprotein [%] | 60 | 78 | 50 | 60 | 50 |
| Casein [%] | 40 | 22 | 50 | 40 | 50 |
| Tannin [mg] | 6 | 5,6 | 6,5 | 6,0 | 6,0 |
| Fett [g] | 3,5 | 4,2 | 3,8 | 3,7 | 3,8 |
| MCT-Fett [g] |  | 1,6 |  | 1,1 | 1,14 |
| Kohlenhydrate [g] | 7,7 | 8,6 | 8,2 | 8,4 | 8,4 |
| Lactose [g] | 4,9 | 5,6 | 5,9 | 5,7 | 5,3 |
| Maltodextrin [g] | 2,8 | 3,0 | 2,3 | 2,7 | 3,1 |
| Mineralstoffe [g] | 0,4 | 0,45 | 0,41 | 0,26 | 0,36 |
| Natrium [mg] | 30 | 29 | 34 | 28 | 37 |
| Kalium [mg] | 75 | 86 | 73 | 48 | 75 |
| Calcium [mg] | 70 | 100 | 63 | 40 | 70 |
| Magnesium [mg] | 6,0 | 8,3 | 6,9 | 4,0 | 5,0 |
| Phosphor [mg] | 35 | 53 | 42 | 29 | 40 |
| Chlorid [mg] | 40 | 56 | 47 | 26 | 43 |
| Eisen [mg] | 0,08 | 1,2 | 1,1 | 0,8 | 1,1 |
| Ca:P | 2,0 | 1,9 | 1,5:1 | 1,4:1 | 1,8:1 |
| Spurenelemente |  |  |  |  |  |
| Kupfer [µg] | 64 | 70 |  |  |  |
| Zink [µg] | 400 | 600 |  |  |  |
| Iod [µg] | 10 | 12 | 12 | 10 | 12 |
| Mangan [µg] | 20 | 5,6 |  |  |  |
| Vitamine |  |  |  |  |  |
| A [µg/IU] | 63/210 | 72 | 90/300 | 90/300 | 90/300 |
| $B_1$ [mg] | 0,04 | 0,05 | 0,07 | 0,11 | 0,11 |
| $B_2$ [mg] | 0,14 | 0,11 | 0,1 | 0,15 | 0,15 |
| $B_6$ [mg] | 0,09 | 0,06 | 0,07 | 0,11 | 0,11 |
| $B_{12}$ [µg] | 0,15 | 0,18 | 0,26 | 0,30 | 0,30 |
| C [mg] | 15 | 13 | 13,5 | 12 | 12 |
| $D_3$ [µg/IU] | 2 | 2,0 | 1,1/43 | 1,5/60 | 1,5/60 |
| E [mg] | 2 | 1,4 | 1,6 | 1,92 | 1,92 |
| Biotin [µg] | 1,1 | 1,8 | 2,6 | 2,7 | 2,7 |
| Ca-D-Pantothenat [mg] | 0,27 | 0,36 | 0,71 | 0,9 | 0,9 |
| Folsäure [µg] | 43 | 48 | 56 | 13,2 | 13,2 |
| Niacin [mg] | 0,6 | 0,8 | 0,86 | 1,5 | 1,5 |
| Vitamin $K_1$ [µg] | 2,8 | 9,6 | 3,8 | 3,75 | 3,75 |
| Energie [KJ] | 298 | 334 | 317 | 310 | 318 |
| [kcal] | 70 | 80 | 75 | 73 | 75 |
| Osmolarität [mosmol/l] | 261 | 290 | 280 | 240 | 280 |

- Folsäure: 60 bis 100 µg/100 kcal
- Vitamin C: 7,5 bis 15 mg/100 kcal.

Die oben genannten Empfehlungen für die Ernährung von Frühgeborenen werden am besten von den sogenannten Spezialnahrungen für Frühgeborene erfüllt: z. B. Humana OF, Beba Frühgeborenennahrung, Prematil mit Milupan, Aletemil etc. (vgl. Tab. 21). Die Energiedichten dieser Milchen liegen zwischen 70 und 80 kcal/100 ml; die Osmolaritäten liegen zwischen 260 und 280 mosmol/l.

Adaptierte Säuglingsmilchen sind wegen ihrer Kohlenhydratzusammensetzung, der Supplementierung von Mineralstoffen (besonders Calcium und Phosphat), der Fettzusammensetzung etc. weniger geeignet.

Nahrungen auf Hydrolysatbasis sind teiladaptierte Säuglingsmilchen und somit ebenfalls für Frühgeborene weniger bis nicht geeignet.

Bei sehr unreifen Frühgeborenen oder Kindern mit gastrointestinalen Fehlbildungen bzw. Erkrankungen ist Alfaré (bei Bedarf in Kombination mit individueller Supplementanreicherung) durch niedrige Osmolarität, gute Resorption (hydrolysiertes Molkenprotein, hoher MCT-Anteil) und Anreicherung mit Spurenelementen, Taurin und L-Carnitin zum initialen Nahrungsaufbau geeignet (schrittweise Konzentrationserhöhung!).

## 4.3 Schemata für die parenterale und enterale Ernährung (additive parenterale Ernährung)

**Flüssigkeitsbedarf**
Der Flüssigkeitsbedarf ist abhängig von folgenden Faktoren:
- Gewicht des Frühgeborenen
- Zeitpunkt und Zielsetzung der Verabreichung (1. Lebenstag, Aufbau, Erhaltung).

Die entsprechenden Mengenangaben sind Tabelle 12, S. 261, zu entnehmen.

Von diesen Mengen müssen die orale Nahrungsmenge und das „Medikamentenwasser" abgezogen werden. Entsprechende Flüssigkeitsmodifika-

Tab. 22: Enteraler Nahrungsaufbau.

| Gewicht | Beginn | Aufbau |
|---|---|---|
| Unter 1000 g | 12 · 0,5 ml | 0,5 ml/Mahlzeit |
| 1000–1250 g | 12 · 1,0 ml | 1,0 ml/Mahlzeit |
| 1251–1500 g | 10 · 1,5–2,0 ml | 1,5–2,0 ml/Mahlzeit |
| 1501–2000 g | 8 · 3–5 ml | 3–5 ml/Mahlzeit |
| Über 2000 g | 8 (6) · 5–10 ml | 5–10 ml/Mahlzeit |

tionen (s. S. 261, parenterale Ernährung) sind zu beachten.

Mit dem oralen Nahrungsaufbau sollte so früh wie möglich begonnen werden.

Sind bei der enteralen Formula-Ernährung 100 ml/kgKG/d erreicht, so besteht die Infusionstherapie lediglich noch aus einer Glucoseinfusion (evtl. mit Elektrolytzusatz). Alle weiteren Infusionslösungen und auch Zusätze sind überflüssig.

Die maximale enterale Nahrungszufuhr beträgt 150 bis 170 ml/kgKG/d (entspricht ungefähr $1/6$ des Körpergewichts).

**Enteraler Nahrungsaufbau**
- Nahrungsbeginn postpartal:
  - Nach 4 Stunden: Glucose 5%
  - Nach 6 bis 8 Stunden: Muttermilch- bzw. Formula-Ernährung. (Genauere Angaben s. Tab. 22).

**Parenterale Ernährung von Frühgeborenen in Abhängigkeit vom Körpergewicht** (siehe hierzu Tabelle 23).

**Weitere Zusätze**
- Ab dem 4. Lebenstag Substitution der fett- und wasserlöslichen Vitamine:
  - Vitralipid® Infant (fettlösliche Vitamine):
    Dosierung: 1 bis 1,5 ml/kgKG/d
  - Soluvit® (wasserlösliche Vitamine):
    Dosierung: 0,5 bis 1 ml/kgKG/d
- Ab dem 7. Lebenstag Spurenelementsupplementierung;
  - Inzolen-Infantibus sine NaK:
    Dosierung: 0,5 bis 1 ml/kgKG/d
- Vitamin E alle 10 bis 14 Tage 10 mg/kgKG i. m.
- Evtl. Biseko® einmal pro Woche 10 ml/kgKG als Kurzinfusion.

Tab. 23: Parenterale Ernährung des Frühgeborenen in Abhängigkeit vom Körpergewicht.

| Tag | KH [g/kgKG] | AS [g/kgKG] | Fett [g/kgKG] | Na [mmol/kgKG] | K [mmol/kgKG] | Ca [mg/kgKG] | Phosphor [mmol/kgKG] | EQ |
|---|---|---|---|---|---|---|---|---|
| **Frühgeborene unter 1500 g** | | | | | | | | |
| 1 | 8 | – | – | – | – | – | – | 32 |
| 2 | 10 | 0,5 | – | 2 | 1 | 9*) | 0,5 | 42 |
| 3 | 12 | 1,0 | 0,5 | 3 | 1–2 | 9 | 0,5 | 57 |
| 4 | 14 | 1,0 | 0,5 | 3–4 | 1–2 | 18 | 0,8 | 66 |
| 5 | 15 | 1,0 | 0,75 | 3–4 | 1–2 | 27 | 1,3 | 73 |
| 6 | 16 | 1,5 | 1,0 | 3–4 | 1–2 | 36 | 1,3 | 81 |
| 7 | 16 | 2,0 | 1,5 | 3–4 | 1–2 | 36 | 1,3 | 88 |
| 8 | 16 | 2,0 | 2,0 | 3–4 | 1–2 | 36 | 1,3 | 94 |
| 9 | 16 | 2,5 | 2,5 | 3–4 | 1–2 | 36 | 1,3 | 102 |
| 10 | 16 | 2,5 | 2,5 | 3–4 | 1–2 | 36 | 1,3 | 102 |

**Tab. 23 (Fortsetzung): Parenterale Ernährung des Frühgeborenen in Abhängigkeit vom Körpergewicht.**

| Tag | KH [g/kgKG] | AS [g/kgKG] | Fett [g/kgKG] | Na [mmol/kgKG] | K [mmol/kgKG] | Ca [mg/kgKG] | Phosphor [mmol/kgKG] | EQ |
|---|---|---|---|---|---|---|---|---|
| **Frühgeborene über 1500 g** | | | | | | | | |
| 1 | 7 | – | – | – | – | – | – | 28 |
| 2 | 8 | 0,5 | – | 1 | 1 | – | – | 34 |
| 3 | 10 | 0,5 | 0,5 | 2 | 1 | 9*) | 0,5 | 48 |
| 4 | 12 | 1,0 | 0,5 | 2–3 | 1–2 | 18 | 0,7 | 58 |
| 5 | 14 | 1,0 | 0,75 | 2–3 | 1–2 | 27 | 0,8 | 68 |
| 6 | 15 | 1,5 | 1,0 | 2–3 | 1–2 | 27 | 0,8 | 77 |
| 7 | 16 | 1,5 | 1,5 | 2–3 | 2 | 27 | 0,8 | 87 |
| 8 | 16 | 2,0 | 2,0 | 2–3 | 2 | 27 | 0,8 | 94 |
| 9 | 18 | 2,0 | 2,0 | 2–3 | 2 | 27 | 0,8 | 102 |
| 10 | 18 | 2,5 | 2,5 | 2–3 | 2 | 27 | 0,8 | 109 |

*) 1 ml Calciumgluconat 10% enthält 9 mg bzw. 0,225 mmol Calcium

# 5 Blutaustauschtransfusion

## A. Queisser-Luft

**Ziele der Austauschtransfusion**
- Entfernung von Bilirubin
- Entfernung der durch Antikörper geschädigten Erythrozyten
- Entfernung frei zirkulierender Antikörper
- Korrektur einer Anämie
- Entfernung von endogenen und exogenen toxischen Substanzen (z. B. Sepsis, Hyperammonämie).

**Durchführung der Blutaustauschtransfusion**
*Zubehör:*
- Nabelvenen- bzw. Nabelarterienkatheter
- Zentrale Venenkatheter (Durchmesser: 0,5 mm)
- Nabelkatheterset mit notwendigem Instrumentarium zum Legen von Nabelkathetern
- Austauschtransfusionsset
- Sterile Spritzen (2 ml, 5 ml, 10 ml)
- Sterile Handschuhe, Kleidung, Mundschutz etc.
- Sterile Tücher
- Wärmebett (Wärmelampe, Wärmematte)
- Lichtstrahler
- Geräte zur Überwachung von Sauerstoffsättigung, Herzfrequenz, Atemfrequenz und Blutdruck
- Desinfektionsmittel
- Medikamente:
  - Diazepam (z. B. Valium®) (Sedierung: 0,3 bis 0,5 mg/kgKG/ED)
  - NaCl 0,9 %
  - Notfallmedikamente in Reichweite
- Für akute Notfälle:
  - Möglichkeiten zum Absaugen und zur Sauerstoffzufuhr vorbereiten und Beatmungsbeutel mit adäquater Beatmungsmaske bereitlegen
  - Intubationsbesteck in Reichweite.

*Vorbereitung des Patienten:*
- Letzte orale Nahrungszufuhr etwa 2 Stunden vor Beginn der Austauschtransfusion
- Intravenöser Zugang für Glucosezufuhr
- Regelmäßige Blutdruckmessung (Dinamap)
- Legen zentraler Zugänge:
  - Nabelvenenkatheter (Lage der Katheterspitze: Vena cava inferior)
  - Nabelarterienkatheter (Lage der Katheterspitze: 4. Lendenwirbelkörper)
  - Subklaviakatheter (Lage der Katheterspitze: Vena cava superior)
- Radiologische bzw. sonographische Kontrolle der Katheterlage. Eine Austauschtransfusion sollte

# Blutaustauschtransfusion

auf einer pädiatrischen Intensivstation durchgeführt werden.

*Austauschwege und Austauschtechniken:*
- Ein-Weg-Austausch:
  Austausch über einen zentralen Katheter (meist Nabelvenenkatheter)
- Zwei-Wege-Austausch:
  - Entnahme über Nabelarterienkatheter, Zufuhr über Nabelvenenkatheter
  - Entnahme über Nabelkatheter (arteriell oder venös), Zufuhr über periphere Vene
  - Entnahme über Subklaviakatheter, Zufuhr über periphere Vene.

Beim Zwei-Wege-Austausch muß besonders darauf geachtet werden, daß Entnahme- und Zufuhrvolumen gleich groß sind, um größere Blutvolumenschwankungen zu vermeiden.

Der Zwei-Wege-Austausch kann mit Hilfe von zwei gleich schnell laufenden Infusionspumpen (eine Pumpe infundiert, während die zweite Pumpe die gleiche Menge an Blut entnimmt) durchgeführt werden. Der Zwei-Wege-Austausch ist aufgrund der niedrigeren Komplikationsrate dem Ein-Weg-Austausch vorzuziehen.

*Art des Austauschblutes:*
- Neugeborene, bei denen eine Hämolyse vorliegt, erhalten Spenderblut, das mit dem Mutterblut kompatibel ist, z. B.:
  - Rh-Inkompatibilität: AB0-Gruppen-gleiches Blut;
    Mutter rh neg., Kind rh pos.: Spenderblut rh neg.
  - AB0-Inkompatibilität: Rh-gleiches Blut;
    Mutter 0 oder B, Kind A: Spenderblut Erythrozytenkonzentrat Gruppe 0 (1 Teil) und AB-Frischplasma (1 Teil)
- Möglichst frisches Austauschblut verwenden (Alter < 24 Stunden)
- Das Blut muß auf Hepatitis, Zytomegalie und HIV getestet und bestrahlt (1500 Gy) sein
- Das Transfusionsblut sollte eine Temperatur zwischen 35 und 37 °C besitzen
- Frisches Heparinblut soll besser geeignet sein als Citratblut. Bei Verwendung von Citratblut sollten der Blutkonserve (500 ml) 1000 bis 2000 E Heparin und 10 bis 20 ml Calciumgluconat 10 % zugesetzt werden.

*Austauschvolumen:*
- Das Austauschvolumen beträgt etwa das Zwei- bis Dreifache des kindlichen Blutvolumens (etwa 180 bis 250 ml/kgKG). Mit diesen Mengen werden etwa 85 % bzw. 90 % des kindlichen Blutvolumens ausgetauscht.

*Austausch-Einzelportionen bei der Ein-Weg-Methode*
- Reife Neugeborene (> 2500 g): 10 bis 15 ml
- Frühgeborene (< 2500 g): 5 ml.

*Austauschgeschwindigkeit:*
- Die Dauer eines Austauschs soll etwa 2 bis 3 Stunden betragen; d. h. die Geschwindigkeit soll bei etwa 100 ml/kgKG/Stunde bzw 1,5 bis 2 ml/kgKG/Minute liegen.

**Laboruntersuchungen**
*Vor* der Austauschtransfusion:
- Differentialblutbild mit Thrombozyten

- Bilirubin (gesamt, direktes, indirektes)
- Blutzucker
- Gesamteiweiß
- Elektrolyte
- Gerinnungsstatus
- Blutgasanalyse
- Blutkultur
- Ggf. spezielle Medikamentenspiegel.

Blut für Guthrietest und intrauterine Infektionen (TORCH) abnehmen; 10 ml Nativblut als Reserve asservieren!

*Während* der Austauschtransfusion (Halbzeit):
- Differentialblutbild mit Thrombozyten
- Blutzucker
- Bilirubin
- Elektrolyte
- Blutgasanalyse.

*Nach* der Austauschtransfusion:
- Differentialblutbild mit Thrombozyten
- Blutzucker
- Bilirubin
- Elektrolyte
- Gesamteiweiß
- Gerinnungsstatus
- Blutgasanalyse
- **Keine** Blutkultur.

**Überwachungsparameter vor, während und bis 4 Stunden nach der Austauschtransfusion**
- Herz- und Atemfrequenz
- Sauerstoffsättigung
- Temperatur (zentral und peripher)
- Blutdruck.

*Nach* der Austauschtransfusion ist zu *beachten*:
- Bei Verwendung von Heparinblut am Ende der Austauschtransfusion Protamin-Zinksulfat zur Neutralisierung des Heparins verabreichen: Dosierung: 1 mg Protamin-Zinksulfat pro kgKG (entspricht 1 ml/kgKG Protamin 1000 „Roche"®) als Einzeldosis über den zentralvenösen Zugang.
- Medikamentensubstitution nach der Austauschtransfusion:
  In der Regel sind die Verluste sehr gering. Eine zusätzliche Substitution für Digoxin kann meist unterbleiben. Antikonvulsiva werden nach vorhandenem Spiegel verabreicht. Antibiotika sollen im Anschluß an die Austauschtransfusion erneut gegeben werden.

**Wichtigste Nebenwirkungen bzw. Komplikationen der Austauschtransfusion**
- Kardiorespiration:
  - Apnoe/Tachypnoe
  - Arrhythmie, Bradykardie, Tachykardie, Asystolie
  - Hypovolämie, Hypervolämie
  - Hypotonie, Hypertonie
  - Lungenödem
- Gefäße:
  - Gefäßperforation
  - Vasospasmus
  - Thrombose, Embolie
  - Nekrotisierende Enterokolitis
- Infektionen:
  - Hepatitis, HIV-Infektion, Zytomegalie
  - Sepsis
- Sonstige:
  - Blutgruppenunverträglichkeit
  - Hypothermie
  - Intrakranielle Blutung

- Laborchemisch:
  - Hypoglykämie
  - Elektrolytimbalanzen
  - Azidose
  - Thrombozytopenie
  - Gerinnungsstörung.

Literatur: [170]

# 6 Peritonealdialyse beim Neugeborenen

A. Queisser-Luft

Das Peritoneum ist eine natürliche semipermeable Membran, die aus Epithelzellen, Blutgefäßen und einem Interstitium besteht und die gesamte Bauchhöhle auskleidet. Der Austausch von Flüssigkeit und Substanzen findet über ein Spaltsystem zwischen den Kapillarendothelien und Deckzellen statt.

Mechanismen, die bei der Peritonealdialyse zur Wirkung kommen, sind:
- Diffusion:
Sie erfolgt zwischen zwei Lösungen unterschiedlicher Teilchenkonzentration, die durch eine semipermeable Membran voneinander getrennt sind (Blut/Dialysat).
Elimination einer Substanz:
(Auslaufvolumen · Auslaufkonzentration) – (Einlaufvolumen · Einlaufkonzentration)
Die Diffusion wird von den folgenden 4 Faktoren hauptsächlich beeinflußt:
   - Membranpermeabilität
   - Oberflächenausdehnung der Membran
   - Molekulargewicht
   - Transmembranöser Konzentrationsgradient

Daneben beeinflussen auch Molekülladung und -gestalt die Diffusion.
- Ultrafiltration:
Sie beruht auf zwei Mechanismen:
   - dem hydrostatischen und
   - dem osmotischen Druckgefälle zwischen dem peritonealen Kapillarvolumen und der Bauchhöhle.
- Konvektiver Transport (solvent drag):
Er ist abhängig von der Menge des Ultrafiltrats und von der Lösungskonzentration, die in der Transportflüssigkeit vorliegen. Durch die intrazellulären Spalten im Peritoneum erfolgt der Flüssigkeitsstrom als bulk flow (zusammenhängende Wassersäule); die im Strom mitgerissenen gelösten Teilchen werden als solvent drag bezeichnet.

Veränderungen von Permeabilität und Mikrozirkulation durch die hyperosmolaren Lösungen (Dialysat) erzwingen ebenfalls einen gesteigerten peritonealen Transport.
Die peritoneale Clearance (s. S. 282) gibt das Verhältnis zwischen Elimination pro Minute und der vorliegenden Plasmakonzentration wieder. Durch die Clearance-Ratio wird das Verhältnis zur Harnstoffclearance dargestellt.

Wichtige Feststellungen:
- Die peritoneale Harnstoffclearance läßt sich durch Erhöhen des Dialysatvolumens nicht beliebig steigern
- Die Verkürzung der Ein- und Auslaufzeit kann die Harnstoffclearance verbessern
- Mit körperwarmer Spüllösung kann

$$\text{Peritoneale Clearance:} \frac{\text{Auslaufkonzentration} \cdot \text{Auslaufvolumen ml/min}}{\text{Plasmakonzentration}}$$

$$\text{Clearance-Ratio:} \frac{\text{Clearance (ermittelt)}}{\text{Clearance Harnstoff}} \cdot 100$$

die Harnstoffclearance deutlich gesteigert werden
- Je länger sich die Auslaufzeit über 10 Minuten hinauszieht, desto geringer wird die Effektivität der Dialyse
- Je länger die Verweildauer ist, um so geringer ist die Clearance kleiner Moleküle. Mittelgroße und große Moleküle (auch bei Verweildauern von mehreren Stunden) sind noch weit von der Äquilibration zwischen Blut und Dialysat entfernt.
- Mit Erhöhung der Glucosekonzentration im Dialysat kann die Substratelimination gesteigert werden.

**Indikationen**
- Akute Niereninsuffizienz
- Akute Stoffwechselentgleisung
- Massive Flüssigkeitsimbalanzen (konservative Therapie ohne Erfolg)
- Ausgeprägte Elektrolytstörungen (konservative Therapie ohne Erfolg)
- Elimination exogener Toxine/Substanzen.

**Vorteile der Peritonealdialyse im Vergleich zur Hämodialyse**
- Durchführung ist ohne großen Aufwand überall möglich
- Einfache Technik
- Sehr effektiv
- Geringes Übertragungsrisiko von Infektionen
- Geringe Kreislaufbelastung beim Patienten
- Keine systemische Heparinisierung erforderlich.

**Nachteile der Peritonealdialyse**
- Längere Dialysezeiten
- Höherer Eiweißverlust
- Lokales Infektionsrisiko (z. B. Peritonitis).

**Durchführung der Peritonealdialyse**
*Peritonealdialysezubehör:*
- Sterile Kleidung, Mundschutz, Handschuhe etc.
- Sterile Tücher, Wundbesteck (Skalpell, Pinzette, Schere, Nadelhalter etc.), Tupfer, Hautdesinfektionsmittel
- Sterile Spritzen und Kanülen, Dreiwegehähne
- Lokalanästhetikum
- Peritonealkatheter [171]
  - Medcomp Pendlebury Neonatal Catheter
    Enthält Besteck zur Implantation in Seldingertechnik.
    Vertrieb: Medical Components INC. Harleysville, PA 19438
    Telex: 8 46-4 20 Markel; Fax: (2 15) 2 56-17 87
  - Wallace Pädiatrische Peritoneal-Dialysekanüle
    Vertrieb: Boehringer Ingelheim Medizintechnik
    55216 Ingelheim/Rhein
    Tel.: 0 61 32/77 32 18, Telex: 04 18 79 10

- Straight Tenckhoff Peritoneal Dialysis Catheter
  Vertrieb: Boehringer Ingelheim Medizintechnik (s. o.)
- Babydos-System, Urometer, steriler Sammelbehälter
- Blutwärmer: Zum Aufwärmen der Dialysatlösung
- Dialysat (siehe unten)
- Infusionsständer
- Baby-Waage
- Wärmestrahler
- Wecker, Dialyseprotokoll.

*Vorbereitung des Patienten:*
- Legen des Blasenkatheters (Bilanzierung)
- Entleeren des Darms (*Cave*: Darmperforation)
- Legen eines zentralvenösen Zugangs (total parenterale Ernährung, regelmäßige Laborkontrollen)
- Ermitteln des Ausgangsgewichtes
- Ausreichendes Sedieren und Analgesieren
- Flaches Lagern des Neugeborenen.

*Katheterimplantation:*
- Aufsuchen des Punktionsortes: bei Neugeborenen liegt der Punktionsort für das Einführen des Peritonealkatheters 2 bis 3 cm oberhalb des Nabels in der Linea alba
- Infiltration der Punktionsstelle einschließlich des Peritoneums mit einem Lokalanästhetikum
- Auffüllen der Peritonealhöhle mit angewärmter physiologischer Kochsalzlösung
- Hautinzision im Bereich der Punktionsstelle mit dem Skalpell
- Senkrechtes Einführen des Katheters, Zurückziehen des Mandrins und Vorschieben des Katheters im Winkel von 45° in Richtung auf den Douglasschen Raum
- Anbringen einer Markierung am Katheter und Fixieren des Katheters (Naht)
- Lagedokumentation (tiefster Punkt im Douglasschen Raum) durch Röntgenaufnahme
- Umlagern des Patienten auf die digitale Babywaage und Konvektieren des Katheters mit dem Ein- (Babydossystem) bzw. Auslaufsystem (Urometer) über einen Dreiwegehahn
- Leichtes Hochlagern des Oberkörpers (Entlastung des Diaphragmas); kontinuierliche Wärmezufuhr über den Wärmestrahler.

*Dialysevorgang:*
- Auslaufenlassen des Instillats
- Probelauf: 10 ml Dialysatlösung/kgKG; Einlaufzeit, Verweildauer und Auslaufzeit von kurzer Dauer: ca. 5 Minuten (Testen des Systems)
- Dialysat soll auf Körpertemperatur erwärmt sein
- Volumen der Dialysatlösung pro Zyklus: 10 bis 30 ml/kgKG
- Dauer eines Zyklus: 60 bis 90 Minuten:
  - Zur Entfernung von „Wasser": Einlaufzeit 20 min – Verweildauer 20 min – Auslaufzeit 20 min
  - Zur Entfernung von toxischen Substanzen: Einlaufzeit 20 min – Verweildauer 30–40 min – Auslaufzeit 20 min
- Die Osmolarität des Dialysats soll ca. 30 bis 50 mosmol über der des Serums liegen (s. S. 284 oben).
- Engmaschige Überwachung der Vitalparameter Herzfrequenz, Blut-

$$\text{Osmolarität} = 2\,(\text{Na}^+\,\text{mval/l} + \text{K}^+\,\text{mval/l}) + \frac{\text{Glucose mg/dl}}{18} + \frac{\text{Harnstoff mg/dl}}{6}$$

druck, Atmung, Bewußtseinslage. Darüber hinaus Gewichtskontrolle, Bauchumfangsmessungen, Urinausscheidung. Bilanzierung. Überwachung mittels Dialyseprotokoll.
- Engmaschige Laborkontrollen:
  - Alle 4 bis 6 Stunden Blutbild mit Differentialblutbild, Elektrolyte, Blutzucker, Harnstoff, Kreatinin, Eiweiß, Lactat, CRP, Osmolarität und bei Bedarf Gerinnungsstatus.
  - Alle 12 bis 24 Stunden Dialysat (Auslauf) zur mikrobiologischen Untersuchung
- Entfernen des Katheters:
Nach dem letzten Auslauf Instillation von 5 ml physiologischer Kochsalzlösung über den Katheter und anschließend Entfernen des Katheters unter leichtem Sog und leichter Drehung (kein Widerstand!!). Einsenden der Katheterspitze zur mikrobiologischen Untersuchung.
- Medikamentenapplikation ggf. den aktuellen Laborparametern und Medikamentenspiegeln anpassen.

*Dialysatlösungen:*
- Zusammensetzung: siehe Tabelle 24
- Wegen einer möglichen Fructoseintoleranz nur glucosehaltige Dialysatlösungen verwenden
- Wenn das Serumkalium bei 4 mval/l liegt, sollte kaliumhaltiges Dialysat verwendet werden
- Heparinzusatz zur Dialysatlösung:
  - Erster Beutel: 500 E/l
  - Weitere Beutel: 200 E/l
- Keine prophylaktische Antibiotikazugabe zur Dialysatlösung!

Tab. 24: Zusammensetzung von Dialysatlösungen.

|         | Glucose [%] | Na [mmol/l] | Ca [mmol/l] | Cl [mmol/l] | Mg [mmol/l] | K [mmol/l] | Lactat [mmol/l] | Osmolarität [mosm/l] |
|---------|------|-----|-----|-------|---|---|----|-----|
| CAPD 2  | 1,5  | 134 | 3,5 | 103,5 | 1 | – | 35 | 358 |
| CAPD 3  | 4,25 | 134 | 3,5 | 103,5 | 1 | – | 35 | 511 |
| CAPD 4  | 2,3  | 134 | 3,5 | 103,5 | 1 | – | 35 | 401 |
| CAPD 2K | 1,5  | 134 | 3,5 | 105,5 | 1 | 2 | 35 | 362 |
| CAPD 3K | 4,25 | 134 | 3,5 | 105,5 | 1 | 2 | 35 | 515 |
| CAPD 4K | 2,3  | 134 | 3,5 | 105,5 | 1 | 2 | 35 | 405 |

Hersteller:
Fresenius AG, Borkenweg 14, 61440 Oberursel/Ts.
Tel.: 0 6171/60-0, Telex: 410 805 fres d

Beispiel für die Mischung verschiedener Dialysatlösungen:
- CAPD 2: 358 mosmol/l (16,5g Glucose/1000 ml)
- CAPD 3: 511 mosmol/l (46,5g Glucose/1000 ml).

Die erforderliche Mischung richtet sich nach der vorhandenen Serumosmolariät.
Die Serumosmolarität beträgt im angenommenen Beispiel 380 mosmol/l. Die Dialysatosmolarität soll 30 bis 50 mosmol über der Serumosmolarität liegen (z. B. 420 mosmol/l). Um dies zu erreichen, benötigt man 3 Teile der Lösung CAPD 2 (358 mosmol/l) und zwei Teile der Lösung CAPD 3 (511 mosmol/l).

**Komplikationen der Peritonealdialyse**
- Blutung
- Thrombose
- Perforation
- Katheterfehllage
- Dialysat-Leakage
- Auslaufobstruktion
- Peritonitis
- Kardiovaskuläre Komplikationen (z. B. Volumenüberladung)
- Pulmonale Komplikationen (z. B. Lungenödem)
- Metabolische Komplikationen (z. B. Elektrolytimbalanzen, Hyperglykämie)
- Zerebrale Komplikationen (z. B. Krampfanfall, Hirnödem).

**Vorgehen bei Peritonitis**
- Dialyse nicht beenden!
- Initial: 3 schnelle Zyklen mit frischem Dialysatbeutel ohne Antibiotikazusatz!
- Anschließend: Antibiotikazusatz:
  - Cephalotin:
    Initialdosis: 500 mg/l in ersten Beutel
    Erhaltungsdosis: 250 mg/l während der anschließenden Therapie über 14 Tage
    in Kombination mit
  - Aminoglykosid (z. B. Gernebcin®):
    Initialdosis: 1,7 mg/kgKG im ersten Beutel
    Erhaltungsdosis: 8 mg/l während der anschließenden Therapie über 7 Tage.
    Grundsätzlich werden der Dialysatlösung 500 bis 1000 E Heparin/l zugesetzt, bis die Dialysatflüssigkeit wieder klar ist. Dann werden wieder 200 E/l verabreicht.
- Ggf. systemische Antibiotikagabe.

Literatur: [172–174]

# 7  Lysetherapie thromboembolischer Gefäßverschlüsse

## A. Queisser-Luft

Im Neugeborenenalter treten thromboembolische Verschlüsse (sowohl arterielle als auch venöse) meist als Komplikationen von zentralen Venen- bzw. Arterienkathetern oder von retrograden Sondierungen (z.B. Herzkatheteruntersuchung) sowie im Verlauf von Schockzuständen mit disseminierter intravasaler Gerinnung (DIC) auf. In seltenen Fällen handelt es sich um kongenitale Thrombosen. Die Inzidenz klinisch signifikanter thromboembolischer Komplikationen im Zusammenhang mit Nabelvenen- und/oder Nabelarterienkathetern wird mit ca. 1% angegeben; radiologisch erkennbare Thrombosen werden aber bei 20 bis 90(!)% von Neugeborenen mit Nabelvenen- und/oder Nabelarterienkathetern gefunden.

Thrombektomien haben wegen der engen Gefäßkaliber bei Früh- und Termingeborenen nur geringe Erfolgschancen. Sie werden deshalb als therapeutische Maßnahmen nur selten durchgeführt [175].

Eine therapeutische Alternative ist die medikamentöse, fribrinolytische Behandlung dieser Patienten [176–179].

Die Fribrinolyse erfolgt durch den enzymatischen Abbau des fibrinhaltigen Thrombus bzw. Embolus. Plasminogen-Aktivatoren, z.B. Streptokinase/Urokinase, katalysieren die Reaktion von Plasminogen zu Plasmin. Diese Aktivierung des inaktiven Plasminogens stellt die Basis der Fibrinolyse dar.

Der Abbau des Fibrins (Fibrinolyse) ist das Ergebnis eines diffizilen Zusammenspiels zwischen Fibrin, Alpha-2-Antiplasmin, Plasminogen, Plasmin, Plasminogen-Aktivator und Fibrinogen.

Der *„Tissue plasminogen activator"* ist ein natürlich vorkommendes Protein, das hauptsächlich von den Endothelzellen der Blutgefäße produziert wird und die Umwandlung des inaktiven Proenzyms Plasminogen in die aktive Serin-Protease Plasmin bewirkt. Der Gewebe-Plasminogen-Aktivator hat eine hohe Fibrinaffinität, und der gebildete Komplex aus Fibrin und Tissue plasminogen activator fördert die Bindung von Plasminogen an Fibrin. Dieses aktivierte fibringebundene Plasminogen produziert lokal im Bereich des vorliegenden Thrombus Plasmin. Plasmin zerlegt das Fibrin mittels proteolytischer Spaltung in lösliche Fibrinspaltprodukte. Durch den thrombo-selektiven Mechanismus und infolge einer niedrigen Affinität des Gewebe-Plasminogen-Aktivators zu dem zirkulierenden Plasminogen sind die systemischen Effekte als sehr gering einzustufen.

Die *Streptokinase* (Stoffwechselprodukt der beta-hämolysierenden Streptokokken) besitzt selbst keine fibrinolytischen Aktivitäten. Sie wirkt aber als indirekter Plasminogen-Aktivator. Streptokinase verbindet sich mit Plasminogen zu einem Streptokinase-Plasminogen-Aktivator-Komplex. Dieser Komplex wirkt selbst nicht proteolytisch, bindet sich aber wie Plasmin an das Fibrin. Der Komplex wird auf der Thrombusoberfläche fixiert und aktiviert damit das fibrinogengebundene Plasminogen zu Plasmin (exogene Thrombusfibrinolyse). Durch Untersuchungen ist belegt, daß die Streptokinase selbst in das Thrombusinnere diffundiert (endogene Thrombusfibrinolyse). Die durch Streptokinase induzierte fibrinolytische Aktivität wird durch das vorhandene Inhibitorenpotential der Fibrinolyse deutlich eingeschränkt bzw. erfordert sehr hohe Streptokinase-Dosierungen. Streptokinase selbst hat eine ausgeprägte Immunogenität und Pyrogenität.

*Urokinase* (körpereigenes Fibrinolytikum/Serinprotease, nicht identisch mit „tissue-type Plasminogen-Aktivator") ist ein direkter Plasminogen-Aktivator. Urokinase spaltet das einkettige Plasminogen durch Proteolyse in das zweikettige Plasmin. Parallel dazu kommt es durch die Plasminämie zur Aufspaltung von Fibrinogen, und es entsteht damit ein zusätzlicher antikoagulatorischer Effekt (*Cave*: Blutungsgefahr). Urokinase selbst ist nicht immunogen.

**Symptome**
Die klinische Symptomatik thromboembolischer Gefäßverschlüsse hängt sowohl von der Art (arteriell/venös), der Lokalisation als auch von der Dauer des bestehenden Verschlusses ab.

- Periphere *arterielle* Verschlüsse:
Akuter Beginn, starke Schmerzen, keine Ödembildung, kühl-kalte Hauttemperatur, blaß-marmorierte Hautfarbe, Pulslosigkeit, kollabierte Hautvenen und Linderung der Symptomatik bei Tieflagerung der Extremität.
- Periphere *venöse* Verschlüsse:
Akuter Beginn, Schmerzen, Ödembildung, warme Hauttemperatur, leicht zyanotische Hautfarbe, Pulse tastbar, gestaute Hautvenen und Linderung der Symptomatik bei Hochlagerung der Extremität.
- Bei Verschlüssen der *Nierenarterien* bzw. *Nierenvenen* sind als Symptome festzustellen: Hämaturie, Proteinurie, Oligurie und arterielle Hypertension.

Eine weitere Besonderheit stellt der Hirninfarkt dar.

**Diagnostik**
Besteht der Verdacht auf einen arteriellen und/oder venösen Verschluß, muß unverzüglich eine weiterführende Diagnostik eingeleitet werden.

*Bildgebende Verfahren:*
- Sonographie/Dopplersonographie/Farbdopplersonographie der Gefäße im entsprechenden Bereich
- Digitale Subtraktionsangiographie (s. Abb. 74)
- Ggf. konventionelle Angiographie
- Ggf. Computertomographie, Kernspintomographie.

*Labordiagnostik:*
Die Labordiagnostik ergibt nur einige Ansatzpunkte für die weiterführende Therapie. Sie dient aber vor allem der Überwachung einer fibrinolytischen

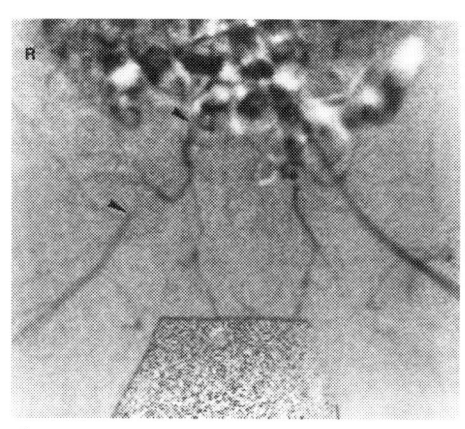

a)

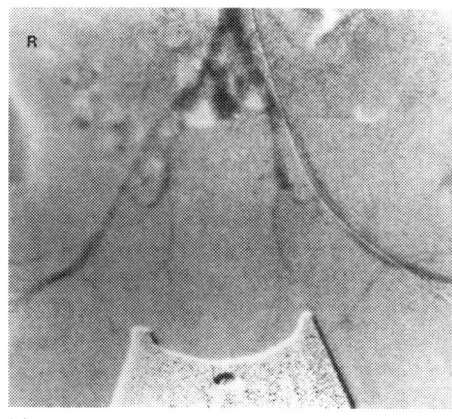

b)

Abb. 74: Digitale Subtraktionsangiographie der Beckenarterien bei einem Frühgeborenen der 35. Schwangerschaftswoche:
a) Vor fibrinolytischer Thrombolyse (Streptokinase); nicht durchbluteter Anteil der rechten A. iliaca externa zwischen den Pfeilen.
b) Nach 19stündiger fibrinolytischer Therapie; Reperfusion des verschlossenen Anteils der A. iliaca externa.

Therapie und zum Ausschluß weiterer Komplikationen.
- Blutbild mit Differentialblutbild
- Thrombozyten
- CRP

- Kompletter Gerinnungsstatus: Quick/Thromboplastinzeit, partielle Thromboplastinzeit, Thrombinzeit, Reptilasezeit, Fibrinogen, Antithrombin III, Plasminogen, Gerinnungsfaktoren, Fibrinspaltprodukte
- Blutkultur
- Serumelektrolyte
- Harnpflichtige Substanzen
- Transaminasen
- Ggf. Antistreptolysintiter.

**Differentialdiagnostik bzw. abzuklärende Ursachen**
- Gefäßspasmus
- Gefäßpunktionen, zentrale Katheter (Venen-, Arterienkatheter)
- Hämatogene Verschleppung von
  - körpereigenem Material (z.B. Blutgerinnsel)
  - körperfremdem Material (z.B. Fremdkörper, Gas)
- Gerinnungsstörungen
- Paraneoplastische Syndrome
- Aneurysmata, dissezierende Aneurysmata, Arteriitiden
- Einriss der Gefäßwand durch stumpfe und offene Traumata.

**Therapie**
Mögliche *Indikationen* zur Lysetherapie:
- Arterielle Thrombose (z.B. Aorta und Äste der Aorta)
- Lungenembolie
- Nierenarterien- und Nierenvenenthrombose
- Thrombose der Vena cava/intrakardiale Thrombose
- Thrombose der Vena subclavia.

*Kontraindikationen* zur systemischen Lysetherapie:
- Hämorrhagische Diathese
- Frische Operation

- Frische Organpunktion
- Arterielle Hypertonie
- Hämaturie
- Magenulzera
- Enzephalomalazische Insulte
- Zerebrale Venenthrombose
- Eine Streptokinasetherapie ist theoretisch nicht zu empfehlen, wenn ein Streptokokkeninfekt bei der Mutter in den letzten 3 Monaten vorgelegen hat.

**Durchführung der Lysetherapie**
Werden Diagnose eines arteriellen und/oder venösen Gefäßverschlusses und Indikation zur Lysetherapie gestellt, sollte die entsprechende Behandlung so früh wie möglich begonnen werden. In einigen Fällen führt die fibrinolytische Therapie allerdings auch nach Wochen noch zum gewünschten Erfolg.

Die fibrinolytische Therapie wird (falls möglich) über einen zentralen Venen-(Arterien-)Katheter durchgeführt. In einigen Fällen bietet sich jedoch die lokale, regionale Medikamentenzufuhr an. Die Medikamentenzufuhr erfolgt kontinuierlich über einen Perfusor. Als Trägerlösung wird NaCl-Lösung 0,9 % verwendet.

Bei Infektion einer katheterbedingten Thrombose wird meist der zentrale Gefäßkatheter entfernt, eine lokale kurzfristige Lysetherapie kann jedoch ebenfalls diskutiert werden.

Vor und nach einer Lysetherapie sollten eine Schädelsonographie sowie Augenhintergrunduntersuchungen durchgeführt werden.

Zur Lysetherapie stehen Urokinase, Streptokinase und Tissue plasminogen activator zur Verfügung.

**Urokinase**
*Dosierung:*
- Initialdosis: 4000 IE/kgKG über 15 Minuten als Kurzinfusion
- Erhaltungsdosis:
  - 2000 bis 6000 IE/kgKG/Stunde als Dauerinfusion. Die Dosisänderungen ergeben sich aus den Veränderungen des Gerinnungsstatus.
  - Parallel zur Urokinasesubstitution kann eine Heparinzufuhr (200 bis 400 IE/kgKG/d) über die Infusionslösung erfolgen
- Therapiedauer: bis zur Auflösung des Thrombus, maximal 4 Tage.

*Überwachung:*
- Die Laborüberwachung zur Überprüfung des Therapieeffektes erfolgt alle 4 bis 6 Stunden bzw. 12stündlich, wenn die Dosiszufuhr nach der letzten Laborkontrolle nicht variiert wurde:
  - Differentialblutbild mit Thrombozyten
  - Gerinnungsstatus:
    Quick/Thromboplastinzeit
    Partielle Thromboplastinzeit (PTT): sollte sich um den Faktor 2 verlängern.
    Thrombinzeit (TZ): sollte sich um den Faktor 2 (3) verlängern
    Reptilasezeit: sollte sich um den Faktor 2 verlängern (Reptilasezeit wird nicht durch Heparin verändert)
    Fibrinogen: sollte nicht unter 100 bzw. 75 mg/dl abfallen
    Fibrinspaltprodukte: sollten unter Therapie ansteigen
    Plasminogenspiegel: fällt unter Therapie ab
    AT III
  - Urinstatus

- Überwachung des Patienten:
  - Kontinuierliche Herzfrequenz- und Atemfrequenzregistrierung
  - Engmaschige Blutdruckmessungen
  - Regelmäßige Pulskontrollen (Doppleruntersuchungen)
  - Sonographische Untersuchungen unter Therapie.

*Cave(!):*
Beim Auftreten einer Blutung ist die Therapie abzubrechen. Wenn möglich, ist eine lokale Blutstillung durchzuführen. In Einzelfällen ist die Applikation von Trasylol® (10 000 IE/kgKG als Einzeldosis i. v.) oder die Gabe von Protamin erforderlich.

Bei Gerinnungswerten, die außerhalb der oben genannten Bereiche liegen, bzw. bei extrem niedrigem Fibrinogenspiegel ist FFP (10 ml/kgKG/Dosis) zu verabreichen.

## Streptokinase
*Dosierung:*
- Initialdosis: 4000 IE/kgKG über 30 Minuten als Kurzinfusion
- Erhaltungsdosis:
  - 1000 bis 2000 IE/kgKG/h als Dauerinfusion. Dosisänderungen ergeben sich aus den Veränderungen des Gerinnungsstatus.
  - Gleichzeitige Herapinzufuhr ist nicht anzuraten.
- Therapiedauer: bis zur Auflösung des Thrombus bzw. maximal 4 Tage.

Im Anschluß an die Streptokinasetherapie wird eine Heparinbehandlung begonnen (200 bis 500 IE/kgKG/d).

*Überwachung:*
- Die Überwachung wird wie bei der Urokinasetherapie durchgeführt

- Bei sehr niedrigen Fibrinogenspiegeln ($\leq$ 100 mg/dl) ist FFP (10 ml/kgKG/Dosis) zu verabreichen.

## Tissue plasminogen activator
Bei der Therapie mit Gewebe-Plasminogen-Aktivator wird eine *lokale*, regionale Applikation bevorzugt.
Dosierung:
- Initial 0,01 mg/kgKG/h in den ersten 4 bis 6 Stunden als Dauerinfusion und anschließend 0,02 bis 0,04 mg/kgKG/h als weiterführende Therapie
- Therapiedauer: bis zur Auflösung des Thrombus, maximal 6 Tage.

Im Anschluß an die fibrinolytische Therapie wird eine Heparinbehandlung begonnen (200 bis 500 IE/kgKG/d).

*Überwachung:*
- Die entsprechenden Laborparameter werden alle 12 Stunden bestimmt:
  - Differentialblutbild mit Thrombozyten
  - Kompletter Gerinnungsstatus (s. Urokinase):
    Ausgeprägte Effekte auf die Gerinnungswerte (insbesondere partielle Thromboplastinzeit [PTT], Thrombinzeit und Fibrinogen) werden nicht beobachtet.
    Der Fibrinogenspiegel sollte über 150 mg/dl liegen; Fibrinspaltprodukte sollten nachweisbar sein.
  - Urinstatus
- Die Patientenüberwachung entspricht der, die bei der Urokinasetherapie durchgeführt wird.

*Cave:* Beim Auftreten einer Blutung ist die Therapie abzubrechen.

**Prophylaxe thromboembolischer Komplikationen**
Die prophylaktische Behandlung zur Verhinderung thromboembolischer Komplikationen wird mit Heparin durchgeführt. Mit dieser Therapie soll eine Aktivierung des Gerinnungssystems vermieden werden. Ein Einfluß auf die PTT und/oder TZ erfolgt nicht. Die Dosierung liegt zwischen 100 und 250 IE/kgKG/d als Dauertherapie.

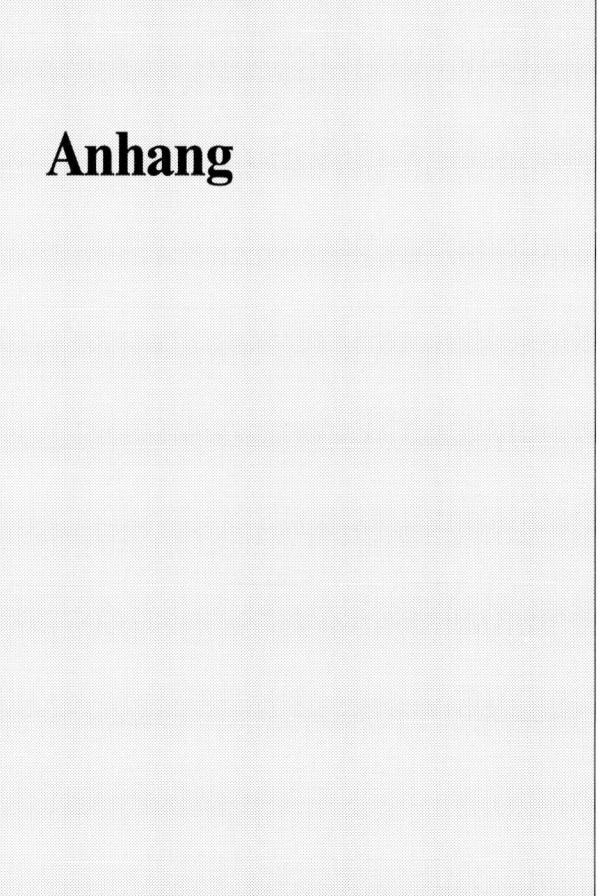

# Anhang

# Stillen bei medikamentöser Therapie der Mutter während der Laktationsperiode

Im allgemeinen ist eine mütterliche Medikation mit dem Stillen zu vereinbaren. Ausnahmen stellen die in den Tabellen 1 und 2 genannten Medikamente dar [180, 181].

Anhang Tab. 1: Stillen bei medikamentöser Therapie der Mutter.

| Kontraindizierte Medikamente |
|---|
| Aminoglykosid-Antibiotika |
| Benzodiazepine |
| Betablocker (Beta-1 und Beta-2) |
| Bromocriptin |
| Captopril/Enalapril |
| Chloramphenicol |
| Chlormadinonacetat |
| Clofibrat |
| Clomethiazol |
| Clonidin |
| Cyproteron |
| Dihydroergotamin (oral!) |
| Diphenhydramin |
| Etretinat |
| Fenoterol |
| Fentanyl |
| Gestagene (Progesteron-Derivate und 19-Nor-Derivate) |
| Goldverbindungen |
| Griseofulvin |
| Haloperidol |
| Imipramin |
| Isotretinoin |
| Ketoconazol |
| Lithiumsalze |
| Nifedipin |
| Orale Antidiabetika |
| Penicillamin |
| Prazosin |
| Ranitidin |
| Retinoide |

**Anhang Tab. 1 (Fortsetzung): Stillen bei medikamentöser Therapie der Mutter.**

| Kontraindizierte Medikamente |
|---|
| Rifampicin<br>Spironolacton<br>Testosteron<br>Tetracycline<br>Vasopressin<br>Vitamin A (Dosen < 7500 IE)<br>Vitamin D<br>Virostatika<br>Zytostatika |
| **Bedingt kontraindizierte Medikamente** |
| Atropin (Verordnung nur als Einzelgabe)<br>Barbiturate<br>Bromhexin<br>Carbamazepin<br>Carbimazol<br>Chloroquin<br>Chlorpromazin<br>Cimetidin<br>Codein (Verordnung nur im Ausnahmefall)<br>Co-trimoxazol<br>Cromoglicinsäure<br>Cumarine (Verordnung nur im Ausnahmefall)<br>Diclofenac<br>Digoxin/Digitoxin<br>Dihydralazin<br>Doxylamin<br>Fenbufen<br>Halothan<br>Indometacin<br>Mebendazol<br>Meprobamat<br>Metamizol<br>Methoxyfluran<br>Metoclopramid<br>Naloxon<br>Opium-Alkaloide<br>Paracetamol<br>Pethidin<br>Primidon<br>Probenecid<br>Prostaglandine<br>Pyrimethamin<br>Radiopharmaka<br>Reserpin |

Anhang Tab. 1 (Fortsetzung): Stillen bei medikamentöser Therapie der Mutter.

| Bedingt kontraindizierte Medikamente |
|---|
| Streptokinase (Verordnung nur im Ausnahmefall)<br>Sulfonamide<br>Theophyllin/Theobromin (Verordnung in Minimaldosis)<br>Thiamazol (Verordnung nur im Ausnahmefall)<br>Tranexamsäure<br>Valproinsäure<br>Verapamil |

Anhang Tab. 2: Verweildauer von Radiotherapeutika in der Muttermilch.

| Radiotherapeutikum | Verweildauer |
|---|---|
| Gallium-67 | Radioaktivität 2 Wochen in der Muttermilch nachweisbar |
| Indium-111 | 20 Stunden |
| Indium-125 | 12 Tage; Risiko des Schilddrüsenkarzinoms |
| Indium-131 | 2 bis 14 Tage |
| Radioaktives Natrium | 96 Stunden |
| Technetium-99 | 15 Stunden bis 3 Tage |

# Normwerte

**Anhang Tab. 3: Dubowitz-Score zur Bestimmung des Gestationsalters.**

## Erläuterungen

Die Bestimmung des Gestationsalters erfolgt nach der Methode von Dubowitz (J. Pediat. 77, 1, 1970). Es werden dabei neurologische und klinische externe Reifezeichen beurteilt und bewertet. Die Punkte von beiden Untersuchungstechniken werden addiert; die Gesamtpunktzahl erlaubt das Abschätzen des Gestationsalters anhand der Tabelle.

Die Untersuchungen sollten während der ersten 24 Stunden nach der Geburt und bis zu 5 Tagen danach erfolgen. Nach dieser Zeit können schon mehrere Zeichen verändert sein.

Werden die Zeichen für beide Seiten des Körpers getrennt beurteilt und erhält man ein unterschiedliches Ergebnis für die rechte bzw. linke Seite, so wird der Durchschnittspunkt errechnet.

Die Gesamtpunktzahl für die neurologische und klinische externe Untersuchung sollte zunächst getrennt aufgezeichnet werden. Denn unter gewissen Umständen, z. B. beim Mangelgeborenen (SGA), besteht die Tendenz, daß die neurologische Punktzahl höher ist als die klinische externe, während beim normalgewichtigen Säugling die neurologische Punktzahl dazu tendiert, unter der der klinischen externen zu liegen.

### Neurologische Untersuchungstechnik (Dubowitz)

**Hypothenar-Vorderarm-Winkel** (square window)
Hand zwischen Daumen und Zeigefinger des Untersuchers möglichst vollständig über Vorderarm beugen. Winkel zwischen Hypothenar und ventraler Fläche des Vorderarmes bestimmen. Beurteile an Hand der Diagramme. Rotation im Handgelenk vermeiden!

**Dorsalflexion des Fußes** (ankle dorsiflexion)
Daumen des Untersuchers unter Fußsohle, andere Finger unter dem Bein, Fuß in Richtung Unterschenkel beugen und Winkel zwischen Fußrücken und Unterschenkel bestimmen.

**Anhang Tab. 3 (Fortsetzung): Dubowitz-Score zur Bestimmung des Gestationsalters.**

## Erläuterungen

### Beugerückkehr der Arme (arm recoil)
Kind in Rückenlage, Vorderarm zunächst 5 Sekunden lang flektieren. Dann vollständige Extension durch Zug an den Händen und loslassen. Promptes Zurückschnellen in die Ausgangsstellung: 2. Inkompl. Flexion oder langsames Zurückkehren in die Ausgangsstellung: 1. Keine Flexionsbewegung: 0.

### Beugerückkehr der Beine (leg recoil)
Kind in Rückenlage, Hüft- und Kniegelenke zunächst 5 Sekunden lang völlig flektieren, dann Extension durch Zug an Füßen und loslassen. Vollständige Beugung von Hüft- und Kniegelenken: 2. Teilweise Beugung: 1. Keine Beugung: 0.

### Kniekehlen-Winkel (popliteal angle)
Kind in Rückenlage, Becken flach auf Unterlage. Oberschenkel auf Abdomen auflegen. Knie zwischen Zeigefinger und Daumen der linken Hand des Untersuchers. Sanftes Strecken des Beines mit dem rechten Zeigefinger, der auf der Ferse aufgelegt ist. Kniekehlen-Winkel vom ersten Widerstand aus bestimmen.

### Fersen-Ohr-Abstand (heel to ear)
Kind in Rückenlage, ziehe die Füße des Babies so dicht an den Kopf wie möglich ohne die Bewegung zu forcieren. Beobachte den Abstand zwischen Fuß und Kopf sowohl als auch den Grad der Extension im Kniegelenk. Beurteile an Hand der Diagramme.

### Schalbewegung (scarf sign)
Kind in Rückenlage, Hand des Kindes so weit wie möglich um den Hals herum auf die Gegenseite ziehen, dabei eventuell Ellenbogen über den Thorax hinüberheben. Punkte je nach Endlage des Ellenbogens: Ellenbogen erreicht nicht die Mittellinie: 3. Ellenbogen erreicht die Mittellinie: 2. Ellenbogen zwischen Mittellinie und gegenüberliegender Axillarlinie: 1. Ellenbogen erreicht gegenüberliegende Axillarlinie: 0.

### Kopfhaltung (head lag)
Kind in Rückenlage, ergreife seine Hände (oder die Arme bei einem sehr kleinen Kind) und ziehe es langsam in die Sitzhaltung. Beobachte die Stellung des Kopfes in Beziehung zum Rumpf und beurteile sie entsprechend; bei einem sehr kleinen Säugling kann der Kopf anfänglich von einer Hand unterstützt werden. Beugt den Kopf etwas nach vorn: 3. Kann den Kopf in einer Linie mit dem Körper halten: 2. Teilweise Kopfkontrolle: 1. Vollständiges Hängenlassen des Kopfes: 0.

### Ventrale Schwebehaltung (ventral suspension)
Das Kind wird in Bauchlage hochgehalten, unterstützt an der Brust mit einer oder beiden Händen des Untersuchers. Beobachte den Grad der Streckung des Rückens sowie das Ausmaß der Beugung der Arme und Beine. Beachte ebenfalls die Lage des Kopfes in Beziehung zum Rumpf. Beurteile an Hand der Diagramme.

Anhang Tab. 3 (Forts.): Dubowitz-Score zur Bestimmung des Gestationsalters (mit freundlicher Genehmigung der Milupa AG, D-61379 Friedrichsdorf).

## Bestimmung des Gestationsalters (Dubowitz Score)

Krankenhaus _____ Nr. _____ Tag und Zeit der Geburt _____
Name des Kindes _____ Tag und Zeit der Untersuchung _____
Geschlecht _____ Alter _____ Gewicht _____ Länge _____ Kopfumfang _____

### Neurologische Reifezeichen

| Neurologisches Zeichen | 0 | 1 | 2 | 3 | 4 | 5 |
|---|---|---|---|---|---|---|
| Körperhaltung | | | | | | |
| Hypothenar-Vorderarmwinkel | 90° | 60° | 45° | 30° | 0° | |
| Dorsalflexion des Fußes | 90° | 75° | 45° | 20° | 0° | |
| Beugerückkehr der Arme | 180° | 90–180° | <90° | | | |
| Beugerückkehr der Beine | 180° | 90–180° | <90° | | | |
| Kniekehlenwinkel | 180° | 160° | 130° | 110° | 90° | <90° |
| Fersen-Ohr-Abstand | | | | | | |
| Schalbewegung | | | | | | |
| Kopfhaltung | | | | | | |
| Ventrale Schwebehaltung | | | | | | |

Reifepunkte:
Neurologische _____
Klinische externe _____
insgesamt _____

| Punkte/Gest. | |
|---|---|
| 10 | 27,2 |
| 12 | 27,8 |
| 14 | 28,3 |
| 16 | 28,8 |
| 18 | 29,4 |
| 20 | 29,9 |
| 22 | 30,4 |
| 24 | 30,9 |
| 26 | 31,5 |
| 28 | 32,0 |
| 30 | 32,5 |
| 32 | 33,0 |
| 34 | 33,6 |
| 36 | 34,1 |
| 38 | 34,6 |
| 40 | 35,2 |
| 42 | 35,7 |
| 44 | 36,2 |
| 46 | 36,7 |
| 48 | 37,3 |
| 50 | 37,8 |
| 52 | 38,3 |
| 54 | 38,9 |
| 56 | 39,4 |
| 58 | 39,9 |
| 60 | 40,4 |
| 62 | 41,0 |
| 64 | 41,5 |
| 66 | 42,0 |
| 68 | 42,6 |

### Klinische externe Reifezeichen
nach Farr et al. Develop. Med. Child. Neurol. **8**, 507 (1966)

| Symptom | Punkte 0 | 1 | 2 | 3 | 4 |
|---|---|---|---|---|---|
| Ödeme | deutlich an Händen und Füßen; mäßige Dellenbildung über der Tibia | keine an Händen und Füßen; deutlich tastbare Dellenbildung über der Tibia | keine Ödeme | | |
| Hautbeschaffenheit | sehr dünn, gelatinös | dünn und weich | weich, mittlere Dicke; Rötung oder oberflächliche Schuppung | leichte Verdickung; oberflächliche Hautrisse und Abschilferung, besonders an Händen und Füßen | dick und pergamentartig; oberflächliche oder tiefe Risse |
| Hautfarbe | dunkelrot | gleichmäßig rosa | blaßrosa; unterschiedliche Hautfarbe | blaß; rosa nur über Ohren, Lippen, Handflächen und Fußsohlen | |
| Durchsichtigkeit der Haut (Rumpf) | zahlreiche Venen und Venolen deutlich sichtbar, besonders über dem Abdomen | Venen und Venennetz sichtbar, keine Venolen | einige große Gefäße über Abdomen deutlich sichtbar | einige große Gefäße über Abdomen, undeutlich sichtbar | keine Blutgefäße sichtbar |
| Lanugo (am Rücken) | kein Lanugo oder spärliche kurze Haare | ausgeprägt; lang und dicht über ganzem Rücken | dünnere Lanugo bes. über unterem Rückenbereich | wenig Lanugo mit haarlosen Stellen | mindestens halber Rücken frei von Lanugo |
| Plantare Hautfalten | keine | undeutliche rote Linien über vorderer Hälfte der Sohle | deutliche rote Linien über > vordere Hälfte; Falten über < vorderes Drittel | Falten über > vorderes Drittel der Sohle | deutliche tiefe Falten über > vorderes Drittel der Sohle |
| Brustwarze und Areola | Brustwarze kaum sichtbar, keine Areola | Brustwarze deutlich abgegrenzt; Areola glatt und flach, Ø < 0,75 cm | Areola gepünktelt, Rand nicht erhaben, Ø < 0,75 cm | Areola gepünktelt, Rand erhaben, Ø > 0,75 cm | |
| Größe der Brustdrüse | kein Drüsengewebe tastbar | Drüsengewebe auf einer oder beiden Seiten tastbar, Ø < 0,5 cm | Drüsengewebe beidseits tastbar; ein- oder beidseits Ø 0,5 bis 1,0 cm | Drüsengewebe beidseits tastbar; ein- oder beidseits Ø > 1 cm | |
| Ohrform | Ohrmuschel flach und formlos, Rand nicht oder kaum eingerollt | Teil des Ohrmuschelrandes eingerollt | teilweises Einrollen des gesamten oberen Ohrmuschelteiles | deutliches Einrollen des gesamten oberen Ohrmuschelteiles | |
| Festigkeit der Ohrmuschel | Ohrmuschel weich, gut faltbar, Ø Zurückschnellen | Ohrmuschel weich, gut zu falten, langsame Rückkehr in die ursprüngliche Form | Knorpel bis Ohrmuschelrand, stellenweise weich, prompt zurückschnellend | Ohrmuschel fest, Knorpel bis zum Rand; sofort zurückschnellend | |
| Genitale Knabe | Testes nicht im Scrotum | mindestens 1 Testis hoch im Scrotum | mindestens 1 Testis ganz descendiert | | |
| Genitale Mädchen (Hüfte halb abduziert) | Labia majora weit klaffend, Minora vortretend | Labia majora bedecken Minora fast ganz | Labia majora bedecken Minora ganz | | |

Dubowitz, L. M. S. et al., J. Pediatr. **77**, 1–10 (1970);
Dubowitz, L. M. S. and Dubowitz, V. "Gestational Age of the Newborn", Addison-Wesley, London, 1977

Gestationsalter aufgrund von:

| Daten | |
|---|---|
| Ultraschall | |
| Punkte | |

Gewicht:

| LGA > 90. Perzentile | |
|---|---|
| AGA | |
| SGA < 10. Perzentile | |

Untersucher: _____

**Anhang Tab. 4a:** Länge, Gewicht und Kopfumfang bei Mädchen (28. SSW bis 8 Wochen nach Termin).

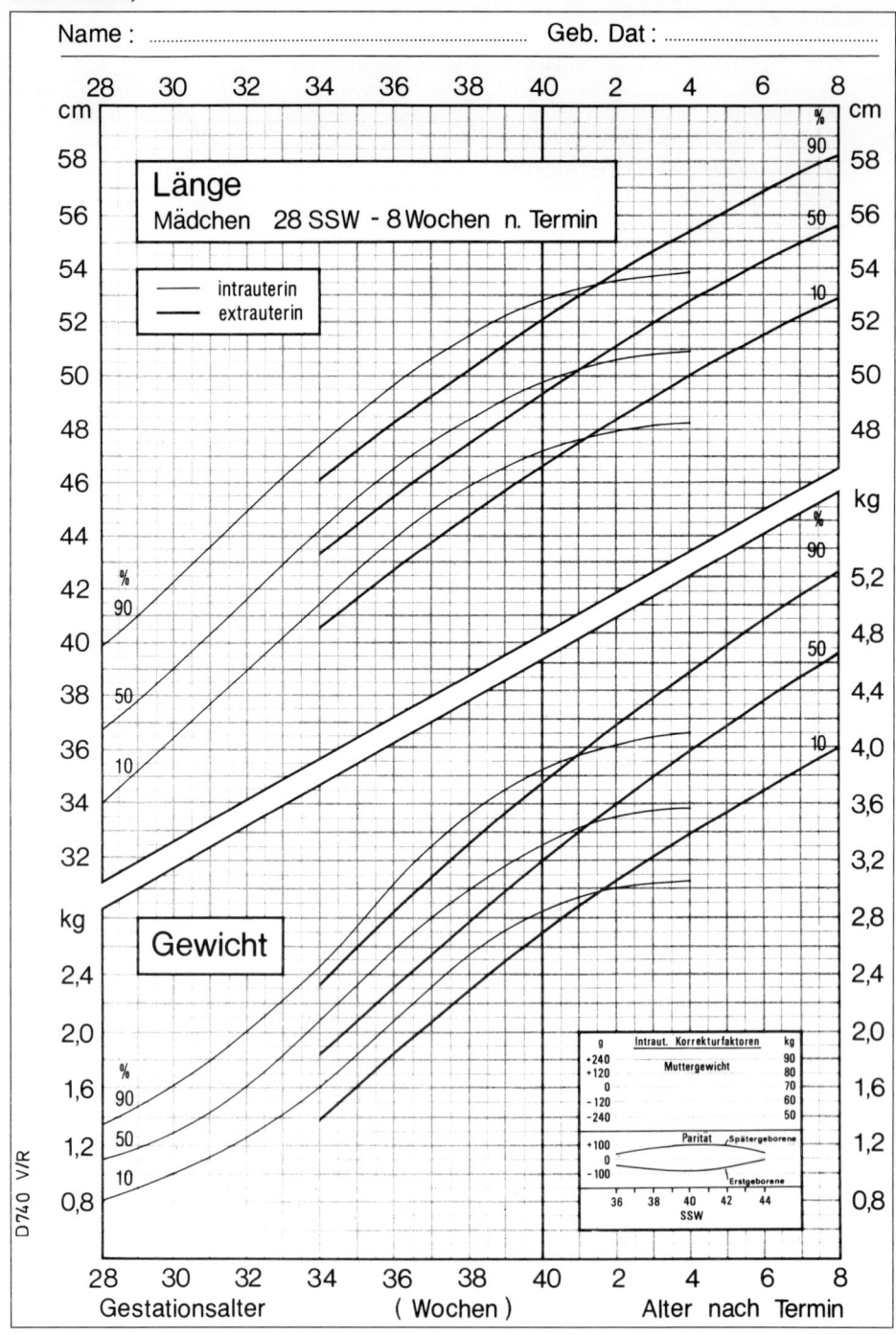

**Anhang Tab. 4a (Forts.): Länge, Gewicht und Kopfumfang bei Mädchen (28. SSW bis 8 Wochen nach Termin).**

Name : ........................................................  Geb. Dat : ........................

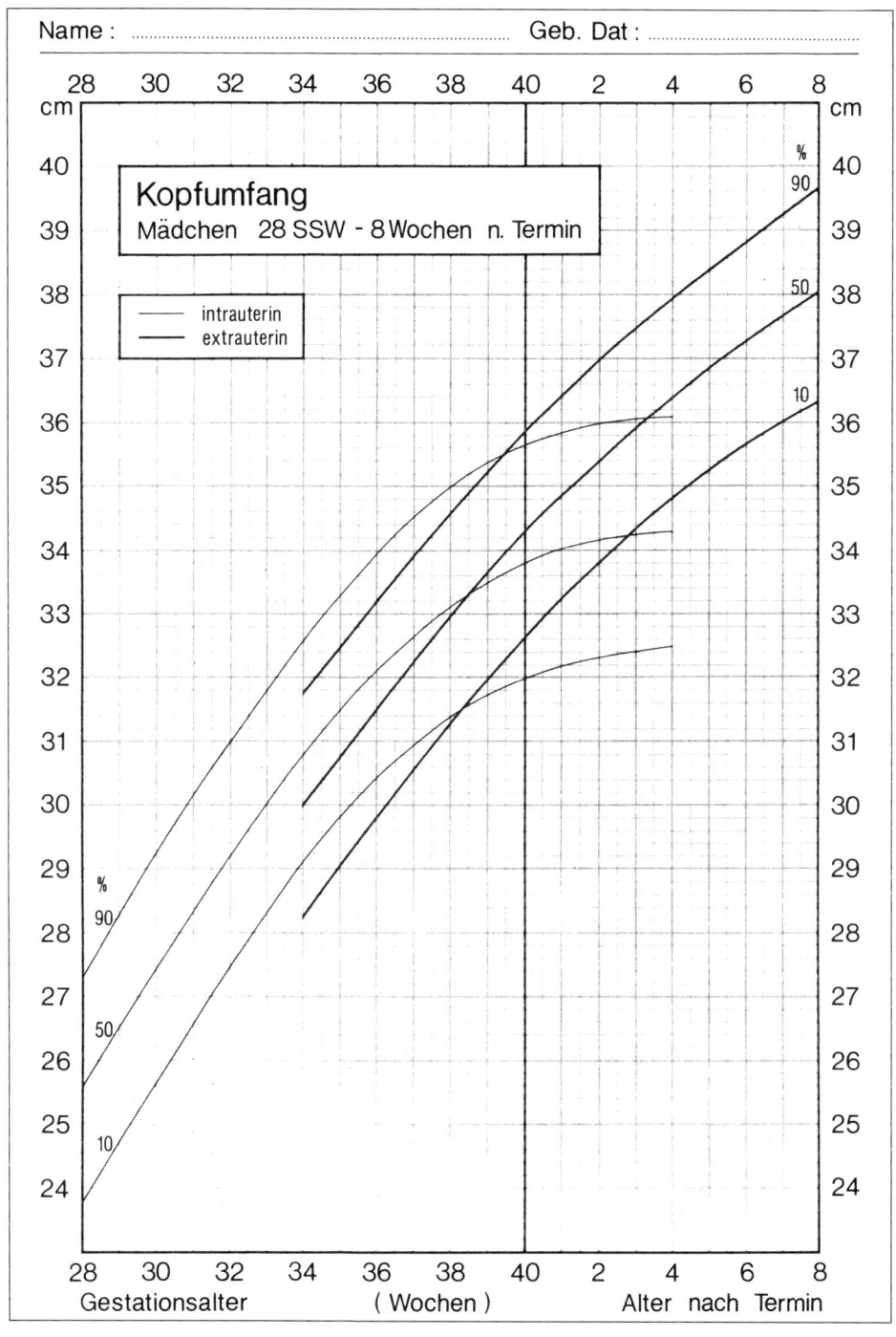

**Kopfumfang**
Mädchen 28 SSW - 8 Wochen n. Termin

— intrauterin
— extrauterin

Gestationsalter ( Wochen )   Alter nach Termin

304 Normwerte

**Anhang Tab. 4b:** Länge, Gewicht und Kopfumfang bei Knaben (28. SSW bis 8 Wochen nach Termin).

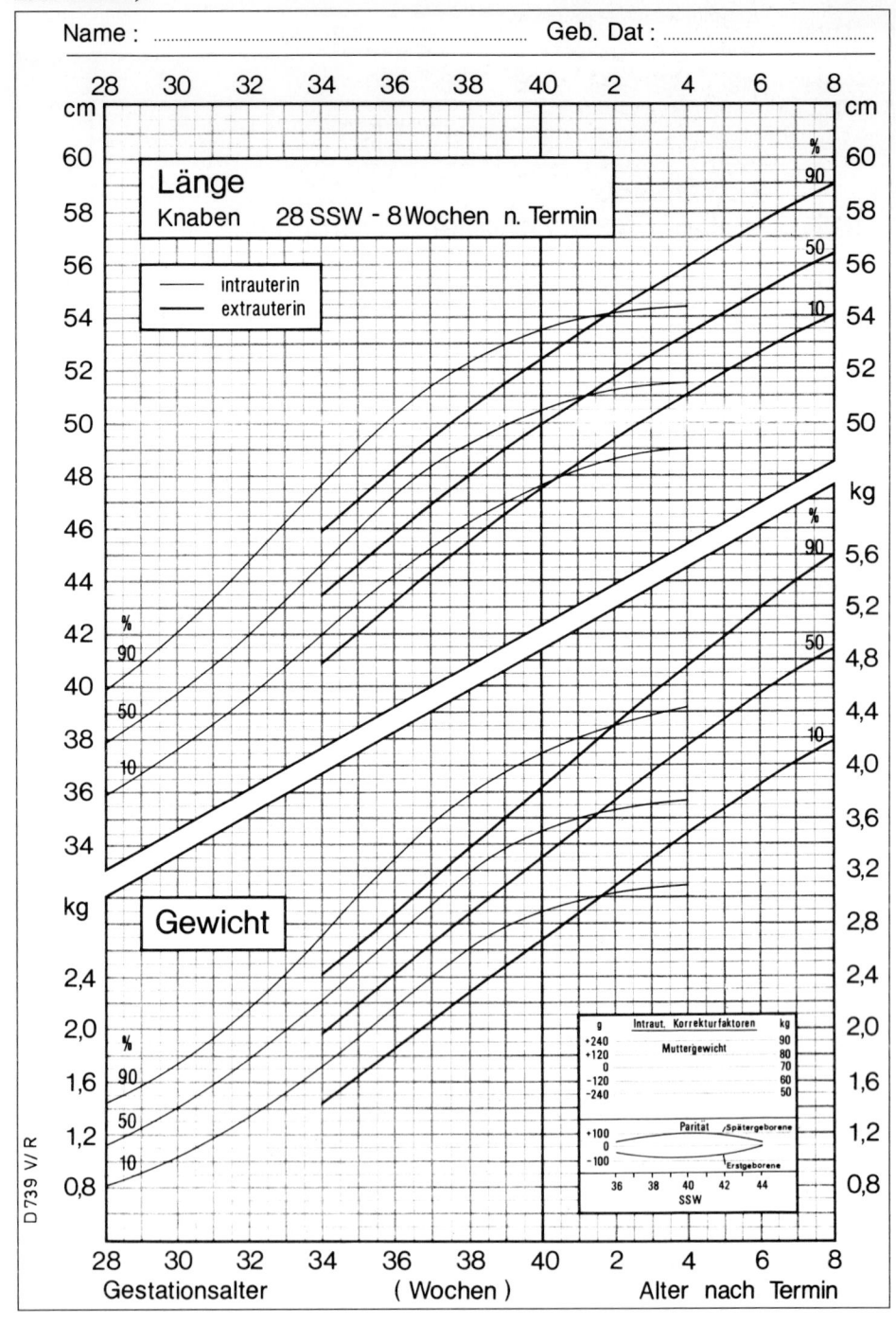

**Anhang Tab. 4b (Forts.): Länge, Gewicht und Kopfumfang bei Knaben (28. SSW bis 8 Wochen nach Termin).**

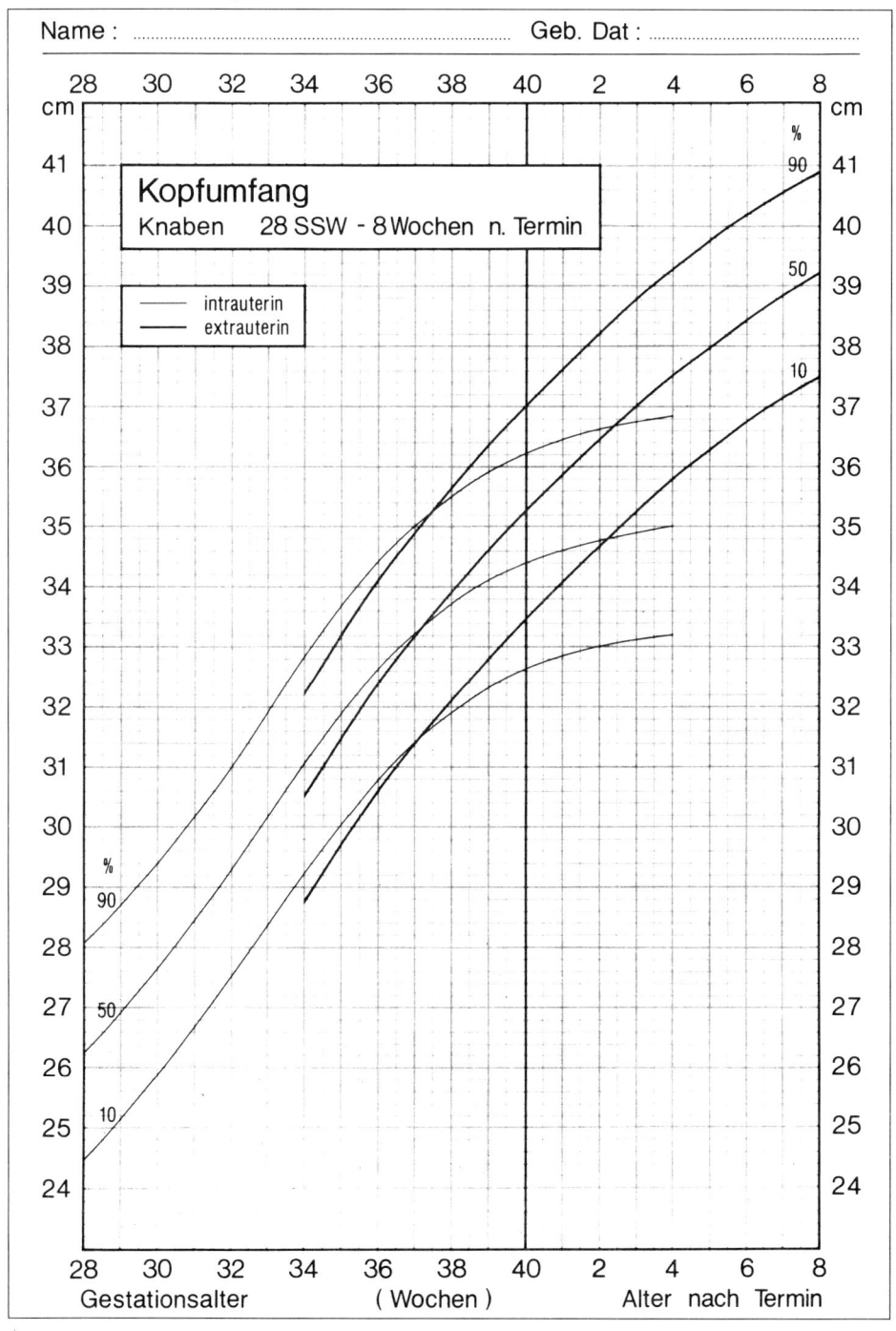

**Kopfumfang**
Knaben  28 SSW - 8 Wochen n. Termin

— intrauterin
— extrauterin

Gestationsalter (Wochen)   Alter nach Termin

**Anhang Tab. 5:** Nomogramm zur Bestimmung der Körperoberfläche aus Gewicht und Länge. Der Schnittpunkt der geraden Verbindungslinie zwischen Gewicht und Länge des Kindes mit der mittleren Skala gibt dessen Körperoberfläche an (nach [182]).

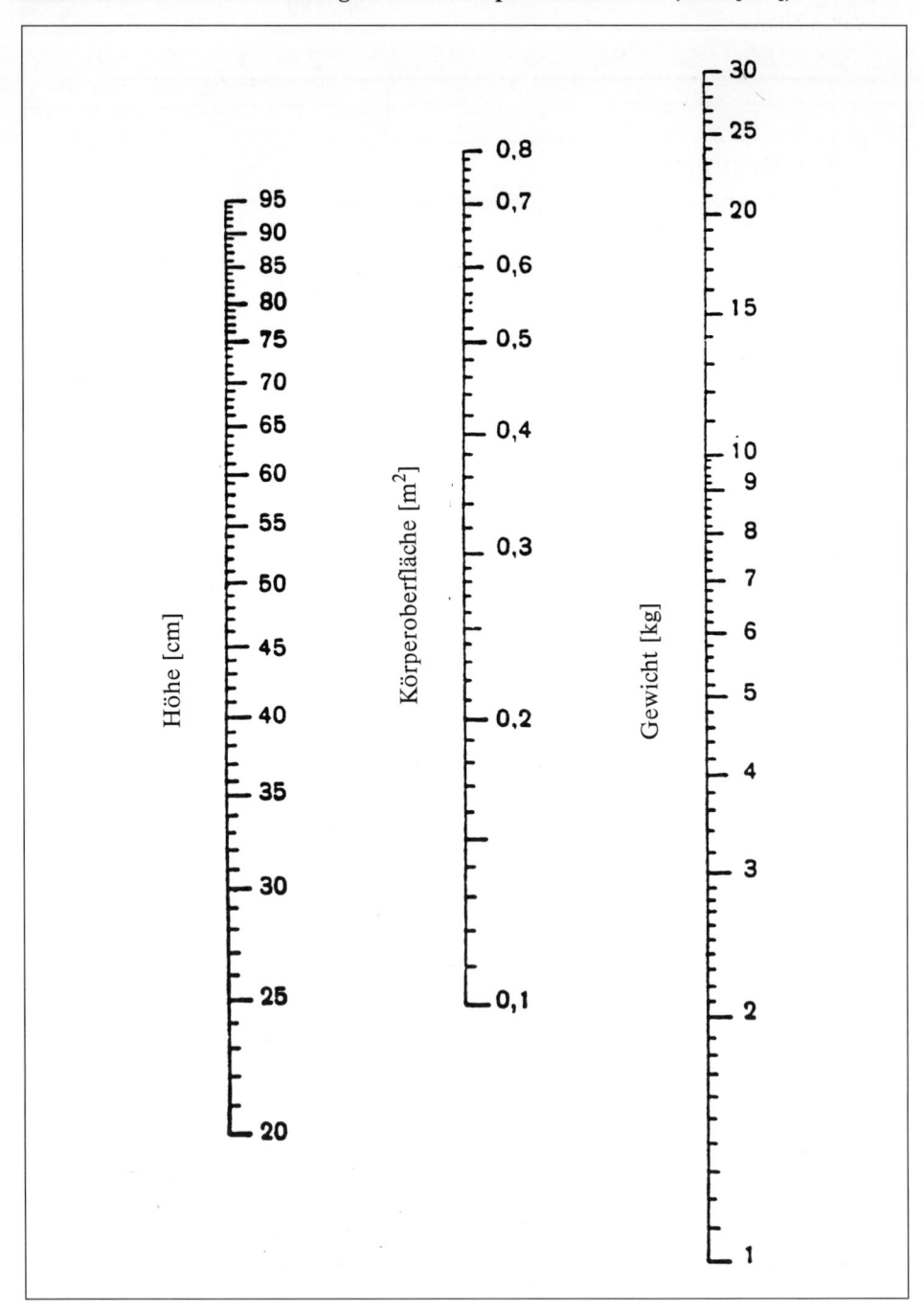

Anhang Tab. 6: Körperzusammensetzung des Referenzfeten (nach [183]).

| Gestations-alter [Wochen] | Körper-gewicht [g] | Wasser [g] | Protein [g] | Fett [g] | Anderes [g] |
|---|---|---|---|---|---|
| | | pro 100 g Körpergewicht | | | |
| 24 | 690 | 88,6 | 8,8 | 0,1 | 2,5 |
| 25 | 770 | 87,8 | 9,0 | 0,7 | 2,5 |
| 26 | 880 | 86,8 | 9,2 | 1,5 | 2,5 |
| 27 | 1010 | 85,7 | 9,4 | 2,4 | 2,5 |
| 28 | 1160 | 84,6 | 9,6 | 3,3 | 2,4 |
| 29 | 1318 | 83,6 | 9,9 | 4,1 | 2,4 |
| 30 | 1480 | 82,6 | 10,1 | 4,9 | 2,4 |
| 31 | 1650 | 81,7 | 10,3 | 5,6 | 2,4 |
| 32 | 1830 | 80,7 | 10,6 | 6,3 | 2,4 |
| 33 | 2020 | 79,8 | 10,8 | 6,9 | 2,5 |
| 34 | 2230 | 79,0 | 11,0 | 7,5 | 2,5 |
| 35 | 2450 | 78,1 | 11,2 | 8,1 | 2,6 |
| 36 | 2690 | 77,3 | 11,4 | 8,7 | 2,6 |
| 37 | 2940 | 76,4 | 11,6 | 9,3 | 2,7 |
| 38 | 3160 | 75,6 | 11,8 | 9,9 | 2,7 |
| 39 | 3330 | 74,8 | 11,9 | 10,5 | 2,8 |
| 40 | 3450 | 74,0 | 12,0 | 11,2 | 2,8 |

| Gestations-alter [Wochen] | Körper-gewicht [g] | Wasser [g] | Protein [g] | Ca [mg] | P [mg] | Mg [mg] | Na [mEq] | K [mEq] | Cl [mEq] |
|---|---|---|---|---|---|---|---|---|---|
| | | pro 100 g fettfreies Körpergewicht | | | | | | | |
| 24 | 690 | 88,6 | 8,8 | 621 | 387 | 17,8 | 9,9 | 4,0 | 7,0 |
| 25 | 770 | 88,4 | 9,1 | 615 | 385 | 17,6 | 9,8 | 4,0 | 7,0 |
| 26 | 880 | 88,1 | 9,4 | 611 | 384 | 17,5 | 9,7 | 4,1 | 7,0 |
| 27 | 1010 | 87,8 | 9,7 | 609 | 383 | 17,4 | 9,5 | 4,1 | 6,9 |
| 28 | 1160 | 87,5 | 10,0 | 610 | 385 | 17,4 | 9,4 | 4,2 | 6,9 |
| 29 | 1318 | 87,2 | 10,3 | 613 | 387 | 17,4 | 9,3 | 4,2 | 6,8 |
| 30 | 1480 | 86,8 | 10,6 | 619 | 392 | 17,4 | 9,2 | 4,3 | 6,8 |
| 31 | 1650 | 86,5 | 10,9 | 628 | 398 | 17,6 | 9,1 | 4,3 | 6,7 |
| 32 | 1830 | 86,1 | 11,3 | 640 | 406 | 17,8 | 9,1 | 4,3 | 6,6 |
| 33 | 2020 | 85,8 | 11,6 | 656 | 416 | 18,0 | 9,0 | 4,4 | 6,5 |
| 34 | 2230 | 85,4 | 11,9 | 675 | 428 | 18,3 | 8,9 | 4,4 | 6,4 |
| 35 | 2450 | 85,0 | 12,2 | 699 | 443 | 18,6 | 8,9 | 4,5 | 6,3 |
| 36 | 2690 | 84,6 | 12,5 | 726 | 460 | 19,0 | 8,8 | 4,5 | 6,1 |
| 37 | 2940 | 84,3 | 12,8 | 758 | 479 | 19,5 | 8,8 | 4,5 | 6,0 |
| 38 | 3160 | 83,9 | 13,1 | 795 | 501 | 20,0 | 8,8 | 4,5 | 5,9 |
| 39 | 3330 | 83,6 | 13,3 | 836 | 525 | 20,5 | 8,7 | 4,6 | 5,8 |
| 40 | 3450 | 83,3 | 13,5 | 882 | 551 | 21,1 | 8,7 | 4,6 | 5,7 |

**Anhang Tab. 7:** Herzfrequenz, PR-Intervall, P-Wellen-Dauer und QRS-Dauer bei reifen Neugeborenen (nach [184, 185]).

| Alter | Minimum | Mittelwert | Maximum |
|---|---|---|---|
| **Herzfrequenz [Schläge/min]** | | | |
| 0-24 Stunden | 85 | 119 | 145 |
| 1- 7 Tage | 100 | 133 | 175 |
| 8-30 Tage | 115 | 163 | 190 |
| **PR-Intervall [s]** | | | |
| 0-24 Stunden | 0,07 | 0,10 | 0,13 |
| 1- 7 Tage | 0,05 | 0,09 | 0,13 |
| 8-30 Tage | 0,07 | 0,09 | 0,13 |
| **P-Wellen-Dauer [s]** | | | |
| 0-24 Stunden | 0,040 | 0,051 | 0,075 |
| 1- 7 Tage | 0,035 | 0,046 | 0,065 |
| 8-30 Tage | 0,040 | 0,048 | 0,065 |
| **QRS-Dauer [s]** | | | |
| 0-24 Stunden | 0,05 | 0,065 | 0,09 |
| 1- 7 Tage | 0,04 | 0,056 | 0,08 |
| 8-30 Tage | 0,04 | 0,057 | 0,08 |

**Anhang Tab. 8:** Invasiv gemessene systolische, diastolische und mittlere Blutdruckwerte in den ersten 12 Lebensstunden bei Neugeborenen (nach [186]).

| Geburtsgewicht | Blutdruck | Alter [h] | | | |
|---|---|---|---|---|---|
| | | 1 | 4 | 8 | 12 |
| 1001-2000 g | Systolisch | 49 | 52 | 52 | 50 |
| | Diastolisch | 26 | 29 | 31 | 30 |
| | Mittel | 35 | 39 | 39 | 38 |
| 2001-3000 g | Systolisch | 59 | 60 | 60 | 59 |
| | Diastolisch | 32 | 32 | 34 | 35 |
| | Mittel | 43 | 43 | 43 | 42 |
| Über 3000 g | Systolisch | 70 | 65 | 67 | 66 |
| | Diastolisch | 44 | 41 | 41 | 41 |
| | Mittel | 53 | 50 | 51 | 50 |

**Anhang Tab. 9:** Blutdruck (oszillometrisch), Herzfrequenz und Gewicht bei Frühgeborenen unter 34 SSW und unter 1500 g Geburtsgewicht in der ersten Lebenswoche (nach [187]).

| | | | Alter [Tage] | | | | | | |
|---|---|---|---|---|---|---|---|---|---|
| | | | 1 | 2 | 3 | 4 | 5 | 6 | 7 |
| Systolischer Druck [mmHg] | Wach | Mittelwert | 67,9 | 71,9 | 74,3 | 77,5 | 74,2 | 76,8 | 76,2 |
| | | (2 SD) | (30,8) | (33,6) | (31,4) | (37,0) | (29,2) | (31,0) | (29,6) |
| | Schlaf | Mittelwert | 65,0 | 72,0 | 77,0 | 71,0 | 74,8 | 76,9 | 73,7 |
| | | (2 SD) | (27,2) | (33,0) | (31,4) | (41,2) | (27,2) | (33,8) | (27,0) |
| Diastolischer Druck [mmHg] | Wach | Mittelwert | 43,5 | 48,3 | 49,3 | 52,5 | 49,0 | 51,8 | 47,6 |
| | | (2 SD) | (28,8) | (30,2) | (31,6) | (31,8) | (28,6) | (30,0) | (27,2) |
| | Schlaf | Mittelwert | 41,4 | 48,9 | 52,7 | 50,7 | 49,3 | 53,0 | 46,7 |
| | | (2 SD) | (24,6) | (31,0) | (32,0) | (28,2) | (26,8) | (33,0) | (25,4) |
| Arterieller Mitteldruck [mmHg] | Wach | Mittelwert | 57,7 | 59,6 | 63,7 | 65,0 | 61,9 | 63,5 | 63,5 |
| | | (2 SD) | (31,8) | (29,6) | (30,2) | (35,4) | (31,6) | (30,8) | (28,4) |
| | Schlaf | Mittelwert | 55,8 | 60,9 | 64,8 | 62,6 | 61,7 | 64,4 | 61,0 |
| | | (2 SD) | (27,2) | (31,0) | (34,2) | (30,0) | (28,2) | (33,6) | (28,4) |
| Herzfrequenz | Wach | Mittelwert | 169,2 | 164,6 | 167,2 | 173,2 | 169,2 | 172,9 | 170,9 |
| | | (2 SD) | (63,2) | (78,4) | (64,4) | (66,8) | (50,2) | (57,2) | (60,8) |
| | Schlaf | Mittelwert | 177,5 | 173,1 | 169,1 | 176,4 | 166,3 | 173,1 | 168,9 |
| | | (2 SD) | (67,8) | (77,2) | (61,0) | (69,6) | (56,0) | (54,2) | (74,2) |
| Gewicht [g] | | Mittelwert | 1221,8 | | 1171,1 | | | | 1155,2 |
| | | (2 SD) | (342,8) | | (314,0) | | | | (382,8) |

**Anhang Tab. 10:** Blutgase (arterielles Blut) und Lungenfunktionsparameter bei reifen Neugeborenen (nach [188]).

| Blutgase und Lungenparameter zu verschiedenen Zeiten nach der Geburt | 30 min | 1–4 h | 12–24 h | 24–48 h | 96 h |
|---|---|---|---|---|---|
| pH | | 7,30 | 7,30 | 7,39 | 7,39 |
| $PCO_2$ [mmHg] | | 39 | 33 | 34 | 36 |
| $HCO^-_3$ [mEq/l] | | 18,8 | 19,5 | 20 | 21,4 |
| $PO_2$ [mmHg] | | 62 ± 13,8 | 68 | 63–87 | |
| $O_2$-Sättigung | | 95 % | 94 % | 94 % | 96 % |
| Funktionelle Residualkapazität [ml/kg] | 22 ± 8 | 25 ± 8 | 21 ± 1 | 28 ± 7 | 39 ± 9 |
| Lungencompliance [ml/cmH$_2$O/kg] | 1,5 ± 0,05 | | 2,0 ± 0,4 | | 1,7 |
| Lungencompliance/FRC [ml/cmH$_2$O/ml] | | 0,04 ± 0,10 | 0,053 ± 0,009 | | 0,065 |
| Rechts-links-Shunt (Prozent des HZV) | | 22 % (11–29 %) | 24 % (17–32 %) | | |

| Weitere Lungenfunktionsparameter | Normwerte | Kommentar |
|---|---|---|
| Atemfrequenz | 34/min (20–60) | 1–2 Tage (1–11 Tage) |
| Resistance [cmH$_2$O/l/s] | 29, 26 18 ± 6/3 | Gesamtlungenwiderstand Atemwegswiderstand |
| Atemminutenvolumen [ml/kg/min] | 200 | |
| Totraum [ml] | 4,4–9,2 | Reife Neugeborene |
| Alveoläres Atemminutenvolumen [ml/kg/min] | 120–145 | Erste 3 Lebenstage |
| $O_2$-Verbrauch [ml/kg/min] | 6,2 | Bei Neutraltemperatur |
| $CO_2$-Produktion [ml/kg/min] | 5,1 | Bei Neutraltemperatur |
| Alveolär-arterielle $O_2$-Differenz [mmHg] | 28 ± 10 311 ± 70, 100 % $O_2$ | Alter: 7 h–42 Tage Alter: 6–58 h |

**Anhang Tab. 11:** Erythrozytenvolumen, Plasmavolumen, Blutvolumen und Hämatokrit bei der Frau, der Schwangeren vor dem Termin sowie beim Neugeborenen nach verzögertem oder sofortigem Abnabeln.

| | Körpergewicht [kg] | Erythrozytenvolumen [ml/kg] | Plasmavolumen [ml/kg] | Blutvolumen [ml/kg] | Hämatokrit [%] |
|---|---|---|---|---|---|
| Frau | 57,5 | 27 | 49 | 76 | 41 |
| Schwangere vor Termin | 71,7 | 27 | 67 | 94 | 29 |
| Neugeborenes (verzögertes Abnabeln) | 3,3<br>3,1<br>1,9 | 49<br>55<br>62 | 44<br>43<br>45 | 93<br>98<br>107 | 60<br>56<br>58 |
| Neugeborenes (sofortiges Abnabeln) | 3,8<br>2,5<br>1,9 | 31<br>40<br>41 | 51<br>45<br>49 | 82<br>85<br>90 | 44<br>47<br>46 |

**Anhang Tab. 12:** Hämatologische Normwerte (nach [189]).

| Parameter | Gestationsalter [Wochen] | | Reife Neugeborene | | | | |
|---|---|---|---|---|---|---|---|
| | 28 | 34 | Nabelschnur | Tag 1 | Tag 3 | Tag 7 | Tag 14 |
| Hb [g/dl] | 14,5 | 15,0 | 16,8 | 18,4 | 17,8 | 17,0 | 16,8 |
| Hämatokrit [%] | 45 | 47 | 53 | 58 | 55 | 54 | 52 |
| Erythrozyten [mm$^3$] | 4,0 | 4,4 | 5,25 | 5,8 | 5,6 | 5,2 | 5,1 |
| MCV [fl] | 120 | 118 | 107 | 108 | 99 | 98 | 96 |
| MCH [pg] | 40 | 38 | 34 | 35 | 33 | 32,5 | 31,5 |
| MCHC [%] | 31 | 32 | 31,7 | 32,5 | 33 | 33 | 33 |
| Retikulozyten [%] | 5-10 | 3-10 | 3-7 | 3-7 | 1-3 | 0-1 | 0-1 |
| Thrombozyten [10$^3$ Zellen/µl] | | | 290 | 192 | 213 | 248 | 252 |

MCV = Mittleres korpuskuläres Volumen
MCH = Mittleres korpuskuläres Hämoglobin
MCHC = Mittlere korpuskuläre Hämoglobinkonzentration

**Anhang Tab. 13:** Mittlere korpuskuläre Hämoglobinkonzentration und Hämoglobinmittelwerte in Abhängigkeit von Gestationsalter und Gewicht (nach [189]).

| Mittlere korpuskuläre Hämoglobinkonzentration | | | | | | | |
|---|---|---|---|---|---|---|---|
| | (3 Tage) | 1 | 2 | 3 | 4 | 6 | 8 | 10 Wochen |
| < 1500 g 28–32 Wochen | 32 | 32 | 32 | 33 | 33 | 33 | 33 | 32 |
| 1500–2000 g 32–36 Wochen | 32 | 32 | 32 | 33 | 33 | 33 | 33 | 32 |
| 2000–2500 g 36–40 Wochen | 32 | 32 | 33 | 33 | 33 | 33 | 33 | 33 |
| > 2500 g Termin | 32 | 33 | 33 | 33 | 33 | 33 | 33 | 33 |

| Hämoglobin [g/dl]-Mittelwerte (± 1 SD) | | | | | | | |
|---|---|---|---|---|---|---|---|
| | (3 Tage) | 1 | 2 | 3 | 4 | 6 | 8 | 10 Wochen |
| < 1500 g 28–32 Wochen | 17,5 (1,5) | 15,5 (1,5) | 13,5 (1,1) | 11,5 (1,0) | 10,0 (0,9) | 8,5 (0,5) | 8,5 (0,5) | 9,0 (0,5) |
| 1500–2000 g 32–36 Wochen | 19,0 (2,0) | 16,5 (1,5) | 14,5 (1,1) | 13,0 (1,1) | 12,0 (1,0) | 9,5 (0,8) | 9,5 (0,5) | 9,5 (0,5) |
| 2000–2500 g 36–40 Wochen | 19,0 (2,0) | 16,5 (1,5) | 15,0 (1,5) | 14,0 (1,1) | 12,5 (1,0) | 10,5 (0,9) | 10,5 (0,9) | 11,0 (1,0) |
| > 2500 g Termin | 19,0 (2,0) | 17,0 (1,5) | 15,5 (1,5) | 14,0 (1,1) | 12,5 (1,0) | 11,0 (1,0) | 11,5 (1,0) | 12,0 (1,0) |

Anhang Tab. 14: Leukozytenzahlen bei Neu- und Frühgeborenen (nach [190]).

| Alter [h] | Gesamt-zahl [$10^3$ Zellen µl] | Neutro-phile [$10^3$ Zellen µl] | Stabkernige/ Jugendliche [$10^3$ Zellen µl] | Lympho-zyten [$10^3$ Zellen µl] | Mono-zyten $10^3$ Zellen µl] | Eosino-phile [$10^3$ Zellen µl] |
|---|---|---|---|---|---|---|
| **Neugeborene** | | | | | | |
| 0 | 10,0–26,0 | 5,0–13,0 | 0,4–1,8 | 3,5–8,5 | 0,7–1,5 | 0,2–2,0 |
| 12 | 13,5–31,0 | 9,0–18,0 | 0,4–2,0 | 3,0–7,0 | 1,0–2,0 | 0,2–2,0 |
| 72 | 5,0–14,5 | 2,0–7,0 | 0,2–0,4 | 2,0–5,0 | 0,5–1,0 | 0,2–1,0 |
| 144 | 6,0–14,5 | 2,0–6,0 | 0,2–0,5 | 3,0–6,0 | 0,7–1,2 | 0,2–0,8 |
| **Frühgeborene** | | | | | | |
| 0 | 5,0–19,0 | 2,0–9,0 | 0,2–2,4 | 2,5–6,0 | 0,3–1,0 | 0,1–0,7 |
| 12 | 5,0–21,0 | 3,0–11,0 | 0,2–2,4 | 1,5–5,0 | 0,3–1,3 | 0,1–1,1 |
| 72 | 5,0–14,0 | 3,0–7,0 | 0,2–0,6 | 1,5–4,0 | 0,3–1,2 | 0,2–1,1 |
| 144 | 5,5–17,5 | 2,0–7,0 | 0,2–0,5 | 2,5–7,5 | 0,5–1,5 | 0,3–1,2 |

Anhang Tab. 15: Thrombozytenzahlen bei Frühgeborenen und reifen Neugeborenen (nach [191, 192]).

| Tag | Mittelwert [$10^3$ Zellen/µl] | Bereich [$10^3$ Zellen/µl] |
|---|---|---|
| **Frühgeborene** | | |
| 0 | 203 | 80–356 |
| 3 | 207 | 61–335 |
| 5 | 233 | 100–502 |
| 7 | 319 | 124–678 |
| 10 | 399 | 172–680 |
| 14 | 386 | 147–670 |
| 21 | 388 | 201–720 |
| 28 | 384 | 212–625 |
| **Reife Neugeborene** | | |
| Nabelschnur | 200 | 100–280 |
| 1 | 192 | 100–260 |
| 3 | 213 | 80–320 |
| 7 | 248 | 100–300 |
| 14 | 252 | |

Anhang Tab. 16: Zelluläre Bestandteile des Knochenmarks in Prozent (nach [193-197]).

| Parameter | 1 Woche | | 1 Monat | |
|---|---|---|---|---|
| Myeloblasten | 0,3 | (0-1) | 1,2 | (0,4-1,9) |
| Promyelozyten | 1 | (0,5-1,5) | 1,8 | (1-2,5) |
| Myelozyten | 1,6 | (0,6-2,4) | 4,3 | (2,5-7,2) |
| Metamyelozyten | 2 | (0,7-3) | 5,5 | (3,1-9,1) |
| Stabkernige | 19 | (13-23) | 22,9 | (17-32) |
| Neutrophile Segmentkernige | 23,3 | (9,6-39) | 22 | (8,7-30,2) |
| Eosinophile | 1,3 | (1-3) | 2,9 | (1,9-5,3) |
| Basophile | <0,1 | (0-0,2) | <0,1 | (0-0,2) |
| Pronormoblasten | 1,6 | (0,4-2,5) | 0,8 | (0,4-1,1) |
| Normoblasten | 37,8 | (21-54) | 19,1 | (12-25) |
| Lymphozyten | 6,1 | (3,7-8) | 14,5 | (9,5-19) |
| Monozyten | 5,3 | (2-7,3) | 5,2 | (3-10) |
| Plasmazellen | - | | 0,2 | (0-0,2) |


Anhang Tab. 17: Fibrinogenkonzentration, Aktivität einzelner Gerinnungsfaktoren und Suchtests im Verlauf der Entwicklung (nach [198]).

| Faktoren | Frühgeborene 27-31 Wochen | Frühgeborene 32-36 Wochen | Neugeborene | Erwachsene | Zeitpunkt der „Normalisierung" |
|---|---|---|---|---|---|
| Fibrinogen [mg/100 ml] | 270±140 | 226±70 | 260±55 | 315±60 | Bis 10. Lebenstag |
| Faktor II [%] | 30±10 | 35±12 | 45±15 | 100 | Im Säuglingsalter |
| Faktor V [%] | 72±25 | 91±23 | 98±40 | 100 | Bis 10. Lebenstag |
| Faktor VII, X [%] | 32±15 | 39±14 | 56±16 | 100 | Bis 10. Lebenstag |
| Faktor VIII [%] | 70±30 | 98±40 | 105±35 | 100 | 3. Lebensmonat |
| Faktor XI [%] | ca. 30 | ca. 30 | ca. 30 | 100 | 5. Lebensmonat |
| Faktor XIII [%] | 25±3,5 | 26±4,7 | 45±3,4 | 100 | 8. Lebensjahr |
| AT III | 29±3 | 44±10 | 60±16 | 98 | |
| PTT [s] | 117 | 113 | 71 | 75 | |
| PT [s] | 21 | 18 | 16 | 14 | |
| TT [s] | - | 14 | 9 | 8 | |

PTT = Partielle Thromboplastinzeit
PT = Prothrombinzeit
TT = Thrombinzeit
AT III = Antithrombin III

Anhang Tab. 18: Normale Serumelektrolytwerte (Kapillarblut) bei Neugeborenen unter 2500 g am 1. Lebenstag (nach [199]).

| Parameter | <1000 g | 1001-1500 g | 1501-2000 g | 2001-2500 g |
|---|---|---|---|---|
| Natrium [mmol/l] | 138 | 133 | 135 | 134 |
| Kalium [mmol/l] | 6,4 | 6,0 | 5,4 | 5,6 |
| Chlorid [mmol/l] | 100 | 101 | 105 | 104 |

Anhang Tab. 19: Normale Serumelektrolytwerte bei reifen Neugeborenen (nach [200, 201]).

| Parameter | Nabel-schnur | 1-12 Stunden | 12-24 Stunden | 24-48 Stunden | 48-72 Stunden |
|---|---|---|---|---|---|
| Natrium [mmol/l] | 147 (126-166) | 143 (124-156) | 145 (132-159) | 148 (134-160) | 149 (139-162) |
| Kalium [mmol/l] | 7,8 (5,6-12) | 6,4 (5,3-7,3) | 6,3 (5,3-8,9) | 6 (5,2-7,3) | 5,9 (5-7,7) |
| Chlorid [mmol/l] | 103 (98-110) | 101 (90-111) | 103 (87-114) | 102 (92-114) | 103 (93-112) |
| Calcium [mg/dl] | 9,3 (8,2-11,1) | 8,4 (7,3-9,2) | 7,8 (6,9-9,4) | 8 (6,1-9,9) | 7,9 (5,9-9,7) |
| Phosphor [mg/dl] | 5,6 (3,7-8,1) | 6,1 (3,5-8,6) | 5,7 (2,9-8,1) | 5,9 (3-8,7) | 5,8 (2,8-7,6) |

**Anhang Tab. 20:** Klinisch-chemische Normalwerte bei Frühgeborenen während der ersten 7 Lebenswochen (Geburtsgewicht 1500–1750 g) (nach [202]).

| Parameter | 1 Woche | | 3 Wochen | | 5 Wochen | | 7 Wochen | |
|---|---|---|---|---|---|---|---|---|
| | Mittelwert | Extrembereich | Mittelwert | Extrembereich | Mittelwert | Extrembereich | Mittelwert | Extrembereich |
| Na [mEq/l] | 139,6 | 133–146 | 136,3 | 129–142 | 136,8 | 133–148 | 137,2 | 33–142 |
| K [mEq/l] | 5,6 | 4,6–6,7 | 5,8 | 4,5–7,1 | 5,5 | 4,5–6,6 | 5,7 | 4,6–7,1 |
| Cl [mEq/l] | 108,2 | 100–117 | 108,3 | 102–116 | 107,0 | 100–115 | 107,0 | 101–115 |
| $CO_2$ [mmol/l] | 20,3 | 13,8–27,1 | 18,4 | 12,4–26,2 | 20,4 | 12,5–26,1 | 20,6 | 13,7–26,9 |
| Ca [mg/100 ml] | 9,2 | 6,1–11,6 | 9,6 | 8,1–11,0 | 9,4 | 8,6–10,5 | 9,5 | 8,6–10,8 |
| P [mg/100 ml] | 7,6 | 5,4–10,9 | 7,5 | 6,2–8,7 | 7,0 | 5,6–7,9 | 6,8 | 4,2–8,2 |
| Rest-N [mg/100 ml] | 9,3 | 3,1–25,5 | 13,3 | 2,1–31,4 | 13,3 | 2,0–26,5 | 13,4 | 2,5–30,5 |
| Gesamteiweiß [g/100 ml] | 5,49 | 4,40–6,26 | 5,38 | 4,28–6,70 | 4,98 | 4,14–6,90 | 4,93 | 4,02–5,86 |
| Albumin [g/100 ml] | 3,85 | 3,28–4,50 | 3,92 | 3,16–5,26 | 3,73 | 3,20–4,34 | 3,89 | 3,40–4,60 |
| Globulin [g/100 ml] | 1,58 | 0,88–2,20 | 1,44 | 0,62–2,90 | 1,17 | 0,48–1,48 | 1,12 | 0,5–2,60 |
| Hb [g/100 ml] | 17,8 | 11,4–24,8 | 14,7 | 9,0–19,4 | 11,5 | 7,2–18,6 | 10,0 | 7,5–13,9 |

Anhang Tab. 21: Normwerte im Serum (nach [203]).

| Parameter | Normwerte |
|---|---|
| **Ammoniak** | |
| Neugeborene [μg/dl] | bis 150 |
| **Carotin** [μg/dl] | |
| Geburt | 70 (0–400) |
| **Cholesterol** [mg/dl] | |
| Nabelschnur/Frühgeborene | 67 (47–98) |
| Nabelschnur/Reifgeborene | 67 (45–98) |
| Neugeborene | 85 (45–167) |
| 3 Tage bis 1 Jahr | 130 (69–174) |
| **Kupfer** [μg/dl] | |
| 0 bis 6 Monate | <70 |
| **Serumenzyme** | |
| ■ Leucinaminopeptidase [IU/l] | 29–59 |
| ■ CPK [IU/l] | |
| Frühgeborene | 0–210 |
| Reifgeborene (0 bis 3 Wochen) | 22–367 |
| ■ Lactatdehydrogenase [IU/l] | |
| Geburt | 250–501 |
| 1 Tag bis 3 Monate | 185–404 |
| ■ AST (SGOT) | |
| Neugeborene [IU/l] | bis 54 |
| ■ ALT (SGPT) | |
| Neugeborene [IU/l] | bis 50 |
| **Freie Fettsäure** [μmol/l] | |
| Neugeborene | 435–1375 |
| **Magnesium** [μmol/l] | 0,75–1,25 |
| **Osmolarität** [mosmol/kg] | 270–290 |
| **Phenylalanin** [mg/dl] | |
| Neugeborene | bis 4 |
| **Zink** [μg/dl] | 77–137 |

**Anhang Tab. 22:** Normwerte der harnpflichtigen Substanzen im Serum.

| Kreatinin [mg/l] | |
|---|---|
| Neugeborene Nabelschnurblut | 11,8 ± 2,7 |
| 1–5 Lebenstage | 9,5 ± 0,8 |
| 5–6 Lebenstage | 10,9 ± 2,1 |
| **Harnsäure [mg/l]** | |
| Neugeborene 1. Lebenstag | 31 (24,0–50,0) 36 (27,0–51,0) |
| 2. Lebenstag | 37 (25,0–57,0) |
| 6. Lebenstag | 29 (20,0–37,0) |
| 10. Lebenstag | 16 (10,0–35,0) |
| **Harnstoff [mg/l]** | |
| Neugeborene Nabelschnurblut | 216,0 ± 29,0 |
| 5.–6. Lebenstag | 201,0 ± 31,0 |
| **Harnstoff-N [mg/l]** | |
| Neugeborene Nabelschnurblut | 100,8 ± 13,7 |
| 5.–6. Lebenstag | 93,5 ± 14,4 |
| **Kreatinkinase [U/l]** | |
| Nabelschnurblut | 65,8 ± 19,1 |
| Frühgeborene | 35,7 ± 30,8 |
| 1.–10. Lebenstag | 35–107 |
| 11.–35. Lebenstag | 25–72 |
| Neugeborene 3. Woche bis 3. Monat | 30–70 |

**Anhang Tab. 23:** Serumeiweißwerte bei Neugeborenen (Fraktionierung durch Papierelektrophorese).

| Alter | Gesamtprotein [g/l] | Albumin [g/l] | Globuline [% Gesamtprotein] | | |
|---|---|---|---|---|---|
| | | | α | β | γ |
| Nabelschnur | 61,6 (53,2–69,8) | 30,9 (20–40) | 17,4 | 11,8 | 20,6 (13,1–26,2) |
| 3–6 Tage | 62,5 (54,4–68,6) | 30,8 (23–38) | 15,3 | 16,8 | 18,5 (13,1–26,2) |
| 1–2 Monate | 60,0 (46,7–68,7) | 30,4 (28–45) | 17,4 | 14,4 | 11,7 (8,5–15,5) |

**Anhang Tab. 24:** Eiweißfraktionen bei Frühgeborenen.

| Eiweißfraktion | Alter [Tage] | Geburtsgewicht | |
|---|---|---|---|
| | | unter 1500 g | über 1500 g |
| Gesamteiweiß [g/l] | 21–40 | 42,00 ± 13,3 | 43,87 ± 8,0 |
| $\alpha_2$-Makroglobulin [g/l] | 16–40 | 0,63 ± 0,24 | 1,54 ± 0,26 |
| $\alpha_2$-Coeruloplasmin [g/l] | 16–40 | 0,17 ± 0,06 | 0,16 ± 0,06 |
| $\beta_2$-Makroglobulin [g/l] | 16–40 | 0,13 ± 0,06 | 0,14 ± 0,05 |
| γ-Globulin [g/l] | 1–20 | | 6,98 ± 1,74 |
| | 21–40 | 3,63 ± 1,41 | 4,60 ± 1,27 |

**Anhang Tab. 25:** Aminosäuren [μmol/l] im Plasma/Serum von Früh- und Termingeborenen (nach [204, 205]).

| Aminosäuren | Frühgeborene (1. Tag) | Reife Neugeborene (vor 1. Fütterung) | 16 Tage – 4 Monate |
|---|---|---|---|
| Taurin | 105–255 | 101–181 | |
| Asparaginsäure | 0–20 | 4–12 | 17–21 |
| Threonin | 155–275 | 196–238 | 141–213 |
| Serin | 195–345 | 129–197 | 104–158 |
| Prolin | 155–305 | 155–305 | 141–245 |
| Glutaminsäure | 30–100 | 27–77 | |
| Glycin | 185–735 | 274–412 | 178–248 |
| Alanin | 325–425 | 274–384 | 239–345 |
| Valin | 80–180 | 97–175 | 123–199 |
| Cystin | 55–75 | 49–75 | 33–51 |

Anhang Tab. 25: (Fortsetzung)

| Aminosäuren | Frühgeborene (1. Tag) | Reife Neugeborene (vor 1. Fütterung) | 16 Tage - 4 Monate |
|---|---|---|---|
| Methionin | 30-40 | 21-37 | 15-21 |
| Isoleucin | 20-60 | 31-47 | 31-47 |
| Leucin | 45-95 | 55-89 | 56-98 |
| Tyrosin | 20-220 | 53-85 | 33-75 |
| Phenylalanin | 70-110 | 64-92 | 45-65 |
| Ornithin | 70-110 | 66-116 | 37-61 |
| Lysin | 130-250 | 154-246 | 117-163 |
| Histidin | 30-70 | 61-93 | 64-92 |
| Arginin | 30-70 | 37-71 | 53-71 |
| Tryptophan | 15-45 | 15-45 | |
| Citrullin | 8,5-23,7 | 10,8-21,1 | |

Anhang Tab. 26: Serumimmunglobuline bei Neugeborenen (Radiärdiffusionsverfahren).

| Alter | IgG [mg/dl] | IgM [mg/dl] | IgA [mg/dl] | Gesamt [mg/dl] |
|---|---|---|---|---|
| Neugeborene | 1031±200 | 11± 5 | 2± 3 | 1044±201 |
| 1.-3. Monat | 430±119 | 30±11 | 21±13 | 481±127 |

Anhang Tab. 27: Plasmaimmunglobulinkonzentrationen bei Frühgeborenen (nach [206]).

| Alter [Monate] | IgG [mg/dl] | IgM [mg/dl] | IgA [mg/dl] |
|---|---|---|---|
| **Frühgeborene 25.-28. SSW** | | | |
| 0,25 | 251 (114-552) | 7,6 (1,3-43,3) | 1,2 (0,07-20,8) |
| 0,5 | 202 (91-446) | 14,1 (3,5-56,1) | 3,1 (0,09-10,7) |
| 1,0 | 158 (57-437) | 12,7 (3,0-53,3) | 4,5 (0,65-30,9) |
| 1,5 | 134 (59-307) | 16,2 (4,4-59,2) | 4,3 (0,9-20,9) |
| 2,0 | 89 (58-136) | 16 (5,3-48,9) | 4,1 (1,5-11,1) |
| 3 | 60 (23-156) | 13,8 (5,3-36,1) | 3 (0,6-15,6) |
| 4 | 82 (32-210) | 22,2 (11,2-43,9) | 6,8 (1-47,8) |
| **Frühgeborene 29.-32. SSW** | | | |
| 0,25 | 368 (186-728) | 9,1 (2,1-39,4) | 0,6 (0,04-1) |
| 0,5 | 275 (119-637) | 13,9 (4,7-41) | 0,9 (0,01-7,5) |
| 1 | 209 (97-452) | 14,4 (6,3-33) | 1,9 (0,3-12) |
| 1,5 | 156 (69-352) | 15,4 (5,5-43,2) | 2,2 (0,7-6,5) |
| 2 | 123 (64-237) | 15,2 (4,9-46,7) | 3 (1,1-8,3) |
| 3 | 104 (41-268) | 16,3 (7,1-37,2) | 3,6 (0,8-15,4) |
| 4 | 128 (39-425) | 26,5 (7,7-91,2) | 9,8 (2,5-39,3) |

Anhang Tab. 28: Lactat- und Pyruvatwerte im Serum.

|  | Lactat [mmol/l] | Pyruvat [mmol/l] | Lactat/Pyruvat-Quotient |
|---|---|---|---|
| Neugeborene | 1–3 | 0,14–0,19 | 17 (–30) |
| Frühgeborene | 1–3 (4,5) | 0,14–0,19 | 17 (–30) |
| Anmerkung: | Bei Früh- und Neugeborenen liegen alle Werte im Nabelschnurblut höher. Nach 24 h werden in der Regel die Erwachsenenwerte erreicht. | | |

Anhang Tab. 29: Lipide und Lipoproteine im Serum.

| Parameter | Neugeborene | |
|---|---|---|
|  | Knaben | Mädchen |
| Cholesterol [mg/l] | 1170 ± 228 | 1270 ± 161 |
| Triglyceride [mg/l] | 1390 ± 541 | 1220 ± 509 |
| HDL-Cholesterol [mg/l] | 280 ± 96 | 330 ± 110 |
| HDL [mg/l] | 1560 ± 532 | 1840 ± 610 |
| VLDL-Cholesterol [mg/l] | 1230 ± 70 | 107 ± 51 |
| VLDL [mg/l] | 820 ± 464 | 710 ± 338 |
| LDL-Cholesterol [mg/l] | 770 ± 203 | 820 ± 180 |
| LDL [mg/l] | 1710 ± 450 | 1820 ± 400 |
| LDL/HDL-Quotient | 125 ± 59 | 114 ± 53 |

Anhang Tab. 30: Serum-Lipoproteine (Papierelektrophorese).

|  | α-Lipoprotein [mg/l] | β-Lipoprotein [mg/l] |
|---|---|---|
| Nabelschnur | 1340 ± 90 (710–1760) | 1030 ± 72,0 (510–1580) |
| Frühgeborene (Neugeborene) | 1220 ± 53,0 (780–1600) | 980 ± 63,0 (550–1560) |
| Frühgeborene 3–26 Tage | 1560 ± 96,0 (870–2550) | 2470 ± 130 (1520–3470) |
| Neugeborene 3–10 Tage | 1940 ± 120 (1160–2660) | 2770 ± 115,0 (2150–3200) |
| 12 Monate | 1690 (670–2810) | 2900 (1220–4500) |

**Anhang Tab. 31:** Serumeisenwerte [µg/100 ml] bei Früh- und Neugeborenen; Mittelwert (mit Standardabweichung).

|  | Alter [Wochen] | | | |
|---|---|---|---|---|
|  | 1 | 2 | 3 | 4 |
| <1500 g<br>28-32 Wochen | 90<br>[10] | 90<br>[10] | 75<br>[7] | 75<br>[7] |
| 1500-2000 g<br>32-36 Wochen | 100<br>[12] | 100<br>[12] | 100<br>[12] | 100<br>[12] |
| 2000-2500 g<br>36-40 Wochen | 110<br>[12] | 105<br>[12] | 105<br>[12] | 95<br>[10] |
| >2500 g<br>Termin | 115<br>[12] | 110<br>[12] | 105<br>[12] | 105<br>[10] |

**Anhang Tab. 32:** Totale Eisenbindungskapazität (TIBC) und Transferrinsättigung (S) in den ersten zwei Lebensmonaten (nach [207]).

|  |  | Alter [Monate] | | |
|---|---|---|---|---|
|  |  | 0,5 | 1 | 2 |
| TIBC (Mittelwert ± SD) | [µmol/l]<br>[µg/dl] | 34 ± 8<br>191 ± 43 | 36 ± 8<br>199 ± 43 | 44 ± 10<br>246 ± 55 |
| S [%] | Mittelwert<br>95-%-Bereich | 68<br>30-99 | 63<br>35-94 | 34<br>21-63 |

**Anhang Tab. 33:** Vitamin-E-Werte im Serum von Früh- und Neugeborenen [mg/dl]; Mittelwert (mit Standardabweichung) (nach [189]).

|  | Alter [Wochen] | | | |
|---|---|---|---|---|
|  | 1 | 2 | 3 | 4 |
| < 1500 g<br>28-32 Wochen | 0,40<br>[0,05] | 0,30<br>[0,04] | 0,25<br>[0,03] | 0,25<br>[0,03] |
| 1500-2000 g<br>32-36 Wochen | 0,45<br>[0,05] | 0,40<br>[0,05] | 0,40<br>[0,05] | 0,45<br>[0,05] |
| 2000-2500 g<br>36-40 Wochen | 0,50<br>[0,05] | 0,45<br>[0,05] | 0,50<br>[0,05] | 0,60<br>[0,06] |
| 2500 g<br>Termin | 0,55<br>[0,60] | 0,55<br>[0,60] | 0,55<br>[0,60] | 0,60<br>[0,60] |

Anhang Tab. 34: Mittlere Schilddrüsenhormon- und TSH-Konzentrationen in Nabelschnurblut und postnatalen Seren (nach [208]).

| Hormone | n | Geometrisches Mittel (± 2 SD) |
|---|---|---|
| **Nabelschnurblut** | | |
| $T_4$ [µg/dl] | 56 | 8,45 (4,4–16,3) |
| $T_3$ [ng/dl] | 36 | 28,8 (10–84) |
| TSH [µU/ml] | 41 | 7,4 (1,3–42) |
| $rT_3$ [ng/dl] | 47 | 224 (100–501) |
| **Postnatale Seren** | | |
| $T_4$ [µg/dl] | 102 | 9,79 (4,6–21,5) |
| $T_3$ [ng/dl] | 77 | 176 (99–310) |
| TSH [µU/ml] | 68 | 4,2 (1,1–16,4) |
| $rT_3$ [ng/dl] | 78 | 53,2 (10,4–272) |

Anhang Tab. 35: Normwerte im Urin (nach [203]).

| Parameter | Normwerte |
|---|---|
| **Elektrolyte** | |
| ■ Natrium [mmol/l] | 18–60 |
| ■ Kalium [mmol/l] | 10–40 |
| ■ Chlorid [mmol/kg/d] | 1,7–8,5 |
| ■ Bicarbonat [mmol/l] | 1,5–2 |
| ■ Calcium [mmol/kg/d] | < 2 |
| **Ammoniak** [µmol/min/m$^2$] | |
| Kinder (2–11,5 Monate) | 4–40 |
| **Kreatinin** [mg/kg/d] | |
| Frühgeborene (2–12 Wochen) | 8,3–19,9 |
| Neugeborene (1–7 Wochen) | 10–15,5 |
| **Glucose** [mg/l] | 50 |
| **Osmolalität** [mosmol/kg] | 50–600 |
| **Eiweiß** | Spur |
| **Harnstoff-Stickstoff** [mg/l] | 300–3000 |

**Anhang Tab. 35:** (Fortsetzung)

| Parameter | Normwerte |
|---|---|
| **Nebennierenrindenhormone** | |
| ■ 17-Ketosteroide [mg/d] | |
| Neugeborene (1 Woche) | 2–2,5 |
| (1 Woche–3 Monate) | 0,5 |
| ■ 17-Hydroxycorticoide [mg/d] | |
| Neugeborene (1 Woche) | 0,05–0,3 |
| (1 Woche–3 Monate) | 0,05–0,5 |
| ■ Pregnantriol [mg/d] | |
| Neugeborene (1 Woche) | 0,01 |
| (1 Woche–3 Monate) | 0,01 |

**Anhang Tab. 36:** Normwerte der Aminosäuren im Urin von Neugeborenen (nach [209, 210]).

| Aminosäuren | Normwerte [μmol/d] |
|---|---|
| Cysteinsäure | –3,32 |
| Phosphoethanolamin | –8,86 |
| Taurin | 7,59–7,72 |
| OH-Prolin | 0–9,81 |
| Asparaginsäure | Spur |
| Threonin | 0,176–7,99 |
| Serin | –20,7 |
| Glutaminsäure | 0–1,78 |
| Prolin | 0–5,17 |
| Glycin | 0,176–65,3 |
| Alanin | –8,03 |
| α-Amino-n-Buttersäure | 0–0,47 |
| Valin | 0–7,76 |
| Cystin | 0–7,96 |
| Methionin | –0,892 |
| Isoleucin | 0–6,11 |
| Tyrosin | 0–1,11 |
| Phenylalanin | 0–1,66 |
| β-Aminoisobuttersäure | 0,264–7,34 |
| Ethanolamin | –79,9 |
| Ornithin | –0,554 |
| Lysin | 0,33–9,79 |
| 1-Methylhistidin | –8,64 |
| 3-Methylhistidin | 0,11–3,32 |
| Carnosin | 0,044–4,01 |
| Arginin | 0,088–0,918 |
| Histidin | –7,04 |
| Leucin | –0,918 |

Anhang Tab. 37: Clearance-Normwerte (nach [211]).

|  | Frühgeborene | Neugeborene |
|---|---|---|
| Harnstoffclearance [ml/min/1,73 m$^2$] | 25 | 30 |
| Endogene Kreatininclearance [ml/min/1,73 m$^2$] |  | 40–65 |

Anhang Tab. 38: Normwerte in Liquor cerebrospinalis (CSF) (nach [212]).

| Parameter | Normwerte |
|---|---|
| **Zellzahl** [WBC/mm$^3$] | |
| Frühgeborene | 9,0 (0–25,4) (Neutrophilenanteil 57%) |
| Reifgeborene | 8,2 (0–22,4) (Neutrophilenanteil 61%) |
| **Glucose** [mg/dl] | |
| Frühgeborene | 50 (24–63) |
| Reifgeborene | 52 (34–119) |
| **CSF-Glucose/Blutglucose** [%] | |
| Frühgeborene | 55–105 |
| Reifgeborene | 44–128 |
| **Lactatdehydrogenase** [U/l] | 20 (5–30) (oder ca. 10% der Serumwerte) |
| **Eröffnungsdruck** [mmH$_2$O] | |
| Neugeborene | 110 (80–110) |
| **Eiweiß** [mg/dl] | |
| Frühgeborene | 115 (65–150) |
| Neugeborene | 90 (20–170) |

# Literaturverzeichnis

## Quellen

[1] Busto, R., Dietrich, W. D., Globus, M. Y. T., Valdes, I., Scheinberg, P., Ginsberg, M. D.: Small differences in intraischemic brain temperature critically determine the extent of Ischemic Neuronal Injury. J. Cerebr. Blood Flow Metabol. **7**, 729–738 (1987).

[2] Georgieff, M. K., Hoffmann, J. S., Peirera, G. R., Bernbaum, J., Hoffman-Williamson, M.: Effect of neonatal caloric deprivation on head growth and 1-year development status in preterm infants. J. Pediatr. **107**, 581–587 (1985).

[3] Scopes, J. W., Ahmed, I.: Range of critical temperature in sick and premature newborn babies. Arch. Dis. Childh. **41**, 417–419 (1966).

[4] Sidi, D., Kuipers, J. R. G., Heyman, M. A., Rudolph, A. M.: Effects of ambient temperature on $O_2$ consumptiom and the circulation in newborn lambs at rest and during hypoxemia. Pediatr. Res. **17**, 254–258 (1983).

[5] Simbruner, G., Nanz, S., Fleischhacker, E., Derganc, M.: Brain temperature discriminates neonates with damaged, hypoperfused and normal brains. Am. J. Perinat. **11**, 2, 137–143 (1994).

[6] Sinclair, J. C. (ed.): Temperature regulation and energy metabolism in the newborn. Monographs in Neonatology. Grune & Stratton, New York, San Francisco, London 1978.

[7] Yeh, T.-F., Lilieu, L. D., Barathi, A., Pildes, R. S.: Lung volume, dynamic lung compliance, and blood gases during the first 3 days of postnatal life in infants with meconium aspiration syndrome. Crit. Care Med. **10**, 588 (1982).

[8] Wiswell, T. E., Tuggle, J. M., Turner, B. S.: Meconium aspiration syndrome: Have we made a difference? Pediatrics **85**, 715 (1990).

[9] Cunningham, A. S., Lawson, E. E., Martin, R. J., Pildes, R. S.: Tracheal suction and meconium: A proposed standard of care. J. Pediatr. **116**, 153 (1990).

[10] Stopfkuchen, H.: Persistent pulmonary hypertension of the newborn. In: Update in Intensive Care and Emergency Medicine. Vincent, J. L., Suter, P. M., (eds). Springer, Berlin/Heidelberg/New York/Tokio 1987.

[11] Tiefenbrunn, L. J., Riemenschneider, T. A.: Persistent pulmonary hypertension of the newborn. Am. Heart J. **111**, 564 (1986).

[12] Roberts, J. D., Polauer, D. M., Lang, P., Zapol, W. M.: Inhaled nitric oxide in persistent pulmonary hypertension of the newborn. Lancet **340**, 818 (1992).

[13] Kinsella, J. P., Neish, S. P., Shaffer, E. Abman, S. H.: Low dose inhalation nitric oxide in persistent pulmonary hypertension of the newborn. Lancet **340**, 819 (1992).

[14] Puntis, J. W., Roberts, K. D., Handy, D.: How should chylothorax be managed. Arch. Dis. Childh. **62**, 593–596 (1987).

[15] Teba, L., Dedhia, H. V. et al.: Chylothorax review. Crit. Care Med. **13**, 49 (1985).

[16] Bancalari, E., Gerhardt, T.: Bronchopulmonary Dysplasia. Pediatr. Clin. North America **33**, 1 (1986).

[17] Adams, F. H., Emmanoullides, G. C., Riemenschneider, T. A. (eds): Heart Disease in Infants, Children and Adolescents, 4. ed. Williams and Wilkins, Baltimore 1989.

[18] Danilowicz, D., Rudolph, A. M., Hoffman, J.: Delayed closure of ductus ateriosus in premature infants. Pediatrics **37**, 74–78 (1966).

[19] Rudolph, A. M.: Heart failure and the ductus arteriosus. In: Controversial Issues in Neonatal interventions, p. 28–39. G. Duc (ed.). Thieme, Stuttgart 1989.

[20] Cotton, R. B., Stahlman, M. T. et al.: Medical management of small preterm infants with symptomatic patient ductus arteriosus. J. Pediatr. **92**, 467–473 (1978).

[21] Gersony, W. M., Peckham, G. J. et al.: Effects of indomethacin in premature infants with patent

ductus arteriosus: Results of a national collaborative study. J. Pediatr. **102**, 895-906 (1983).
[22] Seybert, H. W., Kühl, P. G.: Indomethacin treatment in preterm infants with persistent ductus arteriosus. In: Controversial Issues in neonatal Interventions, p. 40-52. G. Duc (ed.). Thieme, Stuttgart 1989.
[23] Mahony, L., Carnero, V. et al.: Prophylactic indomethacin therapy for patent ductus arteriosus in very-low-birth-weight infants. N. Engl. J. Med. **306**, 506-510 (1982).
[24] Antman, E. M., Wenger, T. L., Butler, V. P., Haber, E., Smith, T. W.: Treatment of 150 cases of life-threatening digitalis intoxication with digoxin-specific Fab antibody fragments. Circulation **81**, 1744 (1990).
[25] Arnold, B. W., Martin, C. G., Alexander, B. J., Chen, T., Fleming, L. R.: Autoregulation of Brain Blood Flow during Hypotension and Hypertension in Infant Lambs. Pediatr. Res. **29**, 110 (1991).
[26] Stopfkuchen, H.: Pathophysiologie der Hämodynamik im Schock. Monatsschr. Kinderheilkd. **133**, 391 (1985).
[27] Delivoria-Papadopoulos, M., Roncevic, N. P., Oski, F. A.: Postnatal changes in oxygentransport of term, premature and sick infants: The role of red cell 2, 3 - Diphosphoglycerate and adult hemoglobin. Pediatr. Res. **5**, 235 (1971).
[28] Wardrop, C. A. J., Holland, B. M., Anne Veale, K. E., Jones, J. G., Gray, O. P.: Nonphysiological anaemia of prematurity. Arch. Dis. Childh. **53**, 855 (1978).
[29] Stockman, J. A.: Anemia of prematurity: Current concepts in the issue of when to transfuse. Pediat. Clin N. Am. **33**, 111 (1986).
[30] Strauss, R. G.: Transfusion Therapy in Neonates. Am. J. Dis. Child. **145**, 904 (1991).
[31] Wilson, S. M., Levitt, J. S., Strauss, R. G.: Improving Transfusion Practice for Pediatric Patients. In: Neonatal Anemia. Arlington, V. A. (ed.). American Association of Blood Banks 1991.
[32] Beck, D., Masserey, E. et al.: Weekly intravenous administration of recombinant human erythropoetin in infants with anaemia of prematury. Eur. J. Pediatr. **150**, 767 (1991).
[33] Emmerson, A. J. B., Westwood, N. B. et al.: Erythropoietin responsive progenitors in anaemia of prematurity. Arch. Dis. Childh. **66**, 810 (1991).
[34] Shannon, K. M., Mentzer, W. C., Abels, R. et al.: Recombinant human erythropoietin in anemia of prematurity: Results of a placebo-controlled pilot study. J. Pediatr. **118**, 949-955 (1991).
[35] Castle, V., Andrew, M. et al.: Frequency and mechanism of neonatal thrombocytopenia. J. Pediatr. **108**, 749 (1986).
[36] Müller-Eckhardt, C., Kiefel, V. et al.: 348 cases of suspected neonatal alloimmune thrombocytopenia. Lancet I, 363-366 (1989).
[37] Pietz, J., Kiefel, V. et al.: High dose Intravenous Gammaglobulins for Neonatal Alloimmune Thrombocytopenia in Twins. Acta Paediatr. Scand. **80**, 129-132 (1991).
[38] Bussel, J. B., Berkowitz, R. L. et al.: Antenatal Treatment of Neonatal Alloimmune Thrombocytopenia. N. Engl. J. Med. **319**, 1374-1378 (1988).
[39] Brown, A. K., Kim, M. H. et al.: Efficacy of phototherapy in prevention and management of neonatal hyperbilirubinemia. Pediatrics **75**, 393-400 (1985).
[40] Newman, T. B., Maisels, M. J.: Evaluation and treatment of jaundice in term newborn. Pediatrics **89**, 809-831 (1992).
[41] Orzalesi, M.: Hyperbilirubinemia and the premature infant. In: Controversial Issues in Neonatal Interventions, pp. 54-78. Duc, G. (ed.). Thieme, Stuttgart 1989.
[42] de Vries, L. S., Lary, M. B., Dubowitz, L. M.: Relationship of serum bilirubin levels to ototoxicity and deafness in high-risk low-birth-weight infants. Pediatrics **76**, 351 (1985).
[43] von Stockhausen, H. B.: Indikationen zur Therapie eines Icterus neonatorum. Pädiat. Prax. **45**, 385 (1993).
[44] Caesar, P.: Kernicterus or yellow brains. In: Controversial Issues in Neonatal Interventions, pp. 79-91. Duc, G. (ed.). Thieme, Stuttgart 1989.
[45] Ebbesen, F.: Evaluation of the Indications for Early Exchange Transfusion in Rhesus haemolytic Disease During Phototherapy. Eur. J. Pediatr. **133**, 37-40 (1980).
[46] Sato, K., Hara, T. et al.: High-Dose Intravenous Gammaglobulin Therapy For Neonatal Immune Haemolytic Jaundice due to Blood Group Incompatibility. Acta Paediatr. Scand. **80**, 163 (1991).
[47] Stopfkuchen, H.: Neugeborenensepsis. In: Intensivtherapie bei Sepsis und Multiorganversagen. Schuster, H.-P. (Hrsg). Springer, Berlin/Heidelberg/New York/Tokio 1993.
[48] Schreiber, M. D., Covert, R. F., Torgerson, L. J.: Hemodynamic Effects of Heat-Killed Group B-Hemolytic Streptococcus in Newborn Lambs: Role of Leukotriene D4. Pediatr. Res. **31**, 121 (1992).
[49] Ascher, D. P., Wilson, S., Mendiola, J., Fischer, G. W.: Group B streptococcal latex agglutination testing in neonates. J. Pediatr. **119**, 459 (1991).
[50] Simon, C., Schröder, H., Beyer, C., Zerbst, T.: Neonatal sepsis in an intensive care unit and results of treatment. Infection **19**, 146 (1991).
[51] Starr, S. E.: Antimicrobial therapy of bacterial sepsis in the newborn infant. J. Pediatr. **106**, 1043 (1985).
[52] Haque, H. N., Zaidi, M. H., Bahakim, H.: IgM-Enriched Intravenous Immunglobulin Therapy in Neonatal Sepsis. Am. J. Dis. Child. **142**, 1293 (1988).
[53] Harper, T. E., Christensen, R. D., Rothstein, G.: The Effect of Administration of Immunglobulin to Newborn Rats with Escherichia coli Sepsis and Meningitis. Pediatr. Res. **22**, 455 (1987).
[54] Teng, N. N., Kaplan, H. S., Herbert, J. M., Moore, C., Douglas, H., Wunderlich, A., Braude, A. I.: Protein against Gram-negative bacteremia and endotoxemia with human monoclonal IgM antibodies. Med. Sci. **82**, 1790 (1985).
[55] Weisman, L. E., Cruess, F., Fischer, G. W.: Cur-

rent status of intravenous immunglobulin in preventing or treatment neonatal bacterial infections, p. 223. In: Hot topics 1991 in Neonatology. Ross Laboratories Special Conference. Washington 8.-10. 12. 1991.

[56] Baker, C. J. et al.: Intravenous Immune Globulin for the Prevention of Nosocomial Infection in Low-Birth-Weight Neonates. N. Engl. J. Med. **327**, 213 (1992).

[57] Fanaroff, A., Wright, E., Korones, S., Wright, L.: The NICHD IVIG Trial to Prevent Neonatal Infections. In: Hot Topics 1991 in Neonatology. Ross Laboratories Special Conference. Washington 8.- 10. 12. 1991.

[58] Magny, J.-F., Bremard-Oury, C., Brault, D., Menguy, C., Voyer, N., Landais, P., Dehan, M., Gabilan, J.-C.: Intravenous Immunglobulin Therapy for Prevention of Infection in High-Risk Premature Infants: Report of a Multicenter, Double-Blind Study. Pediatrics **88**, 437 (1991).

[59] Kind, C.: Vorgehen bei konnataler Toxoplasmose. Paediatrica (Organ der Schweizerischen Kinderärztegesellschaft) **4** (2), 16 (1992).

[60] Gross, U., Bohne, W. et al.: Neue Aspekte zur Pathogenese und Diagnostik der Toxoplasmose. Immun. Infekt. **20**, 151 (1992).

[61] Hohlfeld, P., Daffos, F. et al.: Fetal Toxoplasmosis. Outcome of pregnancy and infant follow up after in utero treatment. J. Pediatr. **115**, 765-769 (1989).

[62] Wilson, C. B., Remington, J. S. et al.: Development of adverse sequelae in children born with subclinical congenital Toxoplasma infection. Pediatrics **66**, 767 (1980).

[63] Credé, C. S.: Reports from obstetrical clinic in Leipzig. Prevention of eye inflammation in the newborn. Am. J. Dis. Child. **121**, 3-4 (1971).

[64] Israel, K. S., Rissing, K. B. et al.: Neonatal and childhood gonococcal infections. Clin. Obstet. Gynecol. **18**, 143-151 (1975).

[65] Schmidt, H. J., Solbach, W. et al.: Infektionen in der Pädiatrie. Therapie und Prophylaxe. Fischer, Stuttgart 1993.

[66] Teberg, A. J., Yonekurn, M. L. et al.: Clinical manifestations of epidemic neonatal listeriosis. Paediatr. Infect. Dis. J. **6**, 817 (1987).

[67] Ikeda, M. K., Jenson, H. B.: Evaluation and treatment of congenital Syphilis. J. Pediatr. **117**, 843-852 (1990).

[68] Zenker, P. N., Berman, S. M.: Congenital syphilis: reporting and reality. Am. J. Public Health **80**, 271 (1990).

[69] Chawla, V., Pandit, P. B. et al.: Congenital syphilis in the newborn. Arch. Dis. Childh. **63**, 1393 (1990).

[70] American Academy of Pediatrics: Chemotherapy for Tuberculosis in Infants and Children. Pediatrics **89**, 161-165 (1992).

[71] Starke, J. R.: Modern Approach to the Diagnosis and Treatment of Tuberculosis in Children. In: Pediatric Clinics of North America: New Topics in Pediatric Infectious Disease, Vol. 35, Nr. 3, 441-464. Kaplan, S. L. (ed.). W. B. Saunders, Philadelphia 1988.

[72] Enders, G.: Infektion und Impfungen in der Schwangerschaft. Urban und Schwarzenberg, München 1991.

[73] Scholz, H., Heidl, M.: Varicella-Zoster-Virus. In: Fetale und neonatale Infektionen, S. 194. Handrick, W., Roos, R. (Hrsg.) Stuttgart, Thieme 1991.

[74] The European Collaborative Study: Mother-to-child transmission of HIV infection. Lancet II, 1039-1042 (1988).

[75] Italian Multicenter Study: Epidemiology, clinical features and prognostic factors of paediatric HIV infection. Lancet II, 1043-46 (1988).

[76] Enders, G., Nickerl-Pacher, U. et al.: Outcome of confirmed periconceptional maternal rubella. Lancet I, 1445-1447 (1988).

[77] Daffos, F., Forestier, F. et al.: Prenatal diagnosis of congenital rubella. Lancet II, 1-3 (1984).

[78] Stagno, S.: Cytomegalovirus. In.: Infectious Disease of the Fetus and Newborn Infant. Remington, J. S. (ed). W. B. Saunders, Philadelphia 1990.

[79] Frenkel, L. D., Keys, M. P. et al.: Unusual Eye abnormalities associated with congenital cytomegalovirus infection. Pediatrics **66**, 763-766 (1980).

[80] Corey, L., Spear, P. G.: Infections with herpes simplex viruses. N. Engl. J. Med. **314**, 686-691 (1986).

[81] Anderson, R. D.: Herpes simplex virus infection of the neonatal respiratory tract. Am. J. Dis. Child. **141**, 274 (1987).

[82] Prober, C. G., Hensleigh, P. A. et al.: Use of routine viral cultures at delivery to identify neonates exposed to herpes simplex virus. N. Eng. J. Med. **318**, 887-891 (1988).

[83] Balistreri, W. F.: Viral Hepatitis. In: The Pediatric Clinics of North America. New Topics in Pediatric Infectious Disease, Vol. 35, Nr. 3, pp. 375-407. Kaplan, S.L. (ed.). W.B. Saunders, Philadelphia 1988.

[84] Bortolotti, P., Cadrobbi, P. et al.: Prognosis of chronic hepatitis B transmitted from HBsAG positive mothers. Arch. Dis. Childh. **62**, 201-203 (1987).

[85] Delaplane, D., Yogev, R. et al.: Fetal hepatitis B in early infancy: The importance of identifying HBsAG positive pregnant women and providing immunoprophylaxis to their newborn. Pediatrics **72**, 176-180 (1983).

[86] Thaler, M. M., Park, C. K., Landers, D. V.: Vertical transmission of hepatitis C virus. Lancet **338**, 17-18 (1991).

[87] Butler, K. M., Baker, C. J.: Candida: An Increasing Important Pathogen in the Nursery. In: New Topics In Pediatric Infectious Disease, Vol. 35/3, p. 543. Kaplan, S. (ed.). W.B. Saunders, Philadelphia 1988

[88] Baley, J. E., Kliegman, R. M. et al.: Disseminated fungal infections in very low birth weight infants: Clinical manifestations and epidemiology. Pediatrics **73**, 144-152 (1984).

[89] Johnson, D. E., Thompson, T. R. et al.: Systemic candidiasis in very low-birth-weight infants ($< 1500$ g). Pediatrics **73**, 138-143 (1984).

[90] Papile, L., Burstein, J., Burstein, R., Koffler, H.: Incidence and evolution of subependymal and intraventricular hemorrhage: A study of infants with

birthweights less than 1500 g J. Pediatr. **92**, 529 (1978).

[91] Shankaran, S., Slovis, T. L., Bedard, M. P., Poland, R. L.: Sonographic classification of intracranial hemorrhage. A prognostic indicator of mortality, morbidity, and short-term neurologic outcome. J. Pediatr. **100**, 469 (1982).

[92] Levene, M. I., Lamont, R. F.: Risk factors in the development of intraventricular haemorrhage in the preterm neonate. Arch. Dis. Childh. **57**, 410 (1982).

[93] Garner, A.: An international classification of retinopathy of prematurity. Pediatrics **74**, 127 (1984).

[94] Brown, D. R., Biglau, A. W., Stretavsky, M.: Screening Criteria for the Detection of Retinopathy of Prematurity in Patients in a Neonatal Intensive Care Unit. J. Pediatr. Ophthalmol. Strab. **24**, 212 (1987).

[95] Cryotherapy for Retinopathy of Prematurity Cooperative Group: Multicenter Trial of Cryotherapy for Retinopathy of Prematurity. Archs Ophthal. **106**, 471 (1988).

[96] Cornblath, M., Schwartz, R., Aynsley-Green, A., Lloyd, J. K.: Hypoglycemia in Infancy: The need for a rational definition. Pediatrics **85**, 834 (1990).

[97] Ogata, E. S.: Carbohydrate metabolism in the fetus and neonate and altered neonatal glucoregulation. Pediat. Clin N. Am. **33**, 25 (1986).

[98] Beck, M., Fang- Kirchner, S.: Mukopolysaccharidosen. Fischer, Stuttgart 1993.

[99] Bachmann, C.: Treatment of congenital Hyperammonemias. Enzyme **32**, 56-64 (1984).

[100] Fernandes, J., Saudubray, J. M.: Inborn metabolic diseases, S. 211-228. Springer, Berlin/Heidelberg/New York/Tokio 1990.

[101] Schaub, J., Van Hoof, F. et al.: Inborn errors of Metabolism. Raven Press, New York 1991.

[102] MRC Vitamin Study Research Group: Prevention of neural tube defects: Results of the Medical Research Council Vitamin Study. Lancet **338**, 131 (1991).

[103] Milner, A. D.: Resuscitation of the newborn. Arch. Dis. Childh. **66**, 66 (1991).

[104] Neonatal Resuscitation. J. Am. med. Ass. **268**, 2276 (1992).

[105] Vyas, H., Milner, A. D., Hopkin, I. E., Boon, A. W.: Physiologic response to prolonged and slow-rise inflation in the resuscitation of the asphyxiated newborn infant. J. Pediatr. **99**, 635 (1981).

[106] Standards and guidelines for cardiopulmonary resuscitation and emergency cardiac care. J. Am. med. Ass. **268**, 2276 (1992).

[107] Lister, G., Moreau, G., Moss, M., Talner, N. S.: Effects of Alterations of Oxygen Transport in the Neonate. Seminars in Perinatology **8**, 192-204 (1984).

[108] Weibel, E. R.: The pathway for oxygen. Structure and Function in the Mammalian Respiratory System. Harvard University Press, Cambridge/Massachusetts, London 1984.

[109] Piiper, J., Koepchen, H. P.: Atmung. In: Physiologie des Menschen, 2. Aufl. Gauer, O. H., Kramer, K., Jung, R. (Hrsg.). Urban & Schwarzenberg, München, Berlin, Wien 1975.

[110] Perez-Fontan, J. J.: Mechanics of Breathing. In: Developmental Physiology: A pediatric Perspective. Gluckman, P. D., Heyman, M. A. (eds.). Edward Arnold Publishers, 1992.

[111] Robinson, J. R.: Fundamentals of Acid-Base Regulation, 5th ed. Blackwell Scientific Publications, Oxford/London/Edinburgh/Melbourne 1975.

[112] McCann, E. M., Goldman, S. L., Brady, J. P.: Pulmonary function in the sick newborn infant. Pediat. Res. **21**, 313-325 (1987).

[113] Mancebo, J.: PEEP, ARDS, and alveolar recruitment. Intensive Care Med. **18**, 383-385 (1992).

[114] Simbruner, G., Coradello, H., Lubec, G., Pollak, A., Salzer, H.: Respiratory compliance of newborns after birth and its prognostic value for the course and outcome of the respiratory disease. Respiration **43**, 414-423 (1982).

[115] Aufricht, C., Huemer, C., Frenzel, C., Simbruner, G.: Respiratory compliance assessed from chest expansion and inflation pressure in ventilated neonates. Am. J. Perinat. **10**, 139-142 (1993).

[116] Fanconi, S.: Reliability of pulse oximetry in hypoxic infants. J. Pediatr. **113**, 424-427 (1988).

[117] Hand, I. L., Shepard, E. K., Krauss, A. N., Auld, P. A. M.: Discrepancies between transcutaneous and end-tidal carbon dioxid monitoring in the critically ill neonate with respiratory distress syndrome. Crit. Care Med. **17**, 556 (1989).

[118] Transwell, A. K., Clubb, R. A., Smith, B. T., Boston, R. W.: Individualised continuous distending pressure applied within 6 hours of delivery in infants with respiratory distress syndrome. Arch. Dis. Childh. **55**, 33-39 (1980).

[119] Tobin, M. J. (Guest Editor): Mechanical Ventilation. Critical Care Clinics, **6**, 3 (1990).

[120] deLemos, R. A., Simbruner, G., Ramanathan, R., Gerstmann, D. R.: Neonatal Respirators. In: Perinatal Biomedical Technology, Cambridge University Press (im Druck)

[121] Greenough, A., Wood, S., Morley, C. J., Davis, J. A.: Pancuronium prevents pneumothoraces in ventilated premature infants who actively expire against positive pressure ventilation. Lancet I, 1-3 (1984).

[122] HIFI Study group: High-Frequency oscillatory ventilation compared with conventional mechanical ventilation in the treatment of respiratory failure in preterm infants. N. Eng. J. Med. **320**, 88-93 (1989).

[123] Keszler, M., Donn, S. M., Bucciarelli, R. L., Alverson, D. C., Hart, M., Lynyong, V., Modanlou, H. G., Noguchi, A., Pearlman, S. A., Puri, A., Smith, D., Stavis, R. Watkins, M. N., Harris, T. R.: HFV and PIE. Multicenter controlled trial comparing high-frequency jet ventilation in newborn infants with pulmonary interstitial emphysema. J. Pediatr. **119**, 85-93 (1991).

[124] Dreyfuss, D., Soler, P., Basset, G., Saumon, G.: High inflation pressure pulmonary edema. Respective effects of high-airway pressure high tidal

volume and positive end-expiratory pressure. Am. Rev. Resp. Dis. **137**, 1159–1164 (1988).

[125] Mirro, R., Busija, D., Green, R., Leffler, C.: Relationship between mean airway pressure, cardiac output, and organ blood flow with normal and decreased respiratory compliance. J. Pediatr. **111**, 101–106 (1987).

[126] Shannon, D. C.: Rational monitoring of respiratory function during mechanical ventilation of infants and children. Intensive Care Med. **15**, 13–16 (1989).

[127] Mammel, M. C., Boros, S. J., Bing, D. R., Holloman, K. K., Connett, J. R.: Determining optimum inspiratory time during intermittent positive pressure ventilation in surfactant-depleted cats. Pediatr. Pulmonol. **7**, 223–229 (1989).

[128] Simbruner, G.: Inadvertent positive end-expiratory pressure in mechanically ventilated newborn infants: Detection and effect on lung mechanics and gas exchange. J. Pediatr. **108**, 589–595 (1986).

[129] Boros, S. J.: Variations in inspiratory-exspiratory ratio and airway pressure form during mechanical ventilation. J. Pediatr. **94**, 114–117 (1979).

[130] Boros, S. J., Ambell, K. A.: A comparison of the effect of high frequency-low tidal volume and low frequency- high tidal volume mechanical ventilation. J. Pediatr. **97**, 108 (1980).

[131] Philips, J. B., Beale, E. F., Howard, J. E., Jaeger, M. J., Eitzman, D. V.: Effect of positive end-expiratory pressure on dynamic respiratory compliance in neonates. Biol. Neon. **38**, 270 (1980).

[132] Simbruner, G., Popow, C., Salzer, H., Lischka, A.: Fetal respiratory function and perinatal survival. Lancet I, 1187 (1982).

[133] Graff, M. H., Novo, R. P., Diaz, M., Smith, C., Hiatt, I. M., Hegyi, T.: Compliance Measurements in Respiratory Distress Syndrome: The Prediction of Outcome. Pediatr. Pulmonol. **2**, 332–336 (1986).

[134] Bhutani, V. K., Abbasi, S.: Relative likelihood of bronchopulmonary dysplasia based on pulmonary mechanics measured in preterm neonates during the first week of life. J. Pediatr. 120, 605–613 (1992).

[135] Fisher, J. B., Mammel, M. C., Coleman, J. M., Bing, D. R., Boros, S. J.: Identifying lung overdistension during mechanical ventilation by using volume-pressure loops. Pediatr. Pulmonol. **5**, 10–14 (1988).

[136] Simbruner, G., Popow, C., Baum, M., Gregory, G.: Neonatal Respirators. Clinics Perinat. **10**, 205–221 (1983).

[137] Corbet, A., Walker, A. L. (Guest editors): Symposium on synthetic surfactant. Supplement to J. Pediatr. **120**, Number 2, Part 2 (1992).

[138] Fujiwara, T., Konishi, M., Chida, S., Okuyama, K., Ogawa, Y., Takeuchi, Y., Nishida, H., Kito, H., Fujimura, M., Nakamura, H., Hashimoto, T. for the Surfactant TA Study Group: Surfactant replacement therapy with a single postventilatory dose of a reconstituted bovine surfactant in preterm neonates with respiratory distress syndrome: Final analysis of a multicenter, double-blind, randomized trial and comparison with similar trials. Pediatrics **86**, 753–764 (1990).

[139] Hoekstra, R.E., Jackson, J.C., Myers, T.E., Frantz, I.D., Sern, M.E., Powers, W.F., Maurer, M., Raye, J.R., Carrier, S.T., Gunkel, J.H., Gold, A.J.: Improved neonatal survival following multiple doses of bovine surfactant in very premature neonates at risk for respiratory distress syndrome. Pediatrics **88**, 10–18 (1991).

[140] Kendig, J. W., Notter, R. H., Cox, C.: A comparison of surfactant as immediate prophylaxis and as rescue therapy in newborns less than 30 weeks gestation. N. Engl. J. Med. **324**, 865–871 (1991).

[141] Long, W., Thompson, T., Sundell, H., Schuhmacher, R., Volberg, F., Guhtrie, R. and the American Exosurf Study Group I: Effects of two rescue doses of a synthetic surfactant on mortality rate and survival without bronchopulmonary dysplasia in 700 to 1350 gram infants with respiratory distress syndrome. J. Pediatr. **118**, 595–605 (1991).

[142] Merrit, T. A., Hallman, M., Berry, C., Pohjavuori, M., Edwards, D. K., Jaaskelainen, J., Grafe, M. R., Vaucher, Y., Wozniak, P., Heldt, G., Rapola, J.: Randomized, placebo-controlled trial of human surfactant given at birth versus rescue administration in very low birth weight infants with lung immaturity. J. Pediatr. **118**, 581–594 (1991).

[143] Robertson, B., VanGolde, L. M. G., Bratenburg, J. J. (eds.): Pulmonary Surfactant. From molecular to clinical pratice. Elsevier, Amsterdam, London, New York, Tokio 1992.

[144] Speer, C., Robertson, B., Curstedt, T., Halliday, H. J., Compagnone, D., Gefeller, O., Harms, K., Hertin, E., McClure, G., Reid, M., Tubman, R., Herin, P., Noack, G., Kok, J., Kopple, J., vanSoderen, L., Luafkötter, E., Köhler, W., Boenisch, H., Albrecht, K., Hanssler, L., Haim, M., Oetomo, S. B., Altfeldt, P. C., Groneck, P., Kachel, W., Relier, J. P., Walti, H.: Randomized European multicenter trial of surfactant replacement therapy for severe neonatal respiratory distress syndrome: single versus multiple dose of Curosurf. Pediatrics **89**, 13–20 (1992).

[145] Zola, E. M., Gunkel, J. H., Chan, R. K., Lim, M. O., Knox, I., Feldman, B. H., Denson, S. E., Stonestreet, B. S., Mitchell, B. R., Wyza, M. M., Bennett, K. J., Gold, A. J.: Comparison of three dosing procedures for administration of bovine surfactant to neonates with respiratory distress syndrome. J. Pediatr. **122**, 453–459 (1993).

[146] Arant, B. S.: Fluid therapy in the neonate – concepts in transition. J. Pediatr. **101**, 387 (1982).

[147] Chessex, P.: Enterale und parenterale Ernährung von Neugeborenen mit niedrigem Geburtsgewicht. Annales Nestlé, **46**, (2), 88 (1988).

[148] Deutsche Arbeitsgemeinschaft für künstliche Ernährung (DAKE): Empfehlungen zur parenteralen Infusions- und Ernährungstherapie im Kindesalter. Klin. Pädiatrie. **199**, 315 (1987).

[149] Easton, L. B. et al.: Parenteral nutrition in newborns. Pediatrics **86**, 2 (1982).

[150] Kerner, J. A.: Manual of Pediatric Parenteral Nutrition. John Wiley et Sons, New York, Brisbane, Toronto 1983.

[151] Leititis, J. U. et al.: Entwicklungsphysiologische

Aspekte der Volumen- und Natriumregulation bei Frühgeborenen und reifen Neugeborenen. Monatsschr. Kinderheilk. **135**, 3 (1982).

[152] Pohland, F.: Aktuelle Aspekte der enteralen und parenteralen Ernährung von Frühgeborenen. Der Bedarf an Eiweiß, Aminosäuren, Calcium und Phosphor. Monatsschr. Kinderheilk. **132**, 393 (1984).

[153] Bryan, H. et al.: Intralipid: its rational use in parenteral nutrition of the newborn. Pediatrics **58**, 787 (1976).

[154] Ballabriga, A.: Einige Aspekte der Fettanwendung bei der enteralen und parenteralen Ernährung beim Kind. Annales Nestlé, **46** (2), 101 (1988).

[155] Giles, Ph. D. et al.: Sequential calcium and phosphorus balance studies in preterm infants. J. Pediatr. **110** (4), 591 (1987).

[156] Laing, J. A. et al.: Rickets of prematury: Calcium and phosphorus supplementation. J. Pediatr. **106**, 265 (1985).

[157] Senterre, J.: Calcium- und Phosphatbedarf des Neu- und Frühgeborenen. Annales Nestlé **45** (1), 28 (1987).

[158] Vilesis, R. A.: Effect of phosphorus intake in total parenteral nutrition infusates in premature neonates. J. Pediatr. **110** (4), 586 (1987).

[159] Ogata, T. et al.: Vitamin K effect in low birth weight infants. Pediatrics **81** (3), 423 (1988).

[160] Orzalesi, M., Colarizi, P.: Critical vitamins for low birth weight infants. Acta Paediatr. Scand., Suppl. **296**, 104 (1982).

[161] Dahlstrom, K. A. et al.: Serum trace elements in children receiving long-term parenteral nutrition. J. Pediatr. **109** (4), 625 (1986).

[162] American Academy of Pediatrics, Committee on Nutrition: Nutritional needs of Low-Birth-Weight-Infants. Pediatrics **75**, 976–986 (1985).

[163] Duc, G. et al.: Energy metabolism, nutrition and growth in premature infants. Biol. Neonat. **52**, Suppl. 1 (1987).

[164] Bremer, H. J. et al. (Hrsg.): European Society of Paediatric Gastroenterology and Nutrition: Nutrition and feeding of preterm infants. Blackwell Scientific Publications 1987.

[165] Friis-Hansen, B.: Body water and metabolism in early infancy. Acta Paediatr. Scand., Suppl. **296**, 44 (1982).

[166] Lebenthal, E., Lee, P. C.: Development of functional response in human exocrine pancreas. Pediatrics **66**, 56 (1980).

[167] Räihä, N. C.: Protein in the nutrition of preterm infants. Biochemical and nutritional considerations. Adv. Nutr. Res. **3**, 173 (1980).

[168] Pohlandt, F.: Prevention of postnatal bone demineralization in very low-birth-weight infants by individually monitored supplementation with calcium and phosphorus. Pediatr. Res. **35**, 125 (1994).

[169] Chandra, R. K. et al.: Trace elements in nutrition of children. In: Nestlé nutrition workshop series, Vol. 8. Raven Press, New York 1985.

[170] Keenan, W. J., Novak, K. K. et al.: Morbidity and mortality associated with exchange-transfusion. Pediatrics **75**, 417–421 (1985).

[171] Anand, S. K., Northway, J. D., Gresham, E.: Peritoneal dialysis catheter for newborn and small infants. J. Pediatr. **86**, 985 (1975).

[172] Edelmann, C. M.: Pediatric Kidney Disease, Chapter 39. Little Brown and Company, Boston 1992.

[173] Colombo, A..: Die Peritonealdialyse. Enke Verlag, Stuttgart 1980.

[174] Steele, B. T., Vigneux, A. M. et al.: Acute peritoneal dialysis in infants weighing < 1500 g. J. Pediatr. **110**, 126 (1987).

[175] Payne, M. R., Martin, T. C. et al.: Management and follow up of arterial thrombosis in the neonatal period.

[176] Marder, V. J., Sherry, S.: Thrombolytic Therapy: Current status. N. Engl. J. Med. **318**, 1585–1595 (1990).

[177] Doyle, E., Britto, J., Freeman, J. et al.: Thrombolysis with low dose tissue plasminogen activator. Arch. Dis. Childh. **67**, 1483 (1992).

[178] Levy, M., Benson, L. N. et al.: Tissue plasminogen activator for the treatment of thromboembolism in infants and children. J. Pediatr. **188**, 467 (1991).

[179] Kennedy, L. A., Drummond, W. H. et al.: Successful treatment of neonatal aortic thrombosis with tissue plasminogen activator. J. Pediatr. **116**, 798–801 (1990).

[180] Spielmann, H., Steinhoff, R.: Taschenbuch der Arzneimittelverordnung in Schwangerschaft und Stillperiode. Gustav Fischer, Stuttgart 1989.

[181] Briggs, G. G., Freeman, R. K., Yaffe, S. J.: Drugs in Pregnancy and Lactation. Williams and Wilkins, Baltimore 1986.

[182] Crawford, J. D. et al.: Pediatrics **5**, 783 (1950).

[183] Ziegler, E. E. et al.: University of Iowa, Iowa City 1975.

[184] Ziegler, R. F.: Electrocardiographic studies in normal infants and children. Charles C. Thomas, Springfield, Ill. 1951.

[185] Liebmann, J.: In: Electrocardiography in infants and children. Cassels, D. E., Ziegler, R. F. (eds.). Grune and Stratton Inc. New York 1966.

[186] Kitterman, J. A., Phibbs, R. H., Tooley, W. H.: Pediatrics **44**, 959 (1969).

[187] Tan, K. L.: J. Pediatr. **112**, 266 (1988).

[188] Avery, M. E., Normand, C.: Anesthesiology **26**, 10 (1965).

[189] Klaus, H. M., Fanaroff, A. A.: Care of the high-risk neonate, p. 412, 3rd. ed. W.B. Saunders, Philadelphia 1986.

[190] Oski, F. A., Naiman, J. L.: Hematologic problems in the newborn, p. 18, 3rd ed. W.B. Saunders, Philadelphia 1982.

[191] Applegard, W. J., Brinton, A.: Biol. Neonate **17**, 30 (1971).

[192] Behrman, R. (ed.): Neonatology: Diseases of the Fetus and Infant. C.V. Mosby, St. Louis 1973.

[193] Gairdner, D. et al.: Arch. Dis. Childh. **30**, 203 (1955).

[194] Glaser, K. et al.: Pediatrics **6** 789 (1950).

[195] Kalpaktsoglou, P. E. et al.: Br. J. Haematol. **11** 453 (1965).
[196] Shapiro, L. M. et al.: Am. J. Med. Sci. **202**, 341 (1941).
[197] Sturgeon, P.: Pediatrics **7**, 642 (1951).
[198] Hathaway, W. E., Bonnar, J.: Perinatal coagulation. Grune and Stratton, New York 1978.
[199] Pincus, J. B. et al.: Pediatrics **18**, 39 (1956).
[200] Acharya, P. T. et al.: Arch. Dis. Childh. **40**, 430 (1965).
[201] Daniel, S. S. et al.: Pediatrics **37**, 942 (1966).
[202] Thomas, J., Reichelderfer, T.: Premature infants: analysis of Serum during the first seven weeks. Clin. Chem. **14**, 272 (1968).
[203] Normal values for Pediatric Clinical Chemistry. American Association of Clinical Chemists, August 1974.
[204] Dickinson, J. C. et al.: Pediatrics **36**, 2 (1965).
[205] Dickinson, J. C. et al.: Pediatrics **45**, 606 (1970).
[206] Ballow, M. et al.: Pediatr. Res. **20**, 899 (1986).
[207] Saarin, U. M., Siimes, M. A.: J. Pediatr. **91**, 876 (1977).
[208] Oddie, T. H. et al.: Early human development **3/3**, 239-244 (1979).
[209] Meites, S. (ed.): Pediatric Clinical Chemistry. American Association for Clinical Chemistry, Washington, D. C., 1977.
[210] Behrman, R. E.: Disease of the fetus and infant, 2nd ed., Table 21, Appendix. C.V. Mosby, St. Louis 1977.
[211] Smith, C. A.: Physiology of the Newborn, p. 327. Charles Thomas, Springfield, Il., 1959.
[212] Greene, M. G.: The Harriet Lane Handbook, 12th ed., p. 58. Mosby-Yearbook, St. Louis 1991.
[213] Northway, W. H., Rosan, R. C., Porter, D. Y.: Pulmonary disease following respiratory therapy of hyaline membrane disease. N. Engl. J. Med. **276**, 357 (1967).
[214] Garratt, C. J., Griffith, M. J., O'Nunain, S., Ward, D. E., Camm, A. J.: Effects of intravenous adenosine on antegrade refractoriness of accessory atrioventricular connections. Circulation **84**, 1962 (1991).
[215] Bellardinelli, L., Linden, J., Berne, R. M.: The cardiac effects of adenosine. Prog. Cardiovasc. Dis. **32**, 73 (1989).
[216] Lerman, B. B., Bellardinelli, L.: Cardiac electrophysiology of adenosine. Circulation **83**, 1499 (1991).
[217] Driscoll, D. J.: Use of inotropic and chronotropic agents in neonates. Perinatal Pharmacology **14**, 931 (1987).
[218] Monroe. B. L., Weinberg, A. G., Rosenfeld, C. R., Browne, R.: The neonatal blood count in health and disease. I. Reference values for neutrophilic cells. J. Pediatr. **95**, 89-98 (1979).
[219] Zinner, S. H., Rosner, B., Oh, W. et al: Significance of blood pressure in infancy: Familial aggregation and predictive effect on later blood pressure. Hypertension **7**, 411 (1985).
[220] Dwyer, J. M.: Manipulating the immune system with immune globuline. N. Engl. J. Med. **326**, 107 (1992).

# Übersichtsliteratur

Adams, F. H., Emmanoullides, G. C., Riemenschneider, T. A. (eds.): Heart Disease in Infants, Children and Adolescents, 4. ed. Williams and Wilkins, Baltimore 1989.

Avery, G. B., Fletcher, A. B.: Nutrition. In: Neonatology, p. 1173. Avery, G. B. (ed.). Lippincott, Philadelphia/Toronto 1987.

Chameides, L., AHA/AAP Neonatal Resuscitation Steering Committee: Textbook of Neonatal Resuscitation, American Heart Association, American Academy of Pediatrics, 1990.

Dick, W., Stopfkuchen, H., Brockerhoff, P.: Primäre Neugeborenenreanimation, 2. Aufl. Springer, Berlin/Heidelberg/New York/Tokio 1993.

Duc, G.: Controversial Issues in Neonatal Interventions. Thieme, Stuttgart 1989.

Fanaroff, A. A., Martin, R. J.: Neonatal-Perinatal Medicine, 6th. ed. W. B. Saunders, Philadelphia 1991.

Reigin, R. D., Cherry, J. D.: Textbook of Pediatric Infectious Diseases. W. B. Saunders, Philadelphia 1992.

Gomella, T. L.: Neonatology, 2nd. ed. Appleton and Lange, Norwalk, San Mateo 1992.

Hot Topics '91 in Neonatology. Ross Laboratories Special Conference. Chairman: J. F. Lucey, 8.-10. 12. 1991, Washington.

Hot Topics '90 in Neonatology. Ross Laboratories Special Conference. Chairman: J. F. Lucey, 9.-11. 12. 1990, Washington.

Hot Topics '92 in Neonatology. Ross Laboratories Special Conference. Chairman: J. F. Lucey, 6.-8. 12. 1992, Washington.

Kaplan, S. L.: New Topics in Pediatric Infectious Disease. Pediat. Clin. N. Am. **35** (3) (1988).

Mize, C. E. et al.: Enteral and parenteral nutrition. In: Pediatric Intensive Care, p. 624. Levin, D. L. et al. (ed.). Mosby company, St. Louis/Toronto/Princeton 1984.

Polin, R. A., Fox, W. W. (eds.): The Newborne I. Pediat. Clin. N. Am. **33**, (1) (1986).

Puri, P. (ed.): Congenital Diaphragmatic Hernia. Karger, Basel 1989.

Remington, J. S., Klein, J. O. (eds.): Infectious Diseases of the Fetus and Newborn Infant, 3rd ed. W. B. Saunders, Philadelphia 1990.

Roberton, N. R. C. (ed.): Textbook of Neonatology. Churchill Livingstone, Edinburgh/London/Melbourne/New York 1992.

Rylance, G., Harvey, D., Aranda, J. (eds.): Neonatal Clinical Pharmacology and Therapeutics. Butterworth-Heinemann, Oxford 1991.

Schmidt, H. J., Solbach, W. et al.: Infektionen in der Pädiatrie. Therapie und Prophylaxe. Fischer, Stuttgart 1993.

Stopfkuchen, H. (Hrsg.): Pädiatrische Intensivpflege. Wissenschaftliche Verlagsgesellschaft mbH, Stuttgart 1991.

Stopfkuchen, H.: Neugeborenensepsis. In: Intensivtherapie bei Sepsis und Multiorganversagen. Schuster, H. P. (Hrsg.): Springer, Berlin/Heidelberg/New York/Tokio 1993.

Swedlow, D. B., Raphaely, R. C. (eds.): Cardiovascular Problems in Pediatric Critical Care. Churchill Livingstone, Edinburgh/London/Melbourne/New York 1986.

Taeusch, H. W., Ballard, R. A., Avery, M. E. (eds.): Diseases of the Newborn, 6th ed. W. B. Saunders, Philadelphia / London / Toronto / Montreal / Sydney/Tokio 1991.

# Stichwortregister

## A

Abdomen
–, aufgetriebenes 106
–, Röntgenübersichtaufnahmen 179f.
–, Sonographie 136
AB0-Immunisation 95
AB0-Inkompatibilität 84, 93, 278
Abklemmen der Nabelschnur 87
Abkühlen 21
Ableitung
–, offene 143
–, polygraphische 148
Abnabelung 94f.
Abort 131
–, septischer 117
AB-Plasma 104
Absaugen 31, 36, 39, 156, 192, 199, 237
Absaugkatheter 197
Absorption, intestinale 81
Abszeß 116f.
Acetazolamid 142
Acetylcholinesterase 184
Aciclovir 125, 132
Adenocard® 66
Adenosin 66
Adenosintriphosphat 66
Adrenalin 69, 72, 77, 201f.
andrenogenitales Syndrom 175
Ahornsirupkrankheit 173
AIDS 112, 126
Air-Leak 30ff., 75f., 155
Air-Trapping 30, 32, 219, 240, 244f.
Airway Pressure Release Ventilation 233

Aktivität
–, körperliche 16
–, verminderte 86
akzessorisches Bündel 64
Alanin 164, 319, 324
Albumin 92, 94, 99, 102, 111, 316, 319
ALEC s. Artificial Lung Expanding Compound 256, 259
Alfaré 274
alkalische Phosphatase 168
Alkalisierung 37, 192
Alkalose 37, 167f.
–, metabolische 37
–, respiratorische 37
Alkohol 146
Alloantikörper 101, 104
Alloimunisation 86
Alpha-Amylase 271
Alpha-2-Antiplasmin 287
Alpha-1-Antitrypsin 94
Alpha-1-Antitrypsin-Mangel 96
3-Alpha-20-Betapregnandiol 96
Alphafetoprotein 184
Alpha-I-Antiproteasen 50
Alpha-Interferon 134
Alpha-Rezeptor-Agonisten 36
Alpha-Tocopherol 87
ALT 317
Alterationen, minimale 28
Alupent® 63, 198
Alveofact® 256, 259
Alveolarruptur 39
Amblyopien 162
Amine, biogene 21
Aminoglykosid 109, 285, 295
α-Amino-n-Buttersäure 324
β-Aminoisobuttersäure 324

Aminopäd® 263
Aminophyllin 136
Aminosäuren 174, 271, 319
–, Imbalanzen 267, 271
– im Urin 324
–, Lösungen 263
–, Screening 148
–, Stoffwechsel 176
–, verzweigtkettige 176
Aminovenös päd® 263
Ammoniak 148, 172, 176, 317, 323
Amnionflüssigkeit 199
Amnionhäute 190
Amnioninfektion 116
Amnioninfektionssyndrom 217
Amnionmembran 189
Amphotericin B 137
Ampicillin 33, 78, 93, 109f., 112, 118, 181
Ampuwa® 198
Analatresie 185
Analgesie 183, 192
Analgetika 78, 146
Anämie 37, 53, 62, 67f., 73, 79ff., 86, 94, 98, 101f., 104, 113, 121, 126, 156, 159, 268
–, akute hämorrhagische 84
–, alloimmunhämolytische 102
–, aplastische 81, 91, 134
–, autoimmunhämolytische 80
–, echte 86
–, hämolytische 80f., 102, 120
–, hämorrhagische 80
–, hypoplastische 81, 83
–, immunhämolytische 80, 83f.
–, physiologische 79
Anastomose 186
Ancotil® Roche 137
Aneurysma 80, 142

**Stichwortregister** 337

Anfälle
–, klonische 147
–, multifokale 149
–, myoklonische 147, 149
–, subtile 146ff.
–, tonische 147, 149, 151
–, tonisch-klonische 146, 148
Anfallsäquivalent 147
Anfallsleiden, zerebrales 114, 118, 132
Angiographie 288
Anionenlücke 172
Anomalie, Ebsteinsche 52, 64
Anpassungsstörungen, pulmonale 27
Anreicherung der Muttermilch 270
ANS s. Atemnotsyndrom
antiarrhythmische Behandlung 63
Antibiotika 33, 78, 110f., 185, 188
antibiotische Behandlung 136, 138
Anti-C 101
Anti-D 101
Antidiabetika, orale 295
Anti-Duffy 101
Antigennachweis 107
anti-HBc-positiv 133
Anti-Kell 101
Antikonzeption 126
Antikörper gegen Plättchenantigene 91
Antikörperstatus 104
antimykotische Behandlung 137f.
Antioxidanzien 50
Antistreptolysintiter 289
Anti-Toxoplasma-IgM 113
Anurie 74f.
Aorta descendens 71
Aortenbogen, unterbrochener 52, 54
Aortenisthmusstenose 52, 54f., 67
–, präduktale 73
Aortenstenose, kritische 52, 54, 67, 73
Aortenwurzel 56
aorto-pulmonales Fenster 67
Apathie 94, 106, 150, 167
Apnoe 35, 53f., 62, 79, 86, 106, 140, 142, 147, 153ff., 159, 163, 179, 201, 218, 245, 279

–, Anfälle 157
–, gemischte 154
–, idiopathische 47
–, konvulsive 147
–, obstruktive 154
–, Ursache 156
–, zentrale 154, 157
–, zerebrale 40
Apoprotein A 255
Applikation
–, endobronchiale 202
–, intrakardiale 202
APRV s. Airway Pressure Release Ventilation 233
Aqua dest. 203
Arbeitsplatz 197
ARDS 257
Arginin 320, 324
Arginin-HCl 176
Arginosuccinasemangel 176
Arme, Beugerückkehr 300
Arnold-Chiari-Malformation 183
Arrhythmie 51, 59, 67, 168, 279
Arterenol® 72
Arteria
– femoralis 71
– radialis 71
– tibialis posterior 71
Arterienkatheter 73
Arterien, Transposition der großen 51, 54f., 67
Arteriotonin® 66
Arthritis 116
Artificial Lung Expanding Compound 256, 259
ASB s. Assist Spontaneous Breathing 233
Ascorbinsäure 266
Asparaginsäure 319, 324
Asphyxia pallida 82
Asphyxie 30, 53, 67, 72ff., 90, 93, 95f., 101, 104, 139f., 142, 144, 147, 191, 203
–, peripartale 26, 30
–, postpartale 32
–, präpartale 34
Aspiration 48, 116, 121
Aspirationssyndrom 217
Aspirin 34
Assist Spontaneous Breathing 233
AST 317
Asthma bronchiale 119

Astrozyten 144
Astrozytose 143
Asystolie 62, 279
Aszites 64, 101f., 181
Aszitespunktion 104
AT III 314
Ataxie 151
Atelektase 30, 35, 44, 47, 50, 57, 155
–, Bildung 29
Atemarbeit 26, 76, 217, 228ff.
Atemdepression 151
Atemfrequenz 218, 310
–, normale 218
Atemgeräusch, abgeschwächtes 42
Atemhilfen 205, 228f., 232
Ateminsuffizienz 52
Atemminutenvolumen 219, 221, 310
–, alveoläres 310
Atemnotsyndrom 21, 25, 39, 43, 46ff., 56, 70, 76, 95, 118, 154, 218, 257, 259
–, akutes 44
–, Mortalität 29
–, prädisponierende Faktoren 25
–, Symptome 26
Atempausen 153f.
Atemtätigkeit 199
Atemwege freihalten 76
–, hyperaktive 50
Atemwegsdruck 36, 247
–, distendierender 28
–, kontinuierlicher positiver 157
–, mittlerer 38, 248
Atemwegsobstruktion 29f., 35
–, im Bereich des Pharynx 154
Atemwegswiderstand 26, 30, 48
–, obstruktiver 218
Atemwiderstand 215ff., 244
Atemzentren 153, 156, 234
Atemzug, erster 31
Atemzugvolumen 48, 240ff.
Atmung
–, bronchiale 220
–, periodische 153
–, stöhnende 39, 42
–, vesikuläre 220
Atmungskette 173
–, Defekte 173

## Stichwortregister

Atresie 187
-, intestinale 184
Atrioventrikularkanal 52
Atropin 62, 198, 296
Audiogramm 128, 130
Aufbaustoffe 84
Aufholwachstum 50
Augenhintergrund 115
-, Blutung 90
-, Untersuchung 91, 114, 120, 128, 130
Augenverdrehen 147
Ausflußtraktstenosen, linksventrikuläre 52
Auskühlung 188f.
Auskultation 40, 42, 52, 59, 219
Austauschblut 278
Austauschgrenze 96
Austauschtherapie 84
Austauschtransfusion 88ff., 92, 97ff., 104, 164, 169, 278f.
-, potentielle 88
Austauschvolumen 89
Autohämolyse 82
Autoimmunerkrankung 120
Autoimmunisation 91
- der Mutter 90
auto-PEEP 249, 251
Autopsie 144
Autoregulation 69f., 72, 139
-, zerebrale 143
Autoregulationskurve 70
AV-Block
- I. Grades 58, 61, 63
- II. Grades 58, 61ff.
- III. Grades 58, 61ff.
- kompletter 67, 73, 102
AV-Fistel 53, 142
-, Typ Mobitz 61
-, Typ Wenckebach 61
AV-Kanal 67
Azidämie, organische 149
Azidose 29, 67, 73f., 93, 96, 98, 142, 171ff., 191f., 218, 280
-, hyperchlorämische metabolische 268
-, metabolische 33, 36, 54f.
-, renale, tubuläre 175
-, respiratorische 42, 224
-, schwere 62

## B

Baby-Ambu-Beatmungsbeutel R mit Paedi-Ventil 197
BACTEC-Test 121
Bakteriämie 105
Bakterien 73
-, gramnegative 73
Ballonatrioseptostomie 54f.
Barbiturate 146, 296
Barotrauma 46, 238, 240
Basalmembran 139
Basendefizit 203
Basophile 314
Bauchhöhle 187
Bauchwand 179
-, Defekt 187, 189
-, Ödem 179
-, Verschluß 188
Beatmung 31f., 36, 46, 48f., 76, 82, 84, 157, 175, 181, 188, 190, 192, 201, 210, 217, 228f., 232
-, kontrollierte 234
-, mechanische 28, 35
Beatmungsbeutel 197
Beatmungsdauer 234
Beatmungsdruck 28, 35, 104
Beatmungsformen 205
Beatmungsfrequenz 28, 32
Beatmungsmasken 197
Beatmungsparameter 56
Beatmungsspitzendruck 48
Beatmungstechniken, hochfrequente 48
Beatmungstherapie 111
Beckwith-Wiedemann-Sydrom 164, 189
Befeuchter, passiver 19
Befeuchtung der Luft 19
Behandlung
-, antibiotische 136, 138
-, antiarrhythmische 63
-, antimykotische 137f.
Beine, Beugerückkehr 300
Belastung, rechtsventrikuläre 47
Benzodiazepine 295
Benzylpenicillin 110, 116, 120
Berry-Test 175
Bestrahlung 104
Betablocker 295
Beta-2-Mikroglobulin 126

Beugerückkehr
- der Arme 300
- der Beine 300
Beutelbeatmung 36, 188, 190
Bewegung, kalorigener Effekt 16
Bewußtseinsbeeinträchtigung 75
Bewußtseinslage 74, 76
Bewußtseinsstörungen 171f.
Bewußtseinstrübung 52, 68
Bewußtseinszustand 140
Bezirke, überblähte 47
Bicarbonat 34, 224
Bigeminus 60
Bilirubin 82, 90, 92ff., 97ff., 102, 128, 134, 146, 264, 268
-, Anstieg 98
-, direktes 93f., 96
- Enzephalopathie 93
-, freies 93
-, gesamtes 94
-, Grenzwerte 96
-, indirektes 92, 94ff.
-, konjugiertes 93, 96
-, Konzentration 96f.
-, Neurotoxizität 93
-, unkonjugiertes 92f.
Bilirubin-Uridyl-Diphosphat-Glucoronyl-Transferase 92
Biotin 266
Biotinidase 174
Biseko® 76, 86, 99, 111, 198, 275
Blackfan-Diamond-Syndrom 81
Blalock-Taussig-Anastomose 55
Blase, neurogene 124
Blasenkatheter 77
Blasensprung, vorzeitiger 25, 74, 116
Blässe 39, 81f., 86, 94, 101
Blaulicht zur Phototherapie 97
Blindheit 113
Blinzeln 147
Block, sinuatrialer 62
Blut 28, 36, 111
-, Abbau 89
-, Abnahme 81, 84, 87
-, arterielles 310
-, Ausstrich 82f.
-, -, peripherer 84
-, Austausch 103

–, Austauschtransfusion 86, 98, 159, 176, 277
–, Entnahme 80, 83, 87
–, Ersatz 84
–, fetales 102
–, okkultes im Stuhl 91, 179f.
–, Transfusion 84, 86, 103, 112, 208
Blutbank 86
Blutdruck 70, 77, 308f.
–, Abfall 39, 42, 74f., 155, 260
–, Amplitude 74
–, Anstieg 155, 157
–, arterieller 71
–, Fluktuationen 139, 142f.
–, Manschette 198
–, Meßmethoden 71
–, Messung 53
–, –, oszillometrische Methode 71
–, Schwankungen 71
–, systemarterieller 192
Blutdruckwert 34, 71, 74
–, diastolischer 308
–, mittlerer 308
–, systemischer 36
–, systolischer 308
Blutfluß, zerebraler 70, 140
Blutgase 310
–, arterielle 32
–, Veränderungen 39
Blutglucose 325
Blutgruppe 104
–, Bestimmung 82, 94, 102
–, Faktoren 95
–, Inkompatibilität 98, 120
–, Unverträglichkeit 80, 279
Blutkultur 34f., 75, 90, 107, 132, 137
–, aerob 82, 94
–, anaerob 82, 94
Blutplättchen 90
Blutspiegel 150
–, Kontrolle 109, 151
Blutstillung 291
Bluttransfusion, Einwilligung der Eltern 86
–, Schädigung durch Oxidanzien 86
Bluttransfusionszentrale 103
Blutung 81, 83f., 90f., 94, 140, 142, 291
–, akute 82, 89

–, gastrointestinale 37, 58, 73, 181
–, geburtstraumatische 93
–, intestinale 94
–, intrakranielle 25, 62, 75f., 80, 90, 94, 103, 146, 279
–, intraparenchymatöse 141
–, intraventrikuläre 72, 139ff., 145f., 155f., 159
–, intrazerebrale 58
–, periventrikuläre 139, 146
–, –, Stadieneinteilung 140
–, Plexus-choriodeus 141
–, subarachnoidale 146
–, subdurale 146
–, subependymale 141
Blutungsneigung 89ff.
Blutungsrisiko 91
Blutverlust 73f., 79f., 84
–, akuter 81
–, chronischer 82
–, intrauteriner 83f.
Blutvolumen 72, 80, 84, 89, 104, 311
Blutzucker 28
Bohrsche Formel 210f.
Bolusfütterung 21
Bolus, intravenöser 66
Bougieren einer Ösophagusatresie 186
BPD s. bronchopulmonale Dysplasie
Bradyarrhythmien 58, 67
Bradykardie 39, 42, 53, 59, 62, 79, 86, 106, 150, 153, 155, 157, 172, 179, 279
Bradypnoe 75
Breuer-Hering-Inflationsreflex 245
Bricanyl® 49
Bromhexin 296
Bromocriptin 295
Bronchialepithel 47
Bronchialschleimhaut 44
Bronchialsekret 121
Bronchialspasmus 220
Bronchiolarepithel 47
Bronchiolitide 50
Broncholytika 49
bronchopulmonale Dysplasie 29, 33, 43, 45f., 48f., 85, 193, 215f., 262
–, Definition 43, 46
–, granuläres Muster im Röntgenbild 44

–, Heimtherapie 50
–, milchige Eintrübung im Röntgenbild 44
–, Stadien 44, 46
Bronchospasmus 47
Bronze-Baby-Syndrom 97
Bruchsack 189
Buffy-Coat 104
Bündel, akzessorisches 64
Butterfly 198

## C

Calcium 62, 167, 169, 264f., 269f., 272, 307, 315f.
–, ionisiertes 34, 147, 167
Calciumgluconat 150, 168f., 198, 276
Calciumglycerophosphat 270
Calcium-Phosphor-Quotient 272
Calcium-Resorption 272
Calcium-Sandoz 264
Candida 126
– albicans 134, 136
– Infektion 188
Candidiasis 138
–, kongenitale 134
–, neonatale, systemische 136
–, systemische 137
–, vaginale 136
Candle-stick-Phänomen 129
Captopril 295
Caput succedaneum 80
Carbamazepin 296
Carbimazol 296
Carboxylasen-Mangel, multipler 176
Cardiac Output 239
Carnitin 174, 267
Carnosin 324
Carotin 317
Casein 272
CDP s. Continuous Distending Pressure 228
Cefalotin 285
Cefotaxim 78, 109, 111, 116, 181
Ceftazidin 109, 111
Cetylpyridiniumchlorid(CPC)-Test 175
Chemoprophylaxe 112

Chemorezeptoren 214
–, periphere 157
Chemotherapie 121
Chinidin 63
Chirurgie, fetale 193
Chlamydia trachomatis 118
Chlamydien 112, 118
– Infektion 116
Chloralhydrat 235
Chloramphenicol 295
Chlorid 272, 307, 315f.
Chlormadinonacetat 295
Chloroform 174
Chloroquin 296
Chlorpromazin 296
Choanalatresie 191
Cholestase 94, 268
cholestatischer Ikterus 93
Cholesterin/Cholesterol 255, 317, 321
Chorioamnionitis 106, 117
Chorioangiom 103
Chorioretinitis 113, 115, 124, 130f., 136
Choriozentese 113
Chrom 266
Chromosom 20 146
Chromosomenaberrationen 91
Chromosomenabnormität 87
Chromosomenanalyse 91, 102
Chromosomenstörungen 53, 103, 189, 191
Chylomikronen 42f.
Chylothorax 41ff.
–, Probepunktion 42
Chylus 41ff.
Cimetidin 296
Citratblut 167, 169, 278
Citrullin 320
Clearance
–, Normwerte 325
–, peritoneale 281f.
Clinitest 172f.
Clofibrat 295
Clomethiazol 295
Clonidin 295
Closing volume 215
Clostridientoxin 180
Clostridium difficile 179
CLSE 259
CMV s. Zytomegalie-Virus
CNP s. Continuous Negative Airway Pressure 228

$CO_2$, arterielles 223
–, Eliminierung 208ff.
–, endtidales 210f., 223
–, Kapnometrie 211
–, Partialdruck, alveolörer 210
–, Produktion 209, 223, 310
–, Reizschwelle 235
–, transkutanes 223
Cobalt 266
Codein, Verordnung nur im Ausnahmefall 296
$α_2$-Coeruloplasmin 319
Coffein-Spiegel 156
Compliance 215f., 218, 221, 223, 225, 237, 239, 242, 250, 252
–, dynamische 48
–, interne 241
–, spezifische 216
–, statische 224f.
Computertomogramm 148
Computertomographie 130, 132, 137, 141, 144f., 288
Continuous Distending Pressure 228
Continuous Negative Airway Pressure 228
Continuous Positive Airway Pressure 28, 32, 228, 232, 234
–, intratrachealer 232
–, nasaler 49, 232
–, pharyngaler 232
Coombs-Test 83f., 95, 102
–, direkter 82, 94
–, indirekter 94
Core/ENV-ELISA 126
Cor pulmonale 49
Corticosteroide 48, 136, 255
Cortisol 164
Cortisonmangel 164
Co-trimoxazol 296
Coxsackie B 148
Coxsackie-B-Meningo-enzephalitis 146
CPAP s. Continuous Positive Airway Pressure
CPK 317
C-reaktives Protein 107
Credésche Prophylaxe 116f.
Crigler-Najjar-Syndrom 93, 96
Cromoglicinsäure 296
CRP 82, 94, 117
Crs 244
CSF-Glucose 325

CTG 102
Cumarine, Verordnung nur im Ausnahmefall 296
Curosurf 256, 259
CV 233f.
Cyanid-Nitroprussid-Test 173
Cyanocobalamin 266
Cyproteron 295
Cysteinsäure 324
Cystin 319, 324
Cytochrom-C-Oxidase-Mangel 176
Cytomegalie s. Zytomegalie

# D

Dachziegelverband 41
Darmatresie 96
Darmexstirpation 181
Darmobstruktion 103, 136
Darmperforation 180
Darmperfusion 252
Darmperistaltik 188
Darmresektion 261
Darmschlingen 188
Darmstenosen 96
Dauerschäden nach Herpes-simplex-Infektionen 132
Defizite, intellektuelle 145
Dehnbarkeit der Lunge 215
Dehydratation 87, 166, 172
Dekompensation 74
Deltawelle 64
Demarkationslinie bei Retinopathie 159
Dexamethason 29, 48f.
Dextrostix 166
Dezerebrationshaltung 140, 149
Diabetes insipidus 73
Diabetes mellitus 53, 217
–, mütterlicher 26, 30, 8, 1677
–, neonataler 165
–, transienter neonataler 166
Diagnostik, pränatale 128, 130
Dialysat 283f.
–, Lösungen 285
–, Osmolarität 283ff.
Diamox® 142
Diarrhö 106, 133, 172
Diät 43, 176
Diazepam 66, 151, 198
Dichte, kalorische 262

Dickdarm, Stenose 181
–, Striktur 181
Diclofenac 296
Diffusion 281
Diffusionsstörung 214, 222
Digitalis 59, 66
–, Antidot BM 62
–, Intoxikation 59, 62
–, –, Erbrechen 59
–, Präparat 62, 65, 103
Digitalisierung 63, 66, 69
Digitoxin 296
Digoxin 62, 69, 93, 296
Dihydralazin 296
Dihydroergotamin, oral 295
Dilatation, ventrikuläre 141
Dinamap® 71, 77
Dinitrophenylhydrazin (DNPH)-Test 173
Dipalmitoylphosphatidylcholin 256
Diphenhydramin 295
Diplegie, spastische 89, 144
Diurese 77
Diuretika 68
Diving-Reflex 66
DNS, Toxoplasma-spezifische 113
Dobutamin 36, 68f., 72, 77, 111, 198
Donath-Landsteiner-Antikörper 80
Dopamin 28, 36f., 69, 72, 77, 111, 198
Dopplerechokardiographie 34f., 53
Dopplersonographie 288
Dorsalflexion des Fußes 299
Down-Syndrom 52
Doxapram 157
Doxylamin 296
Drainage 40f., 186
Drainage-Dauersog 40
Druck
–, endexpiratorischer 219
–, intraabdomineller 188, 190, 220
–, mittlerer alveolärer 239, 247
–, positiver 39
–, - endexspiratorischer 28
–, rechtsventrikulärer 35
–, systemarterieller 104
Druckbeatmung
–, positive 43

–, synchonisierte intermittierende positive 233
Druckgradienten, transpulmonale 39
Druckschmerz, abdomineller 179
Drucksignale 233
Druck-Volumen-Kurve 241
Dubowitz-Score 299ff.
Ductus arteriosus Botalli 30, 33ff., 42, 52, 54ff., 98, 191, 262
– – –, apertus 25, 29, 37, 47f. 51f.,
– – –, offener 25, 29, 37, 47f., 51f.
– – –, operativer Verschluß 58
– – –, pränataler Verschluß 34
– – –, spontaner Verschluß 55
Ductus thoracicus 41ff.
Duktusverschluß 56
Dünndarm 187
Dünnschichtchromatographie 174
Dünnwandkanüle 71, 198
Duodenalatresie 186
Dura, lyophilisierte 190
Durchblutung, zerebrale 70
Durchblutungsstörungen 179
Durchfälle 126
Durchflußvernebler 19
Dyspepsie 73, 75
Dysplasie, bronchopulmonale 29, 33, 43, 45f., 48f., 85, 193, 215f., 262
– –, Definitionen 43, 46
– –, granuläres Muster im Röntgenbild 44
– –, Heimtherapie 50
– –, milchige Eintrübungen im Röntgenbild 44
– –, Stadien 44
Dyspnoe 39, 42, 64, 67, 85, 191
Dystrophie, myotone 103

**E**

early-onset-Listeriose 117f.
early-onset-Neugeborenensepsis 105
Ebsteinsche Anomalie 52, 64
Echokardiographie 34f., 53, 56, 59, 68, 75, 102, 116, 128, 137
ECMO s. Membranoxygenierung

E. coli 73, 105, 109, 179
EDRF s. endothelium-derived relaxing factor 38
EEG s. Elektroenzephalogramm
Eigenblutspende 86
Eincremen 19
Eingriff
–, chirurgischer 41, 89
–, korrigierender operativer 54
–, –, kardiochirurgischer 55
–, palliativer 55
–, –, operativer 54
Einmalartikel 126
Einölen 19
Einwickeln 21
Einwilligungserklärung 86
Einziehungen 30, 34, 39, 47, 50, 218, 234
–, interkostale 106
–, sternale 42
–, thorakale 42
Eisen 81, 87, 266, 269, 272
Eisenbindungskapazität, totale 322
Eisenmangel 81
Eisenmangelanämie 81, 268
Eisensubstitution 81
Eisensulfat 87, 269
Eisenüberladung 86
Eiweiß 102, 323, 325
Eiweißfraktionen 319
EKG 62, 64, 75, 77, 102, 116
–, Kontrolle 65, 150
–, Überwachung 59
Eklampsie 30, 88
ektope Foci 63
Elastizität der Lunge 215
elektrische Zahnbürste 49
Elektroenzephalogramm 148f, 151
–, schlechte interiktale Grundaktivität 151
–, Spitzenpotential 151
–, Veränderungen 147
Elektrokardiogramm 48, 53, 59, 68
Elektrolyte 323
Elektrolythaushalt, Störung 86
Elektrolytimbalanzen 280, 285
Elektrolytstörungen 47, 49, 62, 67, 73, 267, 282
Elektrolytsubstitution 264
Elektrolytveränderung 68

# Stichwortregister

Elektrolytverlust 73
Elektrophorese 94
Elliptozytose 84, 96
–, hereditäre 80
Embolus 287
Emphysem
–, interstitielles 31
–, pulmonales interstitielles 25, 235
Enalapril 295
Endokardfibroelastose 67
Endokarditis 116, 136
–, Prophylaxe 54
Endophthalmitis 136
endothelium-derived relaxing factor 38
Endotoxine 112
Endotrachealtuben 136, 197
Energetik 227
Energie 15
Energieaufnahme 15
Energiebedarf 269
Energiebilanz 15, 17
Energiedefizite 171, 173
Energiegewinnung 15
Energiehaushalt 15ff.
Energiespeicherung 15
Energieumsatz 21
Energieverlust 15ff., 21
– durch Aktivität 21
Energieverlustrate 18
Energiezufuhr 15ff.
Entbindung, vaginale 131
Enterobacter 105
Enterokokken 105, 109
Enterokolitis, nekrotisierende 56, 58, 70, 89, 155, 179ff., 261, 279
Enterostomata 181
Enterothorax 34
Entropie 15f.
Entwicklung
–, Defekte 149
–, intellektuelle 151
–, neurologische 151
–, Verzögerung 89
Entwöhnung 47ff., 234
– vom Respirator 29
Entwöhnungsphase 38
Enzephalitis 113, 124, 127, 131
–, nekrotisierende 129
Enzephalopathie 126, 149
–, hypoxisch-ischämische 146, 149f., 155

–, ischämisch-hypoxische 214
Enzephalozele 103
Enzymaktivitäten 271
Enzymdefekte 83
– der Erythrozyten 80, 84
Enzyminduktionstherapie 99
Eoprotin 270f.
Eosinophile 313f.
Epilepsie 113
Epithelabstrich 118
Epithelzellen, alveoläre 44
Epstein-Barr-Virus 86
Erblindung 116, 159
Erbrechen 59, 62, 64, 88, 106, 131, 133, 157, 167, 171f.
–, galliges 179
Erkrankungen
–, metabolische 94
–, peroxisomale 176
–, pulmonale 186
–, respiratorische 44
Ernährung 49
–, enterale, von Frühgeborenen 269
–, parenterale 96, 169, 180, 276
–, –, additive 274
–, –, totale 43, 90, 136, 181, 188, 190, 261, 266
–, –, –, Überwachung 268
–, –, –, Zugangswege 267
Eröffnungsdruck 325
Erregernachweis 107
Erregerspektrum 105
Ersatzstoffe, Substitution 87
Erstversorgung eines Neugeborenen 103
Eryhtroblastose 120
Erythroblastosis 164
Erythromycin 119
Erythropoese 81
Erythropoetin 79, 87
–, Bestimmung 82
–, Mangel 81
–, Produktion 79
–, rekombinantes 79
–, Synthese 86
Erythrozyten 41, 80ff., 87, 94, 311
–, Enzyme 82
–, –, Defekte 80, 84, 95f., 102
–, fetale 92
–, hypochrome 82
–, Konzentrat 72, 77, 86, 104
–, Konzentration 68, 77

–, Masse 85
–, mikrozytäre 82
–, mittlere Hb-Konzentration 82
–, Morphologie 82, 95f.
–, Volumen 311
–, –, mittleres 82, 84
Escherichia coli 146
Ethanolamin 324
Etretinat 295
Eulenaugenzellen 130
Evaporation von Wasser 19
Evaporimeter 20
Exanthem bei Toxoplasmose 113
–, flüchtiges 133
Exhalationszeit 244f.
Exosurf 258f.
Exosurf® Neonatal 256
Exspirationsluft 213
Exspirationszeit 28, 32, 47, 239, 242, 244ff.
Extraschläge 58
Extrasystolen 62
–, ventrikuläre 60
Extremitäten
–, Hypoplasie 123
–, kalte 74

## F

Faktoren, prädisponierende 25
Faktor II 314
Faktor V 314
Faktor VII 314
Faktor VIII 314
Faktor X 314
Faktor XI 314
Faktor XIII 314
Fallotsche Tetralogie 51, 55
Familienanamnese bei Stoffwechseldefekten 172
Farbdoppler-Echokardiographie 47, 53, 56
–, intrauterine 53
Farbdopplersonographie 288
Fehlbildung 52f., 156, 187, 189f.
–, gastrointestinale 134
–, zerebrale 114, 146, 151
Fehlgeburt 116
Fenbufen 296
Fenoterol 295

Fenster
-, aorto-pulmonales 67
-, isolierte 18
Fentanyl 36, 78, 192, 235, 295
Ferritin 82
Fersen-Ohr-Abstand 300
Fetopathia diabetica 95f.
Fetopathie 127
Fett 264, 272
-, Emulsionen 262, 264
-, Globuli 41
-, Infusion 90, 107
-, Zufuhr 43
Fettsäuren
-, essentielle 272
-, freie 164, 317
-, kurzkettige 43
-, langkettige 43, 175
-, -, mehrfach ungesättigte 272
-, mittelkettige 175
-, Oxidation 171
-, ultralangkettige 176
-, ungesättigte 81, 96
FFP 72, 88, 112, 291
Fibrin 287, 288
Fibrinogen 287, 288, 290f., 314
Fibrinogenkonzentration 314
Fibrinolyse 288
Fibrinspaltprodukte 287, 289ff.
Fibroblasten 175
Fibrose 44
-, interstitielle 47
-, zystische 94
Fieber 21, 62, 131, 133
– bei der Mutter 74
-, peripartales 106
Filter im Atemsystem 19
$FIO_2$ 28
$FiO_2$-Erhöhung, Effizienz 248
Fistel
-, arterio-venöse 67
-, tracheo-ösophageale 185f.
Fleisch, rohes 112, 115
Flow 233
Flowsensor 212
Flow-Zerhacker 241
Flucytosin 137
Flucytosinspiegel 137
Fluoreszenz-Treponema-
  pallidum-Antikörper-
  Absorbtions-Test 120
D-Fluoretten® 175
Fluorid 266
Flüssigkeitsbedarf 274

Flüssigkeitsimbalanzen 282
Flüssigkeitsrestriktion 28, 49, 57, 68
Flüssigkeitszufuhr 48, 57, 76
-, exzessive 67, 73
-, restriktive 104
FM 85® 270f.
Foliensack 188, 190
Folsäure 87, 115, 266, 269, 274
-, Bestimmung 82
-, Substitution 185
Fontanelle, große 140
Foramen ovale 30, 33, 35f., 55, 102, 191
-, offenes 26
-, Spontanverschluß 55
Foramina Monroi 139, 143f.
FRC 216, 219, 221, 310
Fresh frozen plasma 76, 104
Fribrinolyse 287
Fruchtblasensprung, vor-
  zeitiger 75, 105f.
Fruchttod, intrauteriner 64
Fruchtwasser 30, 121
-, erbsbreiartiges 31
-, mekoniumhaltiges 29, 31, 106
Fructose 271
Fructoseintoleranz 53, 65, 76, 164
Frühgeborene
-, Anämie 79, 81, 83
-, Apnoe 214
-, idiopathische 153ff.
-, Insuffizienz, pulmonale 27
-, Nahrungen 273f.
-, Normalwerte, klinisch-
  chemische 316
-, Retinopathie 159, 161f.
-, -, Klassifizierungsschema 159
-, -, Stadien 159f.
-, -, Zonen 160
Frühgeburtlichkeit 98, 105f., 117
Frühsyphilis 119
-, Pemphigoid an Handinnen-
  flächen und Fußsohlen 119
Fruktosämie 171, 176
FTA-ABS-Test 120
Fukosidose 177
Füllung, kapillare 74
-, Zeit 52, 75, 106
Fundoskopie, indirekte 148
Fünf-Tages-Neugeborenen-
  krämpfe 148

Furosemid 49, 68, 93, 104, 150, 168, 198
Fuß, Dorsalflexion 299
Füttern über eine Sonde 62

## G

Galactose 173
Galaktosämie 96, 149, 164, 171, 173, 176
Galle 97
-, Syndrom der eingedickten 96
Gallengangsatresie 96
Gallenwege
-, extrahepatische 94
-, intrahepatische 94
Gallium-67 297
Galopprhythmus 74
Gamma-Globulin 92, 99, 128, 134
Gamma-Interferon 126
Ganglien, sensorische 131
Gasaustausch 49, 205, 208f., 218, 226, 229, 242
Gasfluß, nasaler 155
Gasgleichung 213
Gastroenteritis 118
Gastroschisis 187, 189
Gasvolumen, thorakales 26, 219
Geburtsasphyxie 75
Geburtsgeschwulst 94
Geburtsgewicht, niedriges 105, 127, 129
Geburtskanal 105, 116ff., 131, 134, 136
Geburtskomplikationen 82, 94, 80
Geburtstrauma 41, 73
Gedeihen, schlechtes 121
Gedeihstörungen 47, 85f., 124, 126, 133, 171f.
Gefäßbett, pulmonales 33f., 38
Gefäßfehlbildungen 101
Gefäßmuskulatur, pulmonale 34, 36
Gefäßobstruktion 34
-, pulmonale 67, 73
Gefäßproliferation 159
Gefäßringanomalien 185
Gefäßtonus 38, 73
Gefäßverschlüsse, thrombo-
  embolische 288

## Stichwortregister

Gefäßwiderstand
–, koronarer 37
–, pulmonaler 33, 36f., 56
–, zerebraler 37
Gehirn 16
–, Temperatur 17
–, Wachstumsrate 17
Gehörgang, äußerer 107
Gemüse, rohes 112, 115, 117f.
–, ungewaschenes 112, 115, 117f.
Genamplifikation 126
genetische Syndrome 128, 146
Gen H-B Vax® 134
Gentamicin 33, 78, 109f., 118, 181
Gerinnung
–, disseminierte intravasale 90, 104, 179, 287
–, Faktor 134, 176, 314
–, Status 75, 82, 94, 289ff.
Gerinnungsstörungen 73, 98, 120, 139, 280
Geruch, auffälliger bei Stoffwechseldefekten 172
Gesamtcalcium, ionisiertes 168
Gesamteiweiß 316, 319
Gesamtprotein 319
Geschlechtsverkehr 115, 118f., 125
Gesichtsmaske 28
Gestagene 295
Gewebe-Plasminogen-Aktivator 291
Gewebsdurchblutung 72
Gewicht 302, 304
Giemen 220
Gilbert-Syndrom 93
Glaskörper 159
Glaukom 127, 162
Gleichung von Bohr 211
Gliazellen 143f.
Gliose, astrozytische 144
Globalinsuffizienz 30, 35
–, pulmonale 32
Globulin 316, 319
γ-Globulin 319
Glucoamylase 271
Glucocorticoide 28, 49f.
Gluconeogenese-Störungen 171
Glucose 203, 271, 323, 325
Glucosemetabolismus, zerebraler 140

Glucose-Oxidase-Streifen 163
Glucose-6-phosphat-Dehydrogenase-Defekt 96
Glucose-6-phosphat-Dehydrogenase-Mangel 80, 84
Glucosephosphat-isomerase-Mangel 80
Glucoseverwertungsstörung 165
Glucuronisierung 99
Glucuronyltransferase 96
Glukagon 164f.
Glukoneogenesestörung 173
Glutaminsäure 319, 324
Glyceroltrinitrat 69, 77
Glyceroltripalmitat 256
Glycin 319, 324
Glykogenmetabolismus 176
Glykogenspeicher 164
Glykogenspeicherkrankheit 164
GM-1-Gangliosidose 176
GMP, zyklisches 38
Goldverbindungen 295
Gonokkenophthalmie 116
Gonokokkeninfektion 116
Gonokokken-Konjunktivitis 116
Gonorrhö 112, 115f.
–, Untersuchung des Sexualpartners der Mutter 116
Graft-versus-Host-Reaktion 86, 104
gramnegative Bakterien 73
grampositive Keime 73
Granulome 117
Granulozyten-Elastase 107
Gregg-Syndrom 127
Grenzstromgebiete, anatomische 143
Griseofulvin 295
Grundaktivität, schlechte interiktale im Elektroenzephalogramm 151
Guanylatcyclase, lösliche 38
Guedel-Tuben 197
Guthrie-Test 94, 172

## H

Haemophilus 105
HAH s. Hämagglutinationshemmtest 128
Haloperidol 295
Halothan 296
Hämangiom 142
–, der Leber 103
Hämagglutinationshemmer 128
Hämagglutinationshemmtest 128
Hämatokrit 53, 76f., 82, 84ff., 88f., 94ff., 102, 104, 141, 311f.
–, Wert 87
Hämatom
–, akutes subdurales 142
–, intraparenchymatöse 140
– der Nabelschnur 80
Hämatoperikard 267
Hämatothorax 43
Hämaturie 90
Hämodialyse 282
Hämoglobin 38, 53, 78, 84, 86, 94f., 102, 141, 316
–, Abbau 92
–, Mittelwerte (g/dl) 311f.
–, mittleres korpuskuläres 312
–, –, Konzentration 312
–, Sauerstoffsättigung 81
–, Synthese 80
–, Wert 86
Hämoglobinopathien 95f.
Hämoglobinurie 82
Hämokonzentration 87
–, mittlere korpuskuläre 311
Hämolyse 79, 81f., 86, 97ff.
Handbeatmen 235
Händedesinfektion nach Pflege HIV-positiver Kinder 127
Handschuhe bei Pflege HIV-positiver Kinder 127
Haptoglobin 82
harnpflichtige Substanzen 172, 318
Harnsäure 164, 318
Harnstoff 318
Harnstoffclearance 281f., 325

## Stichwortregister

Harnstoff-Stickstoff 318, 323
Harnstoffzyklus 173, 176
–, Defekt 174
–, Störungen 149, 171
Harnträufeln 183
Haut 19
–, Biopsie 175
–, blasse, marmorierte 106
–, Ikterus 94
–, kalte, blaß-
  marmorierte 75
–, kalte, feuchte 106
–, marmorierte 74
–, Temperatur 20
–, Wasserdurchlässigkeit 19
Hautausschlag bei Phototherapie 97
–, makulonodulärer 136
–, makulopapulöser 116
Hautkolorit
–, blasses 106
–, blaß-zyanotisches 74
–, grau-blasses 52, 64, 67, 201
Hauttemperatursonde 20
Hb 311
–, Aggregation 80
–, Elektrophorese 82
–, Funktion 80
–, mittlere Konzentration der Erythrozyten 82
–, Wert 82
HbC 80
Hb Tübingen 80
Hb Zürich 80
HBsAg 133f.
–, positiv 133
–, Screening 134
$HCO_3^-$ 310
HDL 321
HDL-Cholesterol 321
T-Helfer-Lymphozyten 126
Helfer/Suppressor-Quotient 126
Hemiparese, spastische 144f.
Heparin 198, 285, 290ff.
Heparinblut 92, 278f.
Hepatect® 134
Hepatitis 129f., 132, 279
– B 134
– –, Hyperimmunglobulin 134
– –, Immunglobulin-Behring® 134
– –, Infektion 133
– –, Virus 133
– B1 86
– B/C 112
– C 134
– C1 86
– –, chronisch aggressive 133f.
– –, chronisch persistierende 134
– –, fulminante 133
– –, Impfung, passive 134f.
– –, Serologie 94, 134
Hepatomegalie 47, 52, 56, 64, 67, 74f., 82, 133, 172
Hepatosplenomegalie 82, 91, 101, 120f., 126, 128f., 132
Herdnephritis 136
Hernie 190
Herniensack 190
Heroin 146
Herpes 148
– genitalis 132
–, Infektion 120
– labialis 133
– simplex 112, 126
– –, Dauerschäden 132
– –, Durchseuchungsrate 131
– –, Infektion 114, 131ff.
– –, lokale 132
– –, Viren 131ff.
– –, –, Typ 1 131
– –, –, Typ 2 131
– –, ZNS-Beteiligung 131f.
Herz, Lageanomalie 53
–, Aktion, vermehrte 52
–, als Pumpe 73, 76
–, Frequenz 308f.
–, Geräusch 34, 51f., 59, 64, 68, 74
–, –, systolisch-diastolisches 56
–, Größe 53, 75
–, Insuffizienz 51f., 54, 59, 62ff., 82, 85, 89, 101, 262
–, Kammer, linke 56
–, Leistung 73
–, Massage 200f.
–, Minutenvolumen 206, 208
–, –, niedriges 247
–, Rhythmus 53
–, –, Störungen 53, 58f., 62, 67f., 75, 101f.
Herzdruckmassage 199, 202
–, Daumen-Methode 202
–, Zwei-Finger-Methode 202
Herzerkrankung
– der Mutter 87
–, strukturelle 101f.
Herzfehler 34, 51ff., 59, 68, 75, 88, 189, 191
–, azyanotischer 52, 54
–, –, angeborener 51, 66
–, Information der Eltern 54
– mit Links-rechts-Shunt 73
–, zyanotischer 27, 34f., 53f., 85, 186, 191
–, – angeborener 51
Herzkatheter 55
–, Untersuchung 53
Herzklappeninsuffizienz 67
Herz-Kreislauf-System 72
Herzschrittmacher 63
Herzstillstand 203
Herzton 34, 68, 74, 191
–, betonter zweiter 47
–, pathologischer 30
–, zweiter 52
Herzventrikel, rechter 33
Herzzeitvolumen 26, 33, 63
–, Fluktuationen 142
Hexadecanol 256
Hexokinasemangel 83f.
HFFI s. High Frequency Flow Interrupter 236
HFJV s. High Frequency Jet Ventilation 236
HFO s. High Frequency Oscillation 236
HFV s. High Frequency Ventilation 211, 233, 236, 240
High Frequency Flow Interrupter 236
High Frequency Jet Ventilation 236
High Frequency Oscillation 236
High Frequency Ventilation 211, 233, 236, 240
Hirnabszeß 146
Hirnatrophie 129
Hirnblutung 96, 98, 214
Hirndruck 142, 252
Hirnödem 142, 285
Hirnparenchym 140
Hirnrindenatrophie 124
Hirnschäden, schwere 214
Hirnsklerose 146
Hirnsubstanzschädigung 143
Hirnsubstanz, weiße 143
His-Bündel 63
Histidin 320, 324

Hitzedrahtanemometrie 220
HIV s. Human immunde-
  ficiency virus
HLA-Typisierung 91
Hochdruck des Neugeborenen
---, minimale taktile
  Stimulation 36
---, persistierender
  pulmonaler 32f., 35, 37,
  53, 76f.
---, Pflege 36
---, pulmonaler 30, 38, 50, 192
Hochfrequenzbeatmung 37,
  236
Hochfrequenzoszillation 32,
  39, 193
Hochlagerung 186
Hodeninfarkt 89
Holoprosenzephalie 103
Homozystinurie 173
honeymoon period 193
hormonale Störungen 67
Hornhautfibrose 116
Hornhautperforation 116
Hornhautulzerationen 116
Hörstörung 129
HSV s. Herpes-simplex-Viren
Humanalbumin 72, 76, 86, 88,
  99, 198
Human immunodeficiency
  virus 125, 279
-, HIV 1 125
-, HIV 2 125
-, ELISA-Test 126
-, Händedesinfektion 127
-, Infektion 86
Human surfactant 259
Husten bei Ösophagusatrexie
  186
Hyaline Membrankrankheit 25
Hydrocephalus externus 129
Hydrocephalus internus
  127, 129
Hydrops fetalis 52f.,
  59, 64, 82, 101ff., 175
-, immunologischer 101, 103f.
-, nichtimmunologischer 101,
  102f.
-, Ultraschalluntersuchung der
  Plazenta 102
Hydrothorax 102, 267
17-Hydroxycorticoide 324
Hydrozephalus 62, 113,
  117, 183, 185

-, posthämorrhagischer 142,
  144f.
Hypalbuminämie 93, 99
Hyperaktivität 167
Hyperämie 56
Hyperaminoazidämie 271
Hyperammonämie 156,
  171ff., 176, 268
Hyperargininämie 176
Hyperbilirubinämie 88f.,
  92ff., 98, 104, 120, 130,
  132, 134, 172
-, direkte 93
-, unkonjungierte 93
Hyperexzitabilität 94,
  131, 149, 171
Hyperglykämie 49, 156,
  166, 267, 285
Hyperglyzinämie 174
-, nichtketonische 146,
  173, 176
Hyperimmunglobulin 125
Hyperinsulinismus 164f.
Hyperkaliämie 62, 86
Hyperkalzämie 62, 146, 150
-, angestrebter Phosphat-
  spiegel 150
Hyperkalziurie 168
Hyperkapnie 26, 47, 159
Hyperlaktatämie 172f.
Hypernatriämie 146, 150
Hyperosmolarität des Blutes
  139
Hyperoxietest 34, 53,
  214, 221f.
-, umgekehrter 254
Hyperparathyreoidismus 168
Hyperplasie 44
Hyperreflexie 94
Hyperthermie 106, 156, 172
Hypertonie 49, 146, 279
-, mütterliche 30
-, pulmonale 191
Hypertrophie 53
-, rechtsventrikuläre 48
Hyperventilation 34, 37
-, Test 34
-, Therapie 38
Hypervolämie 279
Hypochlorämie 47
Hypoglykämie 27, 34f.,
  67, 73, 88, 93, 96, 146,
  149, 156, 163f., 168,
  171f., 203, 267, 280

-, persistierende 165
-, symptomatische 164f.
Hypokaliämie 35, 47, 57, 62
Hypokalzämie 34, 62, 67,
  73, 86, 88, 146, 149,
  151, 156, 167f.
-, frühe Form 167
-, Spätform 167
Hypokapnie 159
Hypomagnesiämie 62,
  67, 146, 150, 168f.
Hyponatriämie 47, 57, 146, 156
Hypoparathyreoidismus,
  kongenitaler 168
Hypophosphatämie 150
Hypopituitarismus 165
Hypoplasie der Extre-
  mitäten 123
Hypoproteinanämie 96
Hypotension 54, 69, 71, 150
-, arterielle 81
-, systemische 36f.
Hypothenar-Vorderarm-
  Winkel 299
Hypothermie 62, 75f.,
  96, 106, 156, 279
Hypothyreose 67, 93, 96, 164
Hypotonie 69f., 76f.,
  88, 106, 140, 279
Hypoventilation 214, 222, 248
Hypovolämie 27, 75,
  104, 201, 279
Hypoxämie 26, 34, 156, 218
Hypoxie 30, 38, 47, 62,
  67, 73, 75, 93, 98,
  142, 153, 157, 159, 191f.
-, alveoläre 36
-, fetale 34
-, intrauterine 29, 87

# I

Icterus neonatorum 92, 98
Icterus prolongatus 113, 127
I:E-Verhältnis 32
IgA 320
IgG 320
-, Antikörper 120
-, Titer 113
IgM 115, 320
-, Antikörper 120
Ikterus 81, 98, 120,
  129, 131, 133

–, cholestatischer 93
– gravis 82
–, immunhämolytischer 99
–, physiologischer 93
– praecox 82
– prolongatus 82
–, unkonjugierter 93
Ileus 179f.
–, paralytischer 261
Imipramin 295
Immundefekte, zelluläre 126
Immunfluoreszenz, indirekte 126
Immunfluoreszenz-Test 91
Immunglobulin 126, 132
–, intravenöses 112
Immunisierung, aktive 134
Immunoblot 126
Immunogenität 288
Immunschutz, passiver 125
Immunstimulatoren 126
Immunsuppression 86, 134
Impedanzmessungen 220
IMV 233
–, Beatmung, synchronisierte 233
–, Frequenz 234
Inborn errors of metabolism 146
Indikationskriterium 38
Indium
–, 111 297
–, 125 297
–, 131 297
Indometacin 48, 57f., 103, 296
Indometacingabe 159
Infarkt
–, hämorraghischer 140
–, periventrikulärer hämorrhagischer 143ff.
–, venöser 145
Infasurf 256, 259
Infektion 41, 46, 83f., 94, 101f.
–, bakterielle 116
– der Mutter 75
–, disseminierte 131f.
–, early-onset 118
–, intrauterine 80
–, konnatale 102, 112ff., 117, 124
–, late-onset 118, 136

–, lokale 131
–, neonatale 93
–, peripartale 105f.
–, reaktivierte 129, 131
–, virale 102
Infektionsrisiken 86
Infiltrate 31
Inflationhold 244f., 248, 252f.
Inflationsdruck 213, 241
Inflationszeit 244
Infusionsbehandlung 76
Infusionslösungen, Osmolarität 267
Infusionsmenge 262
Infusionstherapie 77
INH s. Isoniazid
Inkubationszeit 131
Inkubator 20f.
Innenohrtaubheit 124, 127
Inotropika 68f., 77, 104
In-situ-Hybridisierung 134
Inspirationszeit 28, 32, 239, 242, 244f.
Inspiratory Pressure Support 233
Instestinum 56
Insuffizienz
–, pulmonale 27
–, –, chronische 46
–, respiratorische 32, 35, 50, 84, 131, 190f.
Insulin 164, 166
Intelligenzdefekte 144
Intensivstation, neonatologische 105
Intensivtherapie 136
Interleukin-2 126
Intermittent Mandatory Ventilation 233
Interruptio 126, 128
Intervall, symptomfreies 171
Intestinum, Beeinträchtigung der Zirkulation 56
Intoxikation 62, 171, 173
Intralipid® 264
Intrapleuralraum 237
intrauterin 139
intrauterine Infektion 80
intrauterine Punktion 102
intrauteriner Blutverlust 84
intraventrikuläre Blutung 139

Intubation 54, 188, 190, 192, 200f.
–, endotracheale 76
–, primäre 104
Intubation, endotracheale 28
Inzolen-Infantibus 266f., 275
Iod 272
Iodid 266
ionisiertes Calcium 34, 147, 167
ionisiertes Gesamtkalzium 168
IPS s. Inspiratory Pressure Support
Ischämie 143
Iso-Immunisation 81, 91f., 95
– der Mutter 90
Isolation 125, 132
Isoleucin 320, 324
Isoniazid 121f.
–, Resistenz 122
Isotretinoin 295
IVH s. intraventrikuläre Blutung

**J**

Jarisch-Herxheimer-Reaktion 120
Jugendliche 313

**K**

Kaiserschnittentbindung 103, 133, 185
Kalium 264, 272, 307, 315f.
Kaliumchlorid 68, 150
Kaliumphosphat 265
Kalorienbedarf 97
Kalorienzufuhr 50, 85, 95, 262
kalorigener Effekt der Bewegung 16
Kalorimetrie
–, direkte 18
–, indirekte 18
Kälteantikörper 80
Kaltlichtdiaphanoskopie 40
Kammerextrasystolen 58, 60f., 63
Kammerflimmern 62
Kandidiasis, mukokutane 126

# 348 Stichwortregister

Kanülen 125
Kapazitätsfaktor 206f.
Kapillarbett, periventrikuläres 139
Kapillarblut 315
kapillare Füllung 74
Kardiomegalie 35, 57, 64
Kardiomyopathie 53, 64, 67, 73, 102, 175
Kardioversion, elektrische 63, 65
–, synchronisierte 66
Kasabach-Merritt-Syndrom 90f.
Katarakt 124, 127
Katecholamine 28, 36, 38, 62, 72, 111, 192
Katheter 137
–, intravasale 41, 136, 138
–, zentraler 106
–, zentralvenöser 208
Katzenkot 112
Katzentoiletten 115
Keimbesiedlung 107
Keime, grampositive 73
Kell-Faktor 104
Kephalhämatom 80, 90, 94f.
Kernikterus 93
Kernspintomogramm 148
Kernspintomographie 53, 144f., 288
Ketoazidose 171f.
Ketoconazol 295
Ketonkörper 164
Ketonurie 172
Ketosäuren 173
Ketose 171ff.
17-Ketosteroide 324
Kind diabetischer Mutter 103, 163
Kindesmißhandlung 120
Kindsbewegungen 101
Klassifizierungsschema für die ROP 159
Klebsiella 73, 105, 109
Kloni 147
Klopfschall, hypersonorer 39
Klumpfußstellung 184
Kniekehlen-Winkel 300
Knochendemineralisation 168
Knochenmark 79
–, zelluläre Bestandteile 314
–, Punktion 82, 91
Kochsalzlösung, hypertone 150

Kochsalzlösung, physiologische 150
Kochsalzrestriktion 68
Kofaktoren 176
Kohlendioxid 316
Kohlenhydrate 262f., 271
–, Osmolarität 271
Kohlenhydratstoffwechsel 176
Koliken 133
Kollagenose 53
Kollapsneigung 171
kolloidale Lösung 72, 76f., 86
Kolloide 37
Koma 75, 140, 171f.
Kombinationatherapie 122
Kompensation 75
Komplementbindungsreaktion 117
kompletter AV-Block 58
Komplikationen 25
–, thromboembolische 292
Kompressen, warm angefeuchtete 190
Konakion® 198
Konduktion 18
Konjunktivitis 118f.
–, eitrige 116
Kontaktinfektion 131
Kontraktilität 67
Kontrastmittel 186
Kontrollen, augenärztliche 115
kontrollierte Beatmung 233
Kontrolluntersuchung 161
–, ophthalmologische 162
Konvektion 18
Konvektionsvernebler 19
Kopfbedeckung 18
Kopfhaltung 300
Kopfhautabszesse 116
Kopfumfang 17, 303, 305
–, Messung 142
–, Wachstum 142
Koronararterien-Fehlabgang 67
Koronardurchblutung 192
Koronarperfusion 36
Körpergewicht 17, 311
Körperkerntemperatur 20
Körperlänge 17
Körperoberfläche 306
Körperposition 21
Körpertemperatur 77
Körperzusammensetzung des Referenzfeten 307

korpuskuläres mittleres Volumen 83, 311
Koryza, luische 120
Kräfte, elastische 215
Krampfanfälle 62, 88f., 94, 131, 140, 146, 151, 156, 167f., 171, 175, 285
–, tonische 140
–, zerebrale 40
Krämpfe 106, 163
Kreatinin 57, 318, 323
Kreatininclearance, endogene 325
Kreatinkinase 318
Kreislauf 239
–, pulmonaler 32
–, systemischer 36
–, Funktion, periphere 33
–, Verhältnisse, stabile 142
kristalloide Lösung 76
Kryopexie 162
Kryotherapie, transslerale 161
Kuhn-Besteck 197
Kultur, mikrobiologische 42
Kupfer 266, 272, 317
Kurzdarm 181

## L

LA/AO-Ratio 57
Lactase 271
Lactat 34f., 53, 75, 164, 206, 321
–, Erhöhung 171
–, Werte 321
Lactatdehydrogenase 317, 325
Lactat/Pyruvat-Quotient 321
Lactose 271
Laerdal-Beutel 197
Lageanomalie des Herzens 53
Lagerung 76, 198f.
Lähmung, schlaffe 183
Laktazidose 171f.
–, kongenitale 175
Länge 302, 304
Laryngoskopgriffe 197
Laryngoskopspalte 197
Laryngospasmus 167
Laser-Indirekt-Binokular-Ophthalmoskop 161
Lasix® 49, 68
late-onset-Candidiasis 136

## Stichwortregister 349

late-onset-Listeriose 117f.
late-onset-Neugeborenen-
  sepsis 105f.
Latex-Agglutinations-
  Schnelltest 107
LDL-Cholesterol 321
LDL/HDL-Quotient 321
Leber 134
Leberbiopsie 94, 134, 175
Leberenzymanstieg 120
Leberenzyme 82, 94
-, erhöhte 130, 172
-, Hämangiom 103
-, pathologische 132
Leberkarzinom 134
Leberversagen 131, 171
Leberzelle 93
Leberzirrhoserisiko 134
Lecithin 28
Leck 221
Leiste 160
Lethargie 88, 131, 171
Leucin 320, 324
Leucinaminopeptidase 317
Leukämie 91
-, konnatale 90
Leukomalazie, periventri-
  kuläre 143ff.
Leukopenie 117
Leukotriene 255
Leukozyten 107
-, Gesamtzahl 313
Leukozytenelastase 75
Leukozytenzahl 313
Leukozytopenie 118, 133
Leukozytose 117f.
Lichttherapie 97
Linksherz, hypoplastisches
  51f., 54f., 67, 73, 102
Links-rechts-Shunt 52, 56, 58
-, Herzfehler 73
Linolensäure 272
Linolsäure 272
Linsenentfernungen 162
Lipide 321
-, neutrale 255
Lipid-Peroxid-Verbindung 81
Lipidstoffwechsel 176
Lipom 184
Lipoproteine 321
-, β- 321
Lipoproteinelektrophorese
  42
Lipovenös® 264

Liquor 114, 116f., 120f.,
  124, 132, 136, 142
- cerebrospinalis 325
- -, Zellzahl 325
-, Drainage 185
-, Eiweiß 113
-, Kissen 185
-, Kulturen 107
-, Produktion 142
Listeria monocytogenes
  105f., 109, 117
Listerien 146
Listeriose 112, 114
-, early-onset 117
-, konnatale 117
-, lat-onset 117
Lithiumsalze 295
Lobäremphysem, kongenitales
  191
Lokalanästhesie 40
Lösung, kolloidale 36, 72,
  77, 86
Lösung, kristalloide 77
L/S-Quotient 28
Lucey-Driscoll-Syndrom 96
Lues, konnatale 120
Luftansammlung, extra-
  alveoläre 27, 235, 238, 240
Luftbronchogramm 26, 44
Luftfeuchtigkeit 19
Lufttemperatur 19
Luftwege, Obstruktion
  der oberen 35
Lumbalpunktion 75, 121,
  126, 128, 142, 148
Luminal® 150, 198
Lunge
-, feuchte 27, 31
-, hypoplastische 102, 219
-, unreife 46
-, weiß 26
Lungenbezirk, überblähter 30
Lungenblutung 27, 260
Lungencompliance 26, 310
Lungenembolie 289
Lungenemphysem, inter-
  stitielles 48
Lungenentwicklung 190
Lungenerkrankung 40
-, chronische 29, 43, 48
-, chronische obstruktive 48
-, obstruktive 218
-, restriktive 218
Lungenfunktion 49f.

Lungenfunktionsparameter
  310
Lungenfunktions-
  untersuchungen 48
Lungengefäßzeichnung 53
-, vermehrte 57
Lungenhypoplasie 27,
  33, 190f., 217
Lungenlavage 32
Lungenmechanik 49, 205,
  209, 216, 223, 227, 260
Lungennebengeräusche 220
Lungenödem 27, 46, 48,
  64, 102, 279, 285
-, interstitielles 49
Lungenparenchym 237
-, Schädigung 238
Lungenreifung 28
Lungentransplantation
  193
Lungenüberblähung 251
Lungenüberdehnung 239
Lungenvenenfehlmündung,
  totale 31, 48, 51, 55, 67
Lungenveränderungen,
  chronische 44
Lungenvolumen 26, 215f., 220
Lungenwachstum 193
Lungenwasser, extra-
  vaskuläres 238
Lupus erythematodes
  disseminatus 91
Lymphadenitis 132
Lymphadenopathie 126
Lymphangiktasie 103
Lymphangiogramm 42
Lymphbahn 41f.
Lymphfluß 43
Lymphgefäße 43
Lymphgefäßerweiterungen 47
Lymphknotenschwellungen
  120f.
Lymphozyten 41f., 313f.
-, vakuolisierte 172
Lymphozytose 128, 130,
  132f.
Lysetherapie 290
Lysin 320, 324

### M

Magenrest 179
Magensaft 107, 121

Magensonde 77, 156, 186, 188, 190, 192
Magnesium 59, 168, 265f., 272, 307, 317
–, Mangel 93
Magnesiumsulfat 50% 150, 169
Magnorbin® 265
α₂-Makroglobulin 319
β₂-Makroglobulin 319
Malabsorption 126
Maldigestion 126
Malformation
–, arterio-venöse 103
– der Lunge, adenomatoide 103
–, kongenitale zystische 191
Malignom 90f.
Maltase 271
Maltodextrin 271
Maltose 271
Mangan 266, 272
Mangel
–, an Spurenelementen 268
–, primärer 25
–, sekundärer 25
Mangelgeborenes 30, 87f., 95, 163, 299
Mangelgeburtlichkeit 164
Mannosidose 177
MAP s. Mean Airway Pressure
Markvenen 145
marmorierte Haut 74
Maske 157
Maskenbeatmung 156, 192, 200
Material, oberflächenaktives 25
Maternotransfusionen 93f.
Matrixblutung, germinale 145
Matrix, germinale 139
MCHC s. mittlere korpuskuläre Hämoglobinkonzentration
–, s.a. mittlere Hb-Konzentration der Erythrozyten
MCH s. mittleres korpuskuläres Hämoglobin
–, s.a. mittlerer Hb-Gehalt des einzelnen Erythrozyten

MCT 272
MCV s. mittleres Erythrozytenvolumen
–, s.a. mittleres korpuskuläres Volumen
Mean Airway Pressure 38, 248
Mebendazol 296
Mechanik, respiratorische 214
Mechanorezeptoren 214
Mediahypertrophie 47
Mediahyptertrophie 44
Mediastinalalteratom 103
Mediastinalmalignom 41
Mediastinum 40, 191
Mediatoren 30
Medikamente
–, Allergie 91
–, Entzug 146, 149
–, Mißbrauch 147
–, Spiegel 59
–, Überdosierung 146
–, Wasser 275
Mefoxitin 181
Mekonium 29ff., 33, 93
–, Aspiration 29ff., 37, 39, 47, 191, 257
–, Aspirationspneumonie 29
–, Peritonitis 103
–, Reste 32
Membran
–, hyaline 26, 44, 214
–, semipermeable 281
Membrandefekte 83f.
–, hereditäre 80
Membranoxygenierung 38
–, extrakorporale 33, 38f., 193
–, Indikationskriterien 38
Meningitis 109ff., 116f., 120ff., 136, 141, 146, 149, 155, 164
Meningoenzephalitis 117
Meningomyelozele 183f.
Meprobamat 296
metabolische Alkalose 37
metabolische Störung 67, 73, 88, 142, 144, 146, 156
Metaboliten 56, 171
Metamizol 296
Metamyelozyten 314
Metaplasie 44
Methadon 146
Methadonentzug 149

Methämoglobin 38
Methämoglobinämie 53
Methionin 320, 324
Methoxyfluran 296
Methylenblau 42
1-Methylhistidin 324
3-Methylhistidin 324
Methylmalonämie 146
Methylmalonazidämie 164
Methylmalonazidurie 90f., 173
Methylmalonsäure-Suchtest 173
Methylxanthine 156
Metoclopramid 296
Morbus
– Gaucher 103, 176
– Hunter 177
– Hurler 177
– Sanfilippo 177
– Werlhof 91
– Wolman 176
Midazolam 235
Mikrophthalmie 124, 127, 129, 131
Mikrozephalie 113, 127, 129, 131
Milch 117f., 121
–, Allergie 180
–, prämature 269
–, Produkte 117f.
Milchzähne 128
Mindestdruck, arterieller 71
Mineralstoffe 272
Minprog®Päd. 54
5-Minuten-Apgar-Score 151
Minutenventilation, alveoläre 211
Minutenvolumen 209
Mitochondriale Störungen 171
Mitochondriopathien 176
Mitteldruck, arterieller 71, 76
Mobitz 61
Molkenprotein 270, 272
Molybdän 266
Monozyten 313f.
Morphium 66
Morphiumsulfat 68
Mukolipidosen 177
Mukopolysaccharidausscheidung 175

Mukopolysaccharidose 103, 177
Mukoviszidose 96
Multibionta® 269
Multivitaminpräparat 269
Muskelatrophie 124
Muskelbiopsie 175
Muskelhypotonie 81, 94, 171
Muskelrelaxanzien 235f.
Muskeltonus 200f.
–, schlaffer 140
Muskelzucken 167
Muskulatur, bronchiolare glatte 49
Mustard 55
Mutter
–, Autoimmunisation 90
–, diabetische 88, 168
–, Isoimmunisation 90
Mutter-Kind-Interaktionen 97
Muttermilch 96, 125, 133, 270f.
–, Haltbarkeit 270
–, prämature 270
–, reife 269f.
–, Supplemente 271
Muttermilchikterus 93, 96
Mycobacterium tuberculosis 121
Mydriaticum „Roche"® Augentropfen 160
Mydriatikum 161
Myelin, zerebrales 143
Myelinverlust 144
Myeloblasten 314
Myelomeningozele 183
Myelozele 183
Myelozyten 314
Mykobakterien, atypische 126
Myokard 56
Myokarddysfunktion 67, 73
Myokardfunktion 33, 35f., 53, 75
Myokardischämie 67, 73
Myokarditis 53, 64, 67, 73, 127, 130
Myopien 162

## N

Nabel 107
Nabelarterienkatheter 28, 32, 71, 76, 104, 180, 198, 277f.
Nabelblutung 90
Nabelhernie 188f.
Nabelkatheter 104
Nabelring 189
Nabelschnur 30, 187, 189
–, Abklemmen 87
–, Gefäße 102, 107
–, Hämatom der 80
–, Ruptur 80
–, Vene 102
Nabelvene 102f.
Nabelvenenkatheter 75f., 89, 104, 198, 208, 277f.
Nachlast 33
Nachlasterhöhung 66f.
$NaHCO_3$ s. Natriumbicarbonat
Nahrungsaufbau 29
–, enteraler 275
Nahrungsaufnahme 21
Nahrungskarenz 180f.
Nahrungsunverträglichkeit 180
Nahrungszufuhr, orale 41, 175, 179
Naloxon 203, 296
–, endobronchiale Gabe 203
Narcanti® Neonatal 198, 203
–, endobronchiale Gabe 203
Nasenflügeln 34, 47
Nasen-Rachen-Schleimhaut 107
Natrium 264, 272, 307, 315f.
–, radioaktives, Verweildauer in der Muttermilch 297
Natriumbenzoat 93, 176
Natriumbicarbonat 36f., 192, 198, 201ff.
Natriumglycerophosphat 265
Natriumhydrogencarbonat 36f., 192, 198, 201ff.
Natriumphosphat 265
Nebennierenblutung 80, 90

Nebennierenhyperplasie 87
Nebennierenrindendepression 49
Nebennierenrindenhormone 324
NEC s. Enterokolitis 179ff.
Neisseria gonorrhoeae 115
Nekrose 73, 143f.
–, hämorrhagische 145
nekrotisierende Enterokolitis s. Enterokolitis
Neosynephrin-POS® 160
Neovaskularisation 159
Nephritis 120
Nephrokalzinose 49
Nephrose 120
–, kongenitale 103, 184
Nervensystem, zentrales, Spätkomplikation bei Polyzythämie 89
Nesidioblastose 164
Netilmicin 109f.
Netzhaut 159
Netzhautablösung 159f., 162
Neugeborene
–, Anämie 79
–, diabetischer Mütter 167
–, Erstversorgung 103
–, Hochdruck, persistierender pulmonaler 33, 53, 77
–, Hyperglykämie 165
–, Hypoglykämie, transiente 165
–, Infektion 121
–, Krämpfe, benigne 146, 149
–, –, familiäre 146, 149
–, Reanimation 202
–, Sepsis 105f., 111
–, –, early onset 105
–, –, früh beginnend 105
–, –, late onset 105
–, –, spät beginnend 105f.
–, –, Umgebungsexposition 107
–, Tachypnoe, transitorische 27
–, überreife 29
–, übertragene 34
Neuralplatte, dorsale 183
Neuralrohrdefekt 184
Neuraminsäure, freie 175
Neuroblastom 90, 103
neurokutanes Syndrom 146
neurologische Störungen 70
–, Spätschäden 33
Neurotoxität von Bilirubin 93

Neutrophile 313
Neutrophilenquotient 107
Nicotinamid 266
Nierenarterien 288
Nierenarterienthrombose 289
Nierenfunktion 69
Niereninsuffizienz 73, 262
–, akute 282
Nierenvenen 288
Nierenvenenthrombose 89f., 289
Nierenversagen 89
Nifedipin 295
Noradrenalin 36f., 69, 72, 77, 111, 192
Normalwerte bei Frühgeborenen, klinisch-chemische 316
Normoblasten 314
normoglykämischer Bereich 163
Normwerte
– für PaO$_2$ 207
–, hämatologische 311
– im Serum 317
– im Urin 323
Northway 44ff.
Norwood-Operation 55
NO s. Stickstoffmonoxid 38
Nucleus caudatus 139
Nyastatin 138
Nystagmus 147, 151

## O

O$_2$ s. Sauerstoff
Oberflächenkalorimetrie 18
Oberkörperhochlagerung 68, 76
Obst waschen 115
Obstruktion
– der oberen Luftwege 35
–, intestinale 93f., 180
–, respiratorische 41
Ödem 44, 53, 64, 67, 101, 120
–, alveoläres 44
– der Bauchwand 179
–, interstitielles 29f., 44
Ödemneigung 81
Öffnungsdrücke, hohe 215
OH-Prolin 324
OI s. Oxygenierungsindex 38f.

okkultes Blut im Stuhl 91, 179f.
Oligodendrogliazellen 144
Oligohydramnion 34, 53, 217
Oligosaccharide 175
Oligosaccharidosen 177
Oligurie 74f.
Omphalozele 184, 188, 190
Ophthalmie 116
Ophthalmoskopie, indirekte 160
Opisthotonus 94
Opium-Alkaloide 296
Ora serrata 159
Organmetastasen 136f.
Organoazidopathien 171
Organoazidurien 173
Organtransplantation 112
Ornithin 320, 324
Oropharyngealsekrete 131
Orotämie 268
Orotsäure 174
Osmolarität
–, Dialysat 283ff.
–, Infusionslösungen 267
–, Kohlenhydrate 271
–, Normwerte des Serums 317
–, Normwerte des Urins 323
Ösophagusatresie 185f.
–, Bougieren 186
Ösophagus-pH-Wert-Messung 155
Ösophagusstriktur 187
Ösophagusstumpf 186
Osteoarthritis 136
Osteochondritis luica 120
Osteogenesis imperfecta 103
Osteomyelitis 136
Osteopenie 49, 268
Otitis media 118
Oxidanzien, Schädigung bei Transfusion 86
Oxygenation 253
–, Probleme 209
–, zelluläre 206
Oxygenierung 28, 49, 247
–, systemische 54
Oxygenierungsindex 38f.
ozillometrische Methode zur Blutdruckmessung 71

## P

PaCO$_2$-Schwelle 234
PaCO$_2$-Wert 49
Palmitylsäure 256
Palpation 52
Pancuronium 32, 62
Panhypopituitarismus 164
Pankreasenzyme, exokrine 42
Pankreasinselzelladenom 164
Pantothensäure 266
PaO$_2$, Normwerte 207
Papillarmuskelnekrose 76
Papille 159
Papova-Viren 126
Paracetamol 21, 296
paroxysmale supraventrikuläre Tachykardie 59, 63, 65–68, 73, 103f.
– – –, ektope Foxi 63
Partialinsuffizienz, respiratorische 35
partielle Thromboplastinzeit 290, 314
Pause, exspiratorische 219, 245
PCO$_2$ 310
–, transkutanes 223
PCR s. Polymerase-Ketten-Reaktion 113, 126
PDA 239
PEEP 28, 32, 39, 104, 248, 250, 252
–, Beeinflussung des Hirndrucks 252
–, Beeinflussung des kardiovaskulären Systems 252
–, inadvertent 225, 240, 242, 244f., 249, 251f.
–, intrinsic 249, 251
Pemphigoid, syphilitisches 119
Penicillamin 295
Penicillin 93
Pentaglobulin® 112
Pentoxifyllin 50
Perforation der Atemwege beim Absaugen 39
– des Darms 181
Perfusion 208, 221, 237
–, periphere 54, 77
–, regionale 206

**Stichwortregister** 353

Perfusionsdruck 71
–, zerebraler 70
Perfusionsstörung 75
Perfusions-/Ventilations-
  verhältnis 37
Perikarderguß 53, 64,
  73, 101f.
Perikardtamponade 267
Periostitis 120, 285
Peritonealdialyse 176,
  281f., 285
Peritonealkatheter 282
Peritoneum 281
Peritonitis 73, 116, 136
periventrikuläre Blutung 139,
  146
periventrikuläre weiße
  Substanz 143ff.
periventrikulärer hämorr-
  hagischer Infarkt 143ff.
peroxisomale Störungen 173
persistierender pulmonaler
  Hochdruck 32f., 35, 37, 53, 76
– – –, Überlebenschancen 38
Perspiratio insensibilis 269
Petechien 90
Pethidin 296
Pfeifen, exspiratorisches 47
Pflegepersonal mit
  HSV-Infektion 133
pH-Wert, Blutgase 310
Phasenproteine, akute 107f.
Phenobarbital 28, 99, 151
Phenylalanin 317, 320, 324
Phenylketonurie 176
Phenytoin 150
PHI s. periventrikulärer
  hämorrhagischer Infarkt
Phosphatase, alkalische 168
Phosphatidylcholin 256
Phosphatidylglycerol 256
Phosphatresorption 272
Phosphat-Spiegel, angestrebter
  bei Hyperkalzämie 150
Phosphoethanolamin 324
Phosphoglyceratkinase-
  Mangel 80
Phosphokreatinkonzentration,
  zentrale 140
Phospholipide 256ff., 259
Phosphorsubstitution beim
  Feten 264f., 269f.
Phosphorwerte im Feten 307
– im Serum 315f.

Photobilirubin 97
Photoisomerisierung 97
Phototherapie 96ff., 168
–, Hautausschlag 97
pH-Wert, arterieller 32
Physiotherapie 32, 49
Pilzbesiedelung, lokale
  136
Pilzsepsis 137
Placenta praevia 73, 80
– velamentosa 80
Plasmaimmunglobulinkon-
  zentration 320
Plasmalactat 85
Plasmaproteinlösung 86
Plasmaverlust 73
Plasmavolumen 87, 311
Plasmazellen 314
Plasmin 287, 288
Plasminogen 287, 288, 290
–, Aktivatoren 287, 288
–, Spiegel 291
Plastikfolie 19
Plättchenantigene,
  Antikörper gegen 91
Plättchenradioimmun-Anti-
  globin-Test 91
Plazenta, Ultraschallunter-
  suchung bei Hydrops fetalis
  102
Plazentahämatom 80
Plazentainsuffizienz 87f.
Plazentalösung, vorzeitige
  73, 75, 80
Pleozytose 113, 117
Plethora der Haut 87
Pleuradrainage 40f.,
  43, 57, 104
Pleuraerguß 31, 42f., 53,
  64, 101f., 191
Pleurahöhle 39, 41
Pleurapunktion 42
Pleura-Saugdrainage 193
Pleuraspalt 41
Plexus-chorioideus-Blutung
  139, 141
–, Hämangiom 142
Plus-Krankheit 160
Pneumatosis intestinalis
  180f.
Pneumomediastinum 235
Pneumonie 35, 47, 48, 50,
  57, 65, 117, 119, 124, 126, 128,
  130, 136, 155, 217, 257

–, kongenitale 31
–, konnatale 27
Pneumonitis, chemische 29
Pneumoperikard 25
Pneumoperitoneum 235
Pneumotachographie 220
Pneumothorax 25, 32, 35,
  39f., 42, 49, 57, 70, 139, 192,
  219f., 235, 238, 267
–, Probepunktion 40
$PO_2$ 310
Polyglobin® N 99
Polyglobulie 90, 93
Polyhydramnion 53, 101, 186,
  191
Polymerase-Ketten-Reaktion
  113, 126
Polysomnographie 155
Polyurethanfolie 19
Polyurie 166
Polyzythämie 34, 53, 87, 94
–, Komplikationen 89
Portalvenensystem 43
Positronenemissions-
  tomographie 145
Potter-Sequenz 34, 191
$PO_2$-Wert, trankutaner 221
PPHN s. Neugeborenenhoch-
  druck, persistierender
  pulmonaler
PQ-Zeit 59, 61, 64
Präeklampsie 30, 87
Präkordium, hyperaktives 56
pränataler Verschluß des
  Ductus arteriosus Botalli 34
Präzipitation, erhöhte 80
Prazosin 295
Prednison 92, 115,
  150, 165
Pregnandiol 96
Pregnantriol 324
Pressure Support
  Ventilation 233
Priapismus 89
Primidon 296
PR-Intervall 308
Probenecid 296
Probepunktion 40, 42
Progesteron 295
Proliferation, extra-
  retinale fibrovaskuläre 160
Prolin 319, 324
Promyelozyten 314
Pronormoblasten 314

Propafenon 66
Propionazidämie 164
Propranolol 62
Prostaglandin 55ff.,
  255, 296
–, E$_1$ 54
Prostaglandinsynthetase-
  hemmer 34, 57
Protamin 291
Protamin-Zinksulfat 279
Protein 255, 263, 307
–, C-reaktives 107
Proteus 109
Protozoen 126
Prune-Belly-Syndrom 103, 189
Pseudohurler 177
Pseudomonas 106
– aeruginosa 109
Pseudoretinitis pigmentosa
  127
PSV s. Pressure
  Support Ventilation
PSVT s. paroxysmale supra-
  ventrikuläre Tachykardie
PT 314
PTT s. partielle Thrombo-
  plastinzeit 290, 314
Pulmonalarteriendruck 33,
  35, 37f., 48
Pulmonalarterienkatheter 35
Pulmonalatresie 51, 55
–, mit Ventrikelseptumdefekt
  54
–, ohne Ventrikelseptumdefekt
  54
Pulmonalstenose, periphere 55
Puls 75
–, peripherer 52, 67, 81
Pulsoximeter 77, 223
Pulsoximetrie 221
Pulsus celer et altus 56
Pupillen, fixierte 140
Pupillenreaktion 172
Purpura 90
–, thrombozytopenische
  128, 130f.
PVH/IVH 139f., 142
PVH s. periventrikuläre
  Blutung
PVL 143ff.
P-Welle 59, 61f., 64
P-Wellen-Dauer 308
Pylorusstenose 96
Pyrazinamid 122

Pyridoxin (Vitamin B$_6$) 266
–, Abhängigkeit 149f.
–, Mangel 146
Pyrimethamin 114f., 296
Pyrimidin-5'-Nucleotidase-
  Mangel 80
Pyropoikilozytose, here-
  ditäre 80
Pyruvat 172, 321
Pyruvatcarboxylase-
  Defekte 171, 173
Pyruvatdehydrogenase-
  Defekte 171, 173
Pyruvat-Dehydrogenase-
  Komplex-Mangel 176
Pyruvaterhöhung 172
Pyruvatkinase-Mangel 80, 84
Pyruvatwerte 321

## Q

QRS-Dauer 308
QRS-Komplex 59ff., 64
QTU-Zeit 62
QT-Zeit 62
–, lange 168
Quadriplegie, spastische 144f.

## R

Radiation 18
Radiopharmaka 296
Radiotherapeutika 297
Radiusaplasie 90f.
Ranitidin 295
Rashkind-Prozedur 55
Rasselgeräusche 47, 50, 220
–, feuchte 67, 74
RDS s. Respiratory
  Distress Syndrome
Reanimation 41, 76, 197
–, kardiale 202
–, Maßnahmen 28, 104, 147
Reanimationseinheit 197
Rechtsherzinsuffizienz 47
Rechtsherzversagen 50, 239
Rechts-links-Shunt 26,
  30, 34ff., 56, 191, 310
–, extrapulmonaler 33, 192
–, intrakardialer 51, 53
rechtsventrikuläre Belastung
  47

Reentry-Mechanismus 63
Referenzfeten, Körper-
  zusammensetzung 307
Reflexverlust 172
Reflux, gastro-
  ösophagealer 155, 187, 193
Rehydratation 150
Reifezeichen 299
–, klinisch externe 301
–, neurologische 301
Reize, aktive 149
Rekrutierung, alveoläre 216
Relaxierung 32, 36, 68, 192
Reptilasezeit 290
Rescue-Behandlung 257
Reserpin 296
Reserve, kardiale 75
Residualkapazität, funktionelle
  26, 48, 219, 310
Resistance (Resistenz) 215,
  217f., 242, 310
Resistenzbestimmung,
  osmotische 82
Respirationsquotient 213
Respirationstherapie 218
Respirator 241, 244
–, Entwöhnung 29
–, Störungen 85, 140
respiratorische Alkalose 37
respiratorisches Versagen 205,
  214, 226ff., 232, 234
respiratorisches Zentrum 214
Respiratory Distress Syndrome
  21, 25, 42, 211, 215,
  217, 258, 261
Rest-Stickstoff 316
Resuszitation, kardiopul-
  monale 247
Retardierung
–, geistige 113, 129
–, psychomotorische 113,
  117, 127, 129
–, statomotorische 124
Retikulozyten 82, 94,
  102, 311
–, Zahl 82f., 95
Retikulozytose 81
Retina 97, 159
Retinoide 295
Retinopathia praema-
  turorum 49, 160
Rhabdomyome, kardiale 103
Rh-Antikörper 94
Rh-Bestimmung 82

Rh-Immunisation 95
Rh-Inkompatibilität 83f.,
   90, 93, 98, 278
–, schwere 90
Rh-Unverträglichkeit 80
Rhesusfaktor 104
Rheumafaktor 120
Rhinitis 120
Rhythmusstörungen 63, 73
Riboflavin 266
Riesenzellhepatitis 96
Rifampicin 122, 296
Ringer-Lactat 76
Risikogruppen für
   HIV-Infektion 125
Risikoneugeborene 88
Risikoschwangerschaft 31, 34
Röhrenknochen, Struktur-
   anomalien bei Röteln 128
Röntgen-Skelettaufnahme
   91, 120, 128, 137
Röntgen-Thorax-Aufnahme
   26, 30, 35, 40, 42
Röntgenübersichtsaufnahmen
   des Abdomens 179
ROP s. Frühgeborenen-
   Retinopathie 159ff.
Rotaviren 179f.
Röteln 112, 114, 120, 148
–, Impfung 128
–, Röntgen-Skelettaufnahme
   128
Rötelnembryopathie 91, 127
Rötelninfektion 127
Rötelnvirus 127
RR-Intervall 59
$rT_3$ 323
Rückfluß, verminderter
   venöser 237
Rückresorption, entero-
   hepatische 95f.
Ruderbewegungen bei
   Krampfanfällen 147
Rytmonorm® 66

## S

Sabbern bei Krampfanfällen
   147
Sacculi 190
Salpingitis 116
Salzverlustsyndrom 73
Sauerstoff 37, 46, 56, 159ff.

–, Abhängigkeit 44, 47
–, Angebot 86
–, Aufnahme 205f., 208
–, Bedarf 44, 86
–, Differenz,
   alveolo-arterielle 34,
   213, 310
–, Extraktion 205f.,
   208
–, Extraktionsrate,
   fraktionelle 208
–, Bindungskurve 206
–, Gehalt 81, 207
–, Kapazität 206
–, Konzentration 33, 48
–, Mangel 221
–, Partialdruck,
   arterieller 161
–, –, gemischt-venöser 85
–, –, Differenz 34
–, Radikale 38, 206
–, Sättigung 310
–, –, Abfall 155
–, –, des Hämoglobin 81
–, Toxizität 46
–, Transport 156,
   205f., 208, 221
–, –, zerebraler 237
–, Verbrauch 310
–, verfügbarer 86
–, Zufuhr 43, 68
–, Zusatz 47
Saugen 62
–, bei Krampfanfällen 147
Säuglingsmilchen
–, adaptierte 274
–, teiladaptierte 274
Saugschwäche 88
Säure-Basen-Haushalt
   62, 223f.
–, Störung 86
Säuren, organische, Analyse
   174
Schädel, Ultraschall-
   untersuchung 114, 145
Schädigungen
–, hepatozelluläre 94
–, neurologische 96
–, zerebrale 140
Schalbewegung 300
Schaukelatmung 220
Schilddrüsenhormone 28
–, Konzentrationen,
   mittlere 323

Schlaf, aktiver 153
Schlafzustand 149
Schleimbildung, erhöhte 47,
   186
Schleimhautikterus 94
Schmatzen bei Krampf-
   anfällen 147
Schnappatmung 30,
   199, 201
Schnellsättigung 66, 69
Schock 39, 52f., 62,
   72, 75f., 90, 93, 98,
   156, 172, 179, 240, 261
–, dekompensierter 76
–, Formen 73ff., 76
–, hämorrhagischer 84
–, hypovolämischer 73f., 77
–, kalter 75
–, kardiogener 53, 65, 68, 73ff.
–, neurogener 76
–, septischer 73ff., 111, 131, 175
–, Symptomatik 42, 81
–, Therapie 175
Schreien, schrilles 163
Schutzhandschuhe 115, 118
Schwangerschaftsunter-
   brechung 130
Schwebehaltung, ventrale
   300
Schweißdrüsen 20
Schwerhörigkeit 49
Schwimmbewegungen bei
   Krampfanfällen 147
Schwirren, präkordiales 52
Schwitzen 20, 67, 74
–, intensives 52
Sectio 126
–, caesarea 132, 188f.
Sedierung 28, 36, 66,
   68, 192, 235
Segmentkernige, neutro-
   phile 314
Sehstörungen 161
Sehvermögen 162
Seitenlagerung 188, 190
Seitenventrikel 143ff.
Sekretbildung, massive 186
Sektoren bei Frühgeborenen-
   Retinopathie 159
Selen 266
Senning 55
Sepsis 27, 31, 34f., 40, 43, 48f.,
   53, 57, 62, 65, 67, 73, 75, 77f.,
   90f., 96, 98, 107ff., 116f., 120,

# Stichwortregister

124ff., 128, 130ff., 134, 136f., 141, 153, 155, 159, 164, 166, 175, 179f., 261, 267, 279
–, früh beginnend 106
Septumdefekt 127
Serin 319, 324
Serokonversion 114
Serokonversionsrate 134
Serratia 109
Serumeisen 82
–, Werte 322
Serumeiweißwerte 319
Serumelektrolytwerte 315
Serumenzyme 317
Serumimmunglobuline 320
Serum-Lipoproteine 321
Serum-Normwerte 317
Serumspiegel 150
Serumtransaminasen 133
Sexualpartner, Untersuchung 116, 121
sharp waves bei Krampfanfällen 148
shell vial 130, 132
Shunt 210
–, aortopulmonaler 54f.
–, enterohepatischer 92
–, extrapulmonaler 209, 247
–, Infektion 185
–, intra-extrapulmonaler 248
–, intrapulmonaler 28, 30, 209, 214, 222, 247
–, Sepsis 185
–, ventrikulo-atrialer 143, 185
–, ventrikulo-peritonealer 143, 185
Sialidose 177
Silberfolien 198
Silbernitrat 117
silent duct 56
SIMV s. synchronisierte IMV-Beatmung 233
Single ventricle 67
Sinusbradykardie 62
Sinusknoten 63
Sinustachykardie 62, 64
SIPPV s. synchronisierte intermitterende positive Druckbeatmung 233, 235
Situsrelationen, abnorme 52
Skelett, Röntgenaufnahme 91, 120, 128, 137
Skelettszintigraphie 137

Sklerenikterus 94
Sklerose, tuberöse 103
Slitventrikel 185
Small-for-date 123
Soluvit® 265f., 275
solvent drag 281
Somnolenz 64
Sondenfütterung 62
Sondennahrung 68
Sonographie des Abdomens 136
– des Schädels 114, 145
SP-A 255f.
SP-B 255f.
SP-C 255f.
Spaltlampe 114, 124
Spannungspneumothorax 39f., 51, 53, 73, 191
Spätschäden, neurologische 33
Speichel, infizierter 129
Speicherkrankheiten 103
–, lysosomale 175
Sphärozytose 96
–, hereditäre 80, 84
Sphingomyelin 28
Sphinkterreflex 183
Spiramycin 114f.
Spironolacton 296
Spitzenpotential im Elektroenzephalogramm 151
Splenomegalie 133, 172
Spontanaborte 113
Spontanatmung 199ff., 233
Spontanextubation 40, 43
Spontanverschluß
–, Foramen ovale 55
–, Ventrikelseptumdefekt 55
–, Vorhofseptumdefekt 55
Spucken von Nahrung 106
Spurenelemente 265f., 270, 272, 275
–, Mangel 268
Stabkernige 313f.
Staphylococcus aureus 105, 109
Staphylococcus epidermidis 73, 105, 109
Staphylokokken 106, 109
–, koagulase-negative 270
Stärke 271
Stauung, venöse 139
Steißbeinteratom 103, 184

Steuerung 227
Stickstoffbilanz 262
Stickstoffdioxid 38
Stickstoffmonoxid 38
Stillen 121, 125f., 134, 295ff.
Stimulation, taktile 36, 156, 199f.
Stoffwechseldefekte 173
–, auffälliger Geruch 172
–, Familienanamnese 172
Stoffwechselentgleisung, akute 282
Stoffwechselerkrankung 53, 147, 164
–, angeborene 120
Stoffwechselprodukte 171
Stoffwechselstörung 65, 76, 91, 121, 137
–, angeborene 171
–, neonatale 94
Stoffwechseluntersuchungen 94
Stöhnen 34
–, exspiratorisches 26, 218
Stomatozytose, hereditäre 80
Störungen
–, Elektrolythaushalt 86
–, hormonale 67
–, metabolische 67, 73, 88, 142, 144, 146, 156
–, mitochondriale 171
–, peroxisomale 173
–, respiratorische 85, 140
–, Säure-Basen-Haushalt 86
Strabismus 162
Strahler 20
Streifenzeichnung, interstitielle 47
Streptokinase 287, 288ff.
–, Verordnunung nur im Ausnahmefall 297
Streptokokken 217
– der Gruppe B 73, 109, 146
–, –, beta-hämolysierende 105f.
–, Infekt 290
Streptomycin 122
Streß 166, 168

Stridor 220
−, inspiratorischer 167
ST-Senkung 62
Stuhl
−, acholischer 94
−, blutiger 179
−, heller 133
Subaortenstenose mit Fibroelastose 102
Subarachnoidalraum 140
Subfebrilität 126
Subklaviakatheter 35, 277f.
Subtraktionsangiographie, digitale 53, 288f.
Sudan-III-Färbung 41
Sulfadiazin 114f.
Sulfit-Oxidase-Defekt 174
Sulfit-Test 174
Sulfonamide 297
Superoxid-Dismutase 50
Suprarenin® 69, 72, 77, 198, 202
supraventrikuläre Tachykardie 58, 64, 102
Surfactant 25, 193, 255, 259f.
−, Gabe 28, 33
−, künstlicher 255, 257f.
−, Mangel 193, 217
−, −, primärer 255, 257
−, −, sekundärer 255, 257
−, natürlicher 256f.
−, Pool 255
−, prophylaktische Behandlung 256f.
−, Proteine 255f.
−, TA 256, 258f.
Survanta® 256, 259
Switch-Operation 55
−, arterielle 54f.
− − nach Mustard 55
− − nach Senning 55
synchronisierte IMV-Beatmung 233
synchronisierte intermittierende positive Druckbeatmung 233, 235
Syndrom der eingedickten Galle 96
Syndrome
−, adrenogenitales 175
−, genetische 128, 146
−, neurokutane 146
Synovialflüssigkeit 116
Syphilid, makulopapulöses 120

Syphilis 112, 114, 119
−, konnatale 116
−, Pemphigoid 119
−, Röntgen-Skelettaufnahme 120
−, Untersuchung der Geschwister 121
−, Untersuchung der Sexualpartner der Eltern 121
Systemwiderstand, Anstieg 56

# T

$T_3$ 28, 323
$T_4$ 164, 323
Tachyarrhythmien 58, 67
Tachykardie 47, 52, 59, 63, 67, 75, 79, 81, 85f., 88, 106, 156, 172, 279
−, paroxysmale supraventrikuläre 59, 63, 65−68, 73, 103f.
−, − −, ektope Foci 63
−, supraventrikuläre 58, 64, 102
−, ventrikuläre 60, 62f.
Tachypnoe 30, 34, 39, 42, 47f., 50, 52, 56, 64, 67, 74, 81, 85f., 88, 106, 172, 191, 218, 279
−, transiente 217
−, transitorische 27
Taubheit 129
Taurin 319, 324
Technetium-99 297
Temperaturinstabilität 106, 156, 163, 179
Teratogene 53
Terbutalin 49
Testosteron 296
Tetanie 167
Tetracycline 296
Thalassämie 80, 83f.
Theobromin, Verordnung nur in Minimaldosen 297
Theophyllin 49, 59, 62, 146, 156, 166, 297
−, Blutspiegel 148, 156
Therapie
−, antimikrobielle 108
−, fibrinolytische 290f.
−, transplazentare 65
Thiamazol, Verordnung nur im Ausnahmefall 297
Thiaminnitrat 266

Thiazide 90f.
−, Diuretika 164
Thorax
−, Deformationen 218
−, Durchmesser 34
−, Dystrophie
−, −, asphyxierende kongenitale 219
−, Exkursion 219f., 246
−, faßartig konfigurierter 30, 47
−, faßförmiger 219
−, Kollaps 219
−, Röntgenaufnahme 226
Threonin 319, 324
Thrombe 34, 136
Thrombinzeit 290
thromboembolische Komplikationen 292
thromboembolischer Verschluß 287
Thrombolyse, fibrinolytische 289
Thromboplastinzeit, partielle 290
Thrombose 41, 267, 287
−, arterielle 289
− der Vena cava 289
− der Vena subclavia 289
Thrombozyten 89f., 311
−, Antikörper 91
−, Produktion 90
−, Transfusion 92
−, −, gewaschene 92
−, Überlebensdauer 90
−, Zahl 91, 313
−, Konzentrat 92
Thrombozytopenie 58, 89ff., 113, 117, 120, 126, 128, 130, 132, 134, 268, 280
−, familiäre 90
−, Röntgen-Skelettaufnahme 91
Thrombozytose 81
Thrombus 34, 136
Thyreotoxikose 87
TIBC s. Eisenbindungskapazität 322
Tidalvolumen 209, 212f., 219, 240
Tierkontakt 117f.
Tierversuch 121
Tissue plasminogen activator 287, 290f.
TNF 255

# Stichwortregister

Todesfälle, kardiale 52
Tokolyse 48, 163
Tokolytika 164
Tolazolin 37, 62, 192
Tolbutamid 90
TORCH 80, 96, 112, 172
–, Infektionen 90f., 146, 149
–, Serologie 82, 94
Totgeburten 113, 117
Totraum 209, 212
–, alveolärer 210
–, anatomischer 210f.
–, gesamter 210
–, physiologischer 210f.
–, Ventilation 209, 211
–, Volumen 209, 212
Toxine, exogene 282
toxische Substanzen 94
Toxoplasma gondii 112
Toxoplasma-IgM 114
Toxoplasma-spezifische DNS 113
Toxoplasmose 102, 112, 115, 120, 126, 148
–, Exanthem 113
–, konnatale 113f.
TPE s. Ernährung, totale parenterale
TPHA s. Treponema-pallidum-Hämagglutin 120
Trachealsekret 121, 136
Trachealtoilette 237
Trachealtubus-Leck 241
Tracheobronchitis, stenosierende nekrotisierende 47
Tranexamsäure 297
Transferrin 82
Transferrinsättigung 322
Transfusion 86f.
–, feto-fetale 83f., 93ff.
–, feto-maternale 80, 83f., 102
–, fetoplazentare 84
–, materno-fetale 95
Transfusionsblut 130
Transfusionsindikation 86
Transfusionszeit 86
Transmission, vertikale 133
Transport 54
–, konvektiver 281
Transposition der großen Arterien 51, 54f., 67
Trasylol® 291
Tremor 163

Treponema pallidum 119f.
–, Hämagglutin 120
–, –, Test 120
Tretbewegungen bei Krampfanfällen 147
TRH 28, 193
Trigger-Reaktionszeit 233
Triglyceride 321
–, mittelkettige 43, 272
Trikuspidalatresie 51, 54f., 68
Trikuspidalinsuffizienz 34f., 76, 102
Trinkschwäche 52, 85, 88, 94, 171f.
Trinkschwierigkeiten 75, 163
Trinkunlust 64
Trinkverhalten, schlechtes 106
Trisomie
–, 13 189
–, 18 103, 189
–, 21 90, 103
Tröpfcheninfektion 127
Tröpfcheninhalation 121
Truncus arteriosus communis 52, 67
Trypsin, immunreaktives 94
Tryptophan 320
TSH 164, 323
TSH-Konzentrationen, mittlere 323
TT 314
T4/T8-Lymphozyten-Ratio 126
Tuben 107
–, endotracheale 136, 137
Tuberkulinkonversion 122
Tuberkulose 41, 112, 121
–, Hauttest 121
–, Infektion der Plazenta 121
–, konnatale 122
–, neonatale 122
–, Primärherd Leber 121
Tubus
–, nasaler 28, 157
–, nasopharyngealer 28
–, Obstruktion 40, 43
Tumor, intramyokardialer 64
Turner-Syndrom 102f.
T-Welle 62, 64

Tyrosin 272, 320, 324
Tyrosinämie 171, 173
–, hereditäre 164
Tyrosinose 96

## U

Überblähung, pulmonale 31, 44, 47, 216
Überdehnung, pulmonale 237
Überinfusion 57
Übertragene 87
Übertragungsweg, parenteraler bei HIV 125
Überwachung kardiorespiratorischer Parameter 32, 54
– der total parenteralen Ernährung 268
Uhr 198
Ultrafiltration 281
Ultraschall 55, 139
–, Befund 141
Ultraschalluntersuchung 42, 59, 142, 144
– des Abdomens 136
– des Schädels 114f., 145
– – –, Echoverdichtung 144
Ultraschallvernebler 19
Umgebungstemperatur 18, 20, 68
–, neutrale 218
Unizink® 267
Unruhe 39, 74
Untersuchung
–, augenärztliche 116, 124
–, echokardiographische 51
–, mikrobiologische 43, 107
–, ophthalmologische 137, 160
–, sonographische 140
Untersuchungstechnik, neurologische 299
Urin 136
–, Ausscheidung 57, 76
–, Aminosäuren 324
–, Kultur 75
–, Normwerte 324f.
Urobilinogen 134
Urogentialtrakt 118
Urokinase 287, 288, 290

## Stichwortregister 359

### V

Vaginalsoor 134
Vagusstimulation 65
Valin 319, 324
Valproinsäure 297
Vancomycin 78, 109ff.
Varicellon® 125
Varitect® 125
Varizella-Zoster-Virus 122
Varizellen 112, 125
–, Erstinfektion 123
–, Exanthem 124
–, Infektion 124f.
–, konnatale 123
–, perinatale 124
–, Rezidiv 123
–, Syndrom 123
Vasodilatation 37f.
–, medikamentöse 37
–, periphere 37
–, pulmonale 37
Vasodilatator 37, 69
–, pulmonaler 38, 192
Vasokonstriktion 34
–, periphere 74
–, pulmonale 37
Vasopressin 296
Vasospasmus, pulmonaler 37
Vater-Assoziation 52, 185
VDRL-Test 120
Vecuronium 32, 36, 192
Vena cava
– – superior 277
– –, Thrombose 289
Vena subclavia 41
– –, Thrombose 289
Venen
–, chorioidale 139
–, thalamostriate 139
Venendruck, zentraler 32, 74f., 77, 81, 104
Venenkatheter, zentraler 105
Venenverweilkanülen 107
venöser Rückfluß, verminderter 237
Ventilation 76, 202, 208f., 213, 240, 246
–, alveoläre 209ff., 214, 223
–, assist-control 233
Ventilations-/Perfusions-Mißverhältnisse 209

Ventilations-/Perfusions-Störung 222
Ventilations-/Perfusions-verhältnis 36, 213
Ventilationsprobleme 209
Ventrikel
–, Dilatation 142
–, Drainage, externe 143
–, Größe 140
–, linker 33, 57
–, rechter 36, 67
–, Septumdefekt 51f., 55, 64, 67, 73
–, Spontanverschluß 55
–, Tachykardie 58
–, Weite 142
ventrikuläre Tachykardie 60, 62f.
Ventrikulomegalie 142
Verapamil 297
Verbrauchskoagulopathie 90
Verbrennung 73
Verbrühung 73
Verdichtungen
–, feingranuläre 47
–, strangartige 44
Verkalkungen, intrazerebrale 113, 129
Versagen, respiratorisches 205, 214, 226ff., 232, 234
Verweilkanüle 76
Vesikelinhalt, Untersuchung bei Herpes-simplex-Infektion 132
VIP bei Schock 76
Viren, neurotrope 172
Virostatika 296
Viruskultur 124
Virusnachweis 132
Virusreplikation 134
Vitalipid® Infant 265f.
Vitalkapazität 220
Vitamine 272, 275
–, A 266
–, $B_6$ 272
–, –, Abhängigkeit 150
–, $B_{12}$-Bestimmung 82
–, Bestimmung 82
–, C 274
–, D 266, 272, 296
–, $D_3$ 269
–, Dosen < 7500 IE 296
–, E 81, 87, 266, 269, 272, 275
–, –, Mangel 81, 93, 159

–, –, Mangel-Anämie 81
–, –, Werte 322
–, fettlösliche 265
–, K 266, 272
–, Mangel 268
–, Substitution 185
–, wasserlösliche 265
Vitium cordis 57
Vitralipid® 275
Vitrektomien 162
VLDL 321
VLDL-Cholesterol 321
$VO_2$ 205
Vollblut 86
Volotrauma 46, 238, 240
Volumen
–, alveoläres 209
–, mittleres korpuskuläres 311
Volumenersatz, kolloidaler 28
Volumenexpansion 142
Volumengabe 201
Volumenmangel 71, 73, 86
Volumentherapie 71, 104
Volumenüberdehnung bei Beatmung 238
Volumenzufuhr 36, 76f., 111
Volvulus 103, 180
Vorhof, linker 56
Vorhofextrasystolen 58, 60, 63
Vorhofflattern 58f., 63, 65, 67
Vorhofflimmern 58f., 63
Vorhofseptumdefekt 55, 64
–, Spontanverschluß 55
Vorlasterhöhung 67
Vorlaststeigerung 66
Vorsorgeuntersuchungen 51
V/P-Mißverhältnis 210, 214, 248
VSD 57
VZV-Hyperimmunglobulin 125
VZV s. Varizella-Zoster-Virus 122

### W

Wachstum 16f., 239
Wachstumsdefizit 17
Wachstumshormon 164
–, humanes 165

Wachstumshormonmangel 164
Wachstumsrate
– des Gehirns 17
–, intrauterine 269
Wachstumsretardierung 53, 79
Wachstumsstörung 126
Wände, warme 18
Wandspannung, systolische 66
Wärmeantikörper 80
Wärmeenergiehaushalt 18
Wärmeenergieverlust 16
Wärmeregulierung 106
Wärmer, radiativer 20f.
Wärmeverlust 16, 18, 21, 31
Warmhalten 88
Wasser im Körper 307
Wasserdampfdruck 19
Wasserdurchlässigkeit der Haut 19
Wassermatratze, oszillierende 156
Wasserumsatz 21
Wasserverlust 73, 97
–, evaporativer 19f.
–, insensibler 19
–, sensibler 19
Wehenbeginn, vorzeitiger 106
weiße Hirnsubstanz 143
weiße Lunge 26
weiße Substanz, periventrikuläre 143
wet lung 31, 35
Wilson-Mikity-Syndrom 48
Wirbelbogenspalten 183
Wirbelsäulenkyphose 184

Wirbelsäulenskoliose 184
Wiskott-Aldrich-Syndrom 90
Wolff-Parkinson-White-Syndrom 63f.
Würgen 186

## X

Xylocain®-Behandlung 63

## Z

Zahnbürste, elektrische 49
Zeichnung, granuläre 26
Zeitintervalle, systolische 48
Zeitkonstante 26, 215, 219, 242, 244ff.
Zellkultur 118, 130
Zellweger-Syndrom 146
Zentrum, respiratorisches 214
Zerebrum, Beeinträchtigung der Zirkulation 56
Zervixabstrich 132
Zervixsekret 129
Zigarettenkonsum 87
Zink 266f., 272, 317
Zirkulation
–, druckpassive 143
–, periphere 56
–, zerebrale 69, 143
Zitratblut 168
Zittrigkeit 106, 149, 156, 163, 167
ZNS-Beteiligung bei Herpes-simplex-Infektion 131f.
ZNS-Depression 57

Zoster 123f.
–, neuronale Ausbreitung 124
Zucker 147
Zuckungen 147, 149
Zudecken 21
Zugang für die total parenterale Ernährung 267
–, peripherer 262
–, periphervenöser 267
–, zentraler 262
–, zentralvenöser 267
Zwerchfelldefekte 189, 191, 193
Zwerchfellhernie 192, 219
–, angeborene 190
–, kongenitale 27, 33, 191, 193
Zwerchfellschenkel 40
Zwerchfellücken 190
Zwillingsneugeborene 88
Zwilling-zu-Zwilling-Transfusion 102
Zyanose 30, 39, 42, 47, 51ff., 88, 106, 153, 155, 163, 191
–, zentrale 26, 34, 51, 53f.
Zyanoseanfälle 186
Zyklusdauer der Atmung 240
Zysten 47, 143, 145
Zystinurie 173
zystische Fibrose 94
zystische Veränderungen 44, 144
Zytomegalie 48, 112, 114, 120, 148, 279
Zytomegalie-Virus 128, 130
–, Impfstoffe 130
–, Infektion 86, 129
–, –, konnatale 129
Zytostatika 296